CB013627

SÉRIE MANUAL DO MÉDICO-RESIDENTE

ENDOSCOPIA BASEADA EM EVIDÊNCIAS

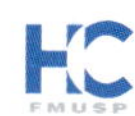

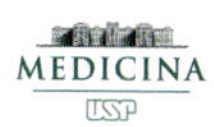

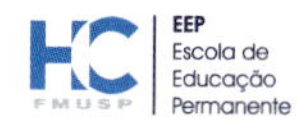

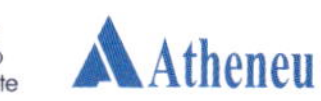

SÉRIE MANUAL DO MÉDICO-RESIDENTE

Coordenadores da Série
José Otávio Costa Auler Junior
Luis Yu

- *Alergia e Imunologia*
- *Cardiologia*
- *Cirurgia*
- *Cirurgia de Cabeça e Pescoço*
- *Cirurgia do Aparelho Digestivo*
- *Cirurgia Pediátrica*
- *Cirurgia Plástica*
- *Cirurgia Torácica*
- *Dermatologia*
- *Endocrinologia*
- *Endoscopia*
- *Gastroenterologia e Hepatologia*
- *Genética Médica*
- *Geriatria*
- *Ginecologia e Obstetrícia*
- *Medicina de Família e Comunidade*
- *Medicina Legal e Perícia Médica*
- *Neurocirurgia*
- *Neurologia*
- *Neurologia Infantil*
- *Nutrologia*
- *Ortopedia*
- *Otorrinolaringologia*
- *Patologia*
- *Pediatria*
- *Pneumologia*
- *Radiologia*
- *Radioterapia*
- *Reumatologia*
- *Transplante*
- *Urologia*

SMMR Série Manual do Médico-Residente do Hospital das Clínicas da Faculdade de Medicina da Universidade de São Paulo

Coordenadores da Série
JOSÉ OTÁVIO COSTA AULER JUNIOR
LUIS YU

VOLUME
ENDOSCOPIA BASEADA EM EVIDÊNCIAS

Editores do Volume
EDUARDO GUIMARÃES HOURNEAUX DE MOURA
PAULO SAKAI
WANDERLEY MARQUES BERNARDO

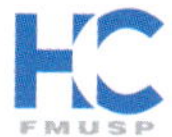

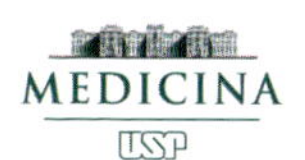

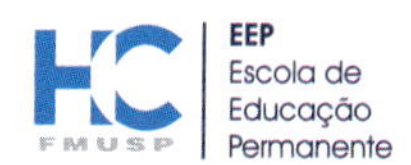

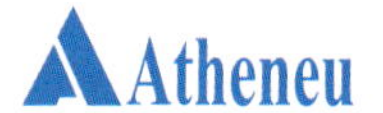

EDITORA ATHENEU

São Paulo	—	*Rua Jesuíno Pascoal, 30* *Tel.: (11) 2858-8750* *Fax: (11) 2858-8766* *E-mail: atheneu@atheneu.com.br*
Rio de Janeiro	—	*Rua Bambina, 74* *Tel.: (21) 3094-1295* *Fax.: (21) 3094-1284* *E-mail: atheneu@atheneu.com.br*
Belo Horizonte	—	*Rua Domingos Vieira, 319 – conj. 1.104*

PRODUÇÃO EDITORIAL: Equipe Atheneu
CAPA: Paulo Verardo
PREPARAÇÃO DE TEXTO: Equipe Atheneu

CIP-BRASIL. CATALOGAÇÃO NA PUBLICAÇÃO
SINDICATO NACIONAL DOS EDITORES DE LIVROS, RJ

E46
Endoscopia baseada em evidências / [editores do volume Eduardo Guimarães Hourneaux de Moura, Paulo Sakai, Vanderley Marques Bernardo ; coordenação José Otávio Costa Auler Junior , Luis Yu. - 1. ed. - Rio de Janeiro : Atheneu, 2017.
il. (Manual do médico-residente)

Inclui bibliografia
ISBN 978-85-388-0826-8

1. Endoscopia. 2. Ultrassonografia. 3. Diagnóstico por imagem. I. Sakai, Paulo. II. Bernardo, Vanderley Marques. III. Auler Júnior, José Otávio Costa. IV. Yu, Luis. V. Série.

17-44136 CDD: 616.3307545
CDU: 616-072.1

16/08/2017 22/08/2017

Moura, E. G. H; Sakai, P.; Bernardo, W. M.
Série Manual do Médico-Residente do Hospital das Clínicas
da Faculdade de Medicina da Universidade de São Paulo - Volume Endoscopia Baseada em Evidências

---

Coordenadores da Série

José Otávio Costa Auler Junior
Professor Titular da Disciplina de Anestesiologia da Faculdade de Medicina da Universidade de São Paulo (FMUSP).
Diretor da FMUSP (2014-2018).

Luis Yu
Professor-Associado de Nefrologia da Faculdade de Medicina da Universidade de São Paulo (FMUSP). Ex- Coordenador-Geral da Comissão de Residência Médica (COREME) da FMUSP.

Editores do Volume

Eduardo Guimarães Hourneaux de Moura
Professor Livre-Docente do Departamento de Gastroenterologia da Faculdade de Medicina da Universidade de São Paulo (FMUSP).
Diretor do Serviço de Endoscopia Gastrointestinal do Hospital das Clínicas da Faculdade de Medicina da Universidade de São Paulo (HC-FMUSP).

Paulo Sakai
Professor-Associado do Departamento de Gastroenterologia da Faculdade de Medicina da Universidade de São Paulo (FMUSP).

Wanderley Marques Bernardo
Professor Livre-Docente do Departamento de Gastroenterologia da Faculdade de Medicina da Universidade de São Paulo (FMUSP).

Coeditores

Mauricio Kazuyoshi Minata

Pós-Graduando pelo Programa de Ciências em Gastroenterologia do Departamento de Gastroenterologia da Faculdade de Medicina da Universidade de São Paulo (FMUSP).

Residência Médica em Endoscopia pelo Serviço de Endoscopia Gastrointestinal do Hospital das Clínicas da Faculdade de Medicina da Universidade de São Paulo (HC-FMUSP).

Diogo Turiani Hourneaux de Moura

Mestre pelo Programa de Ciências em Gastroenterologia do Departamento de Gastroenterologia da Faculdade de Medicina da Universidade de São Paulo (FMUSP).

Médico Preceptor do Serviço de Endoscopia Gastrointestinal do Hospital das Clínicas da Faculdade de Medicina da Universidade de São Paulo (HC-FMUSP).

Especialização em Endoscopia pelo Serviço de Endoscopia Gastrointestinal do HC-FMUSP.

Eduardo Turiani Hourneaux de Moura

Pós-Graduando pelo Programa de Ciências em Gastroenterologia do Departamento de Gastroenterologia da Faculdade de Medicina da Universidade de São Paulo (FMUSP).

Médico Preceptor do Serviço de Endoscopia Gastrointestinal do Hospital das Clínicas da Faculdade de Medicina da Universidade de São Paulo (HC-FMUSP).

Especialização em Endoscopia pelo Serviço de Endoscopia Gastrointestinal do HC-FMUSP).

Gustavo Luís Rodela Silva
Pós-Graduando pelo Programa de Ciências em Gastroenterologia do Departamento de Gastroenterologia da Faculdade de Medicina da Universidade de São Paulo (FMUSP). Residência Médica em Endoscopia pelo Serviço de Endoscopia Gastrointestinal do Hospital das Clínicas da Faculdade de Medicina da Universidade de São Paulo (HC-FMUSP).

Rodrigo Silva de Paula Rocha
Pós-Graduando pelo Programa de Ciências em Gastroenterologia do Departamento de Gastroenterologia da Faculdade de Medicina da Universidade de São Paulo (FMUSP). Residência Médica em Endoscopia pelo Serviço de Endoscopia Gastrointestinal do Hospital das Clínicas da Faculdade de Medicina da Universidade de São Paulo (HC-FMUSP).

Flávio Hiroshi Ananias Morita
Pós-Graduando pelo Programa de Ciências em Gastroenterologia do Departamento de Gastroenterologia da Faculdade de Medicina da Universidade de São Paulo (FMUSP). Residência Médica em Endoscopia pelo Serviço de Endoscopia Gastrointestinal do Hospital das Clínicas da Faculdade de Medicina da Universidade de São Paulo (HC-FMUSP).

Colaboradores

Adriana Vaz Safatle-Ribeiro
Professor Livre-Docente do Departamento de Gastroenterologia da Faculdade de Medicina da Universidade de São Paulo (FMUSP).

André Kondo
Doutor pelo Programa de Ciências em Gastroenterologia do Departamento de Gastroenterologia da Faculdade de Medicina da Universidade de São Paulo (FMUSP).
Residência Médica em Endoscopia pelo Serviço de Endoscopia Gastrointestinal do Hospital das Clínicas da Faculdade de Medicina da Universidade de São Paulo (HC-FMUSP).

Áureo Augusto de Almeida Delgado
Residência Médica em Endoscopia pelo Serviço de Endoscopia Gastrointestinal do Hospital das Clínicas da Faculdade de Medicina da Universidade de São Paulo (HC-FMUSP).

Carlos Kiyoshi Furuya Júnior
Mestre pelo Programa de Ciências em Gastroenterologia do Departamento de Gastroenterologia da Faculdade de Medicina da Universidade de São Paulo (FMUSP).
Médico Assistente do Serviço de Endoscopia Gastrointestinal do Hospital das Clínicas da Faculdade de Medicina da Universidade de São Paulo (HC-FMUSP).

Caterina Maria Pia Simioni Pennacchi
Mestre pelo Programa de Ciências em Gastroenterologia do Departamento de Gastroenterologia da Faculdade de Medicina da Universidade de São Paulo (FMUSP).
Médico Assistente do Serviço de Endoscopia Gastrointestinal do Hospital das Clínicas da Faculdade de Medicina da Universidade de São Paulo (HC-FMUSP).

Cesar Capel de Clemente Junior
Residência Médica em Endoscopia pelo Serviço de Endoscopia Gastrointestinal do Hospital das Clínicas da Faculdade de Medicina da Universidade de São Paulo (HC-FMUSP).

Christiano Makoto Sakai
Médico Assistente do Serviço de Endoscopia Gastrointestinal do Hospital das Clínicas da Faculdade de Medicina da Universidade de São Paulo (HC-FMUSP).

Cíntia Morais Lima dos Santos
Residência Médica em Endoscopia pelo Serviço de Endoscopia Gastrointestinal do Hospital das Clínicas da Faculdade de Medicina da Universidade de São Paulo (HC-FMUSP).

Dalton Marques Chaves
Doutor pelo Programa de Ciências em Gastroenterologia do Departamento de Gastroenterologia da Faculdade de Medicina da Universidade de São Paulo (FMUSP).
Médico Assistente do Serviço de Endoscopia Gastrointestinal do Hospital das Clínicas da Faculdade de Medicina da Universidade de São Paulo (HC-FMUSP).

Debora Vieira Albers
Residência Médica em Endoscopia pelo Serviço de Endoscopia Gastrointestinal do Hospital das Clínicas da Faculdade de Medicina da Universidade de São Paulo (HC-FMUSP).

Edson Ide
Mestre pelo Programa de Ciências em Gastroenterologia do Departamento de Gastroenterologia da Faculdade de Medicina da Universidade de São Paulo (FMUSP).
Médico Assistente do Serviço de Endoscopia Gastrointestinal do Hospital das Clínicas da Faculdade de Medicina da Universidade de São Paulo (HC-FMUSP).

Elisa Ryoka Baba

Médico Assistente do Serviço de Endoscopia Gastrointestinal do Hospital das Clínicas da Faculdade de Medicina da Universidade de São Paulo (HC-FMUSP).

Ernesto Quaresma Mendonça

Mestre pelo Programa de Ciências em Gastroenterologia da Faculdade de Medicina da Universidade de São Paulo (FMUSP). Residência Médica em Endoscopia pelo Serviço de Endoscopia Gastrointestinal do Hospital das Clínicas da Faculdade de Medicina da Universidade de São Paulo (HC-FMUSP).

Eunice Komo Chiba

Médico Assistente do Serviço de Endoscopia Gastrointestinal do Hospital das Clínicas da Faculdade de Medicina da Universidade de São Paulo (HC-FMUSP).

Everson Luiz de Almeida Artifon

Professor Livre-Docente do Departamento de Cirurgia da Faculdade de Medicina da Universidade de São Paulo (FMUSP). Médico Assistente do Serviço de Endoscopia Gastrointestinal do Hospital das Clínicas da Faculdade de Medicina da Universidade de São Paulo (HC-FMUSP).

Fábio Alberto Castillo Bustamante

Especialização em Endoscopia pelo Serviço de Endoscopia Gastrointestinal do Hospital das Clínicas da Faculdade de Medicina da Universidade de São Paulo (HC-FMUSP).

Fábio Ramalho Tavares Marinho

Residência Médica em Endoscopia pelo Serviço de Endoscopia Gastrointestinal do Hospital das Clínicas da Faculdade de Medicina da Universidade de São Paulo (HC-FMUSP).

Felipe Iankelevich Baracat

Mestre pelo Programa de Ciências em Gastroenterologia do Departamento de Gastroenterologia da Faculdade de Medicina da Universidade de São Paulo (FMUSP).
Residência Médica em Endoscopia pelo Serviço de Endoscopia Gastrointestinal do Hospital das Clínicas da Faculdade de Medicina da Universidade de São Paulo (HC-FMUSP).

Gustavo de Oliveira Luz

Mestre pelo Programa de Ciências em Gastroenterologia do Departamento de Gastroenterologia da Faculdade de Medicina da Universidade de São Paulo (FMUSP).
Médico Assistente do Serviço de Endoscopia Gastrointestinal do Hospital das Clínicas da Faculdade de Medicina da Universidade de São Paulo (HC-FMUSP).

Hugo Gonçalo Guedes

Pós-Graduando pelo Programa de Clínica Cirúrgica do Departamento de Cirurgia da Faculdade de Medicina da Universidade de São Paulo (FMUSP).
Residência Médica em Endoscopia pelo Serviço de Endoscopia Gastrointestinal do Hospital das Clínicas da Faculdade de Medicina da Universidade de São Paulo (HC-FMUSP).

Jeane Martins Melo

Médico Assistente do Serviço de Endoscopia Gastrointestinal do Hospital das Clínicas da Faculdade de Medicina da Universidade de São Paulo (HC-FMUSP).

Joaquim Coelho da Cruz Portela

Especialização em Endoscopia pelo Serviço de Endoscopia Gastrointestinal do Hospital das Clínicas da Faculdade de Medicina da Universidade de São Paulo (HC-FMUSP).

Joel Fernandez de Oliveira
Pós-Graduando pelo Programa de Ciências em Gastroenterologia do Departamento de Gastroenterologia da Faculdade de Medicina da Universidade de São Paulo (FMUSP).
Residência Médica em Endoscopia pelo Serviço de Endoscopia Gastrointestinal do Hospital das Clínicas da Faculdade de Medicina da Universidade de São Paulo (HC-FMUSP).

José Gonçalves Pereira Bravo
Especialização em Endoscopia pelo Serviço de Endoscopia Gastrointestinal do Hospital das Clínicas da Faculdade de Medicina da Universidade de São Paulo (HC-FMUSP).

José Jukemura
Professor Livre-Docente do Departamento de Gastroenterologia da Faculdade de Medicina da Universidade de São Paulo (FMUSP).

Juan Pablo Román Serrano
Especialização em Endoscopia pelo Serviço de Endoscopia Gastrointestinal do Hospital das Clínicas da Faculdade de Medicina da Universidade de São Paulo (HC-FMUSP).

Júlio Cesar Martins Aquino
Residência Médica em Endoscopia pelo Serviço de Endoscopia Gastrointestinal do Hospital das Clínicas da Faculdade de Medicina da Universidade de São Paulo (HC-FMUSP).

Kendi Yamazaki
Doutor pelo Programa de Ciências em Gastroenterologia do Departamento de Gastroenterologia da Faculdade de Medicina da Universidade de São Paulo (FMUSP).
Médico Assistente do Serviço de Endoscopia Gastrointestinal do Hospital das Clínicas da Faculdade de Medicina da Universidade de São Paulo (HC-FMUSP).

Kengo Toma
Residência Médica em Endoscopia pelo Serviço de Endoscopia Gastrointestinal do Hospital das Clínicas da Faculdade de Medicina da Universidade de São Paulo (HC-FMUSP).

Lara Meireles de Azeredo Coutinho
Residência Médica em Endoscopia pelo Serviço de Endoscopia Gastrointestinal do Hospital das Clínicas da Faculdade de Medicina da Universidade de São Paulo (HC-FMUSP).

Leonardo Zorrón Cheng Tao Pu
Mestre pelo Programa de Ciências em Gastroenterologia do Departamento de Gastroenterologia da Faculdade de Medicina da Universidade de São Paulo (FMUSP).
Residência Médica em Endoscopia pelo Serviço de Endoscopia Gastrointestinal do Hospital das Clínicas da Faculdade de Medicina da Universidade de São Paulo (HC-FMUSP).

Luiz Henrique Mazzonetto Mestieri
Especialização em Endoscopia pelo Serviço de Endoscopia Gastrointestinal do Hospital das Clínicas da Faculdade de Medicina da Universidade de São Paulo (HC-FMUSP).

Maíra Ribeiro de Almeida Lôbo
Pós-Graduando pelo Programa de Ciências em Gastroenterologia do Departamento de Gastroenterologia da Faculdade de Medicina da Universidade de São Paulo (FMUSP).
Residência Médica em Endoscopia pelo Serviço de Endoscopia Gastrointestinal do Hospital das Clínicas da Faculdade de Medicina da Universidade de São Paulo (HC-FMUSP).

Marcelo Magno de Freitas Sousa
Médico Assistente do Serviço de Endoscopia Gastrointestinal do Hospital das Clínicas da Faculdade de Medicina da Universidade de São Paulo (HC-FMUSP).
Residência Médica em Endoscopia pelo Serviço de Endoscopia Gastrointestinal do Hospital das Clínicas da Faculdade de Medicina da Universidade de São Paulo (HC-FMUSP).

Marcos Eduardo Lera dos Santos
Mestre pelo Programa de Ciências em Gastroenterologia do Departamento de Gastroenterologia da Faculdade de Medicina da Universidade de São Paulo (FMUSP).
Médico Assistente do Serviço de Endoscopia Gastrointestinal do Hospital das Clínicas da Faculdade de Medicina da Universidade de São Paulo (HC-FMUSP).

Marianny Nazareth Sulbaran Nava
Mestre pelo Programa de Ciências em Gastroenterologia do Departamento de Gastroenterologia da Faculdade de Medicina da Universidade de São Paulo (FMUSP).
Especialização em Endoscopia pelo Serviço de Endoscopia Gastrointestinal do Hospital das Clínicas da Faculdade de Medicina da Universidade de São Paulo (HC-FMUSP).

Marina Lordello Passos
Residência Médica em Endoscopia pelo Serviço de Endoscopia Gastrointestinal do Hospital das Clínicas da Faculdade de Medicina da Universidade de São Paulo (HC-FMUSP).

Mileine Valente de Matos
Residência Médica em Endoscopia pelo Serviço de Endoscopia Gastrointestinal do Hospital das Clínicas da Faculdade de Medicina da Universidade de São Paulo (HC-FMUSP).

Nádia Korkischko
Residência Médica em Endoscopia pelo Serviço de Endoscopia Gastrointestinal do Hospital das Clínicas da Faculdade de Medicina da Universidade de São Paulo (HC-FMUSP).

Nelson Tomio Miyajima
Médico Assistente do Serviço de Endoscopia Gastrointestinal do Hospital das Clínicas da Faculdade de Medicina da Universidade de São Paulo (HC-FMUSP).

Ossamu Okazaki

Residência Médica em Endoscopia pelo Serviço de Endoscopia Gastrointestinal do Hospital das Clínicas da Faculdade de Medicina da Universidade de São Paulo (HC-FMUSP).

Paulo Henrique Boaventura de Carvalho

Doutor pelo Programa de Clínica Cirúrgica do Departamento de Cirurgia da Faculdade de Medicina da Universidade de São Paulo (FMUSP). Médico Assistente do Serviço de Anestesiologia do Hospital das Clínicas da Faculdade de Medicina da Universidade de São Paulo (HC-FMUSP).

Priscilla Cavalheiro Bonifácio

Residência Médica em Endoscopia pelo Serviço de Endoscopia Gastrointestinal do Hospital das Clínicas da Faculdade de Medicina da Universidade de São Paulo (HC-FMUSP).

Ralph Braga Duarte

Residência Médica em Endoscopia pelo Serviço de Endoscopia Gastrointestinal do Hospital das Clínicas da Faculdade de Medicina da Universidade de São Paulo (HC-FMUSP).

Renata Nobre Moura

Especialização em Endoscopia pelo Serviço de Endoscopia Gastrointestinal do Hospital das Clínicas da Faculdade de Medicina da Universidade de São Paulo (HC-FMUSP).

Renato Baracat

Médico Assistente do Serviço de Endoscopia Gastrointestinal do Hospital das Clínicas da Faculdade de Medicina da Universidade de São Paulo (HC-FMUSP). Residência Médica em Endoscopia pelo Serviço de Endoscopia Gastrointestinal do Hospital das Clínicas da Faculdade de Medicina da Universidade de São Paulo (HC-FMUSP).

Robson Kiyoshi Ishida

Mestre pelo Programa de Ciências em Gastroenterologia do Departamento de Gastroenterologia da Faculdade de Medicina da Universidade de São Paulo (FMUSP).
Médico Assistente do Serviço de Endoscopia Gastrointestinal do Hospital das Clínicas da Faculdade de Medicina da Universidade de São Paulo (HC-FMUSP).

Rogério Kuga

Mestre pelo Programa de Ciências em Gastroenterologia do Departamento de Gastroenterologia da Faculdade de Medicina da Universidade de São Paulo (FMUSP).
Médico Assistente do Serviço de Endoscopia Gastrointestinal do Hospital das Clínicas da Faculdade de Medicina da Universidade de São Paulo (HC-FMUSP).

Sebastião Alves D'Antonio

Médico Assistente do Serviço de Endoscopia Gastrointestinal do Hospital das Clínicas da Faculdade de Medicina da Universidade de São Paulo (HC-FMUSP).

Sérgio Barbosa Marques

Mestre pelo Programa de Ciências em Gastroenterologia do Departamento de Gastroenterologia da Faculdade de Medicina da Universidade de São Paulo (FMUSP).
Médico Assistente do Serviço de Endoscopia Gastrointestinal do Hospital das Clínicas da Faculdade de Medicina da Universidade de São Paulo (HC-FMUSP).

Sérgio Eiji Matuguma

Médico Assistente do Serviço de Endoscopia Gastrointestinal do Hospital das Clínicas da Faculdade de Medicina da Universidade de São Paulo (HC-FMUSP).

Sergio Shiguetoshi Ueda

Médico Assistente do Serviço de Endoscopia Gastrointestinal do Hospital das Clínicas da Faculdade de Medicina da Universidade de São Paulo (HC-FMUSP).

Silvia Mansur Reimão

Pós-Graduando pelo Programa de Ciências em Gastroenterologia do Departamento de Gastroenterologia da Faculdade de Medicina da Universidade de São Paulo (FMUSP).
Residência Médica em Endoscopia pelo Serviço de Endoscopia Gastrointestinal do Hospital das Clínicas da Faculdade de Medicina da Universidade de São Paulo (HC-FMUSP).

Sonia Nadia Fylyk

Médico Assistente do Serviço de Endoscopia Gastrointestinal do Hospital das Clínicas da Faculdade de Medicina da Universidade de São Paulo (HC-FMUSP).

Spencer Cheng

Mestre pelo Programa de Ciências em Gastroenterologia do Departamento de Gastroenterologia da Faculdade de Medicina da Universidade de São Paulo (FMUSP).
Médico Assistente do Serviço de Endoscopia Gastrointestinal do Hospital das Clínicas da Faculdade de Medicina da Universidade de São Paulo (HC-FMUSP).

Thiago Ferreira de Souza

Doutor pelo Programa de Ciências em Gastroenterologia do Departamento de Gastroenterologia da Faculdade de Medicina da Universidade de São Paulo (FMUSP).
Médico Assistente do Serviço de Endoscopia Gastrointestinal do Hospital das Clínicas da Faculdade de Medicina da Universidade de São Paulo (HC-FMUSP).

Tomazo Antonio Prince Franzini
Doutor pelo Programa de Ciências em Gastroenterologia do Departamento de Gastroenterologia da Faculdade de Medicina da Universidade de São Paulo (FMUSP).
Médico Assistente do Serviço de Endoscopia Gastrointestinal do Hospital das Clínicas da Faculdade de Medicina da Universidade de São Paulo (HC-FMUSP).

Toshiro Tomishige
Médico Assistente do Serviço de Endoscopia Gastrointestinal do Hospital das Clínicas da Faculdade de Medicina da Universidade de São Paulo (HC-FMUSP).

Vinicius Leite de Castro
Pós-Graduando pelo Programa de Ciências em Gastroenterologia do Departamento de Gastroenterologia da Faculdade de Medicina da Universidade de São Paulo (FMUSP).
Residência Médica em Endoscopia pelo Serviço de Endoscopia Gastrointestinal do Hospital das Clínicas da Faculdade de Medicina da Universidade de São Paulo (HC-FMUSP).

Vitor Ottoboni Brunaldi
Pós-Graduando pelo Programa de Ciências em Gastroenterologia do Departamento de Gastroenterologia da Faculdade de Medicina da Universidade de São Paulo (FMUSP).
Residência Médica em Endoscopia pelo Serviço de Endoscopia Gastrointestinal do Hospital das Clínicas da Faculdade de Medicina da Universidade de São Paulo (HC-FMUSP).

Apresentação da Série

A *Série Manual do Médico-Residente do Hospital das Clínicas da Faculdade de Medicina da Universidade de São Paulo (HCFMUSP)*, foi criada como uma das celebrações ao centenário da faculdade de medicina. Trata-se de uma justa homenagem à instituição e ao hospital onde a residência médica foi criada, em 1944. Desde então, a residência médica do HCFMUSP vem se ampliando e aprimorando, tornando-se um dos maiores e melhores programas de residência médica do país. Atualmente, os programas de residência médica do HCFMUSP abrangem quase todas as especialidades e áreas de atuação, totalizando cerca de 1.600 médicos residentes em treinamento.

A despeito da grandeza dos programas de residência médica, há uma preocupação permanente da instituição com a qualidade do ensino, da pesquisa e da assistência prestada pelos nossos residentes. O HCFMUSP, maior complexo hospitalar da América Latina, oferece um centro médico-hospitalar amplo, bem estruturado e moderno com todos os recursos diagnósticos e terapêuticos para o treinamento adequado dos residentes. Ao lado disso, os residentes contam permanentemente com médicos preceptores exclusivos, médicos assistentes e docentes altamente capacitados para o ensino da prática médica.

Esta Série visa à difusão dos conhecimentos gerados na prática médica cotidiana e na assistência médica qualificada praticada pelos professores e assistentes nas diversas áreas do HCFMUSP .

Este *Manual do Residente de Endoscopia Baseada em Evidências*, editado pelos Prof. Dr. Eduardo Guimarães Hourneaux de Moura, Prof. Dr. Paulo Sakai e Prof. Dr. Wanderley Marques Bernardo, professores especialistas competentes e dedicados, aborda, de forma inédita, baseada em evidências científicas, essa importante área médica. Assim, este manual visa propiciar aos residentes e endoscopistas a tomada de decisões diagnósticas e terapêuticas baseada nas melhores evidências clínicas disponíveis.

Este manual preenche uma lacuna no mercado editorial brasileiro e, certamente, se constituirá numa grande e bem-sucedida obra destinada aos residentes e médicos interessados na boa prática da Endoscopia.

José Otávio Costa Auler Jr.
Luis Yu
Editores da Série

Prefácio

O projeto da Faculdade de Medicina da Universidade de São Paulo, de lançar a *Série Manual do Médico-Residente*, demonstra a preocupação da instituição na formação de especialistas altamente qualificados.

O desenvolvimento da moderna endoscopia do Hospital das Clínicas da Faculdade de Medicina da Universidade de São Paulo começou em 1974, quando o Serviço era chefiado pelo Dr. Shinichi Ishioka. Nesse serviço, aglutinou-se um contigente de cirurgiões e gastroenterologistas bastante motivados para o progresso da especialidade. A constante convivência com esses especialistas possibilitou a formação de endoscopistas com grande embasamento de conhecimentos, assimilando as noções da especialidade na sua profundidade e abrangência. O esforço contínuo do corpo docente formado nesse ambiente confere as características de especialistas com grande domínio de conhecimentos, capazes de atender pacientes de alta complexidade clínica, bem como de realizar atos endoscópicos delicados e de grande exigência técnica. Hoje, já somam-se mais de quatro décadas em que este serviço consistente vem participando e contribuindo para o crescimento científico das várias especialidades que compõem a nossa instituição.

O presente *Manual do Médico-Residente em Endoscopia* é uma obra composta de 31 capítulos selecionados pelos editores, com base em revisão sistemática. Essa inovação tem por objetivo o treinamento na especialidade para futura aplicação dos conhecimentos científicos e das técnicas apuradas dentro de critérios claros e seguros. Propositalmente, alguns capítulos foram omitidos, tendo em vista a falta de dados suficientes para a revisão sistemática. Em suma, a finalidade desta obra é que se pratique a especialidade ofertando ao paciente o uso consciente, explícito e judicioso da melhor evidência clínica disponível na tomada de decisões sobre o seu tratamento.

Esta publicação honra a Faculdade de Medicina da Universidade de São Paulo e é motivo de orgulho para seus editores e colaboradores. Em nome do Serviço de Endoscopia Gastrointestinal do Hospital das Clínicas da Faculdade de Medicina da Universidade de São Paulo, cumprimento todos os autores e coautores.

Prof. Dr. Paulo Sakai
Professor-Associado do Departamento de Gastroenterologia
da Faculdade de Medicina da Universidade de São Paulo

Apresentação do Volume

O que desejamos ao nosso residente em Endoscopia (do grego *éndon*, "dentro" + *skopeîn*, "olhar" + *ia* significa "olhar para dentro do paciente") é que ele pratique sua especialidade, ofertando ao paciente o uso consciente, explícito e judicioso da melhor evidência clínica disponível na tomada de decisões sobre o seu tratamento. Neste sentido, o método de ensino é de suma relevância.

A metodologia usada para transmissão de conhecimento tem se modificado ao longo do tempo, visando encorajar, estimular e incitar o aluno a fixar as informações, sedimentadas por meio de uma análise crítica. O processo pelo qual se adquire esse saber intelectual envolve a capacidade de perceber o significado de algo, de discernir o certo do errado, de ter compreensão baseada em critérios claros.

Há situações em que se deve julgar a qualidade de uma pesquisa produzida em seu domínio de conhecimento. Quando da apreciação de um artigo, uma dissertação de mestrado ou doutorado, o leitor é automaticamente conduzido a formular uma avaliação qualitativa sobre as pesquisas realizadas. Estudos publicados na área da Saúde têm demonstrado que hipóteses propostas não devidamente testadas, tipo de estudo incorreto em relação aos objetivos, tamanho da amostra insuficiente, análise estatística incorreta ou inapropriada e conclusões não suportadas pelos resultados são fenômenos comuns que devem ser detectados pelo leitor.

Com esse objetivo, iniciamos, em 2014, o ensino da metodologia de revisão sistemática e de metanálise no Serviço de Endoscopia Gastrointestinal do Hospital das Clínicas da Faculdade de Medicina da Universidade de São Paulo.

A revisão sistemática é uma forma de executar revisões abrangentes da literatura de maneira não tendenciosa. Quando é voltada a determinado assunto, possui um critério de seleção explícito, permitindo que outros pesquisadores possam avaliar a qualidade da revisão e/ou executá-la novamente. Outra vantagem dessa técnica é a produção de evidências sobre determinado tema, além da investigação de oportunidades de pesquisas nos desvios dos resultados. O principal objetivo das revisões sistemáticas é reduzir ao mínimo a chance de erro do tipo I, ou erro sistemático, eliminando estudos com alto risco de viés e diminuindo o viés de publicação.

Já a metanálise (do grego μετα, "depois de/além", + ανάλυση, "análise") é uma técnica estatística especialmente desenvolvida para integrar os resultados de vários estudos sobre uma mesma questão de pesquisa, em uma revisão sistemática da literatura.

Este manual leve, portátil e de fácil manuseio, portanto, tem a prerrogativa de auxiliar o médico em formação a identificar e selecionar artigos com rigor científico e analisá-los criticamente, visando à aplicabilidade clínica de seus resultados.

Prof. Dr. Eduardo Guimarães Hourneaux de Moura

Sumário

Parte 1

Introdução

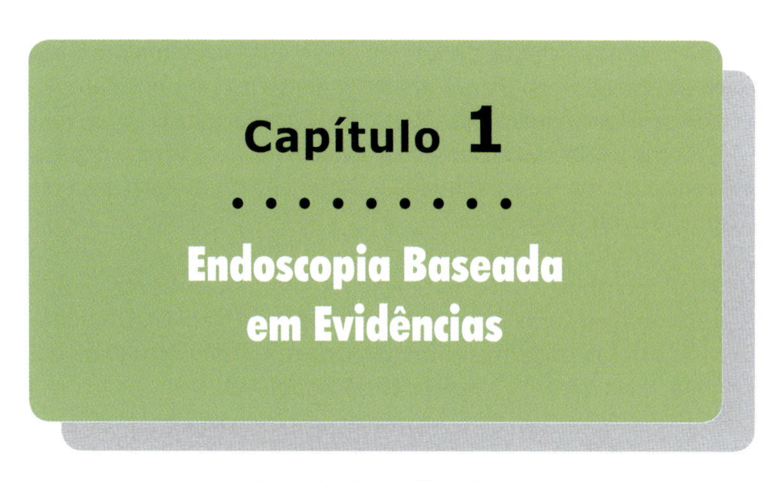

Capítulo 1

Endoscopia Baseada em Evidências

Wanderley Marques Bernardo

Introdução

Em Medicina estamos vivendo a era das múltiplas opções de conduta. Estas deveriam ser levadas aos pacientes na forma de decisão compartilhada, requerendo-nos conhecimento profundo sobre todas as possibilidades de decisão para uma mesma situação clínica, incluindo o benefício e o dano estimados, e principalmente a ética de informarmos ao paciente qual é a melhor conduta, independente de qual é nossa especialidade, ou quais nossos interesses.

Em Endoscopia isso não pode ser diferente. Mesmo porque dentro da própria especialidade existem opções diagnósticas e terapêuticas que podem e devem seguir o mesmo princípio de manejo junto ao paciente que vive os riscos.

Evidência científica

A evidência científica desempenha papel fundamental como árbitro na escolha da melhor conduta na tomada de decisão, obviamente para aqueles que entendem que Medicina é uma profissão eminentemente científica.[1] Para os demais, resta termos compaixão de seus pacientes, pois não sabem o que fazem.

Como a informação científica (evidência), gerada na pesquisa, influencia de maneira adequada a prescrição do médico, seja ela diagnóstica ou terapêutica?

Do ponto de vista teórico, tudo se inicia pela admissão da dúvida,[2] e termina com a obtenção de informação científica que forneça grau elevado de certeza na tomada de decisão. Do ponto de vista prático, podemos enfrentar variadas possibilidades na dependência da questão e da evidência disponível:

» **Primeira:** a evidência precisa existir. Há dúvidas que são tão básicas que não têm o porquê serem elaboradas, e sendo assim não necessitamos de pesquisa para produzir evidência forte, mas usualmente as dúvidas que temos têm relevância e sentido de serem feitas. Entretanto, muitas vezes em situações mais complexas ninguém as estudou, pois eticamente isso não é possível ou mesmo a pesquisa não é executável e, portanto, carecemos de informação disponível. Nessas situações, o paciente expressará mais fortemente suas expectativas e o médico deverá utilizar seu pensamento reflexivo e sua experiência acumulada. Felizmente essas situações são infrequentes e raras em nossa prática diária.

» **Segunda:** a evidência disponível quando relacionada a nossas dúvidas nem sempre atende a todos elementos que a compõe, como a População, a Intervenção, a Comparação e o Desfecho (P.I.C.O.). Nessas situações, utilizamos nossa experiência adquirida para julgar se a informação obtida é extrapolável para responder nossa pergunta. A extrapolação, quando cabível, usualmente reduz a força da evidência e, portanto, aumenta o grau de incerteza. Além disso, podemos nos deparar com séries ou relatos de caso que não consideram a comparação, outro componente fundamental do pensamento científico que, em sua ausência, confere fraqueza ao uso da evidência na prática. Existem ainda as revisões não sistemáticas e consensos que traduzem a opinião acrítica dos autores e que sequer consideram os elementos do P.I.C.O., dificultando ainda mais, mesmo em sua presença, estimar benefício e dano.

» **Terceira:** nesta última das principais possibilidades há esperança de podermos traduzir a evidência para a prática com um grau razoável de certeza. Aqui existe informação passível de crítica e que atende aos elementos da dúvida.

Podemos contar com evidência única, em número pequeno, em número grande, homogênea, heterogênea, concordante, discordante, forte, moderada, fraca ou muito fraca, nacional, internacional, citada, não citada, em revistas fortes ou fracas. Entretanto, nada disso importa se não soubermos avaliá-la criticamente.

Sabemos que na maior parte das vezes os trabalhos estão disponíveis nas bases de informação científica (sao inseridos cerca de 5.000 ao dia). No entanto, apesar do expressivo volume, menos se tem consistência para sustentar uma tomada de decisão de maneira forte.[3] No processo de seleção crítica da evidência como veremos mais à frente, devemos considerar os aspectos metodológicos na dependência dos desenhos que atendem à categoria de nossa questão (etiologia, diagnóstica, terapêutica, prognóstica),[4] os resultados do ponto de vista de benefício e dano, com suas magnitudes e precisões, a relevância e a aplicabilidade em nosso meio. No final dessa seleção temos que ser capazes de elaborar uma síntese que possa dialogar com nossa prática, estimando o impacto que obtemos com a adoção da evidência e com que proximidade à verdade, mesmo que transitória.

Repetindo a questão: *Como a informação científica (evidência), gerada na pesquisa, influencia de maneira adequada a prescrição do médico, seja diagnóstica ou terapêutica?* A resposta a essa pergunta parece difícil, mas não é. A partir do momento que o endoscopista absorve a ideia e verifica que a maior parte da informação científica publicada é inconsistente para sustentar nossa prática, este profissional almeja adquirir a habilidade de separar o "joio do trigo", garantindo assim aos pacientes o melhor cuidado baseado na melhor evidência.

Os passos fundamentais para a geração e, muito mais para a compreensão da evidência, são elaboração da dúvida clínica relevante, estruturação e organização dessa dúvida da evidência na forma de P.I.C.O. E inclui também a busca em várias bases de dados virtuais e/ou impressas por meio de estratégias de buscas, avaliação crítica da evidência selecionada para identificar os vieses, extração dos resultados dos trabalhos baseado nos desfechos clínicos que importam, estimativa do tamanho e da variação do benefício e/ou do dano, elaboração da síntese que resume a evidência e, finalmente, reflexões de aplicabilidade e implementação, suas barreiras e limites.

Pensar na dúvida envolve aceitar a necessidade de considerar as opções de intervenções terapêuticas ou diagnósticas, sempre buscando elaborar questões onde, para um determinado paciente, duas ou mais opções estejam sendo comparadas entre si, e que os resultados (desfechos) esperados nas comparações sejam relevantes e clínicos, não intermediários e aplicáveis.

Estruturar nossas dúvidas endoscópicas, por meio do P.I.C.O., tem três funções principais: 1ª) organizar as partes da pergunta checando se todos os elementos fundamentais estão presentes; 2ª) utilizar essas partes para serem consideradas na construção da estratégia de busca (descritores, palavras e sinonímias); 3ª) expressar didaticamente aos leitores o tema que está sendo estudado.

Desenvolvendo a 2ª função como o pré-requisito para iniciar a busca da evidência que irá responder à questão, o passo seguinte será escolher as fontes. Se o objetivo é uma resposta rápida para uso assistencial, o endoscopista poderá lançar mão apenas do Medline/Pubmed, mas se uma revisão sistemática é a meta, então as fontes de busca deverão ser ampliadas, como o EMBASE, a Central Cochrane, Lilacs, busca manual (referência das referências, referências de capítulos de livros, *guidelines*, consensos, ou de revisões narrativas ou sistemáticas) e a busca cinzenta (Google Scholar, capítulos de livros e teses).[5]

Para executarmos a procura devemos utilizar combinações de palavras, específicas para cada base virtual consultada, e que, baseadas no P.I.C.O., devem expressar a questão na tentativa de recuperar a informação científica essencial que nos interessa. As palavras são primariamente oriundas dos descritores em saúde (palavras associadas ao tema do trabalho e inseridas como identificadores pela base), mas podem contar com sinônimos, que usualmente são combinados por "OR" entre si e agrupados entre parênteses. Cada bloco de palavras sinônimas geralmente representa uma parte do P.I.C.O., e mais frequentemente a população e a intervenção, que serão combinadas entre si com a palavra "AND".

Com isso, o endoscopista, que procura responder à sua dúvida, poderá se comunicar com a base de informação, recuperando uma lista de trabalhos entre os quais deverá estar aquele(s) que nos interessa(m).

Partindo dessa busca inicial deve-se aplicar os critérios de elegibilidade aos trabalhos recuperados para selecionarmos o desejado. Os principais critérios de eleição da evidência estão relacionados ao P.I.C.O., ao desenho de estudo esperado (coorte, caso-controle ou transversal), ao idioma, ao período de busca e à exigência de texto completo. A seleção segue a sequência pelo título, depois o resumo e finalmente o texto completo.

Cabe aqui uma observação em relação ao desenho do estudo procurado, pois antes da procura iniciar devemos pensar no que esperamos selecionar, assim, em dúvidas terapêuticas, preferencialmente optar por coortes experimentais (ensaio clínico) ou coortes observacionais (históricos ou não) e, em dúvidas diagnósticas, preferencialmente transversais e eventualmente coortes. Com isso, definimos que nossa expectativa será em torno de estudos analíticos, com a presença da comparação, que atende a uma questão avançada e que testa as opções.

De posse dos estudos selecionados que atendem aos nossos critérios de eleição previamente estabelecidos, iniciamos uma fase muito importante da prática da endoscopia baseada em evidência: a análise crítica da informação selecionada, pois nem tudo que "reluz é ouro". Novamente devemos ter o entendimento de que a pesquisa clínica é mais ou menos enviesada (presença de fatores de confusão), que nos engana (propositalmente ou não), e que nos leva a assumir verdades com um nível de insegurança enorme e que, portanto, na dependência da quantidade de vieses tem uma força maior ou menor.[6,7] O tipo de viés envolvido depende do tipo de desenho utilizado, e sendo assim, contamos com instrumentos específicos que avaliam esses vieses, como por exemplo o QUADAS[8] para estudos diagnósticos e o *New Castle Ottawa Scale* (NOS)[9] para estudos coortes observacionais. Os vieses mais frequentes estão relacionados à seleção dos pacientes, como foram alocados para os grupos, qual e como receberam as intervenções ou exposições, quais e como os desfechos foram medidos e em quanto tempo, e se houve perdas de pacientes.

Mas a força da evidência não depende exclusivamente da qualidade metodológica do desenho utilizado na pesquisa clínica, mas de seus resultados (magnitude e precisão) e de sua aplicabilidade (reprodutibilidade).[10-12]

Quando queremos praticar endoscopia baseada em evidência, obviamente a experiência adquirida e as expectativas do paciente são importantes, mas para podermos sempre avaliar nosso desempenho e para explicar aos pacientes qual o risco e benefício do que faremos, necessitamos compreender as medidas de probabilidade de erro e de acerto.

Em tratamento, essas medidas giram em torno principalmente do risco de reduzirmos ou não a ocorrência de um determinado desfecho (morte, complicação, recidiva, etc.), comparando, é claro, as opções entre si. Essa comparação envolve uma probabilidade de, se obtivermos uma diferença entre as opções comparadas, essa diferença tenha ocorrido ao acaso: o "p" ≥ ou ≤ 5%.

Entretanto, do ponto de vista prático, devemos utilizar essa probabilidade com muito cuidado, pois dependendo da importância da comparação e da diferença obtida, essa probabilidade de erro pode ser mais ou menos importante. Então, a magnitude (diferença de efeito ou ocorrência do desfecho de interesse) pode ser determinante da força da evidência, sobretudo quando esta for muito grande. Também importante é a precisão, pois efeitos que têm variação muito grande (intervalo de confiança) trazem consigo um nível de incerteza proporcional, os quais geralmente são decorrentes da conjunção de amostras pequenas estudadas e de efeitos pequenos obtidos nas comparações.[13,14]

Em diagnóstico, as medidas[15-17] que expressam os resultados são um pouco diferentes, apesar de também tratarem de riscos, mas existe o risco de ao obtermos um resultado positivo, este se tratar de um falso positivo, e se obtivermos um resultado negativo, este ser um falso negativo. Devemos entender, também, que se temos um número maior de doentes em nossa população (prevalência), temos uma probabilidade maior de que o exame estudado identifique os pacientes doentes, mas em uma prevalência menor, utilizando o mesmo exame, temos uma probabilidade menor de identificarmos os doentes. Os vieses em diagnóstico relacionados à magnitude e precisão determinam um impacto menor na força da evidência à medida que esperamos pequenas diferenças e variações entre as diversas opções diagnósticas, mas os vieses relacionados às diferenças de prevalência são os grandes fatores de confusão intrínsecos à essa evidência.

Reproduzir a evidência, mesmo a forte, na prática, nem sempre é uma tarefa fácil ou desejada,[18] pois pode não ser prioritária para o serviço, ou pode haver carência de recursos humanos ou estruturais, ou mesmo a população pode ter características diferentes, que funcionam como barreiras para a sua implementação, tornando a evidência menos importante, apesar de sua força.

Há já algumas dezenas de anos temos nos deparado com uma quantidade de estudos diferentes de uma unidade, para responder às mesmas questões, e muitas dessas vezes esses estudos têm a mesma força de evidência, mas resultados controversos, gerando dúvida e novamente incerteza. Nessa situação, incluída no processo de revisão sistemática, a metanálise é um recurso que visa emponderar a reposta, à medida que fornece um resultado agregado e global de todos os estudos incluídos (o diamante), aumentando sua precisão, pois também aumenta o número de pacientes na amostra analisada.

Alguns elementos são fundamentais de serem compreendidos na expressão da metanálise (Figura 1.1) de terapêutica. São eles: os estudos incluídos na análise, o desfecho, as intervenções comparadas, a medida utilizada, os resultados dos estudos individuais com sua variação (intervalo de confiança), o resultado global (o diamante), e a heterogeneidade (que mede as diferenças de magnitude e precisão entre os estudos incluídos na análise). E também na metanálise diagnóstica (Figura 1.2): sensibilidade, especificidade, razões de verossimilhança positiva e negativa (medidas individuais, globais, heterogeneidade) e curva ROC (área abaixo da curva e heterogeneidade).

Esses resultados globais têm a influência do tamanho final das amostras, do efeito final (magnitude), da variação (precisão) e também da heterogeneidade, que para a prática devem ser interpretados em associação com a força oriunda da quantidade de vieses incorporados na metanálise pelos estudos incluídos.[19,20]

O Serviço de Endoscopia da Disciplina de Cirurgia do Aparelho Digestivo do Departamento de Gastroenterologia da FMUSP desen-

Figura 1.1 Elementos fundamentais da metanálise – terapêutica.

Forest plot – Sucesso

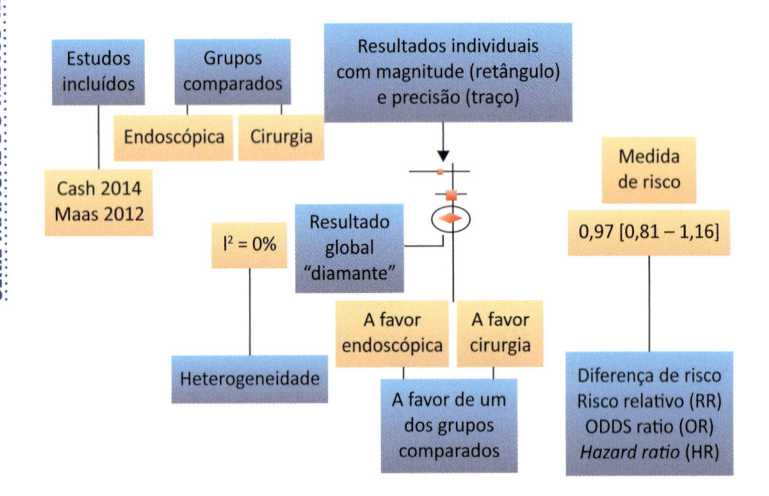

Figura 1.2 Elementos fundamentais da metanálise – diagnóstica.

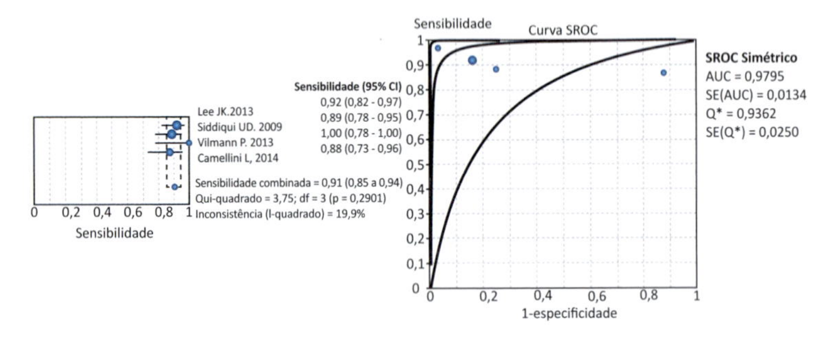

volveu um programa com seus residentes de ensino desse passo a passo de revisão sistemática e metanálise. Este programa resultou na elaboração e divulgação de inúmeras revisões sistemáticas com metanálise na área temática de endoscopia, diversas teses de mestrado e doutorado, crescimento do grupo em relação aos conceitos primordiais de MBE, mas principalmente a incorporação de suas conclusões nas condutas do Serviço, das quais este livro é testemunha viva.

A prática baseada em evidência depende do nível de atenção que o endoscopista dedica à aquisição dessas habilidades de lidar diariamente com todos esses elementos envolvidos na resposta à uma dúvida clínica, associando sempre à sua experiência pessoal e em um modelo de decisão compartilhada,[21] que só é possível através do conhecimento médico profundo dos benefícios e riscos de todas as opções possíveis de tratamento e diagnóstico envolvidas.

Além disso, com o conhecimento da informação científica disponível em endoscopia, o profissional irá descobrir limitações e barreiras para uma decisão consistente, como aquelas relacionadas à ausência da evidência; ou à presença de evidência muito fraca; ou à expressão de resultados com medidas variadas e heterogêneas, impedindo uma análise global; ou a um número de trabalhos sem dados disponíveis para serem extraídos, impedindo também uma síntese metanalítica; ou a ausência de análise dos desfechos principais, que ficam "escondidos" em gráficos ou sequer são mencionados; ou pior ainda, a presença de inúmeros "truques" estatísticos que distorcem os resultados. Os editores e *peer reviewers* deveriam ter a função de controlar esses vieses presentes frequentemente nas publicações em endoscopia, mas como não são eles que irão cuidar de nossos pacientes, cabe a nós mesmos essa função, de discriminar o que pode ou não pode ser usado, o que deve ou não deve ser feito, para quem, como e quando, e com que benefício e dano estimados.

Este livro é fruto dessa preocupação e responsabilidade assumidas pelo grupo de endoscopistas do Serviço de Endoscopia da FMUSP, e esperamos sinceramente que os pacientes sejam os verdadeiros beneficiados com essa iniciativa, e que venham mais ações que incorporem a evidência consistente na prática do HC da FMUSP.

Referências

1. Evidence-Based Medicine Working Group. Evidence-based medicine. A newapproach to teaching the practice of medicine. JAMA. 1992;268:2420-5.
2. Epstein RM. Mindful practice. JAMA. 1999;282:833-9.

3. Glasziou P. The EBM journal selection process: how to find the 1 in 400 valid and highly relevant new research articles. Evid Based Med. 2006;11:101.
4. Greenhalgh T. How to read a paper. Getting your bearings (deciding what the paper is about). BMJ. 1997;315:243-6.
5. Montori VM, Wilczynski NL, Morgan D, Haynes RB. Optimal searchstrategies for retrieving systematic reviews from Medline: analytical survey. BMJ. 2005;330:68.
6. Chan AW, Altman DG. Identifying outcome reporting bias in randomised trials on-PubMed: review of publications and survey of authors. BMJ. 2005;330:753.
7. Jadad AR, Moore RA, Carroll D, Jenkinson C, Reynolds DJ, Gavaghan DJ, et al. Assessing the quality of reports of randomized clinical trials: is blinding necessary? Control Clin Trials. 1996;17:1-12.
8. Whiting PF, Rutjes AW, Westwood ME, Mallett S, Deeks JJ, Reitsma JB, et al. QUADAS-2: a revised tool for thequality assessment of diagnostic accuracy studies. Ann Intern Med. 2011;155:529-36.
9. Wells GA, Shea B, O'Connell D, Peterson J, Welch V, Losos M, et al. The Newcastle-Ottawa Scale (NOS) for assessing the quality of nonrandomised studies in meta-analyses. [Internet] [Acesso em 2017 may 21]. Disponível em: www.ohri.ca/programs/clinical_epidemiology/oxford.asp
10. Nobre MR, Bernardo WM, Jatene FB. [Evidence based clinical practice. Part III -- Critical appraisal of clinical research]. Rev Assoc Med Bras. 2004;50:221-8.
11. Oxford Centre for Evidence-based Medicine – Levels of Evidence. [Internet] [Acesso em 2017 may 21]. Disponível em: http://www.cebm.net/oxford-centre-evidence-based-medicine-levels-evidence-march-2009/
12. Guyatt G, Gutterman D, Baumann MH, Addrizzo-Harris D, Hylek EM, Phillips B, et al. Grading strength of recommendations and qualityof evidence in clinical guidelines: report from an american college of chest physicians task force. Chest. 2006;129:174-81.
13. Barratt A, Wyer PC, Hatala R, McGinn T, Dans AL, Keitz S, et al. Tips for learners ofevidence-based medicine: 1. Relative risk reduction, absolute risk reduction and number needed to treat. CMAJ. 2004;171:353-8.
14. Greenland S, Senn SJ, Rothman KJ, Carlin JB, Poole C, Goodman SN, et al. Statistical tests, P values, confidence intervals, and power: a guide tomisinterpretations. Eur J Epidemiol. 2016;31:337-50.
15. Altman DG, Bland JM. Diagnostic tests 3: receiver operating characteristic plots. BMJ. 1994;309:188.
16. Altman DG, Bland JM. Diagnostic tests 2: Predictive values. BMJ. 1994;309:102.

17. Altman DG, Bland JM. Diagnostic tests. 1: Sensitivity and specificity. BMJ. 1994;308:1552.

18. Woolf SH, Grol R, Hutchinson A, Eccles M, Grimshaw J. Clinical guidelines:potential benefits, limitations, and harms of clinical guidelines. BMJ. 1999;318:527-30.

19. Murad MH, Montori VM, Ioannidis JP, Jaeschke R, Devereaux PJ, Prasad K, et al. How to read a systematic review and meta-analysis and apply the resultsto patient care: users' guides to the medical literature. JAMA. 2014;312:171-9.

20. Egger M, Davey Smith G, Schneider M, Minder C. Bias in meta-analysis detected by a simple, graphical test. BMJ. 1997;315:629-34.

21. Hoffmann TC, Légaré F, Simmons MB, McNamara K, McCaffery K, Trevena LJ, et al. Shared decision making: what do clinicians need toknow and why should they bother? Med J Aust. 2014;201:35-9.

Capítulo 2

Preparo, Sedação e Insuflação em Endoscopia

2.1 Monitorização, Preparo do Exame e Sedação

Áureo Augusto de Almeida Delgado
Jeane Martins Melo
Sebastião Alves D'Antonio
Paulo Henrique Boaventura de Carvalho
Marcos Eduardo Lera dos Santos

Introdução

A endoscopia digestiva experimenta um notável desenvolvimento nas últimas décadas, que engloba avanços técnicos (modernização e maior recurso da aparelhagem/acessórios) e expansão das possibilidades de aplicações do método, principalmente com finalidade terapêutica.

Em consonância, os procedimentos tornam-se cada vez mais prolongados e, muitas das vezes, realizados em pacientes complexos (comorbidades, idade avançada, hospitalizados, entre outros fatores), repercutindo na demanda por sedação e no tempo do procedimento.

De acordo com a Resolução nº 1.670/03 do Conselho Federal de Medicina,[1] a sedação é definida como "um ato médico realizado mediante a utilização de medicamentos com o objetivo de proporcionar conforto ao paciente para a realização de procedimentos médicos ou odontológicos".

A sedação/analgesia, quando empregada em endoscopia, traz consigo alguns benefícios:[2-6]

- » Permite ao paciente uma maior tolerância a um procedimento desagradável ao promover ansiólise e diminuir o desconforto ou a dor;
- » Em pacientes não cooperativos, a sedação/analgesia permite agilizar a condução de procedimentos eventualmente desconfortáveis, que demandam a imobilidade do paciente.

A resposta à sedação administrada é individual, de forma que diferentes pacientes podem necessitar de doses distintas para o mesmo procedimento e o mesmo paciente pode também variar os níveis de sedação necessários durante um procedimento.[2-6]

De acordo com a *American Society of Anesthesiologists Task Force on Sedation and Analgesia by Non-Anesthesiologists*,[2] "sedação e analgesia" englobam um amplo espectro de estados que vão da sedação mínima (ansiólise) até anestesia geral. Nem sempre é possível predizer como cada indivíduo particular vai responder. Por este motivo, quem administra a sedação até um determinado nível deve ter habilidade de assistir o paciente caso o nível de sedação se aprofunde mais que o inicialmente desejado.

Utilizamos os seguintes conceitos acerca da graduação da sedação que será administrada ao paciente:[2-6]

- » Sedação Leve: é um estado obtido com o uso de medicamentos em que o paciente responde ao comando verbal. A função cognitiva e a coordenação podem estar comprometidas. As funções cardiovascular e respiratória não apresentam comprometimento.
- » Sedação Moderada ("Sedação Consciente"): é um estado de depressão da consciência obtido com o uso de medicamentos, no qual o paciente responde ao estímulo verbal isolado ou acompanhado de estímulo tátil. Não são necessárias intervenções para

manter a via aérea permeável, a ventilação espontânea é suficiente e a função cardiovascular geralmente é mantida.

» Sedação Profunda: é uma depressão da consciência induzida por medicamentos, e nela o paciente dificilmente é despertado por comandos verbais, mas responde a estímulos dolorosos. A ventilação espontânea pode estar comprometida e ser insuficiente. Pode ocorrer a necessidade de assistência para a manutenção da via aérea permeável. A função cardiovascular geralmente é mantida.

A resposta dos pacientes aos comandos durante os procedimentos realizados com sedação/analgesia serve como guia para seu nível de consciência.[4] Por exemplo, pacientes cuja única resposta é o reflexo de retirada aos estímulos dolorosos estão profundamente sedados.

Em geral, procedimentos diagnósticos e terapêuticos das vias digestiva alta e baixa são realizados com sedação moderada.[2-6] Níveis mais profundos de sedação são, em geral, necessários para procedimentos mais complexos como colangiopancreatografia retrógrada endoscópica, ecoendoscopia, colonoscopia ou pacientes com histórico de intercorrências prévias relacionadas com sedação.

O risco da sedação está relacionado às condições prévias do paciente e ao tipo de procedimento a ser realizado.[2,3] Pacientes com comorbidades, especialmente cardiovascular e/ou respiratória, via aérea difícil, obesidade mórbida e idade avançada, apresentam maior risco durante a sedação.[6] As principais causas de morbidade associada à sedação/analgesia são a depressão respiratória induzida por drogas e a obstrução das vias aéreas.[6]

Com o surgimento de drogas mais modernas, com perfil farmacocinético e farmacodinâmico adequados aos procedimentos endoscópicos (início de ação rápido, alta potência hipnótica, margem de segurança adequada, recuperação rápida, poucos efeitos adversos), faz-se necessário que o endoscopista esteja familiarizado com o manejo correto dos atuais medicamentos (opções disponíveis, posologia, tempos de ação, efeitos adversos, antídotos, complicações, entre outros).[6]

Nesse cenário, é também importante que se estabeleça a interface com o médico anestesiologista nos exames que demandem sua participação, de modo a garantir harmonia e segurança no ato, além de permitir total liberdade ao médico endoscopista na execução do procedimento.[6]

Conforme recomendações da Sociedade Americana de Endoscopia Gastrointestinal, a participação do anestesista deve ser sempre considerada nas seguintes situações:[2-6]

- » Necessidade de sedação profunda para procedimentos endoscópicos terapêuticos ou prolongados;
- » História prévia de intolerância/intercorrências com o uso de sedativos tradicionais;
- » Alto risco de complicações devido à presença de comorbidades (pacientes com escore ASA maior ou igual a 3);
- » Alto risco de obstrução de via aérea devido à variação anatômica.

Etapas para realização da sedação

Inicialmente, o paciente deve ser informado acerca do procedimento que vai realizar, da sedação/analgesia que irá receber, dos riscos inerentes ao procedimento e da eventual existência de alternativas ao procedimento proposto. Deve-se, também, oferecer a possibilidade de retirar dúvidas e solicitar maiores esclarecimentos.

A realização dos procedimentos endoscópicos exige alguns cuidados. A seguir destacaremos aqueles relacionados à sedação.

Jejum pré-procedimento

O jejum é necessário para todos os pacientes que irão fazer procedimentos com qualquer tipo de anestesia ou sedação. Em geral utilizam-se os critérios adotados pela *American Society of Anesthesiology* – ASA (ver Tabela 2.1).[2-6]

Para a realização de Endoscopia Digestiva Alta normalmente é solicitado ao paciente um período maior de jejum (8 a12 horas), inclusive para líquidos claros, porque os mecanismos naturais de proteção contra regurgitação (esfíncteres esofagianos inferior e superior) serão abertos durante a passagem do aparelho de endoscopia[3-6].

Tabela 2.1 Resumo das recomendações de jejum para redução do risco de aspiração pulmonar (extraído da ASA).[2]

Alimento	Período recomendado de jejum (horas)*
Líquidos claros (sem resíduos)**	2
Leite materno	4
Fórmula infantil	6
Leite não materno	6
Refeição leve****	6

Notas: *O período de jejum não se aplica a todas as idades. **Exemplos de líquidos claros incluem água, suco de frutas sem polpa, refrigerantes, chá preto e café preto. *** O leite não materno é semelhante a sólidos no tempo de esvaziamento gástrico; a quantidade ingerida deve ser considerada na determinação do tempo de jejum apropriado. **** Uma refeição leve tipicamente se constitui de torradas e líquidos claros. Refeições que incluem frituras ou alimentos gordurosos podem prolongar o tempo de esvaziamento gástrico. Tanto o tipo quanto a quantidade da comida ingerida devem ser considerados na determinação do tempo de jejum apropriado.

Avaliação clínica pré-sedação

A avaliação do paciente é composta de uma entrevista e exame clínico, que serão determinantes da conduta a ser seguida.[2] A entrevista deve ser feita, preferencialmente, em momento anterior ao procedimento, porém pode ser feita no mesmo dia.

A história do paciente deve incluir:[2]

1. Anormalidades de órgãos e sistemas;
2. Experiências prévias com sedação/analgesia/cirurgia;
3. Medicações em uso – principalmente automedicações, psicotrópicos e drogas que atuam sobre a coagulação;
4. História de reações alérgicas;
5. Tempo de jejum;
6. História de uso de álcool e tabaco e abuso de substâncias.

O exame físico deve incluir, no mínimo:[2]

1. Exame das vias aéreas;
2. Exame pulmonar, incluindo ausculta bilateral;
3. Exame cardiovascular.

Dependendo do tipo de procedimento ao qual o paciente será submetido, pode ser necessária a avaliação pré-operatória completa. Essa avaliação será determinada de acordo com o quadro clínico apresentado pelo paciente.

A avaliação do risco cirúrgico deve ser reservada aos pacientes com mais de 40 anos de idade ou história prévia de doença cardiovascular e/ou respiratória.[2] Uma parcela dos pacientes não estará em condições ótimas, pois apresentam problemas que dependem do exame ao qual serão submetidos para a realização do diagnóstico; logo, não é razoável exigir que o paciente esteja na sua melhor condição de saúde e desempenho físico.

Monitorização

Em todos os procedimentos endoscópicos com níveis de sedação moderada ou mais profundos, preconiza-se monitorização contínua com pressão arterial não invasiva e oximetria de pulso, além da suplementação de oxigênio.[2-6] Caso seja utilizado propofol, é recomendada a utilização de cardioscopia.[2,6]

Drogas para sedação e analgesia

As drogas mais utilizadas para realização de sedação e analgesia por não anestesiologistas em endoscopia são:[2-6] anestésicos tópicos (xilocaína *spray*), os benzodiazepínicos (diazepam e midazolam), os opioides (meperidina e fentanil) e para hipnose, o propofol.

Gestantes e crianças apresentam particularidades relacionadas à sedação/analgesia para endoscopia, porém não se incluem no escopo deste capítulo e devem ser consultadas oportunamente.

Xilocaína *spray*

Utilizada como rotina pelos endoscopistas para anestesia tópica da boca, orofaringe e hipofaringe, com o objetivo de facilitar a introdução do aparelho de endoscopia, aumentar a tolerância do paciente e diminuir o reflexo faríngeo de expulsão e vômito. Os dados sobre seu benefício são conflitantes em face das doses de sedativos normalmente utilizadas. Seu maior benefício talvez seja para os pacientes que não serão sedados ou naqueles que serão minimamente sedados.

Utiliza-se o *spray* a 10%, sabendo que cada borrifada libera cerca de 10 mg de solução anestésica e a dose máxima é de 4 mg/kg. Essa forma de uso associa-se com uma absorção significativa do medicamento pela mucosa, podendo ocorrer intoxicação se não observarmos as doses recomendadas.

Benzodiazepínicos

Induzem o relaxamento do paciente, facilitando o procedimento. Podem causar depressão respiratória significativa, principalmente se utilizados em conjunto com opioides. Não têm nenhuma ação analgésica, antidepressiva ou antipsicótica. Deprime o tônus das vias aéreas, com aumento da resistência das vias aéreas. As drogas mais utilizadas são o midazolam e o diazepam.

O midazolam é preferido porque tem ação mais rápida, produz maior amnésia anterógrada, duração mais curta e não causa dor à injeção. É 4 a 6 vezes mais potente que o diazepam. Para sedação consciente se inicia com doses de 0,03 a 0,06 mg/kg, IV lento (a injeção rápida pode causar soluços); doses de 0,5 a 1 mg podem ser repetidas a cada 2 a 3 minutos até atingir o efeito desejado. O tempo de início de ação é de 1 a 2 minutos e a meia vida é de 2 a 3 horas. Em associação com opioides, deve-se reduzir a dose em 30%.

O diazepam tem propriedades semelhantes ao midazolam, porém tem maior meia-vida, produz menos amnésia e maior risco de causar flebite. Utilizam-se doses iniciais de 0,1 a 0,2 mg/kg, com incrementos de 2,5 mg a cada 3 a 4 minutos, tem início de ação em 2 a 3 minutos, atingindo o pico do efeito em 7 a 8 minutos. Sua meia vida é de 20 a 50 horas.

Em caso de superdosagem, deve-se usar o antagonista específico – flumazenil – o qual impede a ligação do agonista ao receptor específico (o receptor GABA). Utilizam-se doses de 0,2 a 0,4 mg até um máximo de 3 mg, com vigilância para efeitos adversos.

Opioides

Os opioides se ligam a receptores específicos no Sistema Nervoso Central (SNC), aumentam o limiar de dor e alteram a sua percepção. A dose do fentanil é de, geralmente, 0,5 a 2 mcg/kg, podendo ser administrados incrementos de 10 mcg, a cada 1 a 2 minutos até atingir o efeito desejado. A meia-vida é de 2 a 4 horas. A meperidina é utilizada em doses de 0,5 mg/kg. O remifentanil só deve ser utilizado por anestesiologistas.

O fentanil é preferido porque não libera histamina e tem duração curta de ação quando utilizado em pequenas doses.

Em caso de superdosagem – ocorrência de depressão respiratória – o antagonista específico a ser utilizado é a naloxona, na dose 0,4 mg e com início de ação em 30 segundos. Esta droga pode causar liberação de catecolaminas e deve ser usada com cuidado em pacientes de risco.

Os narcóticos devem ser utilizados com cuidado em pacientes que utilizam outras drogas de ação no SNC, especialmente os inibidores da monoaminoxidase (IMAOs). A meperidina deve ser utilizada com cuidado em pacientes com doença renal, pelo risco do acúmulo de metabólitos que podem causar convulsões. O fentanil pode causar rigidez torácica (doses altas e injeção rápida) e dificuldade ventilatória.

Propofol

Utilizado para produção de sedação profunda, especialmente em procedimentos complexos de longa duração, como ecoendoscopia e colangiografia endoscópica retrógrada (CPRE).

Tem vários efeitos desejáveis, como: início de ação rápido, sedação e despertar tranquilos, antiemético. Porém, causa dor à injeção que pode ser melhorada com adição de 10 a 20 mg de xilocaína à solução.

Causa depressão respiratória e diminuição do tônus das vias aéreas com aumento da resistência à ventilação, podendo, inclusive, causar apneia. Não tem efeito amnésico. Causa queda da pressão arterial.

É contraindicado em pacientes alérgicos a ovos e à soja.

Pode ser usado de várias formas, como injeção em bolus intermitentes, infusão venosa contínua ou infusão alvo-controlada.

As doses em bolus são normalmente feitas após sedação prévia com ansiolítico e/ou opioide e são utilizadas cerca de 0,25 a 0,5 mg/kg, com incrementos de 10 mg, a cada 30 a 60 segundos, até atingir o efeito desejado.

A infusão contínua é feita utilizando-se de 4 a 6 mg/kg/h (normalmente complementada com pequenas doses em bolus quando necessário – em função da intensidade do estímulo).

O propofol deve ser administrado apenas nos exames em que há possibilidade da presença de dois médicos, sendo um deles responsável por sua administração e monitorização/assistência ao paciente que recebe a sedação e o outro responsável pela execução do procedimento endoscópico proposto.

Antagonistas/Antídotos

Não devem ser utilizados de rotina para reverter a sedação. O risco de ressedação com o flumazenil e a naloxona é grande porque a duração de ação destas drogas (30 a 60 min) é menor que a dos sedativos e opioides.

O flumazenil é uma droga muitas vezes utilizada sem critérios corretos; além do seu alto custo e da meia-vida menor que a do agonista, ela pode causar cefaleia, náuseas e vômitos, o que pode comprometer a recuperação e a alta do paciente ambulatorial.

A Tabela 2.2 resume os principais medicamentos utilizados para sedação e suas características.[2-6]

Endoscopia sem sedação

Pode ser feita em pacientes selecionados, especialmente se forem utilizados os aparelhos ultrafinos (diâmetro de 5,3 a 6 mm) em combinação com anestesia tópica, que repercute favoravelmente na tolerância.

Riscos da sedação

Os riscos podem estar relacionados ao procedimento ou à sedação. A literatura cita um risco de mortalidade devido à sedação entre 1:2.000 e 1: 20.000.[3-6]

As reações alérgicas são raras e a maioria das complicações é de pequena gravidade; o maior risco da sedação está ligado à depressão respiratória ou obstrução de vias aéreas e a produção de hipoxemia, com possível desenrolar para uma adversidade mais grave.

A maior incidência de hipoxemia durante endoscopia ocorre nos pacientes que fazem o procedimento sedados, especialmente quando não é ofertado o oxigênio suplementar.

Tabela 2.2 Principais medicamentos utilizados para sedação em endoscopia.

Medicamento	Dosagem	Efeitos	Início de ação	Meia vida	Principais efeitos adversos	Antídoto
Midazolam	0,03-0,06 mg/kg	Relaxamento do paciente, amnésia anterógrada	1-2 min	2-3h	Depressão respiratória	Flumazenil 0,2-0,4 mg (máx. 3 mg)
Diazepam	0,1-0,2 mg/kg	Relaxamento do paciente, amnésia anterógrada	2-3 min	20-50h	Depressão respiratória	Flumazenil 0,2-0,4 mg (máx. 3 mg)
Fentanil	0,5-2 mcg/kg	Analgesia, aumenta limiar e altera percepção de dor	2 min	2-4h	Depressão respiratória (raro: rigidez torácica)	Naloxona 0,4 mg
Meperidina	0,5 mg/kg	Analgesia, aumenta limiar e altera percepção de dor	10 min	2-4h	Depressão respiratória	Naloxona 0,4 mg
Propofol	0,25-0,5 mg/kg	Hipnose	40 s	1,3-4 min	Hipotensão, depressão respiratória	Não há

Critérios de alta após sedação

A maioria dos procedimentos endoscópicos feitos é realizada em regime ambulatorial ou hospital-dia, possibilitando que o paciente retorne à residência tão logo esteja apto.

Os critérios propostos são:[6]

1. Sinais vitais normais e estáveis;
2. Ausência de náuseas e vômitos;
3. Lucidez e orientação;

4. Micção espontânea;
5. Ausência de dor – cólicas abdominais são comuns após colonoscopia, quando o ar injetado fica aprisionado no cólon; devemos estimular o paciente a expeli-los antes da alta;
6. Presença de acompanhante maior de idade;
7. Paciente deve alimentar-se no hospital antes de ir embora;
8. Recomendação para não dirigir ou exercer atividades que exijam atenção fina no dia do procedimento;
9. Disponibilidade de acesso ao médico ou hospital em caso de complicações após o retorno à residência.

Evidência na literatura

O emprego do propofol tem se mostrado seguro e efetivo para realização de sedação. Por possuir rápido início de ação e breve recuperação das funções cognitivas do paciente após o procedimento, tem aplicação interessante em procedimentos endoscópicos gastrointestinais.[7-9] O propofol pode ser administrado de forma isolada ou em combinação com outros agentes sedativos, tais como benzodiazepínicos ou opioides.[10,11]

A sedação utilizando o propofol de forma isolada não é uma prática isenta de risco, uma vez que demanda administração de doses maiores para atingir um nível de sedação adequado, com aumento potencial do risco de eventos adversos dose dependentes.[10,12] Adicionalmente, o emprego isolado desse fármaco apresenta desvantagens relacionadas às suas propriedades farmacocinéticas. Pode induzir sedação profunda, não possui antídoto, apresenta janela terapêutica estreita e causa eventos adversos que podem demandar assistência cardiopulmonar especializada.[13,14]

Todavia, estudos prévios demonstraram que, comparativamente ao seu uso de forma isolada, a associação do propofol com agentes sedativos tradicionais (benzodiazepínicos e/ou opioides) objetivando uma sedação moderada do paciente (manutenção da responsividade ao comando verbal associado ou não à leve estimulação tátil, não requerendo intervenção para garantia de ventilação espontânea ou patência de via aérea), está associada a um menor risco de complicações, melhor cooperação/satisfação do paciente e menor tempo de recuperação após o procedimento.[10,15]

São vários os estudos que compararam o uso isolado do propofol *versus* seu emprego da forma associada,[10-12,16-24] porém, nenhum incluiu número suficiente de pacientes para produzir evidências significativas em relação à comparação estabelecida.

Considerando essa lacuna cientifica, foi realizada uma metanálise pelo Serviço de Endoscopia Gastrointestinal do HC-FMUSP acerca do uso isolado de propofol comparado ao uso em associação com agentes sedativos tradicionais (benzodiazepínicos e opioides). Os desfechos avaliados foram: ocorrência de efeitos adversos (bradicardia, hipotensão, dessaturação), satisfação do paciente com a sedação recebida, satisfação do endoscopista com a sedação administrada, dose de propofol utilizada, tempo de recuperação do paciente após o procedimento.

Foram incluídos 23 ensaios clínicos randomizados e controlados, compreendendo um total de 3.854 pacientes, e realizadas as seguintes análises comparativas:

- Propofol isolado *versus* benzodiazepínico e opioides: bradicardia e hipotensão, (Figura 2.1) dessaturação (Figura 2.2); satisfação do paciente; satisfação do endoscopista; e, tempo de recuperação.
- Propofol isolado *versus* propofol associado a benzodiazepínicos e/ou opioides: bradicardia e hipotensão (Figura 2.3), dessaturação (Figura 2.4), satisfação do paciente; tempo de recuperação; dose total de propofol.
- Propofol associado a benzodiazepínicos e opioide *versus* benzodiazepínico associado a opioide: bradicardia e hipotensão (Figura 2.5), dessaturação (Figura 2.6).

Apesar da alta qualidade dos ensaios clínicos randomizados incluídos, evidenciou-se, durante o processo de metanálise, heterogeneidade elevada entre eles (amostras com características distintas, fármacos utilizados, formas de administração dos mesmos, procedimentos endoscópicos realizados, entre outros). Não foram observadas diferenças significativas em relação a nenhum dos desfechos.

Sendo assim, não há, até o momento, de acordo com as evidências disponíveis na literatura, diferença entre utilizar o propofol isolado ou associado a benzodiazepínico e/ou opioide nos procedimentos endoscópicos do trato gastrointestinal.

Figura 2.1 ***Forrest plot*** **e** ***funnel plot*** **dos estudos comparando propofol isolado** ***versus*** **benzodiazepínico e opioides que avaliaram hipotensão (PAS < 90 mmHg), sendo possível observar que não houve diferença entre as comparações. Hipotensão (PAS < 90 mmHg).**

	Propofol		BZ + OP			Diferença do risco
Estudo ou subgrupo	*Eventos*	*Total*	*Eventos*	*Total*	*Peso*	*M-H, Fixo, 95% IC*
Zuo 2012	3	52	1	52	8,0%	0,04 [-0,04, 011]
Pascual 2011	0	0	0	0		Não estimado
Sipe 2002	0	40	3	40	6,2%	-0,07 [-0,17, 0,02]
Vargo 2002	6	38	7	37	5,8%	-0,03 [-0,20, 0,14]
Ulmer 2003	4	50	4	50	7,7%	0,00 [-0,11, 0,11]
Riphaus 2005	6	77	4	78	11,9%	0,03 [-0,05, 0,10]
Dewitt 2008	4	40	4	40	6,2%	0,00 [-0,13, 0,13]
Kongkam 2008	6	67	6	67	10,3%	0,00 [-0,10, 0,10]
Schilling 2009	4	76	2	75	11,6%	0,03 [-0,04, 0,09]
Schoroeder 2016	3	144	2	145	22,3%	0,01 [-0,02, 0,04]
Gurbulak 2014	22	65	17	65	10,0%	0,08 [-0,08, 0,23]
Total (95% IC)		649		649	100,0%	0,01 [-0,02, 0,04]
Total de eventos	58		50			

Heterogeneidade: $Qui^2 = 5{,}43$, df = 9 (P = 0,80); $I^2 = 0\%$

Teste para efeito global: Z = 0,83 (P = 0,41)

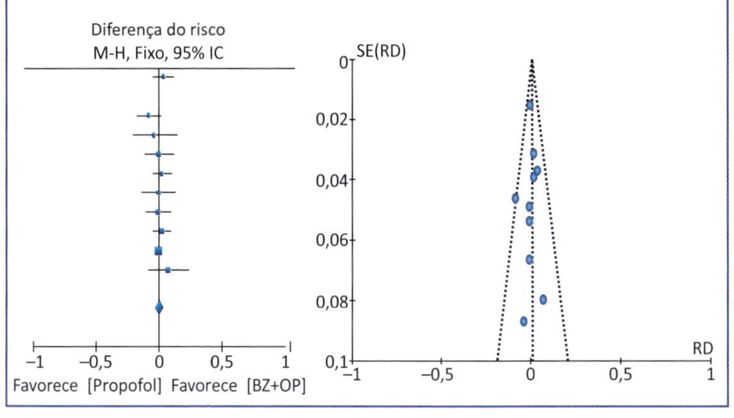

Figura 2.2 ***Forrest plot* e *funnel plot* dos estudos comparando propofol isolado *versus* benzodiazepínico e opioides que avaliaram dessaturação (SpO_2 < 90%), sendo possível observar que não houve diferença entre as comparações.**

	Propofol		BZ+OP			Diferença do risco
Estudo ou subgrupo	*Eventos*	*Total*	*Eventos*	*Total*	*Peso*	*M-H, Fixo, 95% IC*
Zuo 2012	0	52	0	52	8,0%	0,00 [-0,04, 0,04]
Pascual 2011	0	0	0	0		Não estimado
Sipe 2002	1	40	0	40	6,2%	0,03 [-0,04, 0,09]
Vargo 2002	14	38	21	37	5,8%	-0,20 [-0,42, 0,02]
Ulmer 2003	0	50	1	50	7,7%	-0,02 [-0,07, 0,03]
Riphaus 2005	8	77	7	78	11,9%	0,01 [-0,08, 0,11]
Dewitt 2008	3	40	6	40	6,2%	-0,07 [-0,21, 0,06]
Kongkam 2008	15	67	21	67	10,3%	-0,09 [-0,24, 0,06]
Schilling 2009	9	76	7	75	11,6%	0,03 [-0,07, 0,12]
Schoroeder 2016	6	144	13	145	22,3%	-0,05 [-0,10, 0,01]
Gurbulak 2014	5	65	4	65	10,0%	0,02 [-0,07, 0,10]
Total (95% IC)		649		649	100,0%	-0,03 [-0,06, 0,00]
Total de eventos	61		80			

Heterogeneidade: $Qui^2 = 12,05$, $df = 9$ ($P = 0,21$); $I^2 = 25\%$

Teste para efeito global: $Z = 1,85$ ($P = 0,06$)

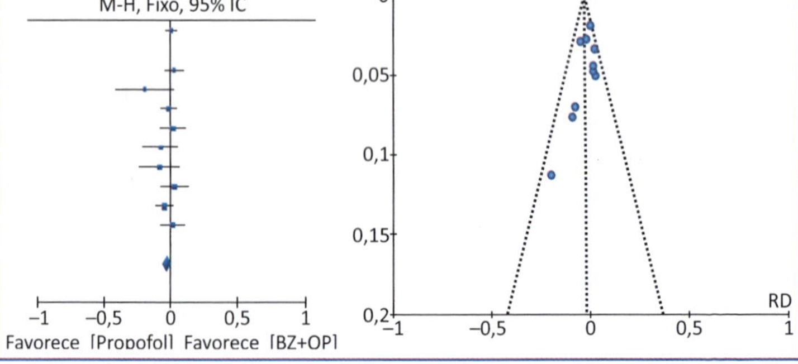

Figura 2.3 ***Forrest plot* e *funnel plot* dos estudos comparando propofol isolado *versus* propofol associado a benzodiazepínico e/ou opioides que avaliaram hipotensão (PAS < 90 mmHg), sendo possível observar que não houve diferença entre as comparações.**

	Propofol		Propofol + BZ e/ou OP			Diferença do risco	
Estudo ou subgrupo	*Eventos*	*Total*	*Eventos*	*Total*	*Peso*	*M-H, Aleatória, 95% IC*	*Ano*
Seifert 2000	1	120	6	119	20,6%	-0,04 [-0,08, 0,00]	2000
Lee 2012	2	107	2	106	21,0%	-0,00 [-0,04, 0,04]	2012
Chun 2012	18	67	11	68	13,0%	0,11 [-0,03, 0,24]	2012
Chan 2014	8	120	35	120	16,8%	-0,23 [-0,32, -0,13]	2014
Hsu 2015	14	50	4	50	12,5%	0,20 [0,05, 0,35]	2015
Li 2016	2	30	2	60	16,1%	0,03 [-0,07, 0,13]	2016
Total (95% IC)		494		523	100,0%	-0,00 [-0,08, 0,08]	
Total de eventos	45		60				

Heterogeneidade: $Tau^2 = 0{,}01$; $Chi^2 = 34{,}44$, df = 5 (P < 0,00001); $I^2 = 85\%$

Teste para efeito global: Z = 0,06 (P = 0,96)

Ainda abordando esta temática e previamente à realização desta revisão sistemática e meta análise, foi conduzido em nosso serviço um ensaio clínico randomizado 25 comparando diferentes esquemas de sedação em endoscopia digestiva alta diagnóstica. Foram incluídos 200 pacientes, que foram randomizados em dois grupos: um deles recebeu sedação com uma associação de propofol com fentanil (100 pacientes) e o outro com associação de midazolam e fentanil (100 pacientes).

Figura 2.4 ***Forrest plot* e *funnel plot* dos estudos comparando propofol isolado *versus* propofol associado a benzodiazepínico e/ou opioides que avaliaram dessaturação (SpO_2 < 90%), sendo possível observar que não houve diferença entre as comparações.**

Estudo ou grupo	Propofol		Propofol + BZ e/ou OP			Diferença do risco	Ano
	Eventos	*Total*	*Eventos*	*Total*	*Peso*	*M-H, Fixo, 95% IC*	
Seifert 2000	13	120	17	119	18,7%	-0,03 [0,12, 0,05]	2000
Fanti 2007	0	135	0	135	21,1%	0,00 [-0,01, 0,01]	2007
Lee 2012	7	107	6	106	16,7%	0,01 [-0,06, 0,07]	2012
Chun 2012	4	67	1	68	10,6%	0,04 [-0,02, 0,11]	2012
Chan 2014	0	120	6	120	18,8%	-0,05 [-0,09, -0,01]	2014
Hsu 2015	8	50	3	50	7,8%	0,10 [-0,02, 0,22]	2015
Li 2016	1	30	3	60	6,3%	-0,02 [-0,10, 0,07]	2016
Total (95% IC)		629		658	100,0%	-0,00 [-0,03, 0,02]	
Total de eventos	33		36				

Heterogeneidade: $Chi^2 = 10,77$, df = 6 (P = 0,10); $I^2 = 44\%$

Teste para efeito global: Z = 0,23 (P = 0,82)

As variáveis analisadas foram o nível de sedação do paciente (índice biespectral – BIS e OAA/S score), satisfação do paciente e do endoscopista com a sedação administrada, tempo de recuperação do paciente e complicações associadas aos diferentes esquemas de sedação.

Figura 2.5 ***Forrest plot*** **e** ***funnel plot*** **dos estudos comparando propofol associado a benzodiazepínico e opioide *vs* benzodiazepínico associado a opioide que avaliaram hipotensão (PAS < 90 mmHg), sendo possível observar que não houve diferença entre as comparações.**

Estudo ou grupo	Propofol+BZ+OP		BZ+OP			Diferença do risco	
	Eventos	*Total*	*Eventos*	*Total*	*Peso*	*M-H, Aleatória, 95% IC*	*Ano*
Lee 2011	3	107	2	107	56,6%	0,01 [-0,03, 0,05]	2011
Angsuwatcharakon 2012	14	103	5	102	43,4%	0,09 [0,01, 0,17]	2012
Total (95% IC)		210		209	100,0%	0,04 [-0,05, 0,13]	
Total de eventos	17		7				

Heterogeneidade: $Tau^2 = 0,00$; $Chi^2 = 4,36$, df = 1 (P = 0,04); $I^2 = 77\%$

Teste para efeito global: Z = 0,92 (P = 0,36)

Diferença do risco
M-H, Aleatória, 95% IC
–0,2 –0,1 0 0,1 0,2
Favorece [Prop+BZ+OP]
Favorece [BZ+OPI]

SE(RD)
0
0,02
0,04
0,06
0,08
0,1
RD
–0,2 –0,1 0 0,1 0,2

Os tempos para indução da sedação, recuperação posterior e alta foram menores no grupo propofol/fentanil. Ambos os instrumentos para avaliação do nível de sedação apresentaram boa concordância entre eles e entre os grupos randomizados (OAA/S score → $\kappa = 0,71$ e BIS → $\kappa = 0,63$).

Sedação profunda ocorreu mais frequentemente no grupo propofol/fentanil (OAA/S score → 25% propofol/fentanil *versus* 11% midazolam/fentanil; P = 0,014. BIS → 19% propofol/fentanil *versus* 7% midazolam/fentanil; P = 0,039).

Figura 2.6 ***Forrest plot* e *funnel plot* dos estudos comparando propofol associado a benzodiazepínico e opioide *versus* benzodiazepínico associado a opioide que avaliaram dessaturação (SpO_2 < 90%), sendo possível observar que não houve diferença entre as comparações.**

Estudo ou grupo	Propofol + BZ + OP		BZ + OP			Diferença do risco	Ano
	Eventos	*Total*	*Eventos*	*Total*	*Peso*	*M-H, Fixo, 95% IC*	
Lee 2011	6	107	3	107	51,1%	0,03 [-0,03, 0,08]	2011
Angsuwatcharakon 2012	60	103	32	102	48,9%	0,27 [0,14, 0,40]	2012
Total (95% IC)		210		209	100,0%	0,15 [0,08, 0,22]	
Total de eventos	66		35				

Heterogeneidade: Chi^2 = 21,90, df = 1 (P < 0,00001); I^2 = 95%

Teste para efeito global: Z = 4,10 (P < 0,0001)

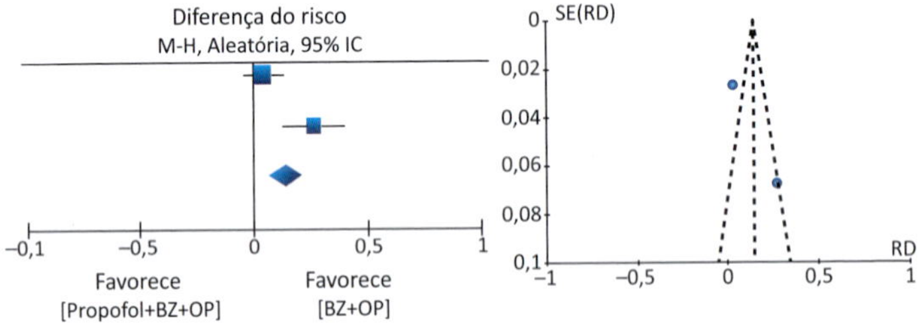

Diferença do risco
M-H, Aleatória, 95% IC
–0,1 –0,5 0 0,5 1
Favorece [Propofol+BZ+OP]
Favorece [BZ+OP]

SE(RD)
0 0,02 0,04 0,06 0,08 0,1
RD
–1 –0,5 0 0,5 1

Suplementação de oxigênio durante o exame ocorreu em 42% dos casos do grupo propofol/fentanil e 26% no grupo midazolam/fentanil (P = 0,025). O tempo médio de recuperação após o exame foi de 28,82 minutos no grupo propofol/fentanil e 44,13 minutos no grupo midazolam/fentanil (P < 0,001). Não foram observadas complicações graves em nenhum dos grupos.

A satisfação dos pacientes foi semelhante em ambos os grupos porém os endoscopistas apresentaram-se mais satisfeitos no grupo que recebeu sedação com associação de propofol e fentanil.

Conduta do Serviço de Endoscopia do HC-FMUSP

No Serviço de Endoscopia Gastrointestinal do HC-FMUSP, a rotina para os procedimentos endoscópicos segue as informações apresentadas ao longo deste capítulo. O tempo mínimo de jejum é de 8 horas, a avaliação clínica dos pacientes é feita de forma breve previamente ao início do exame e a monitorização é realizada por meio de oximetria de pulso, pressão arterial não invasiva e cardioscopia (naqueles em que será empregado propofol).

A sedação para os procedimentos endoscópicos é feita por meio da associação de medicações, com intuito de potencializar o efeito por sinergia e diminuir os efeitos adversos pela redução da dose total de cada uma das medicações (Algoritmo 2.1). Usualmente, emprega-se opioide (fentanil) associado a benzodiazepínico (midazolam) ou ao propofol (procedimentos de curta duração), ou então opioide associado a benzodiazepínico (midazolam) e propofol (procedimentos de maior duração ou terapêuticos). O propofol é utilizado para realização de procedimentos breves, manutenção da sedação (como resgate) ou para provocar sedação profunda, especialmente nos casos de procedimentos terapêuticos.

Algoritmo 2.1 Rotina de sedação em endoscopia do Serviço de Endoscopia Gastrointestinal do HC-FMUSP.

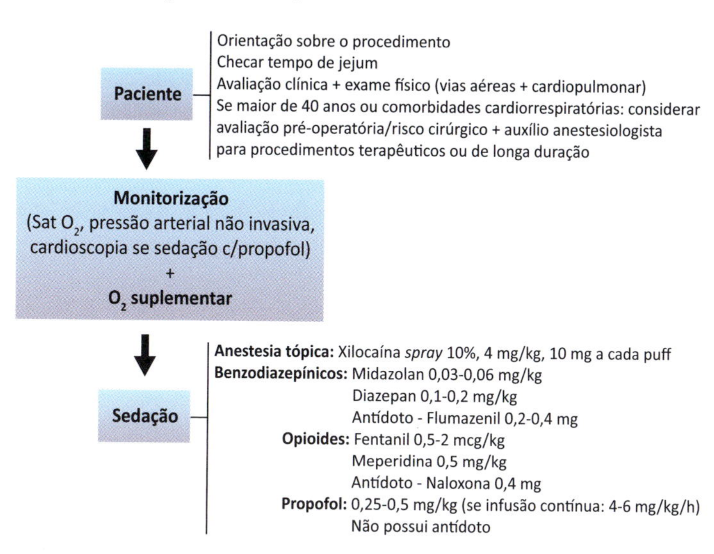

Conclusão

Considerando a heterogeneidade dos estudos e os resultados da metanálise realizada pelo Serviço de Endoscopia Gastrointestinal do HC-FMUSP, não houve alterações na conduta habitual de sedação para os procedimentos endoscópicos.

A rotina consiste na associação de diferentes classes de medicações, sendo o propofol importante recurso para provocar sedação profunda em procedimentos terapêuticos e para manutenção da sedação em procedimentos longos. O uso isolado do propofol é conduta de exceção, especialmente em pacientes com contraindicações às demais medicações.

Referências

1. Conselho Federal de Medicina – CFM. Resolução nº. 1.670/03. [Internet] [Acesso em 2017 may 21]. Disponível em: http://www.portalmedico.org.br/resolucoes/cfm/2003/1670_2003.htm
2. Practice Guidelines for Sedation and Analgesia by Non-Anesthesiologists. Anesthesiology. 2002;96:1004-17.
3. Faigel DO, Baron TH, Goldstein JL, Hirota WK, Jacobson BC, Johanson JF, et al. Standards Practice Committee, American Society for Gastrointestinal Endoscopy: guidelines for the use of deep sedation and anesthesia for GI endoscopy. Gastrointest Endosc. 2002;56:613-7.
4. Waring JP, Baron TH, Hirota WK, Goldstein JL, Jacobson BC, Leighton JA, et al. Guidelines for conscious sedation and monitoring during gastrointestinal endoscopy. Gastrointest Endosc. 2003;58:317-22.
5. Standards Practice Committee, American Society for Gastrointestinal Endoscopy: guidelines for Sedation and anesthesia in GI endoscopy. Gastrointest Endosc. 2008;68(5):815-26
6. ASGE Standard of Practice Comitte. Sedation and anesthesia in GI endoscopy. Gastrointest Endosc. 2008;68(5):815-26
7. Singh H, Poluha W, Cheung M, Choptain N, Baron KI, Taback SP. Propofol for sedation during colonoscopy. Cochrane Database Syst Rev. 2008;CD006268.

8. Qadeer MA, Vargo JJ, Khandwala F, Lopez R, Zuccaro G. Propofol versus traditional sedative agents for gastrointestinal endoscopy: a meta-analysis. Clin Gastroenterol Hepatol. 2005;3:1049-56.
9. Bo LL, Bai Y, Bian JJ, Wen PS, Li JB, Deng XM. Propofol vs traditional sedative agents for endoscopic retrograde cholangiopancreatography: a meta-analysis. World J Gastroenterol. 2011;17:3538-43.
10. Hsieh YH, Chou AL, Lai YY, Chen BS, Sia SL,Chen IC, et al. Propofol alone versus propofol in combination with meperidine for sedation during colonoscopy. J Clin Gastroenterol. 2009;43:753-7.
11. Padmanabhan U, Leslie K, Eer AS, Maruff P, Silbert BS. Early cognitive impairment after sedation for colonoscopy: the effect of adding midazolam and/or fentanyl to propofol. Anesth Analg. 2009;109:1448-55.
12. Paspatis GA, ManolarakiMM, Vardas E, Theodoropoulou A, Chlouverakis G. Deep sedation for endoscopic retrograde cholangiopancreatography: intravenous propofol alone versus intravenous propofol with oral midazolam premedication. Endoscopy. 2008;40:308-13.
13. Cohen LB, Delegge MH, Aisenberg J, Brill JV, Inadomi JM, Kochman ML, et al. AGA Institute review of endoscopic sedation. Gastroenterology. 2007;133:675-701.
14. Cote GA, Hovis RM, Ansstas MA, Waldbaum L, Azar RR, Early DS, et al. Incidence of sedation-related complications with propofol use during advanced endoscopic procedures. Clin Gastroenterol Hepatol. 2010;8:137-42.
15. Lee DW, Chan AC, Sze TS, Ko CW, Poon CM, Chan KC, et al. Patient-controlled sedation versus intravenous sedation for colonoscopy in elderly patients: a prospective randomized controlled trial. Gastrointest Endosc. 2002;56:629-32.
16. Disma N, Astuto M, Rizzo G, Rosano G, Naso P, Aprile G, et al. Propofol sedation with fentanyl or midazolam during oesophagogastroduodenoscopy in children. Eur J Anaesthesiol. 2005;22:848-52.
17. Fanti L, Agostoni M, Arcidiacono PG, Albertin A, Strini G, Carrara S, et al. Target-controlled infusion during monitored anesthesia care in patients undergoing EUS: propofol alone versus midazolam plus propofol. A prospective double-blind randomised controlled trial. Dig Liver Dis. 2007;39:81-6.
18. Heuss LT, Hanhart A, Dell-Kuster S, Zdrnja K,Ortmann M, Beglinger C, et al. Propofol sedation alone or in combination with pharyngeal lidocaine anesthesia forroutine upper GI endoscopy: a randomized, double-blind, placebo-controlled, non-inferiority trial. Gastrointest Endosc. 2011;74:1207-14.

19. Moerman AT, Herregods LL, De Vos MM, Mortier EP, Struys MM. Manual versus target-controlled infusion remifentanil administration in spontaneously breathing patients. Anesth Analg. 2009;108:828-34.
20. Moerman AT, Struys MM, Vereecke HE, Herregods LL, De Vos MM, Mortier EP. Remifentanil used to supplement propofol does not improve quality of sedation during spontaneous respiration. J Clin Anesth. 2004;16:237-43.
21. Ong WC, Santosh D, Lakhtakia S, Reddy DN. A randomized controlled trial on use of propofol alone versus propofol with midazolam, ketamine, and pentazocine "sedato-analgesic cocktail" for sedation during ERCP. Endoscopy. 2007;39:807-12.
22. Paspatis GA, Charoniti I, Manolaraki M, Vardas E, Papanikolaou N, Anastasiadou A, et al. Synergistic sedation with oral midazolam as a premedication and intravenous propofol versus intravenous propofol alone in upper gastrointestinal endoscopies in children: a prospective, randomized study. J Pediatr Gastroenterol Nutr. 2006;43:195-9.
23. Seifert H, Schmitt TH, Gultekin T, Caspary WF, Wehrmann T. Sedation with propofol plus midazolam versus propofol alone for interventional endoscopic procedures: a prospective, randomized study. Aliment Pharmacol Ther. 2000;14:1207-14.
24. VanNatta ME, Rex DK. Propofol alone titrated to deep sedation versus propofol in combination with opioids and/or benzodiazepines and titrated to moderate sedation for colonoscopy. Am J Gastroenterol. 2006;101:2209-17.

2.2 Insuflação com Dióxido de Carbono

Nádia Korkischko
Marina Lordello Passos
Júlio Cesar Martins Aquino
Rodrigo Silva de Paula Rocha
Toshiro Tomishige
Eunice Komo Chiba
Marcos Eduardo Lera dos Santos

Introdução

A visualização adequada do lúmen do trato gastrointestinal durante os procedimentos endoscópicos só é possível por meio da adequada distensão das paredes pela insuflação. Habitualmente, a insuflação é realizada com ar ambiente, cuja principal composição é o gás nitrogênio.[1]

O nitrogênio é um gás pobremente absorvido pela mucosa do trato gastrointestinal. Caso não seja aspirado ao término do procedimento, até a eliminação do remanescente, podem ocorrer distensão e dores abdominais que prejudicam a recuperação e a experiência do paciente após o exame. A própria eliminação dos gases, por eructação ou flatulência, pode causar desconforto no paciente.[2] Alternativamente à insuflação com ar ambiente, tem-se o gás carbônico (CO_2), que por ser não inflamável, rapidamente absorvido e excretado, possui uso consagrado nos procedimentos laparoscópicos.[3]

O CO_2 foi proposto em 1953 como agente insuflador em retoscopia rígida para prevenir explosões durante remoção endoscópica de pólipos com corrente elétrica[1] e passou a ser empregado nos anos 1960 em exames de colonoscopia, com resultados positivos em seu uso, por causar dor abdominal de menor intensidade e pela diminuição da flatulência após o procedimento.[4,5]

Estudos clínicos têm demonstrado que pacientes submetidos à insuflação com CO_2 apresentam menor distensão e dor abdominal após o procedimento, com necessidade de menor quantidade de sedação. Apesar dessas características, a utilização nos procedimentos endoscópicos ainda é restrita.[1,6]

O dióxido de carbono

O CO_2 é um gás não inflamável, rapidamente absorvido pelo trato gastrointestinal (cerca de 160 vezes mais rápido do que o nitrogênio), e transportado pela corrente sanguínea aos pulmões, onde será eliminado pela expiração. A exemplo, em um estudo envolvendo colonoscopias realizadas com insuflação de CO_2 para localização de lesões de cólon durante cirurgias laparoscópicas, a descompressão do cólon ocorreu num período médio de 21 minutos.[1,7,8]

Além da rápida absorção pelo trato gastrointestinal, o que ajuda a explicar a menor dor abdominal após os procedimentos endoscópicos, outro potencial mecanismo envolvido é o efeito vasodilatador do CO_2, que provoca melhora do fluxo sanguíneo no segmento do trato gastrointestinal distendido de forma prolongada.[5,9,10]

No entanto, o uso do CO_2 também incrementa alguns perigos. Na corrente sanguínea, pode causar acidose e hipercapnia que, principalmente nos pacientes mais idosos e retentores crônicos do gás, pode induzir hipoxemia, edema pulmonar e arritmias.[1,11,12]

Equipamentos para uso do CO_2

A fonte de CO_2 pode ser proveniente do suprimento de gases da infraestrutura hospitalar, fornecida pelas válvulas com saída da parede, ou por meio de cilindros transportáveis de CO_2. A maioria dos hospitais não conta com tubulação para fornecimento de CO_2, principalmente quando fora dos centros cirúrgicos. Logo, a opção mais interessante e acessível são os cilindros de CO_2 (Figura 2.7).[1]

A interface com o equipamento de endoscopia é feita por meio do insuflador de CO_2, que regula o fluxo do gás. São três os principais equipamentos disponíveis (Olympus, Medivators e Bracco Diagnostics), porém, adaptações ou improvisações artesanais têm sido relatadas como eficientes (Figura 2.8).

O gás será direcionado do insuflador para a garrafa de água (por meio qual se faz a insuflação habitual com ar ambiente) e dela para o tubo de endoscopia. Deve-se lembrar de desligar a insuflação do equipamento quando for utilizada a insuflação de CO_2.[12]

Figura 2.7 Representação do sistema de fornecimento de CO_2 para o regulador de insuflação e garrafa de água para equipamentos de endoscopia, podendo ser a fonte de CO_2 oriunda de sistema de tubulação ou de cilindro portátil.

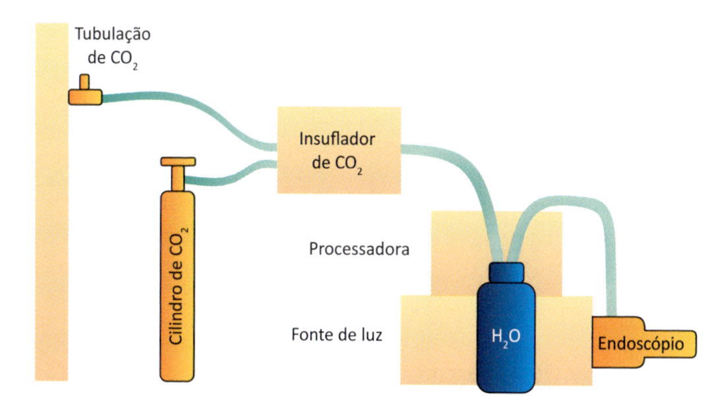

Fonte: modificada de Lo *et al.*, 2016.

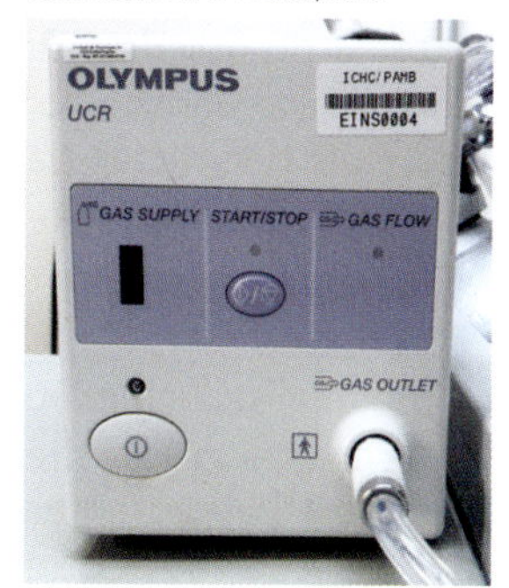

Figura 2.8 Equipamento utilizado na insuflação de CO_2 (Olympus).

Indicações

Os dados atuais sugerem o uso do CO_2, como gás de insuflação, nos vários tipos de procedimentos endoscópicos realizados devido aos benefícios obtidos em relação ao ar ambiente, principalmente ao menor nível de dor pós-procedimento.[1,6,13]

O uso do gás é ainda recomendado em terapêuticas endoscópicas avançadas, procedimentos longos e naqueles realizados sem sedação, bem como nos procedimentos com maior risco de perfuração ou de embolia gasosa, como a CPRE, a colangioscopia e a necrosectomia transmural endoscópica.[1,14]

Contraindicações

Não há contraindicação formal a utilização do CO_2 como gás de insuflação. No entanto, o uso deve ser cauteloso em pacientes idosos e portadores de doença pulmonar obstrutiva crônica (DPOC), pelo maior risco de depressão respiratória e retenção do gás, com consequentes complicações sistêmicas.[15]

Até o momento, há apenas estudos clínicos que empregam o CO_2 em pacientes com DPOC submetidos à dissecção submucosa endoscópica, nos quais não foram observadas diferenças entre as taxas de complicações dos grupos de CO_2 e de ar ambiente.[16,17]

O uso em crianças também deve ser cauteloso, pois a literatura ainda carece de estudos clínicos que demonstrem segurança e benefícios nessa população.[1,18]

Evidência na literatura

Considerando os dados existentes da literatura, foram realizadas três metanálises pelo Serviço de Endoscopia Gastrointestinal do HC-FMUSP (ainda a serem publicadas) acerca do uso do CO_2 para insuflação em procedimentos endoscópicos (colonoscopia, enteroscopia e CPRE) para se estabelecer os reais benefícios da utilização do gás e determinar a sua implementação na unidade.

Colonoscopia

Sobre o uso do CO_2 em colonoscopia, a metanálise incluiu 30 ensaios clínicos randomizados que realizaram a comparação entre CO_2 e ar ambiente para insuflação.[19-47] Um total de 4.854 pacientes foram incluídos, sendo 2.469 submetidos à insuflação com CO_2 e 2.385 à insuflação com ar ambiente. A maioria dos estudos (77%) apresentou boa qualidade metodológica, ou seja, menor risco de viés. No entanto, na maioria dos estudos não foi possível a inclusão para metanálise em todos os desfechos.

Dor abdominal

A metanálise evidenciou não ter havido diferença entre a utilização de CO_2 ou de ar ambiente em relação à dor durante o procedimento e após 24h. No entanto, ao término, após 1h, 3h e 6h do exame, houve menos risco de dor com o uso do CO_2 (Figuras 2.9 e 2.10).

Figura 2.9 ***Forest plot*** **da análise de dor abdominal após 1h do término da colonoscopia.**

	CO_2		Ar			Diferença do risco	Diferença do risco
Estudo ou subgrupo	***Eventos***	***Total***	***Eventos***	***Total***	***Peso***	***M-H, Fixo, 95% IC***	***M-H, Fixo, 95% IC***
Bretthauer 2002	109	121	65	119	22,2%	0,35 [0,25, 0,46]	
Bretthauer 2005	27	43	7	42	7,9%	0,46 [0,28, 0,64]	
Chen 2015	59	63	44	62	11,6%	0,23 [0,10, 0,35]	
Cleland 2013	101	108	68	96	18,8%	0,23 [0,12, 0,33]	
Geyer 2011	55	110	32	109	20,3%	0,21 [0,08, 0,33]	
Liu 2009	157	174	39	175		Não estimado	
Sumanac 2002	43	46	28	51	8,9%	0,39 [0,23, 0,54]	
Yamano 2010	53	62	29	51	10,4%	0,29 [0,12, 0,45]	
Total (95% IC)		553		530	100,0%	0,29 [0,24, 0,34]	
Total de eventos	447		273				

Heterogeneidade: $Chi^2 = 10,40$, $df = 6$ $(P = 0,11)$; $I^2 = 42\%$

Teste para efeito global: $Z = 11,46$ $(P < 0,00001)$

–1 –0,5 0 0,5 1

Favorece (Ar) Favorece (CO_2)

Figura 2.10 ***Forest plot* da análise de dor abdominal após 6h do término da colonoscopia.**

	CO_2		Ar			Diferença do risco	Diferença do risco
Estudo ou subgrupo	***Eventos***	***Total***	***Eventos***	***Total***	***Peso***	***M-H, Fixo, 95% IC***	***M-H, Fixo, 95% IC***
Bretthauer 2002	109	121	77	119	20,6%	0,25 [0,15, 0,35]	
Bretthauer 2005	30	43	17	42	7,3%	0,29 [0,09, 0,50]	
Geyer 2011	59	110	58	109		Not estimable	
Liu 2009	171	174	131	175	30,0%	0,23 [0,17, 0,30]	
Riss 2009	113	157	80	143	25,7%	0,16 [0,05, 0,27]	
Seo 2013	46	48	40	46	8,1%	0,09 [-0,02, 0,20]	
Stevenson 1992	26	27	15	29		Não estimado	
Sumanac 2002	42	46	35	51	8,3%	0,23 [0,08, 0,38]	
Yamano 2010	53	62	43	51		Não estimado	
Total (95% IC)		589		576	100,0%	0,21 [0,17, 0,26]	
Total de eventos	511		380				

Heterogeneidade: $Chi^2 = 7{,}21$, $df = 5$ ($P = 0{,}21$); $I^2 = 31\%$

Teste para efeito global: $Z = 9{,}12$ ($P < 0{,}00001$)

Flatulência

Houve redução do risco de flatulência em 1h [RD 0,54 (0,43, 0,66); $I^2 = 36\%$] e em 6 horas [RD 0,65 (0,38, 0,92); $I^2 = 82\%$] após o procedimento com a utilização do CO_2. Após 24h, não houve diferença em relação ao desfecho entre os grupos [RD 0,21(-0,27, 0,68); $I^2 = 91\%$].

Outros desfechos

Não houve diferença em relação ao volume de gás utilizado, a distensão abdominal ao final do procedimento aos níveis de CO_2 ao término do procedimento, a requisição de medicação para sedação, a taxa de intubação cecal, a taxa de detecção de pólipos, ao tempo de intubação cecal, ao tempo total de procedimento e nos níveis de CO_2 após o exame.

Enteroscopia

A metanálise acerca da utilização de CO_2 em comparação com ar ambiente na enteroscopia diagnóstica incluiu 4 ensaios clínicos randomizados, totalizando uma amostra de 473 pacientes (116 submetidos à enteroscopia por duplo balão e 356 à enteroscopia por balão único).[48-51] Infelizmente, o pequeno número de estudos de qualidade disponíveis foi o maior limitante da análise.

Profundidade de intubação

A profundidade de intubação intestinal em enteroscopia é a distância percorrida pelo aparelho a partir do ângulo de Treitz para a enteroscopia anterógrada (via oral), e a partir da válvula ileocecal para enteroscopia retrógrada (via anal). Quanto maior a profundidade, maior a extensão percorrida do intestino delgado e maiores as chances diagnósticas. A metanálise evidenciou que, utilizando o CO_2, não houve maior profundidade de intubação geral. Também não houve diferença quando realizadas subanálises de acordo com as vias e com as técnicas.

Dor abdominal

Apesar da quantificação da dor ser subjetiva, a análise pôde ser realizada considerando-se os pacientes que apresentaram ou não o sintoma. A metanálise demonstrou menor risco de dor ou desconforto abdominal após 1 e 3 horas do procedimento no grupo submetido à insuflação com CO_2 (Figuras 2.11 e 2.12). Após 6h, não se observou mais diferença entre os grupos.

Figura 2.11 ***Forest plot*** **da análise de dor em 1h após a enteroscopia com uso de CO_2 e de ar ambiente.**

	CO_2			Ar				Diferença média	Diferença média
Estudo ou subgrupo	***Média***	***SD***	***Total***	***Média***	***SD***	***Total***	***Peso***	***IV, Fixo, 95% IC***	***IV, Fixo, 95% IC***
Domagk 2007	2,8	3,6	54	5,9	10,8	58	57,4%	-3,10 [-6,04, -0,16]	
Lenz 2014	3,4	9,1	32	8,9	17	39	12,9%	-5,50 [-11,70, 0,70]	
Li 2014	3	15,2	106	3	15,3	108	29,7%	0,00 [-4,09, 4,09]	
Total (95% IC)			192			205	100,0%	-2,49 [-4,72, 0,26]	

Heterogeneidade: $Chi^2 = 2,50$, $df = 2$ ($P = 0,29$); $I^2 = 20\%$
Teste para efeito global: $Z = 2,19$ ($P = 0,03$)

Figura 2.12 ***Forest plot* da análise de dor em 3h após a enteroscopia com uso de CO_2 e de ar ambiente.**

	CO_2			Ar				Diferença média	Diferença média
Estudo ou subgrupo	***Média***	***SD***	***Total***	***Média***	***SD***	***Total***	***Peso***	***IV, Fixo, 95% IC***	***IV, Fixo, 95% IC***
Domagk 2007	3,1	5,5	54	6,7	11,2	58	78,8%	-3,60 [-6,83, -0,37]	
Li 2014	4	20,4	106	5	25,9	108	21,2%	-1,00 [-7,24, 5,24]	
Total (95% IC)			160			166	100,0%	-3,05 [-5,92, -0,18]	

Heterogeneidade: Qui² = 0,53, df = 1 (P = 0,47); I² = 0%

Teste para efeito global: Z = 2,08 (P = 0,04)

-10 -5 0 5 10

Favorece (CO_2) Favorece (Ar)

Sedação

Com relação à sedação, foi possível avaliar a dose de propofol utilizada na enteroscopia por via anterógrada. A quantidade de sedação com propofol foi menor no grupo de pacientes que foram submetidos à insuflação com CO_2 (Figura 2.13).

Outros desfechos

Não foi demonstrada diferença de rendimento diagnóstico entre os grupos que utilizaram CO_2 ou ar ambiente. Os demais desfechos secundários (tempo de procedimento, complicações, retenção de gás carbônico e saturação de oxigênio) ou não apresentaram diferenças estatísticas ou não forneceram dados suficientes para metanálise.

Colangiopancreatografia retrógrada endoscópica

Foram incluídos 8 ensaios clínicos randomizados comparando CO_2 e ar ambiente para insuflação em colangiopancreatografia retrógrada endoscópica (CPRE), totalizando 919 pacientes.[52-63] A maioria dos estudos excluiu pacientes com doenças pulmonares e idosos, por maior chance de complicações hemodinâmicas com o uso do CO_2.

Dor abdominal

A avaliação de dor após a CPRE foi realizada por todos os estudos incluídos. Houve menor intensidade de dor após 1h e 6h no grupo submetido à insuflação com CO_2. Após 24h, as chances de dor foram semelhantes independentemente do gás utilizado.

Distensão abdominal

Houve menor distensão abdominal após 1h nos pacientes submetidos à insuflação com CO_2. Após 24h, a distensão abdominal foi semelhante entre os grupos.

Outros desfechos

Complicações relacionadas ao procedimento, tempo total de procedimento e níveis de CO_2 ao término do procedimento não apresentaram diferenças estatísticas.

Figura 2.13 ***Forest plot* da análise da dose de propofol em enteroscopia anterógrada com uso de CO_2 e de ar ambiente.**

	CO_2			Ar				Diferença média	Diferença média
Estudo ou subgrupo	***Média***	***SD***	***Total***	***Média***	***SD***	***Total***	***Peso***	***IV, Fixo, 95% IC***	***IV, Fixo, 95% IC***
Domagk 2007	290	99	36	380	176	35	51,5%	-90,00 [-156,68, -23,32]	
Lenz 2014	254,4	164,47	48	298,4	182,29	50	48,5%	-44,00 [-112,69, 24,69]	
Total (95% IC)			84			85	100,0%	-67,68 [-115,53, -19,84]	

Heterogeneidade: $Chi^2 = 0,89$, $df = 1$ ($P = 0,35$); $I^2 = 0\%$

Teste para efeito global: $Z = 2,77$ ($P = 0,006$)

−200 −100 0 100 200

Favorece (Ar) Favorece (CO_2)

Conduta no Serviço de Endoscopia do HC-FMUSP

Apesar do interesse anterior do Serviço de Endoscopia Gastrointestinal do HC-FMUSP em ter disponível o gás carbônico para insuflação em procedimentos endoscópicos avançados, a implementação do recurso só foi possível de forma definitiva após a apresentação à instituição dos resultados obtidos pelas metanálises.

O CO_2 passou a ser utilizado, de forma rotineira, para insuflação em colangiopancreatografia retrógrada endoscópica, enteroscopia com duplo balão, endoscopias e colonoscopias terapêuticas (mucosectomia, dissecção submucosa endoscópica, miotomia endoscópica peroral) e terapêuticas ecoguiadas (drenagem de coleções e acessos biliares).

Devido às características do prédio da instituição, dispomos do gás na forma de cilindros transportáveis localizados nas salas de procedimento. A regulação do fluxo é feita por bomba injetora acopladas aos equipamentos padrões de endoscopia.

A experiência com a utilização do gás tem sido satisfatória. Tem sido observado menor distensão abdominal e menor relato de dor após procedimentos prolongados de CPRE e enteroscopia, como menor necessidade de administração de medicações. Além disso, há melhor resolução do tratamento conservador nos casos de perfuração nas terapêuticas avançadas.

Conclusão

Diante das evidências da literatura, são inquestionáveis os benefícios proporcionados aos pacientes submetidos à insuflação com CO_2. Proporcionar menor distensão, menor dor abdominal e menor necessidade de medicações reduz a importância do tempo e da insuflação como fatores limitantes dos procedimentos avançados.

Ainda são necessários dados de segurança nos pacientes portadores de DPOC e em crianças, devendo-se fazer uso com cautela nessas populações. No entanto, as metanálises realizadas e a experiência do Serviço de Endoscopia Gastrointestinal do HC-FMUSP com uso do gás carbônico reforçam a necessidade de sua implementação nos serviços que ainda não o utilizam, especialmente em terapêuticas avançadas, assim como ocorrido na unidade.

Além disso, é preciso saber o gasto financeiro envolvido na utilização do CO_2. No Japão, sabe-se que o custo de uma endoscopia com CO_2 aumenta em 2,5%.[43] Sendo assim, são necessários estudos de custo-efetividade comparando os dois métodos de insuflação e considerando a realidade de cada país.

Referências

1. Lo SK, Fujii-Lau LL, Enestvedt BK, Hwang JH, Konda V, Manfredi MA, et al. The use of carbon dioxide in gastrointestinal endoscopy. Gastrointest Endosc. 2016 May;83(5):857-65.
2. Maple JT, Banerjee S, Barth BA, Bhat YM, Desilets DJ, Gottlieb KT, et al. Methods of luminal distention for colonoscopy. Gastrointest Endosc. 2013 Apr;77(4):519-25.
3. Neudecker J, Sauerland S, Neugebauer E, Bergamaschi R, Bonjer HJ, Cuschieri A, et al. The European Association for Endoscopic Surgery clinical practice guideline on the pneumoperitoneum for laparoscopic surgery. Surg Endosc. 2002 Jul;16(7):1121-43.
4. Wu J, Hu B. The role of carbon dioxide insufflation in colonoscopy: a systematic review and meta-analysis. Endoscopy. 2012;44(2):128Y136.
5. Janssens F, Deviere J, Eisendrath P, Dumonceau JM. Carbon dioxide for gut distension during digestive endoscopy: technique and practice survey. World J Gastroenterol. 2009 Mar 28;15(12):1475-9.
6. Dellon ES, Hawk JS, Grimm IS, Shaheen NJ. The use of carbon dioxide for insufflation during GI endoscopy: a systematic review. Gastrointest Endosc. 2009 Apr;69(4):843-9.
7. Menes T, Spivak H. Laparoscopy: searching for the proper insufflation gas. Surg Endosc. 2000;14:1050-6.
8. Nakajima K, Lee SW, Sonoda T, Milsom JW. Intraoperative carbon dioxide colonoscopy: a safe insufflation alternative for locating colonic lesions during laparoscopic surgery. Surg Endosc. 2005 Mar;19(3):321-5.
9. Enns R, Eloubeidi MA, Mergener K, Jowell PS, Branch MS, Pappas TM, et al. ERCP-related perforations: risk factors and management. Endoscopy. 2002 Apr;34(4):293-8.
10. Yasumasa K, Nakajima K, Endo S, Ito T, Matsuda H, Nishida T. Carbon dioxide insufflation attenuates parietal blood flow obstruction in distended colon: potential advantages of carbon dioxide insufflated colonoscopy. Surg Endosc. 2006 Apr;20(4):587-94.

11. Cheng Y, Xiong XZ, Wu SJ, Lu J, Lin YX, Cheng NS, et al. Carbon dioxide insufflation for endoscopic retrograde cholangiopancreatography: A meta-analysis and systematic review. World J Gastroenterol. 2012 Oct 21;18 (39):5622-31.
12. Nakajima K, Yasumasa K, Endo S, Takahashi T, Nishitani A, Nezu R, et al. A versatile dual-channel carbon dioxide (CO2) insufflator for various CO2) applications. The prototype. Surg Endosc. 2006 Feb;20(2):334-8.
13. Lau WY, Leow CK, Li AK. History of endoscopic and laparoscopic surgery. World J Surg. 1997 May;21(4):444-53.
14. Lord AC, Riss S. Is the type of insufflation a key issue in gastro-intestinal endoscopy? World J Gastroenterol. 2014 Mar 7; 20(9): 2193-9.
15. Betthauer M, Thiis-Evensen E, Huppertz-Hauss G, Gisselsson L, Grotmol T, Skovlund E, et al. NORCCAP (Norwegian colorectal cancer prevention): a randomised trial to assess the safety and efficacy of carbon dioxide versus air insufflation in colonoscopy. Gut. 2002 May;50(5):604-7.
16. Takada J, Araki H, Onogi F, Nakanishi T, Kubota M, Ibuka T, et al. Safety and efficacy of carbon dioxide insufflation during gastric endoscopic submucosal dissection. World J Gastroenterol. 2015 Jul 14;21(26):8195-202.
17. Yoshida M, Imai K, Hotta K, Yamaguchi Y, Tanaka M, Kakushima N, et al. Carbon dioxide insufflation during colorectal endoscopic submucosal dissection for patients with obstructive ventilatory disturbance. Int J Colorectal Dis. 2014 Mar;29(3):365-71.
18. ASGE Technology Assessment Committee. Methods of luminal distension for colonoscopy. Gastrointest Endosc. 2013;77(4).
19. Amato A, Radaelli F, Paggi S, Baccarin A, Spinzi G, Terruzzi V. Carbon dioxide insufflation or warm-water infusion versus standard air insufflation for unsedated colonoscopy: a randomized controlled trial. Dis Colon Rectum. 2013;56:511-8.
20. Bretthauer M, Thiis-Evensen E, Huppertz-Hauss G, Gisselsson L, Grotmol T, Skovlund E, et al. NORCCAP (Norwegian colorectal cancer prevention): a randomised trial to assess the safety and efficacy of carbon dioxide versus air insufflation in colonoscopy. Gut. 2002;50:604-7.
21. Bretthauer M, Hoff GS, Thiis-Evensen E, Huppertz-Hauss G, Skovlund E. Air and carbon dioxide volumes insufflated during colonoscopy. Gastrointest Endosc. 2003;58:203-6.
22. Bretthauer M, Lynge AB, Thiis-Evensen E, Hoff G, Fausa O, Aabakken L. Carbon dioxide insufflation in colonoscopy: safe and effective in sedated patients. Endoscopy. 2005;37:706-9.

23. Chao IF, Chiu HM, Liu WC, Liu CC, Wang HP, Cheng YJ. Significant hypercapnia either in CO(2)-insufflated or air-insufflated colonoscopy under deep sedation. Acta Anaesthesiol Taiwan. 2010;48(4):163-6.
24. Chen PJ, Li CH, Huang TY, Shin YL, Chu HC, Chang WK, et al. Carbon dioxide insufflation does not reduce pain scores during colonoscope insertion in unsedated patients: a randomized, controlled trial. Gastrointest Endosc. 2013;77:79-89.
25. Chen YJ, Lee J, Puryear M, Wong RK, Lake JM, Mawydonovitch CL, et al. A randomized controlled study comparing room air with carbon dioxide for abdominal pain, distention, and recovery time in patients undergoing colonoscopy. Gastroenterol Nurs. 2014;37(4):273-8.
26. Chen SW, Hui CK, Chang JJ, Lee TS, Chan SC, Chien CH, et al. Carbon dioxide insufflation during colonoscopy can significantly decrease post-interventional abdominal discomfort in deeply sedated patients: A prospective, randomized, double blind, controlled trial. J Gastroenterol Hepatol. 2016;31(4):808-13.
27. Church J, Delaney C. Randomized, controlled trial of carbon dioxide insufflation during colonoscopy. Dis Colon Rectum. 2003;46:322-6.
28. Cleland A, Carryer J, La Grow S. Carbon dioxide insufflation during colonoscopy: a randomised controlled trial. NZ Med J. 2013;126:87-94.
29. Diez-Redondo P, Gil-Simon P, Alcaide-Suarez N, Atienza-Sánchez R, Barrio-Andrés J, De-la-Serna-Hiquera C, et al. Comparison between insufflation with air or carbon dioxide during the colonoscopy in sedated patients with propofol. Rev EspEnferm Dig. 2012;104:411-7.
30. Geyer M, Guller U, Beglinger C. Carbon dioxide insufflation in routine colonoscopy is safe and more comfortable: results of a randomized controlled double-blinded trial. Diagn Ther Endosc. 2011;2011:378906.
31. Hsu WH, Sun MS, Lo HW, Tsai CY, Tsai YJ. Carbon dioxide insufflation during withdrawal of the colonoscope improved postprocedure discomfort: a prospective, randomized, controlled trial. Kaohsiung J Med Sci. 2012;28(5):265-9.
32. Hsu WF, Hu WH, Chen YN, Lai HH, Chen MK, Chang LC, et al. Carbon dioxide insufflation can significantly reduce toilet use after colonoscopy: a double-blind randomized controlled trial. Endoscopy. 2014;46(3):190-5.
33. Imai A, Kato M, Ono S, Shimizu Y, Takeda H, Asaka M. Efficacy of carbon dioxide-insufflating colonoscopy inpatients with irritable bowel syndrome: a randomized double-blind study. J Gastroenterol Hepatol. 2012;27:1623-8.

34. Landaeta JL, Dias CM, Paternina RJ, Armas V, Prado Z, Urdaneta C. Experiencia preliminar com insuflacion de dióxido de carbono versus aire en colonoscopia ambulatoria consedación sin monitoreo de anestesiología. Gen. 2014;68(2).

35. Liu X, Liu D, Li J, Ou D, Zhou Z. Safety and efficacy of carbon dioxide insufflation during colonoscopy. J Cent South Univ(Med Sci). 2009;34(8):825-9.

36. Lynch I, Hayes A, Buffum MD, Conners EE. Insufflation using carbon dioxide versus room air during colonoscopy: comparison of patient comfort, recovery time, and nursing resources. Gastroenterol Nurs. 2015;38(3):211-7.

37. Mayr M, Miller A, Gauger U, Rosch T. CO2 versus air insufflation for private practice routine colonoscopy: results of a randomized double blind trial. Z Gastroenterol. 2012;50:445-8.

38. Murakami K, Kataoka H, Hayano J, Fukuta H, Mori Y, Nishiwaki H, et al. Autonomic nervous responses in colorectal polypectomy: Randomized control trial comparing air and carbon dioxide insufflation. Dig Endosc. 2016;28(2):203-9.

39. Riss S, Akan B, Mikola B, Rieder E, Karner-Hanusch J, Dirlea D, et al. CO2 insufflation during colonoscopy decreases post-interventional pain in deeply sedated patients: a randomized controlled trial. Wien Klin Wochenschr. 2009;121:464-8.

40. Seo EH, Kim TO, Park MJ, Kim HJ, Shin BC, Woo JG, et al. The efficacy and safety of carbon dioxide insufflation during colonoscopy with consecutive esophagogastroduodenoscopy in moderately sedated outpatients: a randomized, double-blind, controlled trial. J Clin Gastroenterol. 2013;47:45-9.

41. Singh R, Neo EN, Nordeen N, Shanmuganathan G, Ashby A, Drummond S, et al. Carbon dioxide insufflation during colonoscopy in deeply sedated patients. World J Gastroenterol. 2012;18:3250-3.

42. Stevenson GW, Wilson JA, Wilkinson J, Norman G, Good-acre RL. Pain following colonoscopy: elimination with carbon dioxide. Gastrointest Endosc. 1992;38:564-7.

43. Sumanac K, Zealley I, Fox BM, Rawlinson J, Salena B, Marshall JK, et al. Minimizing postcolonoscopy abdominal pain by using CO(2) insufflation: a prospective, randomized, double blind, controlled trial evaluating a new commercially available CO(2) delivery sys-tem. Gastrointest Endosc. 2002;56:190-4.

44. Szura M, Pach R, Matyja A, Kulig J. Carbon dioxide insufflation during screening unsedated colonoscopy: a randomised clinical trial. Eur J Cancer Prev. 2015;24(1):37-43.

45. Uraoka T, Kato J, Kuriyama M, Hori K, Ishikawa S, Harada K, et al. CO(2) insufflation for potentially difficult colonoscopies: efficacy when used by less experienced colonoscopists. World J Gastroenterol. 2009;15:5186-92.

46. Wong JC, Yau KK, Cheung HY, Wong DC, Chung CC, Li MK. Towards painless colonoscopy: a randomized controlled trial on carbon dioxide-insufflating colonoscopy. ANZ J Surg. 2008;78:871-4.

47. Yamano HO, Yoshikawa K, Kimura T, Yamamoto E, Harada E, Kudou T, et al. Carbon dioxide insufflation for colonoscopy: evaluation of gas volume, abdominal pain, examination time and transcutaneous partial CO2 pressure. J Gastroenterol. 2010;45:1235-40.

48. Hirai F, Beppu T, Nishimura T, Takatsu N, Ashizuka S, Seki T, et al. Carbon dioxide insufflation compared with air insufflation in double-balloon enteroscopy: a prospective, randomized, double-blind trial. Gastrointest Endosc. 2011 Apr;73(4):743-9.

49. Domagk D, Bretthauer M, Lenz P, Aabakken L, Ullerich H, Maaser C, et al. Carbon dioxide insufflation improves intubation depth in double-balloon enteroscopy: a randomized, controlled, double-blind trial. Endoscopy. 2007 Dec;39(12):1064-7.

50. Lenz P, Meister T, Manno M, Pennazio M, Conigliaro R, Lebkücher S, et al. CO2 insufflation during single-balloon enteroscopy: a multicenter randomized controlled trial. Endoscopy. 2014 Jan;46(1):53-8.

51. Li X, Zhao YJ, Dai J, Li XB, Xue HB, Zhang Y, et al. Carbon dioxide insufflation improves the intubation depth and total enteroscopy rate in single-balloon enteroscopy: a randomised, controlled, double-blind trial. Gut. 2014 Oct;63(10):1560-5.

52. Lee SJ, Lee TH, Park SH, Lee YN, Jung Y, Choi HJ, et al. Efficacy of carbon dioxide versus air insufflation according to different sedation protocols during therapeutic endoscopic retrograde cholangiopancreatography: prospective, randomized, double-blind study. Dig Endosc. 2015 May;27(4):512-21.

53. Cheng Y, Xiong XZ, Wu SJ, Lu J, Lin YX, Cheng NS, et al. Carbon dioxide insufflation for endoscopic retrograde cholangiopancreatography: A meta-analysis and systematic review. World J Gastroenterol. 2012 Oct 21;18(39):5622-31.

54. Nakamura K, Yamaguchi Y, Hasue T, Higa K, Tauchi M, Toki M, et al. The usefulness and safety of carbon dioxide insufflation during endoscopic retrograde cholangiopancreatography in elderly patients: a prospective, double-blind, randomized, controlled trial. Hepatogastroenterology. 2014 Nov-Dec;61(136):2191-5.

55. Bretthauer M, Seip B, Aasen S, Kordal M, Hoff G, Aabakken L. Carbon dioxide insufflation for more comfortable endoscopic retrograde cholangiopancreatography: a randomized, controlled, double-blind trial. Endoscopy. 2007;39:58-64.

56. Maple JT, Keswani RN, Hovis RM, Saddedin EZ, Jonnalagadda S, Azar RR, et al. Carbon dioxide insufflation during ERCP for reduction of postprocedure pain: a randomized, double-blind, controlled trial. Gastrointest Endosc. 2009;70:278-83.

57. Dellon ES, Velayudham A, Clarke BW, Isaacs KL, Gangarosa LM, Galanko JA, et al. A randomized, controlled, double-blind trial of air insufflation versus carbon dioxide insufflation during ERCP. Gastrointest Endosc. 2010;72:68-77.

58. Kuwatani M, Kawakami H, Hayashi T, Ishiwatari H, Kudo T, Yamato H, et al. Carbon dioxide insufflation during endoscopic retrograde cholangiopancreatography reduces bowel gas volume but does not affect visual analogue scale scores of suffering: a prospective, double-blind, randomized, controlled trial. Surg Endosc. 2011;25:3784-90.

59. Luigiano C, Ferrara F, Pellicano R, Fabbri C, Cennamo V, Bassi M, et al. Carbon dioxide insufflation versus air insufflation during endoscopic retrograde cholangiopancreatography under general anesthesia. Minerva Med. 2011;102:261-9.

60. Mei SLCY, Ashby A, George B, Tarn W, Singh R. A prospective double blind randomised controlled trial of carbon dioxide versus air insufflation during ERCP: Is it worth the pain? Gastrointest Endosc. 2011;73: Suppl 1:AB351

61. Arjunan S, Darishetty S, Tandan M, Lakhtakia S, Gupta R, Ramchandani M, et al. Randomlzed, double-blind, controlled trial showing carbon dioxide is superior to air insufflation during Endoscopic Retrograde Cholangio Pancreatography. J Gastroenterol Hepatol. 2011;26(Suppl 5):2.

62. Huang Y, Gu HX, Guo ZH, et al. A randomized controlled study on carbon dioxide insufflation during ERCP (in Chinese). Chin J Dig Endosc. 2011;28(12):664Y667.

63. Muraki T, Arakura N, Kodama R, Yoneda S, Maruyama M, Itou T, et al. Comparison of carbon dioxide and air insufflation use by non-expert endoscopists during endoscopic retrograde cholangiopancreatography. Dig Endosc. 2013 Mar;25(2):189-96.

2.3 Preparo de Colonoscopia

Rodrigo Silva de Paula Rocha
Diogo Turiani Hourneaux de Moura
Caterina Maria Pia Simioni Pennacchi
Elisa Ryoka Baba
Robson Kiyoshi Ishida
Nelson Tomio Miyajima

Introdução

A avaliação acurada da mucosa do cólon, bem como a realização de procedimentos terapêuticos pela colonoscopia, só é possível por meio da adequada limpeza proporcionada pelo preparo intestinal.[1] No entanto, até cerca de 20% a 25% das colonoscopias são relatadas como tendo preparo intestinal inadequado.[2,3]

Os preparos inadequados resultam em perda de lesões neoplásicas, aumento do risco de eventos adversos e aumento do custo associado à repetição do procedimento.[4–6] A perda de adenomas em colonoscopia com preparo intestinal subótimos chega a 47% e de lesões maiores que 10 mm a 27%.[5,6]

O preparo intestinal ideal tem, como característica principal, a remoção de todos os resíduos fecais, de forma rápida, sem provocar alterações histológicas na mucosa do cólon. Além disso, deve ser seguro e tolerável, sem causar desconforto ou alterações hidroeletrolíticas, com uso conveniente e baixo custo.[6]

As principais medicações disponíveis na atualidade para a realização do preparo intestinal são o polietilenoglicol, o picossulfato de sódio, o manitol e fosfato de sódio.[7] Apesar de diferentes produtos terem sido desenvolvidos nas últimas décadas, nenhum deles possui todas as características ideais. Sendo assim, a opção deve ser feita por aquele que melhor se adeque às características de cada paciente e a unidade que realiza os procedimentos.

Protocolos de preparo intestinal

Conforme se observa nas revisões sistemáticas de literatura realizadas sobre o tema, a variação dos protocolos de preparo intestinal entre as diversas instituições é a regra.[8] As diferentes variáveis que podem ser combinadas para se estabelecer a preparação intestinal resultam em diferentes possibilidades. Entre as variáveis possíveis, tem-se:

- » Ambiente de realização do preparo: domiciliar, ambulatorial ou hospitalar;
- » Medicação e volume a serem utilizados: o polietilenoglicol, o picossulfato de sódio, o manitol, fosfato de sódio ou a combinação de duas ou mais;
- » Vias de realização do preparo: anterógrada (oral), retrógrada (anal) ou combinada;
- » Posologia da medicação: administração no dia anterior, administração no dia do exame ou administração fracionada;
- » Orientações dietéticas: sem restrições, dieta de baixo teor de fibras ou dieta líquida;
- » Medicações adjuvantes: bisacodil, citrato de magnésio ou sene.

Ambientes para realização do preparo intestinal

A realização do preparo intestinal pode ocorrer em três ambientes distintos, a saber:

Domiciliar

O paciente realiza o preparo intestinal em casa e se encaminha a unidade de endoscopia apenas para realização do exame. São candidatos os pacientes com boa instrução e bem orientados, sem comorbidades que aumentem o risco de descompensação renal ou cardiovascular (ASA I ou II), sem fatores de risco maior para obtenção de preparo intestinal inadequado.

Ambulatorial

Pacientes que necessitem de supervisão durante a realização do preparo intestinal, tanto por apresentar comprometimento intelectual quanto por fatores de risco de descompensação clínica (ASA II ou III) ou de preparo intestinal inadequado devem realizar o preparo na unidade de endoscopia. O paciente comparece a unidade no período da manhã e faz a ingestão da solução de preparo. Os sinais vitais e o nível de hidratação do paciente são monitorados, e eventos adversos podem ser prontamente resolvidos. As evacuações são observadas até o momento em que o paciente apresente eliminações líquidas claras e sem resíduos, sendo então encaminhado à sala de procedimento. Se necessário, maior volume de solução de preparo pode ser administrado caso não seja obtida a limpeza intestinal com o volume padrão.

Hospitalar

Pacientes que necessitem de realização do preparo de forma lenta e gradual, sob supervisão, ou por serem portadores de comorbidades importantes (ASA III) com maior risco de complicações (por exemplo, desidratação, insuficiência renal, distúrbios hidroeletrolíticos) ou por obtenção prévia de preparos inadequados (em regime ambulatorial), devem ser internados. Além do acompanhamento pela avaliação clínica do paciente, exames laboratoriais podem ser necessários para correção de distúrbios hidroeletrolíticos e monitoramento da função renal.

Fatores de risco de preparo intestinal inadequado

Os fatores preditores associados ao insucesso no preparo intestinal podem ser relacionados ao paciente ou assistência médica, e são modificáveis ou não (Tabela 2.3). Cabe à equipe médica

Tabela 2.3 Fatores preditores de insucesso no preparo intestinal.

	Não modificáveis	*Modificáveis*
Relacionados ao paciente	Preparo intestinal inadequado prévio, solteiro, regime de internação, polifarmácia, obstipação, obesidade, idoso, homem, diabete, afecções neurológicas (AVC prévio, demência, doença de Parkinson), baixo nível educacional	Baixa adesão às instruções, erro nos horários de administração das medicações
Relacionadas à assistência em saúde	Períodos para realização do exame	Atrasos para o início do procedimento

determinar, conforme os fatores não modificáveis, a melhor estratégia para realização do preparo intestinal e atuar sobre os fatores modificáveis com intuito de proporcionar os melhores resultados aos pacientes.[9,10]

Produtos para preparo intestinal

As medicações para preparo intestinal (Tabela 2.4), também chamadas de catárticos (do tipo purgantes), podem ser classificadas, pelo mecanismo de ação, em:[6,11,12]

a) Agentes isosmóticos: soluções à base de polietilenoglicol;

b) Agentes: fosfato de sódio, citrato de magnésio e manitol;

c) Agentes estimulantes (promovem aumento da intensidade e/ou frequência da peristalse): picossulfato de sódio e bisacodil.

Preparações isosmóticas

As preparações isosmóticas promovem a evacuação com mínima troca de água e eletrólitos entre o plasma e o lúmen intestinal. Consistem nas soluções à base de polietilenoglicol (PEG), um polímero de óxido de etileno, inerte e não absorvível, que não provoca alterações na mucosa intestinal, sendo a principal preparação utilizada em todo o mundo.

Soluções balanceadas de PEG

As preparações balanceadas de PEG são isosmóticas, à base de soluções eletrolíticas não fermentativas, que minimizam as trocas hidroeletrolíticas e promovem a retenção de água no lúmen intestinal e consequente ação catártica. Por se mostrar efetiva e segura e por realizar a limpeza intestinal de forma rápida, a utilização de 4 litros da solução balanceada de PEG é considerada o padrão para realização do preparo intestinal.

O uso da solução de PEG é seguro em crianças, idosos, hepatopatas, nefropatas, cardiopatas e, inclusive, em portadores de doença inflamatória intestinal. Não é recomendado em pacientes com obstrução do trato gastrointestinal, perfuração, diverticulite ou instabilidade hemodinâmica.

Tabela 2.4 Opções de preparações intestinais para colonoscopia.

Medicação	Volume total; líquidos adicionais	Posologia	Características
PEG	4 L; nenhum	240 mL (1 copo) a cada 10 minutos até evacuações claras	Solução padrão, alto volume, baixa palatabilidade, boa eficácia, seguro
PEG isento de sulfato	4 L; nenhum	240 mL (1 copo) a cada 10 minutos até evacuações claras	Alto volume, boa palatabilidade; boa eficácia, seguro
PEG 3350	2 L; variável	2L na véspera do exame ou 1 L na noite anterior e 1 L no dia do exame	Baixo volume, boa palatabilidade, não balanceado com eletrólitos
PEG baixo volume com bisacodil	2 L; ingestão adicional de 1 L de outros fluidos	Bisacodil 10 a 20 mg (ou solução de magnésio 296 mL) e, após a primeira evacuação, 240 mL (1 copo) a cada 10 minutos até evacuações claras	Efetividade semelhante ao PEG 4L, baixo volume, não balanceado, evitar em deficiência de G6PD
PEG baixo volume com ácido ascórbico	2 L; ingestão adicional de 1 L de outros fluidos	2 L na noite anterior (1 copo a cada 15 minutos) se exame no período da manhã) ou 1 L na noite anterior e 1 L cedo no dia do exame (exame no período vespertino)	Boa efetividade, melhor palatabilidade, segurança não confirmada
NaP solução	90 mL; 2 L de líquidos claros	Duas doses de 30 a 45 mL com intervalo de 12 horas, sendo a última 5 horas antes do exame; após cada dose ingestão de 1 L de líquidos adicionais	Baixo volume, complicações renais e alterações hidroeletrolíticas graves, evitar em idosos e DRC
NAP tabletes	32 ou 40 tabletes (a depender da composição); 2 L de líquidos adicionais	Duas doses, a primeira de 20 (4 tabletes a cada 15 minutos com 240 mL de água) e a segunda de 12 a 20 tabletes com intervalo de 12 horas, sendo a última 5 horas antes do exame	Baixo volume, complicações renais e alterações hidroeletrolíticas graves, evitar em idosos e DRC
Manitol	500 mL (20%) a 1 L de solução (10%)	Bisacodil 10 a 20 mg na véspera (em uma ou duas tomadas, eg. 10 e 16 ou 22h) e 200 mL (1 copo) da solução a cada 15 minutos até ingestão completa	Baixo volume, boa efetividade, boa tolerabilidade, cólicas e distensão abdominal mais frequentes

(*Continua*)

Tabela 2.4 Opções de preparações intestinais para colonoscopia. (*Continuação*)

Medicação	*Volume total; líquidos adicionais*	*Posologia*	*Características*
Picossulfato de sódio	2 sachês (300 mL de solução); 2 L de líquidos claros	1 sachê (diluído em 150 mL de água) seguido de 1250 mL de fluidos e, após 6 horas, um segundo sachê seguido de 750 mL de fluidos, se no dia anterior; 1 sachê a tarde/noite e 1 sachê pela manhã (5 a 9 horas antes do exame), com as mesmas de ingestão de fluidos, se fracionado	Baixo volume, boa efetividade, boa tolerabilidade, pode causar alterações hidroeletrolíticas, evitar em DRC e DII

Notas: G6PD – glicose-6-fosfato-desidrogenase; DRC – doença renal crônica; doença inflamatória intestinal.

As desvantagens incluem o grande volume a ser ingerido, o sabor salgado e o odor desagradável, que se deve à presença de sulfato de sódio. Cerca de 5% a 15% dos pacientes não conseguem completar o preparo devido a essas características.[12-14]

O preparo convencional, no adulto, é feito utilizando 4 L de solução de PEG, com ingestão de 240 mL de solução a cada 10 minutos até que sejam obtidas evacuações claras, ou pela infusão de 20 a 30 mL por minuto via sonda nasogástrica.[7,11] O fracionamento da medicação pode ser realizado, com recomendação de pelo menos metade da dose ser administrada no mesmo dia do exame.[15]

Soluções isentas de sulfato

As soluções de PEG isentas de sulfato foram desenvolvidas para melhorar a palatabilidade da preparação. São flavorizadas, menos salgadas e tão efetivas quanto as preparações tradicionais para realização do preparo; no entanto, possuem o mesmo volume total e posologia que as soluções tradicionais de PEG.

PEG-3350

O PEG-3350 consiste em um pó a ser diluído e não contém eletrólitos. Inicialmente, foi desenvolvido para o tratamento da obstipação, no entanto, possui uso *off-label* para realização do preparo intestinal, sendo diluído em soluções isotônicas (Gatorade® ou outros líquidos claros).[12,16]

Soluções de baixo volume de PEG

A associação com medicações adjuvantes, como o bisacodil, magnésio e o ácido ascórbico, possibilitou a redução do volume total das soluções de PEG a serem ingeridas, com melhora da tolerabilidade e manutenção da eficácia.[15] Os ditos regimes de baixo volume de PEG consistem em 2 L de PEG associados ou não a fluidos adicionais.[11]

Ao se utilizar o bisacodil, é feita a administração inicial de 10 mg (ou 20 mg) dessa medicação, seguida de, após a primeira evacuação, ingestões de 240 mL da solução de PEG a cada 10 minutos, até que se complete 2 L ou que hajam evacuações claras. No lugar do bisacodil, pode ser utilizada a solução de magnésio (296 mL).

Já ao se utilizar a solução de PEG contendo ácido ascórbico, substância essa que é absorvida no intestino médio e provoca efeito sinérgico ao PEG, é realizada também a ingestão de 240 mL a cada 10 minutos, até completar 2 L da solução, porém com a recomendação de ingestão adicional de 1 L de outros líquidos, totalizando 3 L de fluidos a serem ingeridos.[11,17,18]

Preparações hiperosmóticas

As preparações hiperosmóticas estimulando a peristalse e a evacuação por meio do aumento do influxo de fluidos para o lúmen intestinal. São preparações de baixo volume, com menor incidência de cólicas abdominais e vômitos, porém, devido às alterações hidroeletrolíticas que são capazes de produzir, devem ser evitadas em paciente com doença renal ou insuficiência cardíaca.[11,12]

Fosfato de sódio

O fosfato de sódio (NaP) está disponível como solução aquosa ou tablete. Cada 45 mL da solução aquosa contém 29,7g de NaP, nas formas monobásica e dibásica. O preparo é feito pela ingestão de duas doses da solução (entre 30 e 45 mL cada), com intervalo de 10 a 12 horas entre elas, sendo a segunda administrada 5 horas antes do procedimento e ingestão de 2 L de líquidos claros.

O tablete, por sua vez, contém 1,5 g de NaP, e a dose necessária depende da composição química da forma farmacêutica. Aqueles que possuem celulose microcristalina (CMC) requerem a ingesta de 40 tabletes por dose (60 g), enquanto aqueles sem CMC requerem 32 tabletes (48 g), sendo também necessárias duas doses com intervalo de 10 a 12 horas entre elas e ingestão de 2 L de fluídos claros.[11]

Citrato de magnésio

O citrato de magnésio (CM) é um agente hiperosmótico que, além de reter água no lúmen, estimula a liberação de colecistocinina, aumentando a secreção de fluidos e estimulando a peristalse. Apresenta efeito limitado para preparo intestinal quando utilizado de forma isolada, porém é comumente associado ao picossulfato de sódio ou utilizado como adjuvante. Preparações à base de citrato de magnésio envolvem a administração de 240 mL da solução e 20 mg de bisacodil na véspera do procedimento, associadas ou não a supositório ou irrigação retal.[11]

Manitol

O manitol é um poliálcool inerte, atóxico e não absorvível, que retém água no lúmen intestinal e atrai água do plasma para o lúmen por gradiente osmótico, com consequente efeito catártico.[19] As preparações à base de manitol utilizam, geralmente, soluções a 10%, obtidas por meio da diluição da medicação com suco de frutas cítricas ou isotônicos, em um volume total de 1.000 a 1.500 mL. Há serviços que preferem a administração da medicação pura (a 20%) ou com uso de flavorizantes. A preparação deve ser administrada cerca de 6 horas antes do procedimento (um copo a cada 15 minutos) e pode ser associada à tomada de bisacodil no dia anterior (10 mg pela manhã e à tarde ou noite) para potencialização da limpeza intestinal.

O uso das preparações de manitol é restrito na Europa e nos Estados Unidos devido aos relatos, nos anos de 1980, de explosão de cólon durante o uso de eletrocautério, resultante de um meio rico em metano decorrente da fermentação do manitol por bactérias intestinais.[20] No entanto, a medicação, de largo emprego no Brasil, tem se demonstrado segura e efetiva no preparo intestinal.[19,21,22]

Preparações estimulantes

Os agentes estimulantes promovem aumento da frequência e da intensidade da peristalse.

Picossulfato de sódio

O picossulfato de sódio (PICO) é um agente estimulante que provoca aumento da peristalse após ser metabolizado pelas bactérias do trato gastrointestinal na forma ativa. É comumente utilizado em preparações com citrato de magnésio (CM), obtendo-se efeito sinérgico (estimulante e osmótico).[11]

Cada sachê da medicação contém 10 mg de picossulfato de sódio e 15,5 g de citrato de magnésio, e deve ser dissolvido em 150 mL de água. O preparo pode ser realizado no dia anterior (para exame no início da manhã) ou de forma fracionada (para exames no final da manhã ou à tarde). Para preparo no dia anterior, são administradas duas doses com intervalo de 6 horas entre elas, com ingestão adicional de 1.250 mL de líquidos claros após a primeira dose (geralmente entre 16:00 e 18:00 horas) e 750 mL após a segunda dose (entre 22:00 horas e meia-noite).

Para preparo fracionado, o primeiro sachê é administrado na tarde/noite anterior (entre 17:00 e 21:00 horas) e o segundo sachê, na manhã do procedimento, cerca de 5 a 9 horas antes, com as mesmas recomendações de ingestão de fluidos adicionais.[23,24]

Bisacodil

O bisacodil é metabolizado no intestino pelas esterases endógenas e seus metabólitos estimulam a motilidade do cólon, com pico de ação entre 6 e 10 horas da ingestão. É utilizado como adjuvante, geralmente no dia anterior.[11]

Enemas

Os enemas ou enteroclismas com solução glicerinada ou fosfato de sódio podem ser administrados em associação às medidas dietéticas e/ou as soluções de preparo oral, ou na noite anterior ou no dia do procedimento. São úteis para limpeza dos segmentos distais do cólon naqueles pacientes ainda com preparo inadequado (resíduos líquidos turvos ou fecais) ou para limpeza nos pacientes com segmentos desfuncionalizados do cólon ou reto. Habitualmente, realiza-se um ou dois enemas para a complementação do preparo intestinal.

Orientações gerais

A orientação dos pacientes a respeito da colonoscopia e do processo de realização do preparo intestinal é de fundamental importância para o sucesso do procedimento, devendo ser realizada pelo menos 1 semana antes visto a necessidade de alterações dietéticas e medicamentosas nos dias que antecedem o procedimento.[10,25]

É recomendável que haja a disponibilização das instruções para os pacientes por escrito, em linguagem acessível, e que sejam fornecidos canais de contato (telefone e/ou e-mail) com a equipe da unidade, para solução de eventuais dúvidas.[6,26,27]

Manejo das medicações de uso regular

A maioria das medicações de uso regular pode ser utilizada de forma habitual, sendo recomendável a ingestão com pequena quantidade de água no dia do exame. Algumas medicações, no entanto, necessitam de ajuste ou suspensão.

Os hipoglicemiantes orais, como a metformina, e as insulinas devem ser ajustados a fim de se evitar hipoglicemia decorrente do jejum. Usualmente, os hipoglicemiantes orais são suspensos na véspera e as doses de insulina reduzidas a depender do tipo utilizado. As reposições orais de ferro devem ser interrompidas cerca de 5 dias antes por escurecerem as fezes e dificultarem a limpeza intestinal.

O ácido acetilsalicílico e os anti-inflamatórios não esteroidais em doses habituais podem ser continuados para realização da colonoscopia e mesmo para execução de polipectomias. Para os demais antiagregantes plaquetários (por exemplo, clopidogrel) e os anticoagulantes orais (por exemplo, varfarina), deve ser considerado o risco de sangramento e a probabilidade de ocorrência de evento tromboembólico decorrente da manutenção ou da suspensão, e a decisão deve ser realizada em conjunto entre o médico prescritor e o paciente.[25]

Recomendações dietéticas

Os protocolos de preparo intestinal habitualmente envolvem modificações dietéticas nos dias que antecedem o procedimento com objetivo de diminuir o volume de resíduos fecais e facilitar a ação das medicações catárticas.[15] Nos dias anteriores à colonoscopia (2 até 5 dias), é recomendada dieta com baixo teor de fibras (por exemplo, peito de frango, ovos, arroz branco, pão branco, bolachas de água e sal, vegetais cozidos) e no dia anterior ao procedimento (véspera), comumente é recomendada a dieta líquida (água, água de coco, sucos claros, chás, isotônicos).

Naqueles pacientes sem fatores de risco para preparo inadequado é possível manter a dieta de baixo teor de fibras até mesmo na véspera do procedimento. Conforme demonstrado por alguns estudos, a dieta de baixo teor de fibras foi tão eficiente quanto a dieta líquida exclusiva nos dias anteriores, tendo inclusive apresentado maior satisfação por parte dos pacientes (Tabela 2.5).[28,29]

Tabela 2.5 Teor de fibras dos alimentos.

Resíduos	*Itens alimentares*	*Escore*
Alto	Pipoca, sementes, castanhas, pão multigrãos, salada, grãos integrais, frutas, bagas, vegetais crucíferos (brócolis, couve-flor, couve, repolho, etc)	1
Normal	Outros	2
Baixo	Alimentos bem cozidos, carne macia, peixe, frango, ovos, pão branco, bolos, batata sem casca, arroz, torrada, massas refinadas, sucos vegetais, uvas sem casca, melão, melancia	3
Sem resíduo	Água, suco de maçã ou uva branca, caldo de carne, chá puro, bebidas claras, cerveja, limonada, isotônicos	4
Escore total em dois dias	(Conteúdo de resíduos na dieta: escore para cada refeição principal durante 2 dias)	
Dieta com alto teor		6
Dieta com teor normal		7-12
Dieta com baixo teor		13-23
Dieta sem fibras		24

Fonte: adaptada de Wu *et al.*, 2011.

Nos pacientes hospitalizados, no entanto, deve-se considerar a administração de dieta líquida exclusiva nos dias anteriores ao procedimento. De acordo com o estudo publicado por Reilly T *et al.*, em pacientes hospitalizados, a administração de dieta líquida exclusiva, previamente ao uso dos catárticos, foi a única modificação dietética que afetou positivamente a qualidade do preparo.[30]

Hidratação e período de jejum

O jejum recomendado para pacientes em geral, que irão se submeter a procedimento sob sedação, é de 8 horas para alimentos sólidos e de 2 horas para líquidos. Nos casos em que haja a suspeita de lentificação do esvaziamento gástrico, como nos pacientes portadores de gastroparesia diabética, o tempo de jejum deve ser ampliado.[31]

Os pacientes devem ser orientados a se hidratarem antes e durante a realização do preparo intestinal. Considerando o jejum para líquidos, a ingesta de líquidos adicionais é permitida até 2 horas antes do procedimento. Estudos avaliando o volume residual gástrico em pacientes submetidos a preparo intestinal demostraram não haver diferença significativa no volume residual gástrico entre diferentes regimes de preparo, favorecendo inclusive o uso de preparos fracionados.[32-34]

Regimes de preparo e intervalo de tempo

A administração das medicações catárticas pode ser realizada no dia anterior ao procedimento, no mesmo dia pela manhã ou de forma fracionada, em que parte da medicação é administrada no dia anterior e parte na manhã do dia do procedimento. Revisões sistemáticas, no entanto, têm demonstrado que o intervalo de tempo entre a finalização do preparo intestinal e a realização da colonoscopia é o fator decisivo na qualidade da limpeza do cólon no momento do exame.

Após a finalização da ingestão da solução de preparo intestinal, cada hora adicional diminui em 10% a chance de obtenção de preparos bons ou excelentes no cólon direito.[35] Idealmente, a colonoscopia deve ser realizada nas 5 primeiras horas após a finalização do preparo intestinal, ditas "5 horas de ouro". Após esse intervalo de tempo, o efluente proveniente do intestino delgado começa a sujar o cólon novamente.[36]

Regime "dia anterior"

Os protocolos de preparo intestinal tradicionais envolvem a administração das medicações catárticas no dia anterior ao exame. Os principais preparos utilizados são o PEG e o NaP. Devido ao longo intervalo de tempo até a realização do exame, pode ocorrer prejuízo na qualidade da limpeza do cólon. Pode ser necessária a realização de enemas ou enteroclismas para melhora das condições de preparo.

Regime "fracionado"

Os regimes fracionados têm sido recomendados preferencialmente para colonoscopia eletiva devido aos ótimos resultados observados em ensaios clínicos e revisões sistemáticas, com diminuição da prevalência de eventos adversos, aumento da tolerabilidade e manutenção da eficácia. A segunda dose, administrada no dia do procedimento, deve ser realizada em cerca de 4 a 6 horas do início do procedimento. Dentre os produtos, temos as preparações à base de PEG, o PICO e o NaP.

Regime "mesmo dia"

Os preparos intestinais a serem feitos no mesmo dia podem ser utilizados para colonoscopias realizadas ao final da manhã ou no período vespertino, e, consequentemente, provocam menor incidência de distúrbios do sono. A maior preocupação ocorre em relação ao jejum, o qual deve ser de pelo menos 2 horas para líquidos, visto que em estudos envolvendo tempo de esvaziamento gástrico, as soluções de preparo comportaram-se como líquidos claros.[2]

Avaliação da qualidade do preparo

A descrição da qualidade do preparo de cólon é fator de qualidade em colonoscopia. Serve tanto para determinar e orientar a acurácia da avaliação quanto para monitorar a efetividade do preparo intestinal da instituição.

São várias as escalas de avaliação da qualidade do preparo (Aronchick, Ottawa, Harefield, Boston, entre outras), as quais avaliam basicamente a quantidade de resíduos fecais, de fluidos e a superfície mucosa avaliável. A Escala de Preparo Intestinal de Boston (do inglês, *Boston Bowel Prep Scale – BBPS*) possui maior recomendação de uso por suas características e reprodutibilidade.[37]

A BBPS foi desenvolvida para limitar a variabilidade interobservador em classificar a qualidade do preparo e permitir a distinção de diferentes níveis de limpeza do cólon. Consiste em um sistema de quatro pontos aplicados, de acordo com o nível de limpeza, a cada um dos três principais segmentos do cólon: direito (incluídos ceco e cólon ascendente), transverso (incluídas flexuras hepática e esplênica) e esquerdo (incluídos cólon descendente, sigmoide e reto). A pontuação total varia de 0 a 9, sendo o somatório dos segmentos (Tabela 2.6 e Figura 2.14). São considerados preparos inadequados aqueles com algum segmento com pontuação menor que 2 e/ou pontuação total menor que 6.

Tabela 2.6 Pontuação dos segmentos do cólon pela escala de Boston.

Pontos	Descrição
0	Segmento do cólon não limpo, com mucosa não visualizada devido a fezes sólidas que não podem ser removidas.
1	Mucosa parcialmente visualizada, porém, outras áreas do segmento não visualizadas devido à coloração, a fezes sólidas ou líquido opaco.
2	Pequena quantidade de resíduos fecais ou líquido opaco, porém boa visualização da mucosa do segmento.
3	Toda mucosa do segmento bem visualizada e com clareza, sem resíduos fecais ou líquido opaco.

Evidência na literatura

As diretrizes atuais recomendam a utilização de preparos intestinais fracionados, devendo a segunda dose ser idealmente administrada entre 4 e 6 horas antes e finalizada até 2 horas antes da colonoscopia. Consideram ainda aceitável a realização do preparo no mesmo dia para aqueles pacientes que se submeterão ao procedimento no período vespertino.[2,15]

Figura 2.14 Escala de preparo de Cólon de Boston.
(A) Segmento com escore 0 – Fezes sólidas não removíveis.
(B) Segmento com escore 1 – Mucosa parcialmente visualizada.
(C) Segmento com escore 2 – Pequena quantidade de resíduos.
(D) Segmento com escore 3 – Mucosa totalmente visualizada.

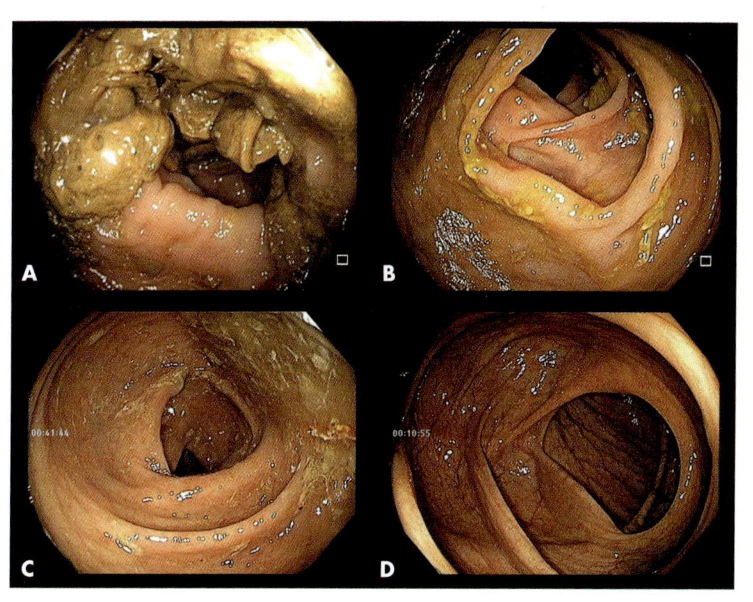

Na metanálise realizada pelo Serviço de Endoscopia Gastrointestinal do Hospital das Clínicas da FMUSP, comparando as soluções de polietilenoglicol e de picossulfato de sódio/citrato de magnésico (SPMC) para preparo intestinal, em regime não hospitalar, em pacientes adultos submetidos à colonoscopia eletiva, foram observadas, na análise global, maior eficácia, maior tolerabilidade e menor prevalência de eventos adversos com o uso do SPMC (Figura 2.15).

A menor prevalência de eventos adversos e a maior tolerabilidade à ingestão completa do preparo certamente aumentam a chance do sucesso do preparo intestinal. Metanálises prévias constataram maior tolerabilidade de SPMC em relação ao PEG, porém não havia sido observada, até então, diferença de eficácia, a qual pode ter sido ocasionada por critérios mais rigorosos de inclusão dos trabalhos.[8]

Figura 2.15 ***Forest plot* e *funnel plot* da metanálise realizada pelo Serviço de Endoscopia Gastrointestinal do HC-FMUSP comparando o número de eventos de preparo intestinal adequado entre os preparos à base de picossulfato de sódio (PICO) e de polietilenoglicol. Observa-se que o "diamante" favorece os preparos à base de PICO.**

	PICO		PEG			Diferença do risco
Estudo ou subgrupo	*Eventos*	*Total*	*Eventos*	*Total*	*Peso*	*M-H, Fixo, 95% IC*
Gweon T-G, 2015	86	115	89	115	4,9%	-0,03 [-0,14, 0,08]
Jeon SR, 2014	171	215	174	215	9,2%	-0,01 [-0,09, 0,06]
Kang MS, 2014	59	98	71	99	4,2%	-0,12 [-0,25, 0,02]
Kao D, 2011	165	194	344	420	11,4%	0,03 [-0,03, 0,09]
Katz PO, 2012	244	300	239	303	12,9%	0,02 [-0,04, 0,09]
Kim ES, 2014	86	100	83	100	4,3%	0,03 [-0,07, 0,13]
Kim HG, 2015	159	193	149	194	8,3%	0,06 [-0,02, 0,14]
Kim YS, 2014	86	97	73	97	4,2%	0,13 [0,03, 0,24]
Lawrence IC, 2010	143	171	231	284	9,2%	0,02 [-0,05, 0,09]
Manes G, 2013	106	145	111	148	6,3%	-0,02 [-0,12, 0,08]
Munsterman ID, 2015	76	85	74	88	3,7%	0,05 [-0,05, 0,15]
Pohl J, 2015	111	197	197	201	0,0%	-0,42 [-0,49, -0,34]
Regev A. 1998	26	39	13	29	1,4%	0,22 [-0,02, 0,45]
Rex DK, 2013	256	305	221	298	12,9%	0,10 [0,03, 0,16]
Sahebally SM, 2014	30	64	36	66	2,8%	-0,08 [-0,25, 0,09]
Yoo IK, 2015	73	100	66	100	4,3%	0,07 [-0,06, 0,20]
Total (95% IC)		2221		2556	100,0%	0,03 [0,01, 0,05]
Total de eventos	1766		1974			

Heterogeneidade: $Chi^2 = 20{,}82$, $df = 14$ ($P = 0{,}11$); $I^2 = 33\%$

Teste para efeito global: $Z = 2{,}56$ ($P = 0{,}01$)

Diferença do risco
M-H, Fixo, 95% IC
–0,5 –0,25 0 0,25 0,5
Favorece (PEG) Favorece (PICO)

SE(RD)
0 –0,05 –0,1 –0,15 –0,2
RD
–0,5 –0,25 0 0,25 0,5

Ainda em relação à metanálise, nas subanálises, por volume de solução de PEG e por regime de preparo (dia anterior ou fracionado), os seguintes desfechos apresentaram diferença:

» Houve maior tolerância com SPMC em relação a PEG quando administrados no dia anterior;
» Houve maior tolerância e menor prevalência de eventos adversos com SPMC em relação aos regimes de alto volume de PEG.

Como observado em metanálises prévias e nessa realizada pelo Serviço de Endoscopia Gastrointestinal do Hospital das Clínicas da FMUSP, o SPMC possui a vantagem de ser uma preparação de baixo volume, com menor prevalência de eventos adversos, maior tolerabilidade e, no mínimo, eficácia semelhante ao PEG, sendo opção aos pacientes sem contraindicação à medicação.

Tabela 2.7 Recomendações do uso de PEG ou SPMC em pacientes candidatos à colonoscopia eletiva sem contraindicações aos produtos.

Regime	Opções de preparo intestinal
Dia anterior	SPMC > PEG (menos eventos adversos)
Fracionado	SPMC ou PEG (sem diferença estatística)
Mesmo dia	Sem metanálise

Conduta do Serviço de Endoscopia do HC-FMUSP

No Serviço de Endoscopia Gastrointestinal do HC-FMUSP, dispomos apenas de manitol a 20%, sendo esta a única preparação de rotina empregada no Serviço. O polietilenoglicol e o picossulfato de sódio são esporadicamente utilizados em situações especiais.

Realiza-se, uma semana antes do procedimento, uma pequena palestra para os pacientes com explicação sobre o exame de colonoscopia e o preparo intestinal. Nesse momento, as medicações são distribuídas aos pacientes e são entregues folhetos com orientações e ilustrações sobre o preparo, e com o telefone de contato do serviço, caso surjam dúvidas no período (ver Figura 2.16).

O protocolo de preparo intestinal inicia-se com dieta de baixo teor de fibras nos 3 dias anteriores ao procedimento (são excluídos alimentos como carne vermelha, cereais, frutas e verduras). No dia anterior ao exame, é realizada a administração de bisacodil (duas doses de 10 mg cada, sendo uma pela manhã e uma à tarde). A última refeição da véspera deve ser realizada até às 20h e consiste em dieta líquida (chás, sucos claros, isotônicos, água de cocô, gelatina).

A solução de preparo intestinal consiste em manitol a 10%, a qual é obtida por meio da diluição de 500 mL de manitol a 20% e 500 a 750 mL de suco cítrico (sucos de limão ou laranja, coados ou peneirados para remoção dos grumos) e 20 mL de simeticona (para diminuir a formação de bolhas). A solução deve ser ingerida em copos de 200 mL a cada 15 minutos, com início cerca de 8 horas antes do procedimento. Pacientes que irão realizar o exame no período da manhã (a partir das 8 horas), iniciam a ingestão à meia noite, e pacientes que irão realizar o exame no período da tarde (a partir das 13 horas), iniciam a ingestão às 5 horas da manhã.

A ingestão de líquidos claros adicionais é fortemente recomendada durante a realização do preparo até 3-4 horas antes do procedimento, quando, a partir de então, o paciente deverá se manter em total jejum.

Figura 2.16 Orientações do preparo intestinal realizado no Serviço de Endoscopia Gastrointestinal do HC-FMUSP.

Sessão de orientações (1 semana antes)	• Confirmação das indicações e agendamentos • Distribuição das medicações • Orientações sobre o preparo intestinal e o exame • Orientações sobre ajuste das medicaçõres regulares
Medidas adjuvantes (3 a 7 dias antes)	• Dieta com baixo teor de fibras nos 3 dias anteriores • Dieta líquida na noite anterior ao exame • Ajuste das medicações
Preparo intestinal (Véspera e dia do exame)	• Bisacodil 10 mg às 10 e 16h (exame matutino) e às 10 e 22h (exame vespertino) • Solução de manitol 10% 1000 a 1250 mL à meia-noite (exame matutino) e às 5h (exame vespertino) • Líquidos adicionais até 3-4 horas antes

Conclusão

Apesar das vantagens observadas com o SPMC e também com PEG, o Serviço de Endoscopia Gastrointestinal do Hospital das Clínicas da FMUSP, como a maioria dos serviços públicos do país, não dispõe, na rotina, dessas soluções, ficando restrito apenas a utilização da solução de manitol a 10%.

Não há, até o momento, metanálise sobre o uso do manitol para preparo intestinal, no entanto, ensaios clínicos demonstram a sua eficácia e segurança já conhecidas amplamente na prática clínica, inclusive com resultados de eficácia tão bons quanto o PEG e o SPMC.[19,22,21] Dessa forma, não houve alteração de conduta em nosso serviço após realização da metanálise.

Referências

1. Rex DK, Petrini JL, Baron TH, Chak A, Cohen J, Deal SE, et al. Quality Indicators for Colonoscopy. Am J Gastroenterol. 2006;101(6):873-85.
2. Johnson DA, Barkun AN, Cohen LB, Dominitz JA, Kaltenbach T, Martel M, et al. Optimizing adequacy of bowel cleansing for colonoscopy: recommendations from the U.S. Multi-Society Task Force on Colorectal Cancer. Gastrointest Endosc. 2014;80:543-62.
3. Harewood GC, Sharma VK, de Garmo P. Impact of colonoscopy preparation quality on detection of suspected colonic neoplasia. Gastrointest Endosc. 2003;58(1):76-9.
4. Froehlich F, Wietlisbach V, Gonvers J-J, Burnand B, Vader J-P. Impact of colonic cleansing on quality and diagnostic yield of colonoscopy: the European Panel of Appropriateness of Gastrointestinal Endoscopy European multicenter study. Gastrointest Endosc. 2005;61(3):378-84.
5. Chokshi R V., Hovis CE, Hollander T, Early DS, Wang JS. Prevalence of missed adenomas in patients with inadequate bowel preparation on screening colonoscopy. Gastrointest Endosc. 2012;75(6):1197-203.
6. Johnson DA, Barkun AN, Cohen LB, Dominitz JA, Kaltenbach T, Martel M, et al. Optimizing adequacy of bowel cleansing for colonoscopy: recommendations from the US multi-society task force on colorectal cancer. Gastroenterology. 2014;147(4):903-24.
7. Hawes RH, Lowry A, Deziel D. Preamble. Gastrointest Endosc. 2006;63(7):894.
8. Jin Z, Lu Y, Zhou Y, Gong B. Systematic review and meta-analysis: Sodium picosulfate/magnesium citrate vs. polyethylene glycol for colonoscopy preparation. Eur J Clin Pharmacol. 2016;72(5):523-32.

9. Hassan C, Fuccio L, Bruno M, Pagano N, Spada C, Carraca S, et al. A Predictive Model Identifies Patients Most Likely to Have Inadequate Bowel Preparation for Colonoscopy. Clin Gastroenterol Hepatol. 2012;10(5):501-6.
10. Serper M, Gawron AJ, Smith SG, Pamdit AA, Dahlke AR, Bojarski EA, et al. Patient factors that affect quality of colonoscopy preparation. Clin Gastroenterol Hepatol. 2014;12(3):451-7.
11. Mamula P, Adler DG, Conway JD, Diehl DL, Farraye FA, Kantsevoy SV, et al. Colonoscopy preparation. Gastrointest Endosc. 2009;69(7):1201-9.
12. Park JB, Lee YK, Yang CH. The evolution of bowel preparation and new developments. Korean J Gastroenterol. 2014;63(5):268-75.
13. Golub RW, Kerner BA, Wise WE Jr, Meesig DM, Hartmann RF, Khanduja KS, et al. Colonoscopic bowel preparations--which one? A blinded, prospective, randomized trial. Dis Colon Rectum. 1995;38(6):594-9.
14. Marshall JB, Pineda JJ, Barthel JS, King PD. Prospective, randomized trial comparing sodium phosphate solution with polyethylene glycol-electrolyte lavage for colonoscopy preparation. Gastrointest Endosc. 1993;39(5):631-4.
15. Saltzman JR, Cash BD, Pasha SF, Early DS, Muthusamy VR, Khashab MA, et al. Bowel preparation before colonoscopy. Gastrointest Endosc. 2015;81(4):781-94.
16. Enestvedt BK, Fennerty MB, Eisen GM. Randomised clinical trial: MiraLAX vs . Golytely – a controlled study of efficacy and patient tolerability in bowel preparation for colonoscopy. Aliment Pharmacol Ther. 2011;(33):33-40.
17. Ell C, Fischbach W, Bronisch HJ, Dertinger S, Layer P, Rünzi M, et al. Randomized trial of low-volume PEG solution versus standard PEG + electrolytes for bowel cleansing before colonoscopy. Am J Gastroenterol. 2008;103(4):883-93.
18. Bitoun A, Ponchon T, Barthet M, Coffin B, Dugué C, Halphen M. Results of a prospective randomised multicentre controlled trial comparing a new 2-L ascorbic acid plus polyethylene glycol and electrolyte solution vs. sodium phosphate solution in patients undergoing elective colonoscopy. Aliment Pharmacol Ther. 2006;24(11-12):1631-42.
19. Habr Gama A, Vieira MJF, Alves PRA, et al. Preparo do cólon para colonoscopia: estudo prospectivo randomizado com solução de manitol a 10% e com solução eletrolítica contendo polietilenoglicol. Gastroenterol Endosc Dig. 1986;5(4):127-32.
20. Avgerinos A, Kalantzis N, Rekoumis G, Pallikaris G, Arapakis G, Kanaghinis T. Bowel preparation and the risk of explosion during colonoscopic polypectomy. Gut. 1984;25(4):361-4.

21. de Moura DT, Guedes H, Tortoretto V, Arataque TP, de Moura EG, Román JP, et al. [Comparison of colon-cleansing methods in preparation for colonoscopy-comparative of solutions of mannitol and sodium picosulfate]. Rev Gastroenterol Peru. 2016;36(4):293-7.

22. Vieira MC, Hashimoto CL, Carrilho FJ. Preparo de cólon para realização de colonoscopia: Estudo prospectivo randomizado comparativo entre solução de polietilenoglicol baixo volume mais bisacodil versus solução de manitol mais bisacodil. Arq Gastroenterol. 2012;49(2):162-8.

23. Rex DK, Katz PO, Bertiger G, Vanner S, Hookey LC, Alderfer V, et al. Split-dose administration of a dual-action, low-volume bowel cleanser for colonoscopy: the SEE CLEAR I study. Gastrointest Endosc. 2013;78(1):132-41.

24. Katz PO, Rex DK, Epstein M, Grandhi NK, Vanner S, Hookey LC, et al. A dual-action, low-volume bowel cleanser administered the day before colonoscopy: Results from the SEE CLEAR II study. Am J Gastroenterol. 2013;108(3):401-9.

25. A-Rahim YI, Falchuk M, Saltzman JR, Robson KM. Bowel preparation for colonoscopy and flexible sigmoidoscopy in adults. Uptodate. [Internet] [Acesso em 2017 may 21]. Disponível em: http://www.uptodate.com/contents/bowel-preparation-for-colonoscopy-and-flexible-sigmoidoscopy-in-adults?source=search_result&search=bowel+preparation&selectedTitle=1~91

26. Rosenfeld G, Krygier D, Enns RA, Singham J, Wiesinger H, Bressler B. The impact of patient education on the quality of inpatient bowel preparation for colonoscopy. Can J Gastroenterol. 2010;24(9):543-6.

27. Liu X, Luo H, Zhang L, Leung FW, Liu Z, Wang X, et al. Telephone-based re-education on the day before colonoscopy improves the quality of bowel preparation and the polyp detection rate: a prospective, colonoscopist-blinded, randomised, controlled study. Gut. 2014;63(1):125-30.

28. Wu KL, Rayner CK, Chuah SK, Chiu KW, Lu CC, Chiu YC. Impact of low-residue diet on bowel preparation for colonoscopy. Dis Colon Rectum. 2011;54(1):107-12.

29. Sipe BW, Fischer M, Baluyut AR, Bishop RH, Born LJ, Daugherty DF, et al. A low-residue diet improved patient satisfaction with split-dose oral sulfate solution without impairing colonic preparation. Gastrointest Endosc. 2013;77(6):932-6.

30. Reilly T, Walker G. Reasons for poor colonic preparation with inpatients. Gastroenterol Nurs. 2004;27(3):115-7.

31. American Society of Anesthesiologists Committee on standards and practice parameters. Practice guidelines for preoperative fasting and the use of pharmacologic

agents to reduce the risk of pulmonary aspiration: application to healthy patients undergoing elective procedures: an updated report by the American Society of Anesthesiologists Com. Anesthesiology. 2011;114(3):495-511.

32. Agrawal D, Elsbernd B, Singal AG, Rockey D. Gastric residual volume after split-dose compared with evening-before polyethylene glycol bowel preparation. Gastrointest Endosc. 2016;83(3):574-80.
33. Prieto-Frías C, Muñoz-Navas M, Betés MT, Angós R, De la Riva S, Carretero C, et al. Split-dose sodium picosulfate-magnesium citrate colonoscopy preparation achieves lower residual gastric volume with higher cleansing effectiveness than a previous-day regimen. Gastrointest Endosc. 2016;83(3):566-73.
34. Tandon K, Khalil C, Castro F, Schneider A, Mohameden M, Hakim S, et al. Safety of Large-Volume, Same-Day Oral Bowel Preparations During Deep Sedation. Anesth Analg. 2017 Feb 24.
35. Siddiqui AA, Yang K, Spechler SJ, Cryer B, Davila R, Cipher D, et al. Duration of the interval between the completion of bowel preparation and the start of colonoscopy predicts bowel-preparation quality. Gastrointest Endosc. 2009;69(3 SUPPL.):700-6.
36. Bucci C, Rotondano G, Hassan C, Rea M, Bianco MA, Cipolletta L, et al. Optimal bowel cleansing for colonoscopy: Split the dose! A series of meta-analyses of controlled studies. Gastrointest Endosc. 2015;80(4):566-76.e2.
37. Lai EJ, Calderwood AH, Doros G, Fix OK, Jacobson BC. The Boston bowel preparation scale: a valid and reliable instrument for colonoscopy-oriented research. Gastrointest Endosc. 2009;69(3 SUPPL.):620-5.

Parte 2

Hemorragia Digestiva

Capítulo 3

Hemorragia Digestiva

3.1 Hemorragia Digestiva Alta Não Varicosa

Felipe Iankelevich Baracat
Diogo Turiani Hourneaux de Moura
Renato Baracat, Gustavo de Oliveira Luz

Introdução

A hemorragia digestiva alta (HDA) refere-se ao sangramento gastrointestinal cuja origem é proximal ao ligamento de Treitz. Ela pode se manifestar por hematêmese, vômitos em "borra de café", retorno de sangue através de uma sonda nasogástrica, e/ou melena com ou sem comprometimento hemodinâmico.[1] A hematoquezia (sangramento "vermelho vivo" nas fezes) pode ocorrer em pacientes com sangramento volumoso e está relacionada a piores desfechos, incluindo taxa de mortalidade.[2] A HDA resulta em 200 a 300 mil internações por ano nos Estados Unidos, com uma mortalidade de 2,5% a 10%.[3]

A terapia endoscópica para a HDA pode reduzir drasticamente o risco de ressangramento ou sangramento contínuo, a necessidade de cirurgia de urgência, o número de unidades de concentrado de hemácias para transfusão, o tempo de internação hospitalar e a mortalidade.[4] Até recentemente, a mortalidade relatada da HDA tinha permanecido inalterada, em torno de 5% a 10%, apesar dos avanços dos tratamentos clínico e endoscópico, provavelmente devido ao aumento do uso do ácido acetilsalicílico (AAS) e anti-inflamatórios não esteroidais, em conjunto com o acréscimo de pacientes com múltiplas comorbidades associadas ao envelhecimento da população em muitos países.[5] O ressangramento é considerado o fator de risco mais importante para a mortalidade e ocorre em 10% a 30% dos pacientes.[6,7]

Principais etiologias

A úlcera péptica representa a causa mais comum de HDA, correspondendo de um terço à metade de todos os casos.[8] As causas mais frequentes de úlcera péptica são o uso de anti-inflamatórios não esteroidais e a infecção pelo *Helicobacter pylori*, ainda que uma variedade de outras situações clínicas possa predispor os pacientes a esta doença.[8] Apesar das melhorias na compreensão de sua etiologia, a incidência de sangramento da úlcera péptica, sua complicação mais comum, não se alterou nas últimas décadas e ocorre em 20% a 30% dos pacientes.[8]

A terapêutica endoscópica para a HDA, decorrente da úlcera péptica, está indicada para pacientes com sangramento ativo ou que apresentam um vaso visível (ou seja, uma protuberância pigmentada) na base da úlcera.[9] O coágulo aderido identificado em uma úlcera tem sido uma fonte de controvérsias no que diz respeito à necessidade de tratamento endoscópico, mas estudos recentes têm mostrado um benefício na remoção endoscópica do coágulo e tratamento da lesão subjacente em vez do tratamento expectante.[10] Úlceras com fundo plano contendo pontos de hematina, sem outro estigma de sangramento e aquelas com base limpa não se beneficiam de tratamento endoscópico. Estas condições do sangramento da úlcera péptica podem ser resumidas pela Classificação de Forrest (Tabela 3.1).

Tabela 3.1 Classificação de Forrest.

Sangramento	Descrição	Classificação
Ativo	Em jato	I A
	Em porejamento	I B
Recente	Coto vascular visível	II A
	Coágulo aderido	II B
	Fundo com hematina	II C
Sem sangramento	Base limpa	III

A esofagite é considerada uma causa de HDA e pode ser decorrente do refluxo gastroesofágico ou biliar (agravado pelo uso prolongado de sondas nasogástricas ou nasoenterais em pacientes hospitalizados), infecção, medicamentos, ingesta cáustica e radiação. As lacerações agudas da mucosa da junção esofagogástrica (lesões de Mallory-Weiss) também são causas frequentes de HDA e são geralmente sangramentos autolimitados.

Uma etiologia que pode cursar com comprometimento hemodinâmico é a lesão de Dieulafoy (malformação arteriolar provavelmente congênita), que se caracteriza por uma artéria de calibre significativo, que se aproxima da superfície da mucosa gástrica (normalmente nas porções proximais do estômago) e se rompe após exposição ao suco gástrico, acarretando um sangramento volumoso.[11]

Causas menos frequentes de HDA não varicosa incluem as lesões de Cameron (erosões ou úlceras no nível do pinçamento diafragmático em paciente com hérnia hiatal volumosa), as fístulas aortoentéricas (hemorragias intensas, geralmente em porções mais distais do duodeno em pacientes com próteses vasculares) e os tumores gastrointestinais (que podem ter sucesso no tratamento hemostático endoscópico, porém cursam com altos índices de recorrência, necessitando de outra modalidade terapêutica, como cirurgia, radioterapia hemostática ou arteriografia).

Finalmente, gastrite e duodenite podem ser causas de HDA (especialmente em pacientes que fizeram uso de anti-inflamatórios não hormonais) e se caracterizam por sangramento multifocal e autolimitado, normalmente sem necessidade de terapia endoscópica (Tabela 3.2).

Tabela 3.2 Principais causas de HDA.

Causas	Incidência
Úlcera péptica	33% – 50%
Erosões	8% – 15%
Esofagite	5% – 15%
Varizes	5% – 20%
Mallory-Weiss	8% – 15%
Malformações vasculares	5%
Tumores	5%

Condutas prévias à endoscopia digestiva alta

A abordagem inicial ao paciente com HDA pode ser dividida em três etapas: reanimação hemodinâmica, estratificação de risco e medidas pré-endoscópicas. A restauração precoce e intensiva das condições hemodinâmicas do paciente com HDA modifica a história natural desta condição e reduz significativamente sua mortalidade, considerando que a instabilidade hemodinâmica é um dos fatores de risco mais importantes associados a mau prognóstico.

A administração de cristaloides deve ser iniciada o mais precocemente possível e a transfusão de concentrados de hemácias tem como objetivo um nível de hemoglobina sérica $\geq$ 7 g/dL, ainda que em determinadas situações (por exemplo, coronariopatas) seja necessário atingir níveis maiores de hemoglobina. Pacientes que fazem uso de terapias anticoagulantes devem ter preferencialmente esta condição corrigida por meio de administração de vitamina K e/ou transfusão de plasma fresco congelado, entretanto, tais medidas não devem postergar a realização da terapêutica endoscópica.[12]

A estratificação de risco dos pacientes com HDA não varicosa tem como objetivo predizer quais são aqueles com maior risco de ressangramento e mortalidade. Portanto, tal estratificação torna-

-se muito útil na tomada de decisões clínicas importantes como o tempo para a realização da endoscopia, a necessidade de uma revisão endoscópica (*second look*), o nível de cuidado oferecido ao paciente e o tempo de internação hospitalar.

Critérios clínicos, laboratoriais e endoscópicos são utilizados para estratificar os pacientes em baixo risco e alto risco. Os principais critérios clínico-laboratoriais são: idade, instabilidade hemodinâmica, comorbidades, nível de hemoglobina, nível de ureia nitrogenada e presença de coagulopatia. Já os principais critérios endoscópicos de gravidade são: sangramento por úlceras pépticas maiores que 2 cm, presença de sangramento ativo ou vaso visível, localização da úlcera na parede posterior do bulbo duodenal ou pequena curvatura de corpo gástrico, etiologia maligna do sangramento.

Existe uma série de escores que tem como objetivo a estratificação do risco do paciente com HDA não varicosa, porém nenhum deles se mostrou muito superior. Os mais utilizados são os escores de Blatchford (que levam em consideração parâmetros clínicos e laboratoriais) e os escores de Rockall (o pré-endoscópico e o completo, ou seja pré e pós-endoscópico) (Tabelas 3.3 e 3.4).

Antes da realização da endoscopia, o escore de Blatchford é mais completo e mais específico que o escore de Rockall pré-endoscópico, entretanto o escore completo de Rockall é superior aos outros em predizer ressangramento e mortalidade, apesar do inconveniente de ser calculado apenas após a realização da endoscopia.

Algumas medidas pré-endoscópicas são amplamente discutidas na literatura e devem ser consideradas. Inicialmente, é fundamental a garantia da via aérea previamente à endoscopia e a intubação orotraqueal deve ser considerada para prevenção de broncoaspiração em pacientes com hematêmese persistente ou alteração do nível de consciência.

O uso da sondagem nasogástrica tanto para diagnóstico quanto para preparo pré-endoscópico parece não mostrar muito benefício e sua locação pode gerar desconforto e até agravar o risco de broncoaspiração; sendo assim, esta medida geralmente não é utilizada.

O jejum para pacientes estáveis hemodinamicamente deve ser respeitado, porém em pacientes com instabilidade hemodinâmica, a endoscopia pode ser feita mais precocemente, desde que a via aérea esteja assegurada.

Quanto ao uso de agentes pró-cinéticos, recomenda-se a administração intravenosa de eritromicina (ou até de metoclopramida, em alguns estudos) em pacientes com alta probabilidade de ter grande quantidade de sangue ou coágulos no estômago, como forma de otimizar o diagnóstico e a terapêutica endoscópica.

O uso de altas doses de inibidores de bomba de prótons deve ser realizado, pois parece trazer benefício em alguns desfechos; entretanto, essa administração não pode atrasar a realização da endoscopia, e muito menos substitui sua indicação.

Tabela 3.3 Escore de Rockall (completo).

Fator de risco	*Pontuação*			
	0	*1*	*2*	*3*
Idade	< 60 anos	60-79 anos	≥ 80 anos	
Situação volêmica	PAS > 100 mmHg FC < 100 bpm	PAS > 100 mmHg FC > 100 bpm	PAS < 100 mmHg	
Comorbidades	Ausentes		Insuficiência coronariana, ICC, outras doenças	IRC, doença maligna disseminada, insuficiência hepática
Diagnóstico endoscópico	Mallory-Weiss	Outros achados benignos	Doenças malignas do TGI	
Estigmas endoscópicos	Ausente ou hematina apenas		Sangue no TGI superior, sangramento ativo, vaso visível, coágulo aderido	

Tabela 3.4 Escore de Blatchford.

Parâmetro clínico-laboratorial	Valor	Pontuação
Ureia nitrogenada (mmol/L)	6,5 – 8	2
	8 – 10	3
	10 – 25	4
	$\geq$ 25	6
Hemoglobina em homens (g/dL)	12 – 13	1
	10 – 12	3
	< 10	6
Hemoglobina em mulheres (g/dL)	10 – 12	1
	< 10	6
Pressão Arterial Sistólica (mmHg)	100 – 109	1
	90 – 99	2
	< 90	3
Outros	FC $\geq$ 100 bpm	1
	Presença de melena	1
	Presença de síncope	2
	Doença hepática	2
	ICC	2

Bases da terapia endoscópica para hemorragia digestiva alta não varicosa

Esta sessão do capítulo trata dos conhecimentos básicos e dos aspectos técnicos da terapêutica hemostática endoscópica, além do racional por trás de cada método disponível, contendo informações essenciais a todos os endoscopistas. O enfoque é dado no tratamento do sangramento da úlcera péptica, uma vez que esta condição apresenta uma gama de particularidades táticas específicas em cada situação diferente (localização da úlcera, presença ou não de sangramento ativo, base fibrótica da úlcera conotando uma evolução mais crônica), além de ser a etiologia mais frequente da HDA não varicosa. Na maioria das situações, estes conhecimentos podem ser extrapolados para as outras causas de HDA.

As técnicas de hemostasia endoscópica podem ser divididas em três modalidades: a terapia de injeção endoscópica, com uma variedade de soluções que podem ser injetadas; a termocoagulação, que leva o efeito térmico ao tecido por meio de diferentes técnicas; e a terapia mecânica, que neste capítulo será representada pela aplicação de clipes metálicos, apesar da ligadura elástica ter espaço no tratamento da lesão de Dieulafoy. Recentemente, algumas novas tecnologias surgiram, incluindo os pós-hemostáticos endoscópicos (por exemplo, o Hemospray®) e os clipes *over-the-scope*® (Figura 3.1).

Figura 3.1 Hemospray.

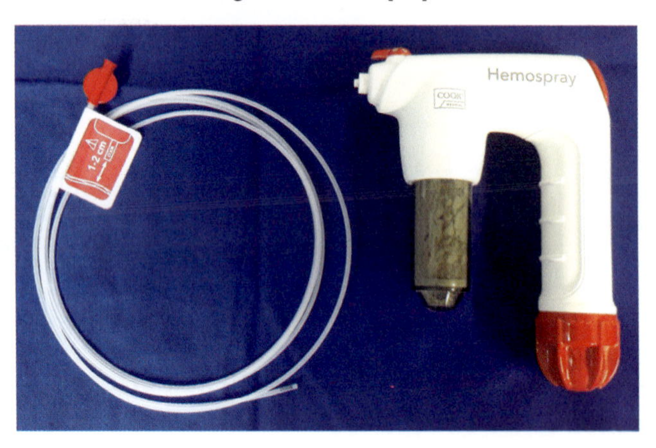

Terapia de injeção endoscópica

É universalmente considerada a técnica mais barata e de mais fácil aplicação, uma vez que o posicionamento do endoscópio não é um fator muito crítico e a visualização direta do ponto do sangramento não é essencial. Esta técnica pode utilizar uma gama de agentes, como a epinefrina, o álcool absoluto, o polidocanol e a etanolamina, ou aplicar simplesmente solução salina ou água destilada. O princípio básico da terapia de injeção endoscópica é criar uma combinação de pressão hidrostática, edema tecidual, vasoconstrição e reações inflamatórias e trombóticas na região da úlcera, para levar à hemostasia. A técnica utiliza um cateter injetor com agulha retrátil, que varia de 22 Gauge a 25 Gauge e mede entre 4 mm e 6 mm (Figura 3.2).

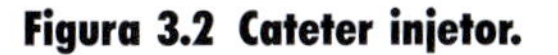

Figura 3.2 Cateter injetor.

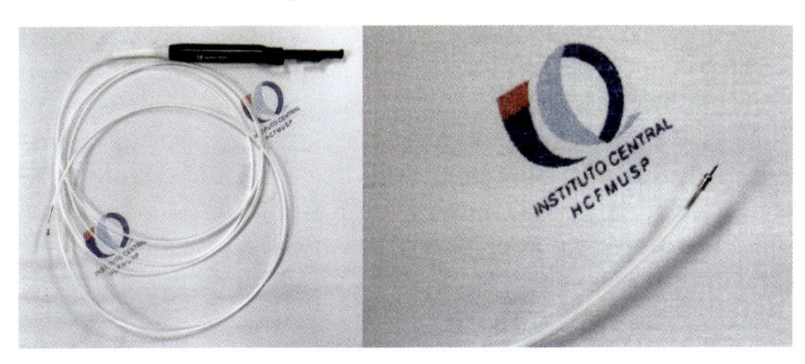

A epinefrina diluída (geralmente diluída em 1:10000, ou seja, 1 mL da solução milesimal de epinefrina e 9 mL de soro glicosado a 50% ou soro fisiológico) é a solução mais utilizada, pois é amplamente disponível, além de possuir um potencial de lesão tecidual muito menor que as outras soluções. O mecanismo de ação deste agente inclui o tamponamento local, associado à promoção de agregação plaquetária e vasoconstrição. A técnica consiste na injeção de alíquotas de 0,5 mL a 2 mL através de punções nos quatro quadrantes adjacentes ao redor do ponto de sangramento (ativo ou recente) e, em seguida, diretamente no local do sangramento ou vaso sanguíneo.[13,14]

A técnica deve ser bem planejada antes do início da sua realização, afim de que cada punção não dificulte a punção seguinte ao elevar a área puncionada e evitando-se puncionar a borda fibrosa da úlcera, que impõe grande dificuldade à injeção da solução, além de provavelmente diminuir sua ação hemostática. Embora muito incomum, a injeção de epinefrina pode causar efeitos cardiovasculares indesejados, como isquemia miocárdica e arritmias, especialmente em pacientes cardiopatas. Por esse motivo, alguns autores sugerem o uso da solução de epinefrina mais diluída, em concentração de 1:20.000, em pacientes com histórico de doença coronariana.[14]

Agentes esclerosantes, como o álcool absoluto (98%), o polidocanol (1%) e a etanolamina (5%) também podem ser utilizados. São agentes irritantes, que causam intensa reação inflamatória (além de desidratação tecidual, no caso do álcool), gerando necrose e fibrose na região do sangramento, levando à hemostasia por trombose do vaso. A técnica de aplicação é semelhante à da epinefrina, entretanto, são utilizados volumes muito menores, uma vez que esses agentes possuem potencial de causar necrose extensa da parede do órgão e perfuração da víscera.[14] Assim, são utilizadas alíquotas de 0,1 mL a 0,2 mL da solução esclerosante em cada quadrante ao redor do ponto de sangramento, de forma que o volume total injetado não deve ultrapassar 2 mL, minimizando o risco de necrose transmural.

Termocoagulação

Esta modalidade promove a hemostasia ao gerar intensa energia ao local do sangramento (ativo ou recente), associado ou não ao tamponamento mecânico local, dependendo da técnica utilizada, levando à desnaturação e coagulação de proteínas e à vasoconstrição. As técnicas utilizadas são divididas em três grupos: a eletrocoagulação, que aplica corrente elétrica diretamente ao tecido utilizando o modo de operação monopolar, bipolar ou suas variantes; o *heater probe*, que utiliza o calor sobre o ponto de sangramento (Figura 3.3); e a coagulação com plasma de argônio, que entrega a energia ao local desejado por meio da ionização do gás de argônio (meio de condução), sem o contato direto do cateter com o tecido.[14]

Para a realização da eletrocoagulação, é necessário um dos diferentes cateteres de eletrocoagulação e o gerador eletrocirúrgico, que geralmente possui os dois modos de operação (monopolar e bipolar) e seus efeitos eletrocirúrgicos (corte, coagulação e suas variantes, conforme cada modelo). O modo monopolar apresenta um polo ativo (responsável pelo efeito hemostático) e um polo dispersivo (a placa que é aplicada à pele do paciente), o que resulta na passagem de corrente elétrica por certa quantidade de massa corpórea do paciente. No modo bipolar, a corrente elétrica circula localmente no tecido desejável, entre os dois polos ativos que estão localizados na ponta do mesmo acessório (cateter bipolar), o que confere maior segurança à técnica ao acarretar em uma menor lesão tecidual indesejada, diminuindo o risco de perfuração da parede da víscera. Uma variação do modo bipolar é o modo de operação multipolar, que é possível por meio de cateteres que possuem diversos pares bipolares em sua ponta, aumentando a área de aplicação da energia e a eficiência da hemostasia bipolar, principalmente em situações em que o cateter é aplicado de forma oblíqua ou tangente à área de sangramento.

Figura 3.3 Hemostasia com *gold probe*.

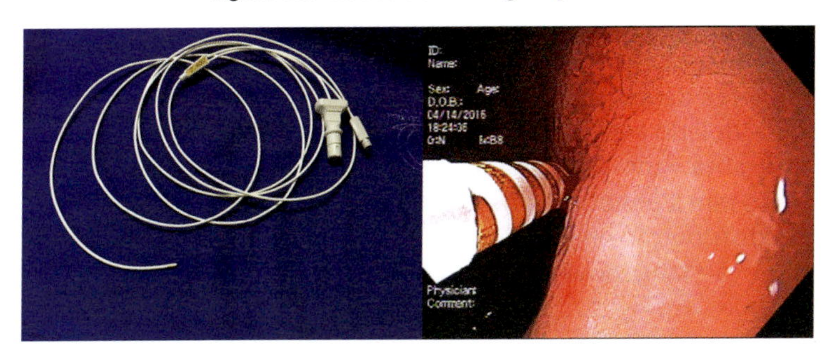

A técnica para a realização da eletrocoagulação consiste no contato direto da ponta do cateter ao local do sangramento ou coto vascular, aplicando certa pressão, para promover tamponamento local e coaptação das paredes do vaso, seguida da aplicação de pulsos de corrente elétrica, de pelo menos dois segundos, na forma de coagulação, idealmente de 15 Watts.[15] Os pulsos devem ser repetidos até a parada do sangramento, ou até a visualização do coto vascular achatado.[16]

A técnica de aplicação do *heater probe* é muito semelhante à da eletrocoagulação, uma vez que também utiliza o efeito compressivo no local do sangramento, promovendo a coaptação do vaso sanguíneo; entretanto, promove a coagulação por meio do efeito térmico. O cateter do *heater probe* funciona com uma unidade eletrocirúrgica própria, específica para esta função. A ponta do cateter é aplicada sobre o local desejado com certa pressão e quatro a cinco pulsos de 30 Jaules são realizados sequencialmente, sem um período de esfriamento entre eles, de forma que a ponta do cateter transmite energia térmica intensa ao tecido. Assim como na eletrocoagulação, essa sequência é repetida até a parada do sangramento ou visualização do coto vascular achatado. Vale comentar que a ponta do cateter do *heater probe* é teflonada, de modo a prevenir sua aderência ao tecido, o que dificultaria a hemostasia no momento da retirada do cateter do local de sangramento.

A coagulação com plasma de argônio (Figura 3.4) não permite o contato do cateter com o tecido-alvo da terapêutica, promovendo um efeito mais superficial. É uma técnica muito utilizada no tratamento hemostático de lesões mais superficiais, como angiectasias, entretanto tem sido utilizada também para o tratamento da úlcera péptica hemorrágica. O material necessário são os diferentes cateteres de aplicação frontal ou lateral e o tanque de gás argônio acoplado à unidade eletrocirúrgica convencional. Esta técnica apresenta vantagens quanto à segurança do método (pois, seu efeito tem a penetração de apenas 2 a 3 mm na parede do órgão), sua distribuição uniforme no tecido desejado e a possibilidade de aplicação tangencial em lesões situadas em locais mais difíceis.[14]

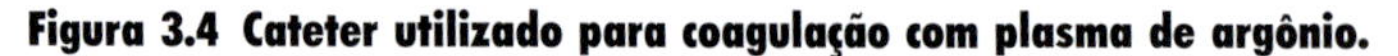
Figura 3.4 Cateter utilizado para coagulação com plasma de argônio.

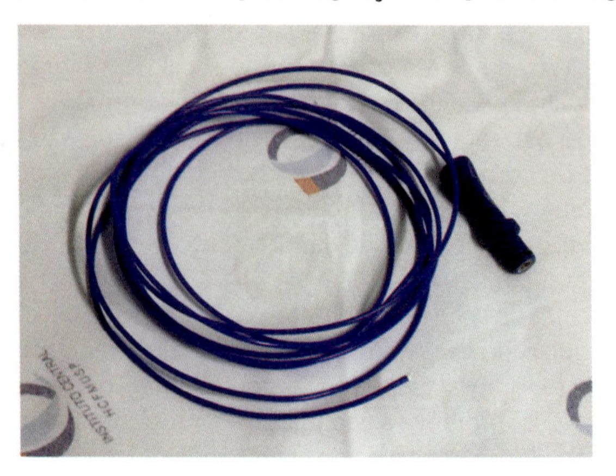

A técnica consiste no posicionamento do cateter a uma distância de poucos milímetros do tecido-alvo da hemostasia, seguida da aplicação do plasma de argônio, que é gerado a partir da ionização do gás argônio por uma corrente elétrica monopolar. Deve-se estabelecer o fluxo do argônio entre 1,5 a 3 L por minuto e utilizar uma potência geralmente entre 30 Watts e 50 Watts.[14,16] Durante o procedimento hemostático, o gás argônio se acumula no lúmen; por isso, o endoscopista deve lembrar-se de aspirar periodicamente o ar, para evitar uma grande distensão gasosa do trato gastrointestinal.

Clipes metálicos

A aplicação de clipes metálicos para o tratamento do sangramento decorrente da úlcera péptica se baseia no princípio cirúrgico da oclusão mecânica do vaso sanguíneo (Figura 3.5). Tratam-se de clipes de diferentes tamanhos (variando entre 8 e 12 mm) com-

Figura 3.5 Clipe metálico e sua aplicação na hemorragia digestiva alta.

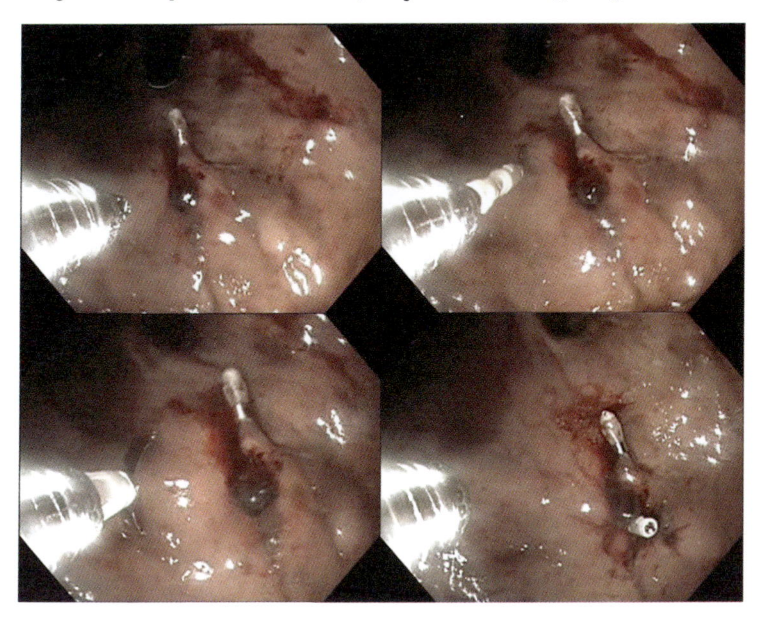

postos de aço inoxidável que não geram reação inflamatória no local aplicado (Figura 3.6).[14] Podem ser comercializados individualmente, junto com um aplicador reutilizável, ou em forma de *kits* já montados e descartáveis. A maioria dos modelos atuais possui a função rotativa, facilitando sua aplicação mais precisa, e permite a reabertura do clipe antes do disparo, para o reposicionamento do mesmo num local mais apropriado.

A técnica para a aplicação do clipe metálico requer posicionamento adequado e visualização direta do ponto de sangramento. O clipe deve ser aplicado diretamente no local do sangramento ativo ou no vaso visível, tentando-se envolver o máximo de tecido ao redor para otimizar a compressão do vaso.[16,17] A aplicação frontal do clipe metálico é mais favorável do que sua aplicação tangencial, fazendo com que existam locais de sangramento que dificultam a técnica (como a porção proximal da pequena curvatura gástrica ou a parede posterior do bulbo duodenal).[18]

Figura 3.6 Clipes metálicos.

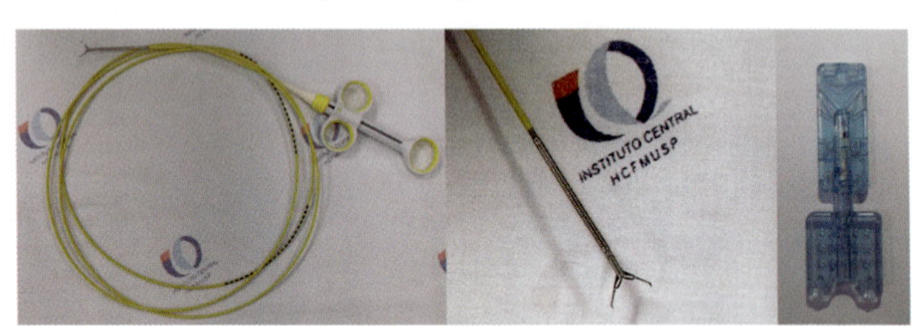

Outra desvantagem técnica desta modalidade ocorre nos sangramentos decorrentes de úlceras crônicas com base fibrosa e endurecida, nas quais o envolvimento do tecido ao redor do ponto de sangramento é dificultado. Por outro lado, a aplicação do clipe metálico possui a característica de não causar lesão tecidual no local da aplicação (o que pode ser muito relevante em úlceras grandes e profundas), além da vantagem teórica de não depender do sistema de coagulação do paciente, ao ocluir diretamente o vaso sanguíneo,[14] ou a laceração no caso de Mallory-Weiss.

Evidência na literatura: qual é a melhor modalidade?

Uma revisão sistemática conduzida em nosso serviço e publicada recentemente avaliou o tratamento endoscópico para o sangramento da úlcera péptica e chegou aos seguintes resultados, entre outros:[19]

A terapia de injeção endoscópica não deve ser utilizada isoladamente, uma vez que sua combinação com o clipe metálico ou com um método de termocoagulação produz melhores resultados hemostáticos (Figura 3.7). Este gráfico aponta para a superioridade (losango preto) da terapia combinada, quando comparada à terapia de injeção endoscópica isolada, sem heterogeneidade entre os estudos ($I^2 = 0$).

A aplicação de clipes metálicos é superior à terapia de injeção endoscópica como monoterapias, e a associação da injeção endoscópica não melhora a eficácia hemostática do uso isolado do clipe metálico (Figura 3.8). Este resultado não serve para desaconselhar a utilização da terapia de injeção endoscópica; o endoscopista deve fazer uso desta terapia previamente à aplicação de clipes metálicos no caso de sentir a necessidade de fazê-lo, especialmente de maneira tática no caso de sangramento ativo expressivo, visando diminuir o sangramento e otimizar a aplicação dos clipes. Por outro lado, o resultado atua como apoio ao endoscopista que se depara com a situação em que a aplicação do clipe metálico diretamente ao ponto de sangramento esteja favorável, sem que haja a necessidade da utilização prévia da terapia de injeção endoscópica, que muitas vezes pode dificultar e comprometer a aplicação do clipe.

Como modalidade única, uma técnica de termocoagulação tem uma eficácia hemostática semelhante à da utilização da terapia de injeção endoscópica (Figura 3.9), e a combinação destas modalidades parece ser superior ao emprego de uma técnica de termocoagulação sozinha. Esta combinação deve ser utilizada como a principal alternativa em circunstâncias adversas ao clipe (por exemplo, em úlceras crônicas, com base fibrosa e endurecida ou em posições desfavoráveis como a parede posterior do bulbo).

Para o tratamento hemostático das outras etiologias de HDA não varicosa, não existem muitos dados na literatura que apontam para uma vantagem evidente de determinada modalidade sobre outra. Admite-se que o tratamento mecânico para a lesão de Dieulafoy seja o mais apropriado, uma vez que trata-se de uma

Figura 3.7 Taxas de ressangramento, comparando clipe metálico e terapia de injeção endoscópica *versus* terapia de injeção endoscópica.

	Hemoclip e terapia de injeção endoscópica		Terapia de injeção			Diferença de risco		Diferença de risco
Estudo ou subgrupo	***Eventos***	***Total***	***Eventos***	***Total***	***Peso***	***M-H, Fixo, 95% IC***	***Ano***	***M-H, Fixo, 95% IC***
Chung, 1999	4	42	6	41	30,5%	-0,05 [-0,19, 0,09]	1999	
Shimoda, 2003	3	42	6	42	30,9%	-0,07 [-0,20, 0,06]	2003	
Lo, 2006	2	52	11	53	38,6%	-0,17 [-0,29, -0,05]	2006	
Total (95% IC)		136		136	100,0%	-0,10 [-0,18, -0,03]		
Total de eventos	9		23					

Heterogeneidade: Qui² = 1,89, df = 2 (P = 0,39); I² = 0%

Teste para efeito global: Z = 2,68 (P = 0,007)

–0,2 –0,1 0 0,1 0,2

Hemoclip e terapia de injeção endoscópica | Terapia de injeção

Figura 3.8 Taxas de hemostasia inicial, comparando clipe metálico *versus* clipe metálico e terapia de injeção endoscópica. Este gráfico mostra a ausência de diferença estatística (losango na linha do zero) entre a associação da terapia de injeção endoscópica com o clipe metálico, quando comparado ao clipe metálico como monoterapia.

	Hemoclip		Hemoclip e terapia de injeção endoscópica			Diferença do risco		Diferença do risco
Estudo ou subgrupo	*Eventos*	*Total*	*Eventos*	*Total*	*Peso*	*M-H, Fixo, 95% IC*	*Ano*	*M-H, Fixo, 95% IC*
Chung, 1999	40	41	41	42	35,0%	-0,00 [-0,07, 0,07]	1999	
Shimoda, 2003	42	42	42	42	35,5%	0,00 [-0,05, 0,05]	2003	
Grgov, 2013	32	34	35	36	29,5%	-0,03 [-0,13, -0,06]	2013	
Total (95% IC)		117		120	100,0%	-0,01 [-0,05, -0,03]		
Total de eventos	114		118					

Heterogeneidade: Qui² = 0,43, df = 2 (P = 0,81); I² = 0%
Teste para efeito global: Z = 0,46 (P = 0,65)

Figura 3.9 Taxas de cirurgia de urgência, comparando termocoagulação *versus* terapia de injeção endoscópica. Este gráfico exemplifica os resultados hemostáticos semelhantes entre a termocoagulação e a terapia de injeção endoscópica.

	Coagulação térmica		Terapia de injeção			Diferença do risco		Diferença do risco
Estudo ou subgrupo	*Eventos*	*Total*	*Eventos*	*Total*	*Peso*	*M-H, Fixo, 95% IC*	*Ano*	*M-H, Fixo, 95% IC*
Lin, 1988	0	0	0	0		Não estimado	1988	
Lin, 1990	3	45	2	46	8,7%	0,02 [-0,07, 0,12]	1990	
Laine, 1990	6	31	7	29	5,8%	-0,05 [-0,26, 0,16]	1990	
Sollano, 1991	1	22	1	61	6,2%	0,03 [-0,06, 0,12]	1991	
Penés, 1991	6	65	3	62	12,2%	0,04 [-0,04, 0,13]	1991	
Chung, 1991	14	64	14	68	12,7%	0,01 [-0,13, 0,15]	1991	
Waring, 1991	6	29	2	31	5,8%	0,14 [-0,03, 0,31]	1991	
Choudari, 1992	7	60	7	60	11,5	0,00 [-0,11, 0,11]	1992	
Liach, 1996	2	53	2	51	10,0%	-0,00 [-0,08, 0,07]	1996	
Gralneck, 1997	0	9	1	10	1,8%	-0,10 [-0,34, 0,14]	1997	
Lin, 1999	2	32	5	32	6,1%	-0,09 [-0,24, 0,06]	1999	
Laine, 2002	1	52	2	48	9,6%	-0,02 [-0,09, 0,05]	2002	
Skok, 2004	3	50	4	50	9,6%	-0,02 [-0,12, 0,08]	2004	
Total (95% IC)		512		548	100,0%	0,00 [-0,03, 0,04]		
Total de eventos	51		50					

Heterogeneidade: $Chi^2 = 7,14$, $df = 11$ $(P = 0,79)$; $I^2 = 0\%$

Teste para efeito global: $Z = 0,25$ $(P = 0,80)$

lesão pequena, porém com possibilidade de sangramento muito volumoso, sendo que a aplicação adequada de um clipe metálico ou a ligadura elástica da lesão seja suficiente para o tratamento definitivo da lesão.

O tratamento endoscópico das esofagites, gastrites, duodenites e em algumas situações da Síndrome de Mallory-Weiss é muitas vezes dispensável, por se tratarem de sangramentos de baixa monta e autolimitados. Quando o endoscopista detectar a necessidade da terapia endoscópica, qualquer método pode ser utilizado com grande chance de sucesso, até porque o ressangramento destas etiologias é evento raro.

No caso do sangramento tumoral, o uso da coagulação com plasma de argônio parece ser boa opção terapêutica, uma vez que se trata de sangramento difuso e extenso na maioria dos casos; entretanto, nenhum método endoscópico convencional parece trazer resultados hemostáticos duradouros e uma outra modalidade terapêutica é geralmente necessário (cirurgia, angiografia ou radioterapia hemostática). Ainda neste tema, alguns artigos têm estudado o uso do Hemospray® nestas situações e apresentam resultados promissores. O Hemospray®, ainda sem número de publicações suficientes para revisão sistemática e metanálise, poderia ser mencionado como a mais recente aquisição do arsenal para terapêutica endoscópica. Tem efeito em geral temporário, mas importante como ponte para complementação do tratamento mais efetivo.

Finalmente, a terapêutica da HDA causada pelas lesões de Cameron segue os mesmos princípios do tratamento endoscópico para o sangramento da úlcera péptica.[20]

Cuidados após a endoscopia

Pacientes com achados endoscópicos de estigmas de baixo risco de ressangramento (por exemplo úlceras com base clara ou com hematina, gastrites, duodenites, esofagites ou Síndrome de Mallory-Weiss) podem receber alta hospitalar mais precoce, no caso de ausência de outros fatores de risco, como comorbidades ou alterações laboratoriais significativas. Em pacientes que forma submetidos à terapêutica hemostática endoscópica, admite-se um mínimo de 72 horas de internação hospitalar (após a realização da endoscopia), com jejum por 12 a 24 horas após o tratamento endoscópico.

Quanto à necessidade da realização de uma endoscopia programada para revisão (*second look*), a literatura ainda apresenta respostas conflitantes. As recomendações atuais advogam para a indicação seletiva de uma nova endoscopia, nos casos de alto risco, como em pacientes que dão entrada com instabilidade hemodinâmica, que apresentam sangramento ativo à endoscopia, ou ainda no caso de o endoscopista não sentir confiança plena no tratamento dado na primeira endoscopia. No caso de evidência clínica de ressangramento, uma nova endoscopia deve ser realizada, com benefício de uma nova tentativa de tratamento endoscópico na maioria dos casos. Se ocorrer falha do tratamento endoscópico ou um novo ressangramento, deve-se considerar a realização de angiografia com embolização ou tratamento cirúrgico.

Atualmente, sabe-se que o tratamento precoce da infecção pelo *H. pylori* em pacientes com sangramento causado pela úlcera péptica traz benefício aos pacientes infectados, com diminuição da recidiva hemorrágica. Sendo assim, a infecção pela *H. pylori* deve ser pesquisada sempre que possível, e no caso de pesquisa negativa, ela deve ser repetida ambulatorialmente após a alta hospitalar.

Referências

1. American Society for Gastrointestinal Endoscopy. ASGE Guide line: the role of endoscopy in acute non-variceal upper-GI hemorrhage. Gastrointest Endosc. 2004;60:497-504.
2. Wilcox CM, Alexander LN, Cotsonis G. A prospective characterization of upper gastrointestinal hemorrhage presenting with hematochezia. Am J Gastroenterol. 1997;92:231-5.
3. Yavorski RT, Wong RK, Maydonovitch C, Battin LS, Furnia A, Amundson DE. Analysis of 3,294 cases of upper gastrointestinal bleeding in military medical facilities. Am J Gastroenterol. 1995;90:568-73.
4. Pedroto I, Dinis-Ribeiro M, Ponchon T. Is timely endoscopy the answer for cost-effective management of acute upper gastrointestinal bleeding? Endoscopy. 2012;44:721-2.

5. Blatchford O, Davidson LA, Murray WR, Blatchford M, Pell J. Acute upper gastrointestinal haemorrhage in west of Scotland: Case ascertainment study. BMJ. 1997;315:510-4.
6. Simoens M, Rutgeerts P. Non-variceal upper gastrointestinal bleeding. Best Pract Res Clin Gastroenterol. 2001;15(1):121-33.
7. Jairath V, Barkun AN. Improving outcomes from acute upper gastrointestinal bleeding. Gut. 2012;61(9):1246-9.
8. Rockall TA, Logan RF, Devlin HB, Northfield TC. Incidence of and mortality from acute upper gastrointestinal haemorrhage in the United Kingdom. Steering Committee and members of the National Audit of Acute Upper Gastrointestinal Haemorrhage. BMJ. 1995;311:222-6.
9. Johnson JH. Endoscopic risk factors for bleeding peptic ulcer. Gastrointest Endosc. 1990;36(5):16-20.
10. Bleau BL, Gostout CJ, Sherman KE, Shaw MJ, Harford WV, Keate RF, et al. Recurrent bleeding from peptic ulcer associated with adherent clot: a randomized study comparing endoscopic treatment with medical therapy. Gastrointest Endosc. 2002;56(1):1-6.
11. Norton ID, Petersen BT, Gostout CJ, Sorbi D, Balm RK, et al. Management and long-term prognosis of Dieulafoy lesion. Gastrointestinal Endoscopy. 1999;50:762-7.
12. Barkun AN, Bardou M, Kuipers EJ, Sung J, Hunt RH, Martel M, et al. International consensus recommendations on the management of patients with nonvariceal upper gastrointestinal bleeding. Ann Intern Med. 2010;152(2):101-13.
13. Park WG, Yeh RW, Triadafilopoulos G. Injection therapies for nonvariceal bleeding disorders of the GI tract. Gastrointest Endosc. 2007;66(2):343-54.
14. Cappell MS. Therapeutic endoscopy for acute upper gastrointestinal bleeding. Nat Rev Gastroenterol Hepatol. 2010;7(4):214-29.
15. Laine L, Long GL, Bakos GJ, Vakharia OJ, Cunningham C. Optimizing bipolar electrocoagulation for endoscopic hemostasis: assessment of factors influencing energy delivery and coagulation. Gastrointest Endosc. 2008;67(3):502-8.
16. Al Dhahab H, McNabb-Baltar J, Al-Taweel T, Barkun A. State-of-the-art management of acute bleeding peptic ulcer disease. Saudi J Gastroenterol. 2013;19(5):195-204.
17. Kovacs TO, Jensen DM. Endoscopic therapy for severe ulcer bleeding. Gastrointest Endosc Clin N Am. 2011;21(4):681-96.
18. Gralnek IM, Barkun AN, Bardou M. Management of acute bleeding from a peptic ulcer. N Engl J Med. 2008;359(9):928-37.

19. Baracat F, Moura E, Bernardo W, Pu LZ, Mendonça E, Moura D, et al. Endoscopic hemostasis for peptic ulcer bleeding: systematic review and meta-analyses of randomized controlled trials. Surg Endosc. 2016;30(6):2155-68.
20. Weston AP. Hiatal hernia with cameron ulcers and erosions. Gastrointest Endosc Clin North Am. 1996;6:671-9.

3.2 Tratamento de Varizes de Fundo Gástrico

Maíra Ribeiro de Almeida Lôbo
Dalton Marques Chaves
Diogo Turiani Hourneaux de Moura
Eunice Komo Chiba
Jeane Martins Melo
Sonia Nadia Fylyk

Introdução

Conforme descrito por Sarin, uma das primeiras descrições de varizes gástricas e sua associação com a hipertensão portal foi publicada por Stadelmann, na literatura alemã, em 1913.[1]

Por definição, as varizes gástricas são dilatações venosas submucosas na parede do estômago.[2]

As varizes gastroesofágicas estão presentes em cerca de 50% dos pacientes cirróticos, tendo uma correlação direta entre o grau de disfunção hepática e a presença desses vasos. Usando a escala de gravidade estabelecida por *Child-Pugh* (Tabela 3.5),[3] cerca de 40% dos pacientes *Child A* têm varizes gastroesofágicas, e as mesmas estão presentes em cerca de 85% dos pacientes *Child C*.[4]

Tabela 3.5 Classificação de Child-Pugh.

Pontos	*1*	*2*	*3*
Encefalopatia	Ausente	Graus 1-2	Graus 3-4
Ascite	Ausente	Fácil controle	Refratária
Bilirrubinas (mg/dL)	< 2	2-3	> 3
Albumina (g/dL)	> 3,5	2,8-3,5	< 2,8
INR	< 1,7	1,7-2,3	> 2,3
	A = 5-6 pontos	B = 7-9 pontos	C = 10-15 pontos

As varizes gástricas são menos comuns do que as varizes esofágicas, e estão presentes em cerca de 20% dos pacientes com hipertensão portal.[5] Essas podem aparecer isoladamente ou em associação com varizes de esôfago.[6] São divididas em primárias, quando surgem em pacientes sem tratamento prévio de varizes de esôfago, ou secundárias, quando aparecem após o tratamento destas. As varizes gástricas podem se desenvolver em pacientes com hipertensão portal cirrótica ou segmentar, como na trombose na veia esplênica.

São divididas em varizes de cárdia ou de fundo, sendo as primeiras continuação das varizes de esôfago.

Vários autores propuseram formas para classificar endoscopicamente as varizes gástricas baseadas na sua localização, tamanho e características endoscópicas.

A classificação mais utilizada foi a proposta por Sarin *et al.*,[7] dividindo as varizes em gastroesofágicas (GOV) e gástricas isoladas (IGV) (Figura 3.10).

Figura 3.10 Classificação endoscópica de Sarin para varizes gástricas: GOV1, varizes gastroesofágicas do tipo 1. GOV2, varizes gastroesofágicas do tipo 2. IGV1, varizes isoladas de fundo gástrico. IGV2, varizes ectópicas.

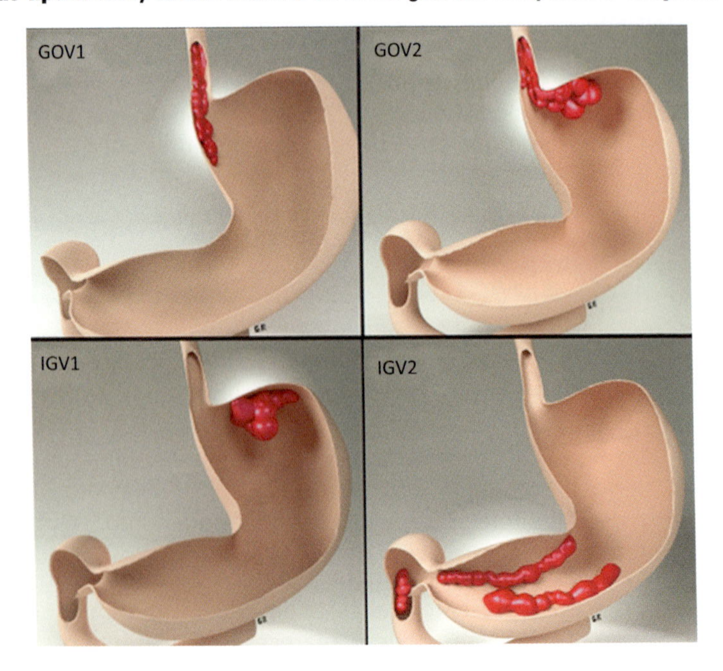

Varizes gastroesofágicas são as varizes que se estendem através da junção gastroesofágica e são associadas a varizes esofágicas. Já as varizes gástricas isoladas, aparecem na ausência de varizes esofágicas (Tabela 3.6).

Tabela 3.6 Classificação de Sarin para varizes gástricas.

Varizes gastroesofágicas (GOV)	*Varizes gástricas isoladas (IGV)*
GOV1: Aparecem como continuação das varizes esofágicas, se estendendo de 2 a 5 cm além da junção gastroesofágica, pela pequena curvatura gástrica. Geralmente são mais finas.	**IGV1:** Varizes isoladas que se localizam no fundo gástrico.
GOV2: Essas varizes se estendem através da junção gastroesofágica para o fundo gástrico. Têm aparência mais longa, tortuosa e nodular.	**IGV2:** São as varizes que se localizam em qualquer outro lugar do estômago, como no antro, corpo ou piloro. Também podem ser denominadas varizes ectópicas.

As varizes gástricas do tipo GOV1 são as mais frequentes, correspondendo a 74% de todas as varizes gástricas, seguidas pelas do tipo GOV2, com 16%, IGV1, com 8%, e por último as do tipo IGV2, com apenas 2% dos casos.[7]

A ruptura de varizes gástricas é responsável por cerca de 10% a 36% de todos os sangramentos varicosos.[8, 9]

A história natural dessas varizes é pouco estudada, mas, em um estudo com 132 pacientes com varizes gástricas, o risco de sangramento foi estimado em 16%, 36% e 44% em 1 ano, 3 anos e 5 anos, respectivamente.[10]

Segundo Sarin *et al.*[1] as varizes do tipo IGV1 e GOV2 sangram com maior frequência e os sangramentos são mais volumosos (78% e 54%, respectivamente), comparado aos outros tipos de varizes gástricas.

A presença de sinais da cor vermelha, o tamanho maior que 5 mm e a maior pontuação na classificação de *Child-Pugh* foram definidos como preditores independentes de sangramento.[10] Outros preditores de sangramento de varizes gástricas incluem a localização da variz, a presença de carcinoma hepatocelular e de gastropatia hipertensiva.[4]

As varizes gástricas sangram com menor frequência que as varizes de esôfago, entretanto os sangramentos são mais graves, mais difíceis de serem tratados e têm maior risco de ressangramento, que pode variar de 34% a 89%. [11]

Tratamento endoscópico

A abordagem inicial do paciente com varizes gástricas sangrantes é igual àquele com varizes esofágicas: antibiótico profilático, reposição volêmica cuidadosa e a precoce utilização de drogas vasoativas.

Dentre as opções de tratamento, podemos citar os cirúrgicos, os radiológicos, os endoscópicos e o uso de balões.

A terapia endoscópica é o tratamento padrão-ouro para as hemorragias varicosas de acordo com os consensos de Baveno IV e V.[12, 13]

Dentre os métodos de tratamento endoscópico, já foram descritas várias técnicas: escleroterapia com Ethamolin, álcool ou cola de fibrina; injeção de cianoacrilato; métodos mecânicos de oclusão como a ligadura elástica, clipes metálicos e *loops*; e mais recentemente o uso de molas aplicadas por ecoendoscopia.

As varizes do tipo GOV1 geralmente são tratadas como as varizes de esôfago, com o uso de bandas elásticas preferencialmente.

A injeção de esclerosantes não se mostra eficaz no manejo dessas varizes, pois está associada a alta incidência de complicações, incluindo ulcerações, perfurações e altas taxas de ressangramento que variam de 37% a 89%.[7]

A ligadura elástica é um excelente método no tratamento de varizes esofágicas, porém seus resultados não são favoráveis no tratamento de varizes gástricas de fundo. Por serem maiores e se localizarem na camada submucosa, a sucção da variz para dentro do dispositivo é dificultada. Além disso, o sangramento decorrente de úlceras pós-ligadura pode ser fatal.[4]

O uso de alças (*loops*) para a ligadura de grandes varizes gástricas parece reduzir o risco de ressangramento, porém poucos dados estão disponíveis sobre este método, de forma que o seu uso ainda não é rotineiramente recomendado.[3, 14]

A descrição inicial da injeção de N-butyl-2-cianoacrilato feita por Sohendra, em 1986, é um marco importante no manejo das varizes gástricas sangrantes, atingindo índices de 90% a 100% de hemostasia, com taxas de ressangramento variando de 0 a 30%.[15,16]

Um dos efeitos adversos mais graves e temidos da injeção de cianoacrilato é a embolização sistêmica.[17] Pequenas embolizações geralmente são assintomáticas ou podem se apresentar com tosse, taquicardia ou dor torácica. Ocasionalmente, há o aparecimento de dispneia e queda da saturação durante o procedimento, podendo durar algumas horas. Embolias maciças são catastróficas e podem causar instabilidade hemodinâmica após a injeção, com falência cardíaca direita e morte ainda durante o exame.

Dentre os fatores associados a um maior risco de embolização, podemos citar a diluição excessiva do cianoacrilato com lipiodol, a injeção muito rápida da solução, o uso de um volume grande de cola em uma única injeção e a presença de varizes do tipo IGV1, pois as mesmas têm um fluxo sanguíneo rápido, podendo ocasionar a migração da cola antes da sua solidificação.

Novas técnicas vêm sendo realizadas no intuito de aperfeiçoar o tratamento dessas varizes, como uso do ultrassom endoscópico (USE), que permite a injeção precisa do cianoacrilato na luz do vaso. Além disso, com o uso do Doppler, é possível avaliar a diminuição do fluxo sanguíneo no vaso, confirmar a sua obliteração e avaliar recorrências.[18,19]

Mesmo com a injeção ecoguiada de cianoacrilato no tratamento das varizes gástricas, ainda existe o risco de embolização do polímero, principalmente pela alta prevalência de *shunts* portossistêmicos (PSS), presentes em até 60% dos pacientes com varizes gástricas.[20]

Diante desse risco, alguns endoscopistas vêm estudando a injeção ecoguiada de molas no tratamento das varizes gástricas. Essas molas, já utilizadas na terapia endovascular, são formadas por fibras sintéticas ligadas a um fio metálico, que, quando liberadas na luz do vaso, adquirem a forma de mola (Figura 3.11).

Evidência na literatura

Binmoeller *et al.*, em 2011,[21] descreveram pela primeira vez o tratamento ecoguiado combinado com mola e cianoacrilato com o intuito de que as molas de fibras sintéticas retivessem a cola, diminuindo o risco de migração, além de tornar necessário menor volume de cianoacrilato.

Figura 3.11 Imagem ilustrando o aspecto da mola utilizada no tratamento ecoguiado das varizes gástricas.

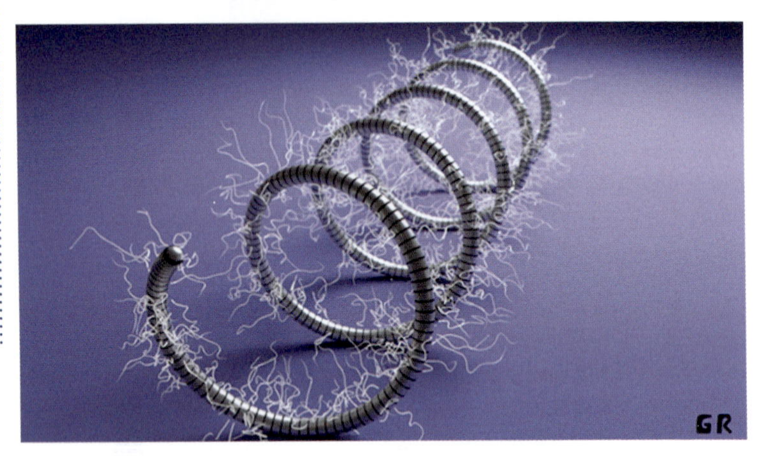

Um estudo randomizado comparando a injeção ecoguiada de mola e cianoacrilato com a injeção convencional de cianoacrilato foi realizado em nosso serviço. Foram avaliados 32 pacientes com varizes gástricas pseudotumorais do tipo GOV2 ou IGV1, em profilaxia primária ou secundária.

O tratamento ecoguiado combinado com mola e cianoacrilato (Figura 3.12) e o tratamento apenas com cianoacrilato, obedeceram às seguintes técnicas:

Técnica do tratamento de varizes gástricas com mola e cianoacrilato:

» Avaliação do aspecto ecoendoscópico da variz gástrica e definição da maior loja da variz para introdução da mola;
» Determinação da melhor via de acesso para realização da punção ecoguiada;
» Introdução da agulha de punção de 19G no canal de trabalho do ecoendoscópio e punção da variz;
» Injeção de água destilada pela agulha até exteriorizar no interior da variz para certificação de que a agulha estava na luz da variz;

Figura 3.12 Imagem endoscópica da variz.

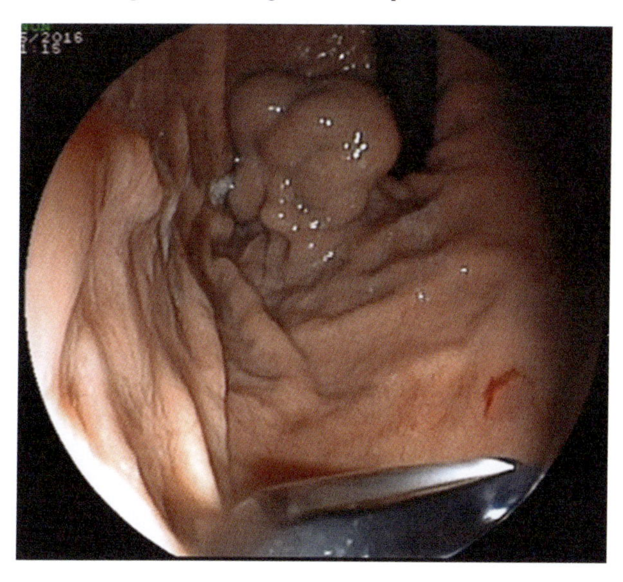

- Introdução da mola no canal da agulha e liberação da mesma com auxílio do fio-guia da agulha até exteriorização da mola (10 mm × 20 cm) no interior da variz;
- Retirada do guia de dentro da agulha;
- Injeção de 2 mL de água destilada no canal da agulha;
- Injeção da solução de cianoacrilato e lipiodol na proporção de 1:1, no interior da agulha;
- Injeção de 2 mL de água destilada em 30 segundos, seguido de retirada da agulha com infusão contínua de água destilada;
- Avaliação do fluxo pós-tratamento com o uso do Doppler.

Técnica do tratamento de varizes gástricas apenas com cianoacrilato:

- Diluição do N-butyl-2-cianoacrilato (Histoacryl®) com lipiodol na proporção de 1:1 (0,5 mL de cianoacrilato + 0,5 mL de lipiodol) em uma seringa de 3 mL;
- Lubrificação da lente do gastroscópio com jato de silicone;

Figura 3.13 Técnica da injeção ecoguiada de mola com cianoacrilato. (A) Imagem ecoendoscópica da variz sem Doppler. (B) Imagem ecoendoscópica da variz com Doppler colorido. (C) Punção ecoguiada da variz com liberação da mola. (D) Imagem ecoendoscópica pós-tratamento imediato, evidenciando trombose imediata.

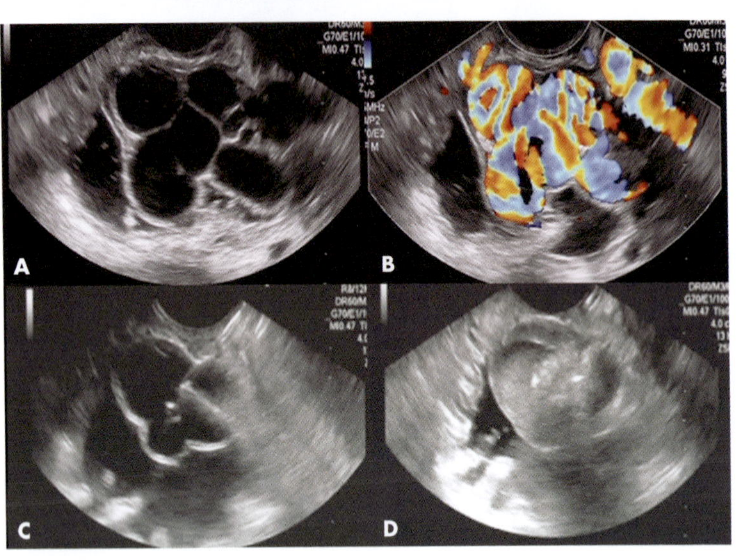

- Preenchimento do cateter de esclerose com água destilada;
- Punção da variz com agulha de esclerose de 23G;
- Injeção 2 mL de água destilada para confirmação da agulha dentro do vaso;
- Injeção da solução de cianoacrilato de forma lenta;
- Injeção contínua e rápida de água destilada seguida de remoção lenta da agulha, mantendo fluxo de água destilada até exteriorização da agulha;
- Recolhimento da agulha e compressão da variz com o cateter de esclerose para avaliação do endurecimento da mesma;
- Injeção de novas ampolas de cianoacrilato até o endurecimento total da variz. Para cada punção, apenas uma ampola de cianoacrilato foi injetada;
- Após o tratamento com cianoacrilato, nova ecoendoscopia foi realizada para avaliar o fluxo no vaso tratado.

Resultados do estudo

No estudo randomizado realizado em nosso serviço, observou-se:

- Seguimento médio de 9,9 meses (1 a 26 meses);
- A maior parte dos pacientes apresentou trombose do vaso tratado após um mês do tratamento, sendo que menos da metade deles havia apresentado redução total do fluxo imediatamente após o procedimento, o que demonstra um efeito tardio em relação a trombose no vaso tratado;
- Cerca de 25% dos pacientes nos dois grupos necessitaram de uma segunda sessão de tratamento;
- Ao final do 4º mês, todos os pacientes tratados através da técnica ecoguiada combinada tinham erradicado a variz, esse número foi um pouco menor (92,3%) no grupo tratado por meio da técnica convencional;
- O volume de cianoacrilato necessário para erradicar o vaso foi significantemente maior no grupo tratado apenas com a cola;
- Com relação às complicações, não houve diferença estatisticamente significante em relação à embolia pulmonar assintomática;
- O maior tamanho da variz gástrica se mostrou um fator de risco para essa complicação;
- Ocorreram dois óbitos no grupo submetido ao tratamento convencional, um decorrente de hemorragia digestiva alta e outro por sepse de foco indeterminado.

Portanto, o tratamento ecoguiado combinado apresentou segurança e eficácia semelhantes ao tratamento convencional, porém com custo significantemente maior. Não foi realizada uma revisão sistemática do nosso serviço com este tema.

Referências

1. Sarin SK, Agarwal SR. Gastric varices and portal hypertensive gastropathy. Clin Liver Dis. 2001:727-67.
2. Saad WEA. Vascular anatomy and the morphologic and hemodynamic classifications of gastric varices and spontaneous portosystemic shunts relevant to the brto procedure. Tech Vasc Interv Radiol. 2013;16(2):60-100.

3. Pough RN, Murray-Lyon IM, Dawson JL, Pietroni MC, Williams R. Transection of the oesophagus for bleeding oesophageal varices. Br J Surg. 1973;60:646-9.
4. Sarin SK, Kumar A. Endoscopic Treatment of Gastric Varices. Clin Liver Dis. 2014;18(4):809-27.
5. Weilert F, Binmoeller KF. Endoscopic management of gastric variceal bleeding. Gastroenterol Clin N Am. 2014:807-18.
6. Levy MJ, Wong Kee Song LM. EUS-guided angiotherapy for gastric varices: Coil, glue, and sticky issues. Gastrointest Endosc. 2013;78(5):722-5.
7. Sarin SK, Lahoti D, Saxena SP, Murthy NS, Makwana UK. Prevalence, classification and natural history of gastric varices: a long-term follow-up study in 568 portal hypertension patients. Hepatology. 1992;16(6):1343-9.
8. Cameron R, Binmoeller KF. Cyanoacrylate applications in the GI tract. Gastrointest Endosc. 2013;77(6):846-57.
9. El Sayed G, Tarff S, O'Beirne J, Wrigth G. Endoscopy management algorithms: role of cyanoacrylate glue injection and self-expanding metal stents in acute variceal haemorrhage. Gastroenterology. 2015;6:208-16.
10. Kim T, Shijo H, Kokawa H, Tokumitsu H, Kubara K, Ota K. Risk factors for hemorrhage from gastric fundal varices. Hepatology. 1997;25(2):307-12.
11. Martins FP, Macedo EP, Paulo GA, Nakao F, Ardengh JC, Ferrari A. Endoscopic follow-up cyanoacrylate obliteration of gastric varices. Arq Gastroenterol. 2009;46:81-4.
12. de Franchis R. Revising consensus in portal hypertension: Report of the Baveno v Consensus Workshop on methodology of diagnosis and therapy in Portal Hypertension. J Hepatol. 2011;54(5):1082-3.
13. de Franchis R. Evolving Consensus in Portal Hypertension. Report of the Baveno IV Consensus Workshop on methodology of diagnosis and therapy in portal hypertension. J Hepatol. 2005:167-76.
14. Sarin SK. Long-term follow-up of gastric variceal sclerotherapy: an eleven-year experience. Gastrointest Endosc. 1997;46(1):8-14.
15. Sohendra N, Grimm HNV. N-butyl-2-cyanocrylate: a supplement to endoscopic sclerotherapy. Endoscopy. 1986;19:221-4.
16. Greenwald BD, Caldwell SH, Hespenheide EE, Patrie JT, Williams J, Binmoeller KF, et al. N-2-butyl-cyanoacrylate for bleeding gastric varices: a United States pilot study and cost analysis. Am J Gastroeterol. 2003;98:1982-8.

17. Seewald S, Leong T, Imazu H, Naga M, Omar S, Groth S, et al. A standardized injection technique and regimen ensures success and safety of N-butyl-2-cyanoacrylate injection for the treatment of gastric fundal varices. Gastrointest Endosc. 2008:447-54.

18. Binmoeller KF, Sendino O KS. Endoscopic ultrasound-guided intravascular therapy. J Hepatobiliary Pancreat Sci. 2015;22:44-50.

19. Hammoud GM, Ibdah JA. Utility of endoscopic ultrasound in patients with portal hypertension. World J Gastroenterol. 2014;20(39):14230.

20. Mishra SR, Sharma BC, Kumar A, Sarin SK. Primary prophylaxis of gastric variceal bleeding comparing cyanoacrylate injection and beta-blockers: A randomized controlled trial. J Hepatol. 2011;54(6):1161-7.

21. Binmoeller KF, Weilert F, Shah JN, Kim J. EUS-guided transesophageal treatment of gastric fundal varices with combined coiling and cyanoacrylate glue injection (with videos). Gastrointest Endosc. 2011;74(5):1019-25.

Parte 3

Terapêutica Endoscópica de Afecções Benignas

Capítulo 4

• • • • • • • • •

Abordagem Endoscópica das Doenças Motoras do Trato Gastrointestinal

4.1 Divertículo de Zenker: Abordagem Endoscópica e Cirúrgica

Débora Vieira Albers
Rodrigo Silva de Paula Rocha
Edson Ide
Christiano Makoto Sakai
Paulo Sakai

Introdução

O divertículo de Zenker (DZ) ou divertículo faringoesofágico (DFE) é uma protusão da mucosa e da submucosa na parede posterior da transição da hipofaringe para o esôfago, numa área de fragilidade denominada triângulo de Killian, situada entre o músculo constritor inferior da faringe e as fibras superiores do músculo cricofaríngeo.[1]

A primeira descrição data de 1767, pelo cirurgião britânico Abraham Ludlow, com o relato de um caso de disfagia devido a uma bolsa na faringe. O termo "divertículo de Zenker" somente foi estabelecido após revisão da literatura feita pelos alemães Friederich Albert Zenker e Hugo Wilhelm von Ziemssen.[2]

A primeira resseção cirúrgica, com sucesso, foi realizada em 1886 pelo cirurgião irlandês William Ireland de Courcy Wheeler e logo se tornou o tratamento padrão do divertículo faringoesofágico. A descrição anatômica precisa da localização do divertículo faringoesofágico somente foi realizada em 1908 pelo laringologista alemão Gustav Killian.[2]

O primeiro tratamento endoscópico foi realizado somente em 1916, por Mosher, utilizando um endoscópio rígido. Porém, devido às complicações graves, a técnica foi abandonada e só reintroduzida nos anos de 1960, por Dohlman e Matton, com adaptação de um endoscópio rígido bilabiado, denominado de diverticuloscópio.[3,4]

Fundamentados pela técnica endoscópica rígida, Sakai P. e Ishioka S., em 1982, realizaram a primeira secção com corrente elétrica do septo do diverticular utilizando um fibroscópio, a qual foi denominada de diverticulotomia.

As primeiras publicações em 1995 demonstraram a viabilidade e a segurança da realização da diverticulotomia através da endoscopia flexível.[5,6] Atualmente, o tratamento endoscópico é comparável ao operatório e é considerado opção nos pacientes com alto risco cirúrgico (Figura 4.6).

Epidemiologia

O DZ tem baixa prevalência, estimada entre 0,01% e 0,10%, no entanto, é o principal divertículo da faringe e do esôfago. Representa cerca de 63,1% do total, enquanto os demais, megaesofágicos e epifrênicos, representam 16,5% e 20,4%, respectivamente.[7] É um divertículo adquirido, que ocorre geralmente em pacientes de meia-idade e idosos, principalmente entre a 7ª e a 8ª décadas de vida.[8]

Figura 4.1 Representação do divertículo de Zenker e do tratamento endoscópico. Nota-se a protusão por entre o músculo cricofaríngeo e o músculo constritor da faringe.

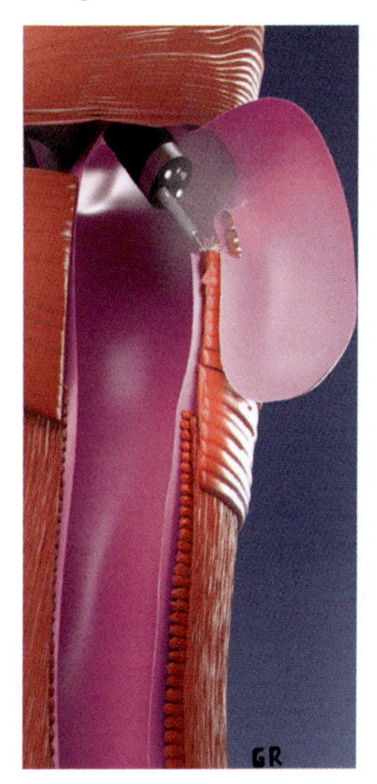

Fonte: Ilustração pelo Dr. Gustavo Rodela.

Fisiopatologia

A fisiopatologia persiste incerta, mas trata-se de um divertículo de pulsão. Com o envelhecimento, a substituição do tecido muscular da região por fibroadipose e a diminuição da complacência do esfíncter esofágico superior (músculo cricofaríngeo), ocasionam a dificuldade de clareamento do bolo alimentar. Consequentemente, ocorre elevação da pressão intraluminal, que se traduz na protrusão da mucosa e da submucosa pela parede posterior da hipofaringe, pelo triângulo de Killian, resultando na formação do divertículo e no aumento progressivo de suas dimensões.[9,10]

O divertículo herniado é separado da luz por um septo composto por mucosa, submucosa, tecido fibroso e fibras musculares do cricofaríngeo.[9,10] As dimensões dessa estrutura e o seu conteúdo (geralmente estase alimentar) é que provocam os sintomas manifestados pelo doente.

O principal diferencial do DZ, com fisiopatologia semelhante (também um divertículo de pulsão), é o divertículo de Killian-Jamieson (DKJ), o qual origina-se na área de mesmo nome. A área de Killian-Jamieson é também considerada uma região de fragilidade e situa-se entre a parede anterolateral do esôfago cervical, o músculo cricofaríngeo e o músculo longitudinal do esôfago.[10,11]

Aspectos clínicos

A sintomatologia provocada pelo DZ é variável e pode impactar na deglutição e no nível nutricional do paciente. Complicações importantes decorrentes da complexidade de estruturas localizadas nas proximidades da região afetada podem ocorrer, principalmente as respiratórias.[12]

Alguns sintomas são pouco específicos, como desconforto, sensação de corpo estranho e/ou de secreção na hipofaringe, referidos na fase inicial, quando o divertículo é pequeno. Na medida em que cresce, as queixas se tornam exuberantes, e até mesmo abaulamento cervical pode ser evidenciado. Ruídos à deglutição, regurgitações, tosse e disfagia alta, são decorrentes da compressão do esôfago cervical pela retenção alimentar no saco diverticular. A dificuldade progressiva de deglutição provoca emagrecimento e desnutrição crônica.[13]

Regurgitações podem provocar aspirações, bronquites, bronquiectasias e até abscessos pulmonares, os quais são associados à evolução e progressão do tamanho do DZ.[14]

Diagnóstico

O diagnóstico pode ser suspeitado pelas manifestações clínicas do doente ou realizado de forma incidental em exame endoscópico ou radiológico. O exame radiológico (radiografia contrastada do esôfago, estômago e duodeno) é fundamental para evidenciar as características do DZ, e o exame endoscópico, para avaliação do conteúdo do saco herniado e da superfície mucosa. Além disso, o método permite a realização de biópsias caso haja necessidade de diferenciação entre processo inflamatório e neoplasia maligna.[10,13]

A realização do exame endoscópico, na presença do DZ, pode ser desafiadora, pois a alteração da anatomia local proporciona dificuldade e resistência à passagem do aparelho para o esôfago, havendo o risco de perfuração inadvertida em caso de manobras intempestivas.[10]

Figura 4.2 Radiografia contrastada evidenciando retenção de contraste em estrutura sacular na topografia da hipofaringe e esôfago proximal, correspondente ao divertículo de Zenker.

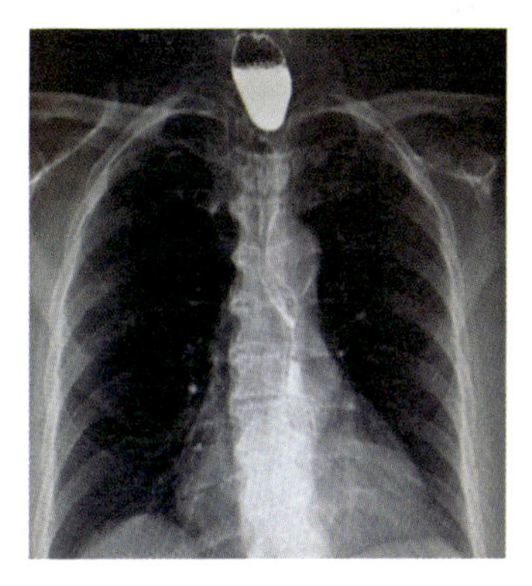

Figura 4.3 Endoscopia digestiva alta evidenciando divertículo de Zenker (esôfago à direita e óstio diverticular à esquerda, com septo ao centro).

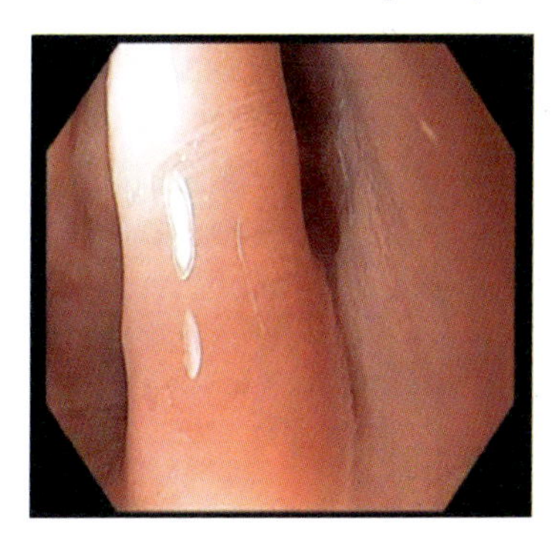

Classificação

A classificação do estágio da doença é feita com base em critérios radiológicos. A primeira classificação foi proposta por Brombart e Monges (1964), baseada no eixo de orientação do divertículo, na sua extensão e na relação com as estruturas adjacentes (Tabela 4.1).[15]

Tabela 4.1 Classificação de divertículo de Zenker por Brombart e Monges, 1964.

Estágio	Aspectos
I	Eixo longitudinal 2-3 cm, visível durante a fase de contração do EES Divertículo em espinho
II	Eixo longitudinal visível durante a contração do EES Divertículo em taco
III	Eixo de orientação caudal maior que 10 mm Divertículo sacular
IV	Compressão do esôfago (deslocado ventralmente)

A classificação mais utilizada na atualidade, por sua simplicidade e orientação de modalidade de tratamento, é a elaborada por Morton e Batley (1993), que se baseia no comprimento do divertículo pelo esôfago (deglutograma) (Tabela 4.2).[14]

Tabela 4.2 Classificação de divertículo de Zenker por Morton e Bartley, 1993.

Classificação	Extensão
Pequeno	< 2 cm
Médio	2-4 cm
Grande	> 4 cm

Tratamento

Indicações e contraindicações

O tratamento do DZ é indicado para os pacientes sintomáticos, independentemente do tamanho do divertículo, podendo ser cirúrgico (tratamento de escolha) ou endoscópico. O procedimento visa o alívio dos sintomas e a prevenção das complicações respiratórias, sendo assim, não está indicado para pacientes assintomáticos.[10,16]

Tratamento cirúrgico

O tratamento cirúrgico é efetivo em 90% dos casos, no entanto, apresenta índice de morbidade entre 10% e 12% e mortalidade de 2% a 5%, principalmente pelas condições clínicas dos pacientes portadores dessa afecção. Dentre as técnicas cirúrgicas, incluem-se a miotomia isolada do cricofaríngeo ou a sua associação com o tratamento do saco diverticular (ressecção, inversão ou pexia). Atualmente, está melhor indicado em divertículos grandes ou pacientes jovens ou com boas condições clínicas.[10,12,13]

Tratamento endoscópico rígido

O tratamento endoscópico rígido é efetivo em cerca de 95% dos casos e possui taxas de recidiva de 5% e de mortalidade de 3%. Utiliza variações da técnica de Dohlman e Mattson, empregando espéculos esofágicos e fazendo a secção do septo com corrente elétrica.[9,16]

Tratamento endoscópico flexível

O tratamento endoscópico flexível envolve a utilização dos endoscópios providos dessa característica e objetiva o alívio da disfagia, o principal dos sintomas dos portadores de DZ. Apresenta taxa de 96% de efetividade (alívio da disfagia) e morbidade de 1,5%. A recidiva, no entanto, é maior, estando em torno de 8,5% e sendo considerado o maior fator contrário a técnica. A secção do septo pode ser realizada utilizando-se corrente elétrica (*needle knife* ou *hook-knife*, coagulação por plasma de argônio ou bisturi harmônico. Descreve-se, a seguir, a técnica realizada no Serviço de Endoscopia Gastrointestinal do HC-FMUSP (Figura 4.4).[4,10]

Técnica assistida por diverticuloscópio flexível[10]

O paciente pode ser posicionado em decúbito lateral esquerdo ou decúbito dorsal, o qual melhora a exposição do septo. O endoscópio é introduzido, identifica-se a luz do divertículo e o lúmen do esôfago, e o conteúdo do divertículo aspirado, o que possibilita a avaliação da extensão e as características da mucosa e do septo fibroso.

Na sequência, o aparelho é removido e é acoplado o diverticuloscópio flexível (*overtube* adaptado), o qual possui a extremidade

Figura 4.4 Sequência da miotomia endoscópica do divertículo de Zenker assistida por diverticuloscópio flexível. (A) Identificação do septo após alocação do diverticuloscópio. (B) Secção do septo com *needle knife*. (C) Secção realizada até cerca de 0,5 cm acima do fundo do divertículo. (D) Aplicação de hemoclipe para prevenção de perfuração.

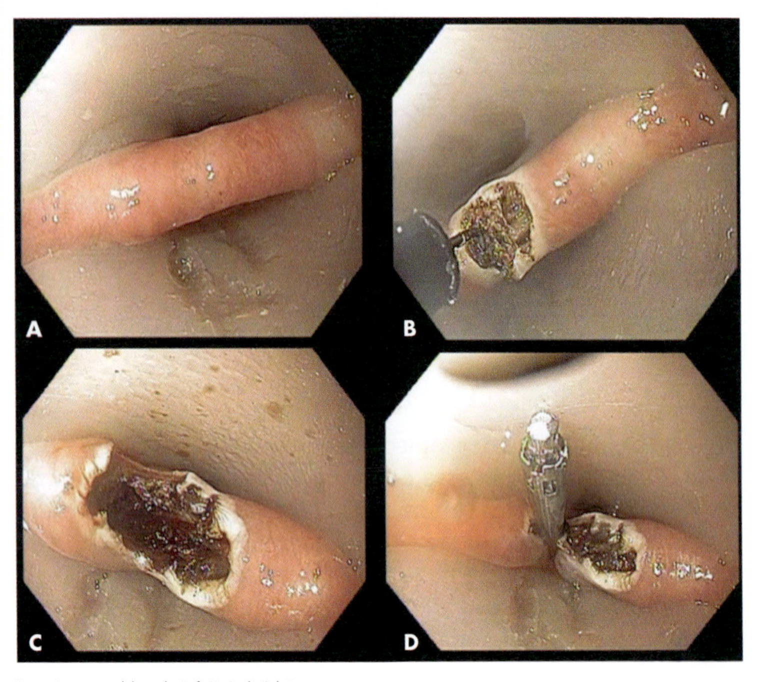

Fonte: Imagens cedidas pelo Prof. Dr. Paulo Sakai.

bilabiada um mais curto para ser introduzido na luz do divertículo e outro mais longo para ser introduzido no lúmen do esôfago. Dessa forma, o septo vai se apresentar isolado e as paredes ficam protegidas. Caso não se tenha disponível o diverticuloscópio, podem ser empregadas sondas nasoenterais para identificação do esôfago e pequenos cilindros transparentes e curtos *caps* para melhor exposição.

A secção do septo é realizada no ponto médio e pode ser feita com diferentes acessórios. A preferência do serviço é pela utilização do *needle knife*, apesar de experiência prévia com outras técnicas (inclusive com bisturi harmônico). A miotomia é feita até o fundo do divertículo, englobando-se todas as fibras musculares visíveis do cricofaríngeo. Aprofundar-se demais pode levar à perfuração para o mediastino e a secção incompleta pode levar à recidiva dos sintomas.

A finalização do procedimento é feita pela aplicação de hemoclipes no ápice da secção como prevenção da perfuração e proporcionando possibilidade de realimentação precoce e a dispensa e sonda nasogástrica. No entanto, alguns serviços optam por não fazê-lo, visto o desconforto que os hemoclipes podem causar nessa localização.

Evidência na literatura

Conforme as últimas evidências científicas sobre o tratamento do DZ, inclusive contando com recente metanálise realizada pelo Serviço de Endoscopia Gastrointestinal do Hospital das Clínicas da FMUSP, a terapêutica endoscópica mostra-se vantajosa em relação à abordagem cirúrgica.[17]

A metanálise incluiu 13 estudos retrospectivos (total de 596 pacientes) que compararam as abordagens endoscópica (diverticulotomia com eletrocautério, grampeador, laser de CO_2 e bisturi harmônico) e cirúrgica (miotomia do cricofaríngeo e suspensão da bolsa, miotomia do cricofaríngeo e inversão da bolsa, miotomia do cricofaríngeo e ressecção da bolsa, miotomia do cricofaríngeo isolada, procedimento de Dolman e resseção isolada da bolsa).

Apesar de nem todos os estudos apresentarem todos os desfechos, foi possível a realização de metanálise a respeito dos seguintes fatores: duração do procedimento, duração da hospitalização, taxa de recorrência, intervalo para introdução da dieta e taxas de complicação. Mesmo considerando o possível viés de seleção dos sujeitos (pacientes mais graves serem selecionados para o tratamento endoscópico), a maioria das análises foi favorável à abordagem endoscópica.

As principais vantagens observadas no tratamento endoscópico foram: menores tempos de procedimento [RD -78 (min), $p < 0,01$] (Figura 4.5) e hospitalização [RD -3,72 (dias), $p < 0,01$] (Figura 4.6), menor prevalência de eventos adversos (RD -6%, $p < 0,02$) (Figura 4.7) e reintrodução precoce de dieta [RD -3,35 (dias),

Figura 4.5 *Forest plot* da duração do procedimento comparando-se as abordagens endoscópica e cirúrgica.

	Endoscopia			Cirurgia				Diferença média		Diferença média
Estudo ou subgrupo	***Média***	***SD***	***Total***	***Média***	***SD***	***Total***	***Peso***	***IV, fixo, 95% IC***	***Ano***	***IV, fixo, 95% IC***
Smitch SR, 2002	25,5	1,578	8	87,6	35,1	8	26,7%	-62,10 [-86,45, -37,75]	2002	
Brace M, 2010	19,5	6,47	10	110,8	59,61	8	9,2%	-91,30 [-132,80, -49,80]	2010	
Seth R, 2014	48,3	20,7	24	131,1	37,9	31	64,1%	-82,80 [-98,50, -67,10]	2014	
Total (95% IC)			42			47	100,0%	-78,06 [-90,63, -65,48]		

Heterogeneidade: $Chi^2 = 2,39$, df = 2 (P = 0,30); $I^2 = 16\%$

Teste para efeito global: Z = 12,17 ($P < 0,00001$)

Figura 4.6 ***Forest plot*** **da duração da hospitalização comparando-se as abordagens endoscópica e cirúrgica.**

	Endoscopia			Cirurgia				Diferença do risco		Diferença do risco
Estudo ou subgrupo	***Eventos***	***SD***	***Total***	***Média***	***SD***	***Total***	***Peso***	***IV, fixo, 95% IC***	***Ano***	***IV, fixo, 95% IC***
Smith SR, 2002	1,3	0,59	8	5,2	1,03	8	88%	-3,90 [-4,72, -3,08]	2002	
Brace M, 2010	2,3	2,83	10	4,71	1,98	8	12%	-2,41 [-4,64, -0,18]	2010	
Total (95% IC)			18			16	100,0%	-3,72 [-4,49, -2,95]		

Heterogeneidade: $Chi^2 = 1,51$, df = 1 (P = 0,22); $I^2 = 34\%$

Teste para efeito global: Z = 9,45 ($P < 0,00001$)

Figura 4.7 ***Forest plot*** **da taxa de complicações comparando-se as abordagens endoscópica e cirúrgica.**

	Endoscopia		Cirurgia			Diferença do risco		Diferença do risco
Estudo ou subgrupo	*Eventos*	*Total*	*Eventos*	*Total*	*Peso*	*M-H, fixo, 95% IC*	*Ano*	*M-H, fixo, 95% IC*
S van Eeden R, 1999	3	17	7	17	6,0%	-0,24 [-0,53, 0,06]	1999	
Sydow BD, 2001	0	3	3	13	1,7%	-0,23 [-0,63, 0,16]	2001	
Gutschow CA, 2002	3	86	5	98	32,2%	-0,02 [-0,07, 0,04]	2002	
Smith SR, 2002	1	8	0	8	2,8%	0,13 [-0,16, 0,41]	2002	
Safdar A, 2004	1	10	3	9	3,3%	-0,23 [-0,59, 0,13]	2004	
Wirth D, 2006	3	23	4	24	8,3%	-0,04 [-0,24, 0,17]	2006	
Porcuna DV, 2009	0	6	2	10	2,6%	-0,20 [-0,51, 0,11]	2009	
Brace M, 2010	1	10	0	8	3,1%	0,10 [-0,15, 0,35]	2010	
Koch M, 2011	9	101	14	54	24,8%	-0,17 [-0,30, -0,04]	2011	
Henry MACA, 2012	0	12	4	24	5,6%	-0,17 [-0,35, 0,02]	2012	
Seth R, 2014	7	24	2	31	9,5%	0,23 [0,03, 0,43]	2014	
Total (95% IC)		300		296	100,0%	-0,06 [0,12, 0,01]		
Total de eventos	28		44					

Heterogeneidade: $Chi^2 = 21,20$, df = 10 (P = 0,02); $I^2 = 53\%$

Teste para efeito global: Z = 2,26 (P = 0,02)

Figura 4.8 ***Forest plot*** **do intervalo de reintrodução da dieta comparando-se as abordagens endoscópica e cirúrgica.**

	Endoscopia			Cirurgia				Diferença média		Diferença média
Estudo ou subgrupo	*Média*	*SD*	*Total*	*Média*	*SD*	*Total*	*Peso*	*IV, fixo, 95% IC*	*Ano*	*IV, fixo, 95% IC*
Smith SR, 2002	0,8	0,26	8	5,1	1,25	8	72,0%	-4,30 [-5,18, -3,42]	2002	
Brace M, 2010	1,1	1,52	10	2	1,53	8	28,0%	-0,90 [-2,32, 0,52]	2010	
Total (95% IC)			18			16	100,0%	-3,35 [-4,10, -2,60]		

Heterogeneidade: $Chi^2 = 15,89$, $df = 1$ ($P < 0,00001$); $I^2 = 94\%$

Teste para efeito global: $Z = 8,74$ ($P < 0,00001$)

Figura 4.9 ***Forest plot*** **da taxa de recorrência comparando-se as abordagens endoscópica e cirúrgica.**

	Endoscopia		Cirurgia			Diferença do risco	
Estudo ou subgrupo	*Eventos*	*Total*	*Eventos*	*Total*	*Peso*	*M-H, fixo, 95% IC*	*Ano*
S van Eeden R, 1999	0	17	0	17	6,0%	0,00 [-0,11, 0,11]	1999
Sydow BD, 2001	2	3	2	13	1,7%	0,51 [-0,06, 1,08]	2001
Gutschow CA, 2002	11	86	8	98	32,2%	0,05 [-0,04, 0,14]	2002
Smith SR, 2002	0	8	0	8	2,8%	0,00 [-0,21, 0,21]	2002
Safdar A, 2004	1	10	2	9	3,3%	-0,12 [-0,45, 0,21]	2004
Wirth D, 2006	1	23	1	24	8,3%	0,00 [-0,11, 0,12]	2006
Porcuna DV, 2009	0	6	2	10	2,6%	-0,20 [-0,51, 0,11]	2009
Brace M, 2010	0	10	0	8	3,1%	0,00 [-0,19, 0,19]	2010
Koch M, 2011	12	101	1	54	24,8%	0,10 [0,03, 0,17]	2011
Henry MACA, 2012	4	12	0	24	5,6%	0,33 [0,07, 0,60]	2012
Seth R, 2014	8	24	3	31	9,5%	0,24 [0,02, 0,45]	2014
Total (95% IC)		300		296	100,0%	0,08 [0,03, 0,13]	
Total de eventos	39		19				

Heterogeneidade: Chi² = 18,33, df = 10 (P = 0,05); I² = 45%

Teste para efeito global: Z = 3,26 (P = 0,001)

Diferença do risco

M-H, fixo, 95% IC

–1 –0,5 0 0,5 1

Favorece (endoscopia) Favorece (cirurgia)

$p < 0,01$) (Figura 4.8). Com relação ao tratamento cirúrgico, a única vantagem observada foi de menor taxa de recidiva (Figura 4.9).[17]

Conduta do Serviço de Endoscopia do HC-FMUSP

A escolha da técnica a ser empregada no tratamento do DZ, cirúrgica ou endoscópica, deve levar em consideração as características do próprio divertículo e as condições clínicas do doente.

O tratamento cirúrgico ainda é o padrão. Divertículos grandes (maiores que 4 cm) ou pacientes em boas condições clínicas devem ser candidatos ao tratamento cirúrgico. Divertículos de médio tamanho (entre 2 e 4 cm), em pacientes com alto risco cirúrgico, devem ser preferencialmente submetidos ao tratamento endoscópico. Divertículos pequenos (menores que 2 cm) podem tanto ser abordados por via cirúrgica quanto endoscópica (Figura 4.10).

Por se tratar de uma afecção que acomete predominantemente indivíduos idosos e conforme o progressivo envelhecimento da população, a terapêutica endoscópica flexível é tendência importante,

Figura 4.10 Tamanho do divertículo de Zenker e tratamento. (A) Pequeno (< 2 cm): tratamento cirúrgico > endoscópico. (B) Médio (2-4 cm): endoscópico. (C) Grande (> 4 cm): cirúrgico.

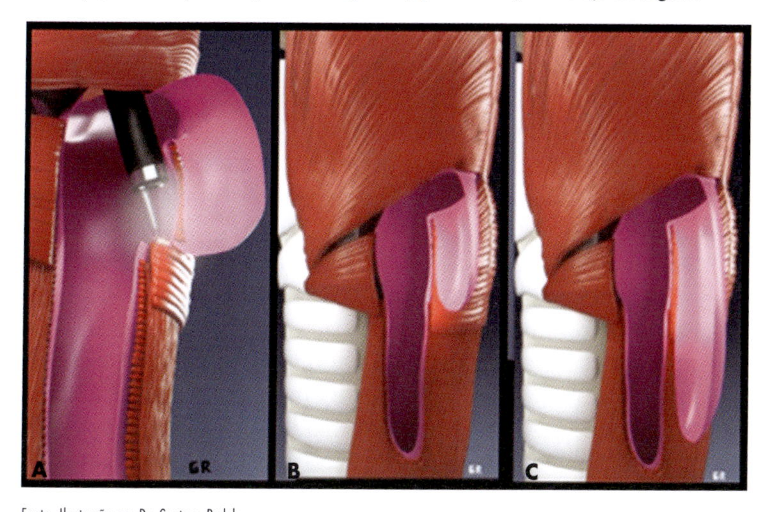

Fonte: Ilustração por Dr. Gustavo Rodela.

principalmente por tratar-se de tratamento minimamente invasivo, sendo inclusive possível de ser realizado ambulatorialmente (devendo permanecer por no mínimo 6 horas após o procedimento).

Na rotina do Serviço de Endoscopia Gastrointestinal do HC--FMUSP, o candidato ideal é o paciente idoso com divertículo de tamanho médio. Garantir a limpeza do divertículo é imprescindível para a boa execução do procedimento, o que pode ser feito pela prescrição de dieta líquida nos dias anteriores.

O procedimento é realizado sob anestesia geral, com intubação orotraqueal para proteção da via aérea. Conforme a técnica descrita, a preferência no Serviço de Endoscopia Gastrointestinal do HC-FMUSP é pela utilização do diverticuloscópio (*overtube*), com a secção do septo na sua região medial com corrente elétrica (*needle knife*) até o fundo do divertículo e posterior alocação de hemoclipe no ápice da secção.

Habitualmente o procedimento é feito em regime de internação hospitalar, sendo o paciente mantido por pelo menos 24 a 48 horas para suporte clínico e detecção de complicações de forma precoce. Após as primeiras 12 a 24 horas, se não houver eventos adversos, é reintroduzida dieta líquida e progressão conforme a aceitação, sendo possível a alta hospitalar.

A revisão endoscópica é feita somente naqueles casos com recidiva dos sintomas, quando pode ser identificada a presença de um septo residual decorrente da secção incompleta na primeira sessão. Nesse caso, nova septotomia pode ser identificada sem maiores problemas. Deve-se considerar que a secção incompleta do septo na primeira sessão é preferível à perfuração da parede esofágica.

Na eventualidade de perfuração, em geral é possível o diagnóstico no ato do procedimento, sendo recomendado o fechamento com aplicação imediata de clipes. Faz-se necessário passagem de sonda nasoenteral e administração de antibiótico de largo espectro por 7 dias, período em que a alimentação será por via enteral. Ao final de uma semana, a radiografia com contraste hidrossolúvel sem demonstração de fístula será o parâmetro para retirada da sonda e realimentação oral. A mesma conduta é adotada em casos de microperfuração, demonstrada através de enfisema sub-cutâneo na região cervical e pneumomediastino à tomografia computadorizada.

Conclusão

A metanálise realizada pelo Serviço de Endoscopia Gastrointestinal do HC-FMUSP evidencia as vantagens obtidas pela técnica endoscópica flexível, minimamente invasiva, sobre a técnica cirúrgica. No entanto, para obter esse benefício é preciso saber indicar adequadamente o procedimento, considerando aspectos anatômicos do divertículo e clínicos do doente. Pacientes jovens ou portadores de divertículos grandes devem ser considerados para tratamento cirúrgico, tendo em vista possibilidades de recidiva em aproximadamente 10% à longo prazo. Nos demais, a diverticulotomia endoscópica tem se estabelecido como opção inicial.

Referências

1. Cecconello I, Zilberstein B, Pinotti HW. Divertículo faringoesofágico. In: Tratado de clínica cirúrgica do aparelho digestivo. São Paulo: Atheneu, 1994. p.283-91.
2. Simić AP, Gurski RR, Pesko PM. The story beyond the Zenker's pouch. Acta Chir Iugosl. 2009;56(1):9-16.
3. Hondo FY, Maluf-Filho F, Giordano-Nappi JH, et al. Endoscopic treatment of Zenker diverticulum: results of a 7-year experience. J Am Coll Surg. 2010;211(2):239-43.
4. Dohlman G, Mattson O. The endoscopic operation for hypopharyngeal diverticula. A roentgencinematographic study. Arch Otolaryngol. 1960;71:744-52.
5. Ishioka S, Sakai P, Maluf Filho F, Melo JM. Endoscopic incision of Zenker's diverticula. Endoscopy. 1995;27:433-7.
6. Mulder CJ, den Hartog G, Robijn RJ, Thies JE. Flexible endoscopic treatment of Zenker's diverticulum: a new approach. Endoscopy. 1995;27(6):438-42.
7. Postlethwait RW. Diverticula of the esophagus. In: Postlethwait RW. Surgery of the esophagus. New York: Appleton Century Crofts, 1986. p.129-59.
8. Bizzotto A, Iacopini F, Landi R, Costamagna G. Zenker's diverticulum: exploring treatment options. Acta Otorhinolaryngol Ital. 2013 Aug;33(4):219-29.

9. Ferreira LE, Simmons DT, Baron TH. Zenker's diverticula: pathophysiology, clinical presentation, and flexible endoscopic management. Dis Esophagus. 2008;21(1):1-8.
10. Hondo FY, Oliveira LL, Melo JM, et al. Tratamento endoscópico do divertículo de Zenker. In: de Moura EGH, Artifon ELA, Sakai P. Manual do Residente em Endoscopia Digestiva. Barueri: Manole, 2014.
11. Law R, Katzka DA, Baron TH. Zenker's Diverticulum. Clin Gastroenterol Hepatol. 2014 Nov;12(11):1773-82; quiz e111-2.
12. Dhaliwal HS, Sinha SK, Kochhar R. Endoscopic management of Zenker's diverticulum. J Dig Endosc. 2015;6:45-54.
13. Ishioka S. Divertículos esofágico e faringoesofágico. In: Sakai P. Tratado de endoscopia digestiva diagnóstica e terapêutica. Esôfago. 2.ed. São Paulo: Atheneu, 2005. p.127-38.
14. Mulder CJ, Costamagna G, Sakai P. Zenker's diverticulum: treatment using a flexible endoscope. Endoscopy. 2001 Nov;33(11):991-7.
15. Mantsopoulos K, Phychogios G, Karatzanis A, Künzel J, Lell M, Zenk J, et al. Clinical Relevance and Prognostic Value of Radiographic Findings in Zenker's Diverticulum. Eur Arch Otorhinolaryngol. 2013;271(3):583-8.
16. Verdonck J, Morton RP. Systematic review on treatment of Zenker's diverticulum. Eur Arch Otorhinolaryngol. 2015 Nov;272(11):3095-107.
17. Albers DV, Kondo A, Bernardo WM, Sakai P, Moura RN, Silva GL, et al. Endoscopic versus surgical approach in the treatment of Zenker's diverticulum: systematic review and meta-analysis. Endosc Int Open. 2016 Jun;4(6):E678-86.

4.2 Acalásia

Priscilla Cavalheiro Bonifácio
Fábio Ramalho Tavares Marinho
Eduardo Turiani Hourneaux de Moura
Lara Meireles de Azeredo Coutinho
Eduardo Guimarães Hourneaux de Moura
Paulo Sakai

Introdução

Acalásia é uma desordem esofágica primária, de causa variável, com incidência entre 0,03 e 1/100.000 pessoas, e prevalência de aproximadamente 10/100.000, não havendo diferença entre os sexos.[1-4] É mais frequente na América do Sul e Central, onde a Doença de Chagas é endêmica. Além da etiologia infecciosa, a acalásia pode ser de causa idiopática, autoimune ou medicamentosa.[5]

Trata-se de uma afecção incurável, evolutiva, onde há destruição total ou parcial dos plexos motores intramurais (plexo de Auerbach e plexo de Meissner), levando à aperistalse do corpo esofágico e a falhas de relaxamento do esfíncter inferior do esôfago (EIE). Com isso, os pacientes evoluem com disfagia progressiva, dor retroesternal, regurgitações e emagrecimento.[6]

Tratamentos medicamentosos, cirúrgicos e endoscópicos

O tratamento é paliativo devido à doença ter patogênese desconhecida com caráter evolutivo. O tratamento medicamentoso é baseado nos bloqueadores do canal de cálcio ou em nitratos, é utilizado principalmente na fase inicial da doença e tem como objetivo diminuir a hipertonia do esfíncter inferior do esôfago (EIE). Entretanto, seu uso não é muito frequente devido aos seus efeitos serem de curto tempo, pouco eficazes e efeitos colaterais significativos.

Os tratamentos endoscópicos são variados, destacando-se a injeção da toxina botulínica, a dilatação balonada da cárdia e a miotomia endoscópica peroral (POEM).

A injeção da toxina botulínica (Botox) no EIE tem como objetivo gerar inibição das fibras parassimpáticas e, assim, reduzir a pressão do EIE; no entanto, esse método é caro e geralmente permite a recorrência dos sintomas no período de três a seis meses e, quando utilizado repetidamente, pode levar à fibrose do órgão.

A dilatação esofágica com balão (PBD) consiste na utilização de um balão pneumático de baixa complacência (Figura 4.11), ou seja, de um balão com mínima deformidade e distensão uniforme

Figura 4.11 Dilatação pneumática da cárdia com balão.

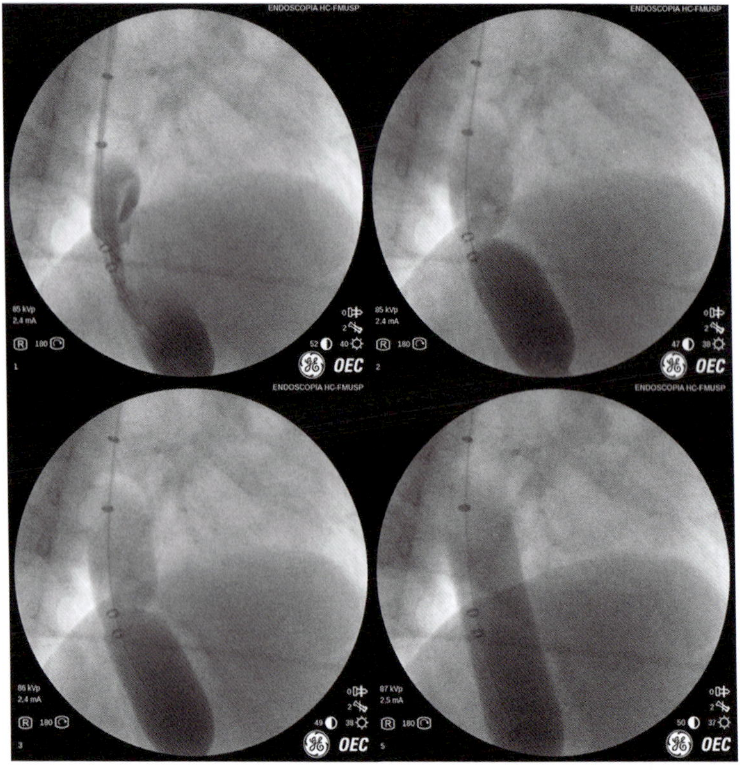

ao longo de toda a sua extensão, o qual promove a ruptura das fibras musculares do EIE, diminuindo a sua hipertonia e, consequentemente, facilitando a passagem do bolo alimentar do esôfago para a câmara gástrica. Existem três modelos de balão, os quais apresentam tamanhos diferentes (30 mm, 35 mm e 40 mm). A dilatação pode ser feita sob visão endoscópica direta ou sob visão radiológica.

Nos últimos cinco anos, uma nova modalidade de tratamento endoscópico vem sendo difundida. Trata-se da cardiomiotomia endoscópica peroral (POEM), idealizada por Ortega em 1980,[7] e normatizada posteriormente por Inoue H. em 2010.[8]

Esse procedimento consiste na realização, pela endoscopia digestiva alta, de uma miotomia esofágica e gástrica por meio de uma dissecção submucosa. Realiza-se a formação de um coxim na camada submucosa do esôfago, seguido de uma incisão de cerca de 2 cm na mucosa do órgão para se ter acesso à submucosa através da parede anterior ou posterior. A partir desse momento, realiza-se a criação de um túnel submucoso até a transição esofagogástrica, adentrando cerca de 3 a 4 cm no estômago. Após, realiza-se a miotomia da parte gástrica, seguido da miotomia da camada muscular esofágica (alguns grupos realizam a miotomia total das camadas circular e longitudinal do esôfago, enquanto outros realizam apenas a miotomia da camada circular), variando a extensão da miotomia entre 6 e 10 cm em direção ao esôfago médio a partir da TEG. Para finalizar, é realizado o fechamento da incisão da camada mucosa com a colocação de clipes ou realização da sutura endoscópica (Figura 4.12).

Os tratamentos cirúrgicos podem ser variados, destacando-se a cardiomiotomia de Heller com ou sem a confecção de uma fundoplicatura (no Brasil, realiza-se a cardiomiotomia associada à fundoplicatura pela técnica de Pinotti) e a esofagectomia para casos mais avançados.

Em 1913, Heller realizou a primeira cardiomiotomia cirúrgica na Alemanha, sendo acrescida, na década de 1950, da confecção de uma válvula antirrefluxo (Dor, Toupet ou Pinotti) devido à necessidade de controle do refluxo gastroesofágico (RGE) que os pacientes passavam a apresentar após a cirurgia.[9]

Figura 4.12 **POEM. (A) Formação do coxim submucoso. (B) Incisão na mucosa. (C) Túnel submucoso. (D) Início da miotomia. (E) Miotomia da camada circular. (F) Miotomia completa da camada circular e longitudinal. (G) Visualização do aspecto da miotomia gástrica. (H) Fechamento da mucosa esofágica com clipes.**

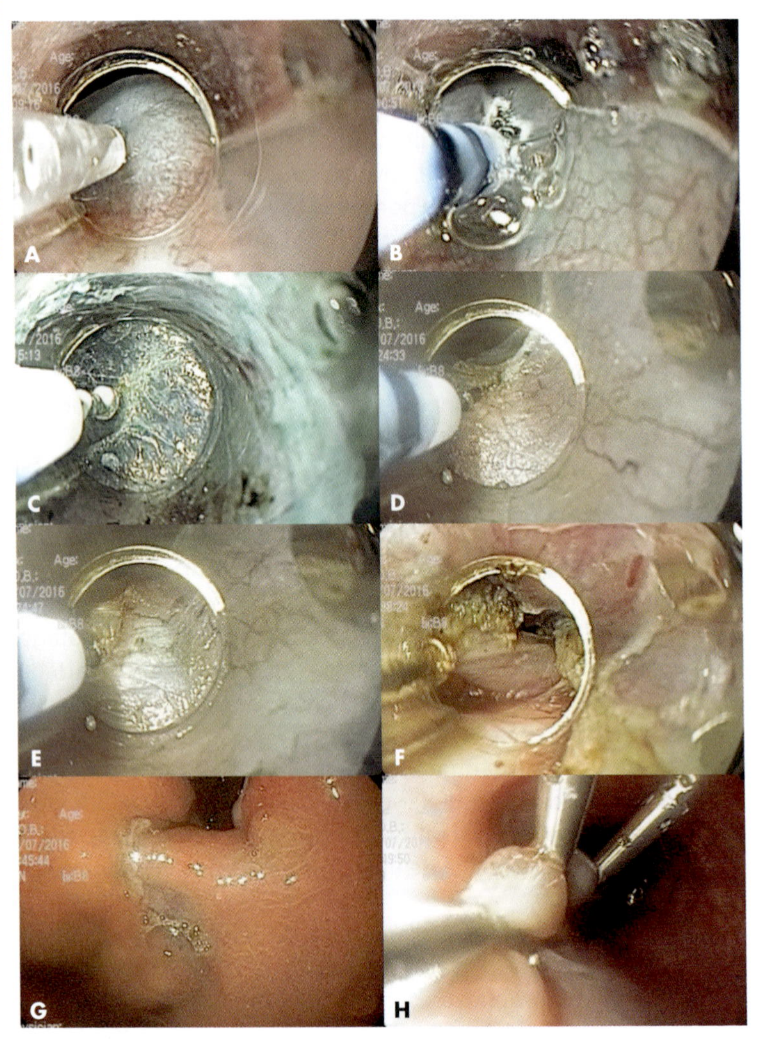

A cirurgia de Heller iniciou-se com uma abertura do arco costal esquerdo para poder ter acesso à região da cárdia, seguida de uma secção longitudinal de 8 cm de comprimento sobre a superfície anterior do esôfago, iniciada a 2 cm da área de dilatação do órgão, em direção à parte fúndica do estômago, seccionando toda a camada muscular até a visualização dos vasos submucosos.

Com o passar dos anos, o acesso passou a ser laparotômico, a partir de uma incisão mediana. A primeira cardiomiotomia laparoscópica foi publicada por Shimi em 1991,[10] na qual são realizadas cinco incisões de 1 cm na pele do paciente, seguido da realização de um pneumoperitônio e cinco punções na pele do paciente, na qual são introduzidos 5 trocateres, seguido de 4 pinças e uma câmara óptica para a realização da cirurgia. Na cirurgia são realizados os mesmos passos da cirurgia laparotômica.

Estudos comparativos entre a cirurgia com acesso laparotômico e o acesso por laparoscopia demonstraram que não há diferenças significativas em relação à melhora dos sintomas da disfagia, porém a cirurgia minimamente invasiva proporciona menor tempo de internação e menor período de convalescença.[10-11]

A esofagectomia é uma cirurgia que apresenta alta taxa de morbimortalidade, sendo realizada apenas em pacientes com acalásia avançada e em casos que não responderam aos tratamentos descritos anteriormente. Nessa cirurgia, é retirado praticamente todo o esôfago do paciente (permanecendo apenas o esôfago proximal), seguido da confecção de uma anastomose esofagogástrica (tubo gástrico).

Evidência na literatura

O tratamento da acalásia ao longo dos anos tem sido realizado principalmente através da PBD, em decorrência da maior disponibilidade do mesmo. No entanto, a técnica LHM (Miotomia Laparoscópica de Heller) permanece como padrão ouro por minimizar o risco da ocorrência do refluxo gastroesofágico.

Fato é que a PBD, embora método efetivo, tem a sua durabilidade variável nos diferentes estudos e associada a um teórico maior risco de ocorrer o RGE, do que o tratamento cirúrgico.[11-18]

Devido a isso, optou-se por realizar no serviço, uma revisão sistemática e metanálise sobre o tema. Foram incluídos na análise final 7 estudos controlados randomizados,[19-25] com um total de 604 pacientes, 307 no grupo PBD e 297 no grupo LHM. Foram realizadas comparações entre os tratamentos nos seguintes desfechos: melhora dos sintomas; falha do tratamento em curto e longo prazo; alteração nos valores da pressão do EIE; ocorrência de refluxo gastroesofágico e perfuração.

Melhora dos sintomas

Foi considerada melhora dos sintomas quando o paciente referia melhora subjetiva da disfagia (até 1 episódio de disfagia por semana, sem perda de peso ou impactação alimentar).

Melhora dos sintomas em até 3 anos

Seis estudos[19-24] avaliaram a melhora dos sintomas e foram submetidos à análise. A metanálise demonstrou diferença significativa a favor da cardiomiotomia cirúrgica quanto à melhora dos sintomas, com redução do risco para o desfecho de 9% e NNT (número necessário para tratar) de 11. Isso significa que a cada 11 pacientes submetidos à cirurgia, um é beneficiado em relação ao procedimento endoscópico (Figura 4.13).

Melhora dos sintomas em seguimento de 5 anos

Dois estudos[19,21] apresentaram seguimento de 5 anos em relação à melhora dos sintomas. A metanálise demonstrou diferença significativa a favor da cardiomiotomia cirúrgica, com um NNT de 5 (Figura 4.14).

Falha de tratamento

Pacientes submetidos a mais de 3 sessões de dilatação e que não apresentassem melhora completa dos sintomas ou que desenvolvessem recorrência durante o seguimento, ou pacientes submetidos à cirurgia que referissem permanência ou recorrência dos sintomas no período de seguimento, eram considerados como falha de tratamento.

Figura 4.13 *Forest plot* – Melhora dos sintomas em 3 anos.

	PBD		LHM			Diferença do risco		Diferença do risco
Estudo ou subgrupo	***Eventos***	***Total***	***Eventos***	***Total***	***Peso***	***M-H, Fixo, 95% IC***	***Ano***	***M-H, Fixo, 95% IC***
Kostic 2007	20	26	24	25	10,1%	-0,19 [-0,37, -0,01]	2007	
Novais 2010	31	47	38	47	18,7%	-0,15 [-0,33, 0,03]	2010	
Borges 2013	28	48	29	44	18,2%	-0,08 [-0,27, 0,12]	2013	
Persson 2015	21	28	24	25	10,5%	-0,21 [-0,39, -0,03]	2015	
Hamdy 2015	14	25	22	25	0,0%	-0,32 [-0,55, -0,09]	2015	
Moonen 2016	97	108	98	106	42,5%	-0,03 [-0,10, 0,05]	2016	
Total (95% IC)		257		247	100,0%	-0,09 [-0,16, -0,03]		
Total de eventos	197		213					

Heterogeneidade: $Qui^2 = 6,20$, df = 4 (P = 0,18); $I^2 = 36\%$

Teste para efeito global: Z = 2,88 (P = 0,004)

–1 –0,5 0 0,5 1

Favorece (LHM) Favorece (PBD)

Figura 4.14 ***Forest plot*** **– Melhora dos sintomas em 5 anos.**

	PBD		LHM			Risk Difference		Risk Difference
Estudo ou subgrupo	***Eventos***	***Total***	***Eventos***	***Total***	***Peso***	***M-H, Fixo, 95% IC***	***Ano***	***M-H, Fixo, 95% IC***
Persson 2015	18	28	23	25	19,8%	-0,28 [0,48, -0,07]	2015	
Moonen 2016	57	108	71	106	80,2%	-0,14 [-0,27, -0,01]	2016	
Total (95% IC)		136		131	100,0%	-0,17 [-0,28, -0,06]		
Total de eventos	75		94					

Heterogeneidade: $Chi^2 = 1,22$, df = 1 (P = 0,27); $I^2 = 18\%$

Teste para efeito global: Z = 2,95 (P = 0,003)

Falha de tratamento até 3 anos

Foram submetidos à metanálise 5 estudos.[19-22,24] A metanálise demonstrou resultados favoráveis a favor do tratamento cirúrgico, com diferença de risco de 17% e NNT de 5 (Figura 4.15).

Falha de tratamento em até 5 anos

Foi avaliada em três estudos.[19,21,25] A metanálise não demonstrou diferença significativa entre os métodos.

Pressão do esfíncter inferior do esôfago (EIE)

A análise dos valores do EIE pré e pós-tratamento permitiu incluir dois trabalhos que dispunham dos dados completos.[20,23] Não houve diferença significativa entre os métodos.

Refluxo

Foi considerado como refluxo, pacientes que referiam sintomas de pirose e queimação retroesternal de forma subjetiva. Três estudos foram analisados quanto ao desenvolvimento do refluxo.[19,20,23] Um estudo[23] utilizou o padrão ouro para o diagnóstico de refluxo (pHmetria de 24 horas), enquanto os outros dois[19,20] utilizaram questionário subjetivo. Não houve diferença estatística entre os métodos.

Perfuração

Considerou-se perfuração quando o paciente, submetido à PBD, apresente ruptura completa das camadas musculares ou o paciente submetido à cardiomiotomia cirúrgica apresente ruptura da mucosa esofágica. Todos os estudos analisados foram metanalisados, não demonstrando diferença significativa entre os métodos.[19-25]

Discussão

Após as análises estatísticas citadas acima, observamos que:

» A cardiomiotomia cirúrgica à Heller é superior à dilatação pneumática da cárdia, em relação a melhoras dos sintomas em 3 e

Figura 4.15 *Forest plot* – Falha de Tratamento após três anos.

	PBD		LHM			Diferença do risco		Diferença do risco
Estudo ou subgrupo	***Eventos***	***Total***	***Eventos***	***Total***	***Peso***	***M-H, Fixo, 95% IC***	***Ano***	***M-H, Fixo, 95% IC***
Kostic 2007	6	26	1	25	20,8%	0,19 [0,01, 0,37]	2007	
Borges 2013	20	48	15	44	37,4%	0,08 [-0,12, 0,27]	2013	
Hamdy 2015	6	25	1	25	20,4%	0,20 [0,02, 0,38]	2015	
Persson 2015	9	28	1	25	21,5%	0,28 [0,09, 0,47]	2015	
Moonen 2016	4	108	15	106	0,0%	-0,10 [-0,18, -0,03]	2016	
Total (95% IC)		127		119	100,0%	0,17 [0,07, 0,27]		
Total de eventos	41		18					

Heterogeneidade: $Chi^2 = 2,37$, df = 3 (P = 0,50); $I^2 = 0\%$

Teste para efeito global: Z = 3,33 (P = 0,0009)

5 anos. Estudos prévios demonstraram os mesmos resultados que a nossa metanálise.[26-29]

- A cardiomiotomia cirúrgica demonstrou menor número de falhas de tratamento até 3 anos, não havendo diferença significativa entre os métodos em 5 anos. Esse resultado deve ser decorrente da pequena quantidade de estudos, visto que a dilatação balonada apresenta resultados inferiores em longo prazo por tratar-se de procedimento com melhora temporária e necessidade de repetição.
- Com relação à ocorrência do refluxo gastroesofágico pós-terapêutica endoscópica ou cirúrgica, o emprego do padrão ouro na detecção do refluxo gastroesofágico, a pHmetria de 24h, ocorreu em apenas um estudo,[22,] de modo que este demonstrou maior prevalência quando da realização da dilatação com balão pneumático. Os demais estudos fizeram essa avaliação empregando a escala analógica visual (VAS), portanto, de forma subjetiva. Dessa forma, não se pode obter nenhuma conclusão em relação a esse desfecho.
- Sobre a alteração nos valores da pressão do EIE, o exame de manometria esofágica foi realizado em quatro trabalhos, porém em apenas dois deles foi possível metanalisar devido a não uniformidade dos dados, o que pode explicar a ausência de diferença estatística entre eles.
- Diferente dos americanos e dos países europeus, no Brasil se valoriza muito o estudo radiológico como definidor do tratamento. Este dado não foi possível de ser avaliado na revisão sistemática e metanálise, tendo em vista que não há este cuidado nos artigos selecionados. No conceito latino-americano, os graus 1 e 2 são de indicação tanto para o tratamento endoscópico dilatador como para o cirúrgico da miotomia. Não há indicação para o tratamento endoscópico no grau III e o grau IV é de indicação de ressecção do órgão.
- Além dos dados mostrados acima, deve-se ressaltar a importância de se atentar a novas tecnologias, como a cardiomiotomia endoscópica peroral (POEM), que estão chegando para dar novas opções ao tratamento da acalásia.
- Estudos recentes demonstram que a efetividade do POEM quando comparado à dilatação balonada da cárdia, apresenta

melhores resultados em relação à melhora da disfagia e diminuição da pressão do EIE, e menores taxas de complicação. Porém, este requer alta qualificação profissional, carece de reprodutibilidade e de resultados em longo prazo.

» Awaiz A *et al.*,[30] em recente revisão sistemática comparando a miotomia cirúrgica *versus* a endoscópica, concluiu que o POEM apresentou resposta clínica favorável da disfagia em curto prazo quando comparado à cirurgia de Heller.

Impacto no serviço de Endoscopia do HC-FMUSP

Como regra geral em nossa Instituição, a PBD é sempre realizada sob visão radioscópica. Para pacientes virgens de tratamento, utiliza-se o balão de 30 mm cujo objetivo do procedimento é a perda da cintura do balão. Antes de iniciar a insuflação, coloca-se 10 ml de contraste no interior do balão para, quando iniciar a sua insuflação com ar, ser visualizado sob radioscopia a formação de uma cintura e o seu desaparecimento, indicando a ruptura das fibras musculares. Para minimizar o risco de uma perfuração inadvertida, não se deve insuflar mais o balão.

Caso isso tenha ocorrido, o procedimento é interrompido; caso contrário utiliza-se na mesma sessão o balão de 35 mm. Raramente utilizamos o balão de 40 mm, pelo elevado risco de perfuração. A análise da resposta clínica é baseada na resolução da disfagia e no ganho de peso (Eckardt Score) (Tabela 4.3).[31]

Realizamos um estudo no serviço com 59 pacientes os quais apresentaram sucesso clínico (Eckdart menor que 3) em 73% dos pacientes.[32]

Tabela 4.3 Escore de Eckdart.[31]

Pontuação	Disfagia	Regurgitação	Dor retroesternal	Perda de peso (Kg)
0	Ausente	Ausente	Ausente	Ausente
1	Ocasional	Ocasional	Ocasional	Menor que 5
2	Diário	Diário	Diário	5 – 10
3	Toda refeição	Toda refeição	Toda refeição	Maior que 10

Conduta no Serviço de Endoscopia do HC-FMUSP

No Hospital das Clínicas da Universidade de São Paulo, a despeito dos resultados melhores comparando ambos os métodos com vantagem para a LHM, realizamos com bastante frequência a dilatação balonada da cárdia. Visto que o grande número de pacientes com acalásia no nosso ambulatório é muito superior à quantidade de cirurgias realizadas anualmente para este fim, sendo utilizada a dilatação balonada da cárdia em pacientes mais idosos, com risco cirúrgico mais elevado e em muitos casos em pacientes já submetidos previamente à cirurgia de Heller que persistam ou evoluem com disfagia.

Com relação ao POEM (miotomia endoscópica peroral), iniciamos em nosso serviço o emprego desta técnica a partir de 2014 e os resultados iniciais são estimulantes. O controle da disfagia é obtido à semelhança dos resultados da cirurgia de Heller-Pinotti, técnica essa empregada na Disciplina de Cirurgia do Aparelho Digestivo do HC-FMUSP. A questão a ser discutida refere-se à possibilidade de ocorrer o refluxo gastroesofágico. Diferentes estudos têm demonstrado uma incidência de até 45%, embora o RGE tenha se manifestado clinicamente apenas em 20%. Esta técnica carece de acompanhamento de 5 anos, para que seja possível sedimentar os bons resultados, compreender suas limitações e conhecer suas complicações tardias.

No Serviço de Endoscopia Gastrointestinal do HC-FMUSP persiste a indicação da dilatação balonada da cárdia ou miotomia cirúrgica nas formas não avançadas; no entanto, gradativamente temos a tendência de ofertar a técnica do POEM em substituição aos métodos tradicionais.

Em casos selecionados, como pacientes com idade superior a 85 anos ou com graves comorbidades, cujo risco de terapêutica avançada é elevado, a toxina botulínica pode ser empregada (Algoritmo 4.1).

Algoritmo 4.1 Tratamento da acalásia.

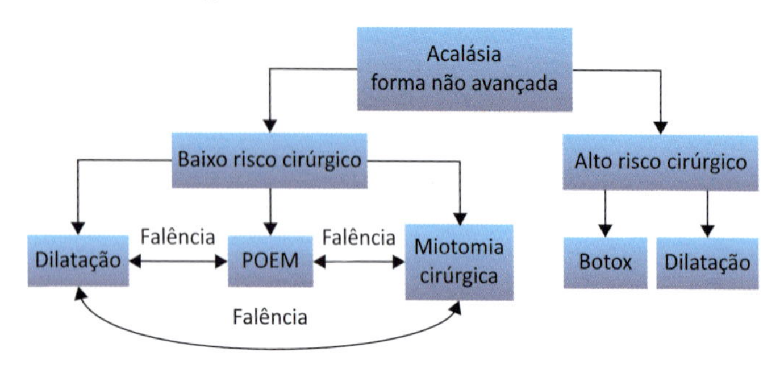

Referências

1. Fei L, Rossetti G, Moccia F, Cimmino M, Guerriero L, Romano G, et al. Definition, incidence and etiology: what's new in the 21st century?. Ann Ital Chir. 2013;84:489-94.
2. Vaezi MF, Pandolfino JE, Vela MF. ACG clinical guideline: diagnosis and management of achalasia. Am J Gastroenterol. 2013;108:1238-49.
3. Moonen AJ, Boeckxstaens GE. Management of achalasia. Gastroenterol Clin North Am. 2013;42:45-55.
4. Moonen A, Boeckxstaens G. Finding the Right Treatment for Achalasia Treatment: Risks, Efficacy, Complications. Curr Treat Options Gastroenterol. 2016;14(4):420-8.
5. Herbella FA, Aquino JL, Stefani-Nakano S, Artifon EL, Sakai P, Crema E, et al. Treatment of achalasia: lessons learned with Chagas' disease. Dis Esophagus. 2008;21(5):461-7.
6. Marinello FG, Targarona EM, Balagué C, Monés J, Trías M. Surgical treatment of achalasia: Better than dilations? Gastroenterol Hepatol. 2009;32(9):653-61.
7. Ortega JA, Madureri V, Perez L. Endoscopic myotomy in the treatment of achalasia. Gastrointest Endosc. 1980; 26:8-10.
8. Inoue H, Minami H, Kobayashi Y, Sato Y, Kaga M, Suzuki M, et al. Peroral endoscopic myotomy (POEM) for esophageal achalasia. Endoscopy. 2010;42:265-71.
9. Rezende JM De. História da cirurgia da acalásia do esôfago e do megaesôfago chagásico. Ed da UCG. 2006;33:213-50.

10. Shimi S, Nathanson LK, Cuschieri A. Laparoscopic cardiomyotomy for achalasia. J R Coll Surg Edinb. 1991;36(3):152-4.
11. Ancona E, Anselmino M, Zaninotto G, Costantini M, Rossi M, Bonavina L, et al. Esophageal achalasia: laparoscopic versus conventional open Heller-Dor operation. Am J Surg. 1995;170:265-70.
12. Felix VN, Sakai P, Cecconello I, Pinotti HW. Esophageal endoscopic aspects after forceful dilation of the gastric cardia in patients with achalasia of Chagas' disease. Dis Esophagus. 2000;13:91-5.
13. Becker K, Biesenbach S, Erckenbrecht JF, Frieling T. Effect of balloon compliance on symptomatic success of pneumatic dilation in achalasia patients. Z Gastroenterol. 2001;39:831-6.
14. Ayoubi M, Framarin L, Solerio E, Rosina F, Bonardi L. Achalasia. Minerva Gastroenterol Dietol. 2003;49:167-72.
15. Min YW, Lee JH, Min BH, Lee JH, Kim JJ, Rhee PL. Association between gastroesophageal reflux disease after pneumatic balloon dilatation and clinical course in patients with achalasia. J Neurogastroenterol Motil. 2014;30:212-8.
16. Ruiz Cuesta P, Hervás Molina AJ, Jurado García J, Pleguezuelo Navarro M, et al. Pneumatic dilation in the treatment of achalasia. Gastroenterol Hepatol. 2013;36:508-12.
17. Dağli U, Kuran S, Savaş N, Ozin Y, Alkim C, Atalay F, et al. Factors predicting outcome of balloon dilatation in achalasia. Dig Dis Sci. 2009;54:1237-42.
18. Boztas G, Mungan Z, Ozdil S, Akyüz F, Karaca C, Demir K, et al. Pneumatic balloon dilatation in primary achalasia: the long-term follow-up results. Hepatogastroenterology. 2005;52:475-80.
19. Moonen A, Annese V, Belmans A, Bredenoord AJ, Bruley des Varannes S, Costantini M, et al. Long-term results of the European achalasia trial: a multicentre randomised controlled trial comparing pneumatic dilation versus laparoscopic Heller myotomy. Gut. 2016;65:732-9.
20. Hamdy E, El Nakeeb A, El Hanfy E, El Hemaly M, Salah T, Hamed H, et al. Comparative Study Between Laparoscopic Heller Myotomy Versus Pneumatic Dilatation for Treatment of Early Achalasia: A Prospective Randomized Study. J Laparoendosc Adv Surg Tech A. 2015;25:460-4.
21. Persson J, Johnsson E, Kostic S, Lundell L, Smedh U. Treatment of achalasia with laparoscopic myotomy or pneumatic dilatation: long-term results of a prospective, randomized study. World J Surg. 2015;39:713-20.

22. Borges AA, Lemme EM, Abrahao LJ Jr, Madureira D, Andrade MS, Soldan M, et al. Pneumatic dilation versus laparoscopic Heller myotomy for the treatment of achalasia: variables related to a good response. Dis Esophagus. 2014;27:18-23.
23. Novais PA, Lemme EM. 24-h pH monitoring patterns and clinical response after achalasia treatment with pneumatic dilation or laparoscopic Heller myotomy. Aliment Pharmacol Ther. 2010;32:1257-65.
24. Kostic S, Kjellin A, Ruth M, Lönroth H, Johnsson E, Andersson M, et al. Pneumatic dilatation or laparoscopic cardiomyotomy in the management of newly diagnosed idiopathic achalasia. Results of a randomized controlled trial. World J Surg. 2007;31:470-8.
25. Chrystoja CC, Darling GE, Diamant NE, Kortan PP, Tomlinson GA, Deitel W, et al. Achalasia-Specific Quality of Life After Pneumatic Dilation or Laparoscopic Heller Myotomy With Partial Fundoplication: A Multicenter, Randomized Clinical Trial. Am J Gastroenterol. 2016; 111:1536-45.
26. Pandolfino JE, Gawron AJ. Achalasia: a systematic review. JAMA. 2015;313:18412-52
27. Connor JB, Singer ME, Imperiale TF, Vaezi MF, Richter JE. The cost-effectiveness of treatment strategies for achalasia. Dig Dis Sci. 2002;47:1516-25.
28. Yaghoobi M. Treatment of patients with new diagnosis of achalasiac laparoscopic Heller's myotomy may be more effective than pneumatic dilation. Gastrointest Endosc. 2014;80:360.
29. Patti MG, Pellegrini CA. Esophageal achalasia 2011: pneumatic dilatation or laparoscopic myotomy? J Gastrointest Surg. 2012;16(4):870-3.
30. Awaiz A, Yunus RM, Khan S, Memon B, Memon MA. Systematic Review and Meta-Analysis of Perioperative Outcomes of Peroral Endoscopic Myotomy (POEM) and Laparoscopic Heller Myotomy (LHM) for Achalasia. Surg Laparosc. Endosc Percutan. Tech. 2017 may 3.
31. Eckardt VF, Aignherr C, Bernhard G. Predictors of outcome in patients with achalasia treated by pneumatic dilatation. Gastroenterol. 1992;103:1732-8
32. Marinho FR, Moura ETH, Coutinho LM, Delgado A, et al. Hydrostatic Dilation of the Cardia for Achalasia: Technique and Results Using the Loss of the Radiological Waist As a Procedure Guidance Parameter. A Prospective Case Study. Gastrointest Endosc. 2017;85(5):AB593.

Capítulo 5

• • • • • • • • •

A Endoscopia na Doença do Refluxo Gastroesofágico

5.1 Esôfago de Barrett: Diagnóstico, Vigilância e Terapêutica

Cesar Capel de Clemente Junior
Mileine Valente de Matos
Flávio Hiroshi Ananias Morita
Sérgio Barbosa Marques
Paulo Sakai

Introdução

O esôfago de Barrett (EB) constitui a transformação do epitélio escamoso estratificado do esôfago distal em epitélio colunar metaplásico do tipo especializado intestinal. Esse processo está associado à inflamação crônica, resultante do refluxo gastroesofágico. O exato mecanismo para esta transformação não está claro.

O EB é considerado uma adaptação ao refluxo crônico, uma vez que o epitélio colunar metaplásico é mais resistente à ação lesiva do conteúdo refluído.[1] Porém, o EB predispõe ao desenvolvimento do adenocarcinoma de esôfago (AE) com um risco de 0,43% ao ano, e na presença de displasia de alto grau, esse risco vai para 7% a 19% ao ano.[2]

A prevalência do EB depende da população estudada, variando de 0,4% a mais de 20%.[3] O padrão de exposição ácida (tempo total em que o pH esofágico foi menor que 4, duração dos sintomas de refluxo, exposição contínua ou pulsada) parece ser um determinante importante tanto na probabilidade de ocorrência da metaplasia quanto na sua progressão para AE.[4] Sua prevalência é maior na sexta década de vida, ocorre principalmente em homens (2:1), caucasianos, com obesidade central, tabagistas, com sintomas de refluxo gastroesofágico há mais de 5 anos e antecedente familiar em primeiro grau de EB ou AE.[5]

Definição anatomoendoscópica de transição esofagogástrica e junção escamocolunar

A transição esofagogástrica (TEG) seria um termo correto para a junção muscular transmural e estática entre o esôfago e o estômago. Já a junção escamocolunar (JEC) seria a margem circunferencial de contato entre os dois tipos de mucosa, o tipo escamoso do esôfago e o tipo colunar do estômago, que pode ser linear ou irregular, com aspecto que remete à letra Z do alfabeto (linha Z).[6]

Na prática clínica, a TEG localiza-se no nível da última prega gástrica visível; já a JEC na transição identificável entre os diferentes epitélios, sendo o aspecto normal a coincidência topográfica entre elas (Figura 5.1). Variações maiores que 10 mm entre a TEG e a JEC devem chamar a atenção para possibilidade de metaplasia intestinal.

Diagnóstico

O diagnóstico de EB se faz através da endoscopia digestiva alta (EDA) associada à biópsia. Na endoscopia observa-se mucosa cor de salmão com extensão maior ou igual a 1 cm proximal à TEG no esôfago tubular. Já a biópsia dessa área deve ser realizada para confirmar a presença de metaplasia intestinal.

Figura 5.1 Junção escamocolunar (JEC) coincidente com a transição esofagogástrica (TEG).

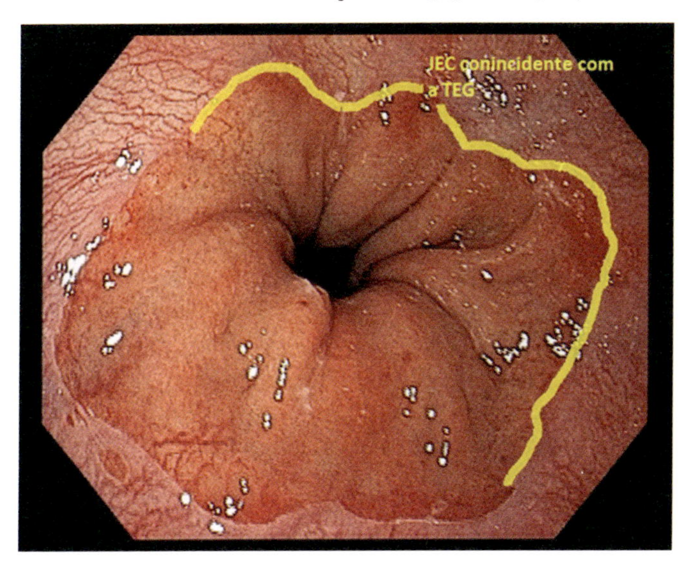

Historicamente houve discussão se apenas o aspecto endoscópico do epitélio colunar 1 cm acima da TEG seria suficiente para firmar o diagnóstico de EB.[7] Este conceito foi empregado por alguns autores, porém deixou de ser utilizado quando trabalhos subsequentes não demonstraram riscos de progressão para AE semelhantes. O risco de progressão para AE nestes pacientes não está completamente elucidado e recomenda-se repetir a EDA com biópsia após 1 a 2 anos.

Os casos com extensão menor que 1 cm são definidos como metaplasia intestinal especializada da TEG (SIM-EGJ) e apresentam baixo risco de transformação para AE. Assim, não é necessária a realização da biópsia.

Classificação endoscópica

Para uma adequada comunicação entre o médico solicitante da EDA e o examinador, para auxiliar no seguimento do EB e para evitar variações entre diferentes examinadores, é importante a padronização da linguagem descritiva no EB.[8] Utilizamos no serviço de Endoscopia Digestiva do HC-FMUSP os critérios C & M de Praga. Estes dão orientações explícitas sobre o reconhecimento endoscópico e a classificação da extensão do EB, importantes no seguimento e tomadas de decisões.[9]

Os critérios incluíram a avaliação da extensão circunferencial (C) e máxima (M) do segmento de EB visualizado endoscopicamente, bem como os marcos endoscópicos (distâncias da TEG, da JEC e do hiato diafragmático em relação à arcada dentária superior) expressos em centímetros (Figura 5.2).

Ilhotas desconexas das projeções digitiformes não entram na medida de comprimento M e devem ser relatadas à parte (tamanho, número e localização).

Cromoendoscopia

O ácido acético é um corante de contraste, de baixo custo e bastante disponível. Causa desnaturação reversível da proteína ci-

Figura 5.2 Esôfago de Barrett (EB), critérios C & M de Praga. TEG – transição esofagogástrica. M – extensão máxima e C – extensão circunferencial do EB.

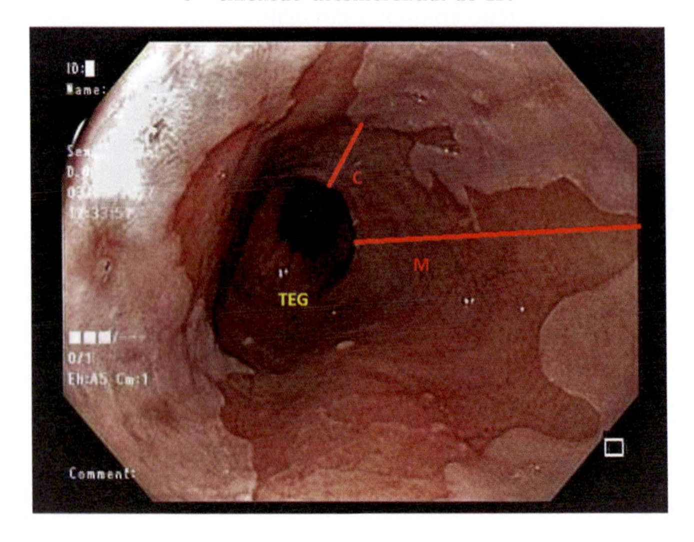

toplasmática e tem excelente aplicabilidade no esôfago de Barrett para detecção de alterações displásicas e/ou de adenocarcinoma (Figura 5.3).[10] Áreas sem atipias tendem a ficar esbranquiçadas, enquanto áreas com displasia ou AE tendem a permanecer avermelhadas. Sua aplicação deve ser precedida pela lavagem com o agente mucolítico acetilcisteína para melhor aproveitamento da cromoscopia.

O *Narrow Band Imaging* (NBI) baseia-se na utilização de um filtro de banda estreita na luz para realçar a superfície mucosa e o padrão capilar submucoso (Figura 5.4). Ensaio clínico randomizado multicêntrico demonstrou que o NBI melhorou a identificação de áreas suspeitas (nodularidade, ulceração, irregularidade da mucosa) e necessitou de um menor número de biópsias para diagnóstico de displasia.[11,12]

Uma revisão sistemática com metanálise realizada pela ASGE demonstrou superioridade da cromoendoscopia com ácido acético e não haver diferença estatisticamente significativa entre o NBI e o protocolo de biópsias (Seattle) na detecção de displasias ou

Figura 5.3 EB visto após cromoscopia com ácido acético, sem áreas avermelhadas suspeitas.

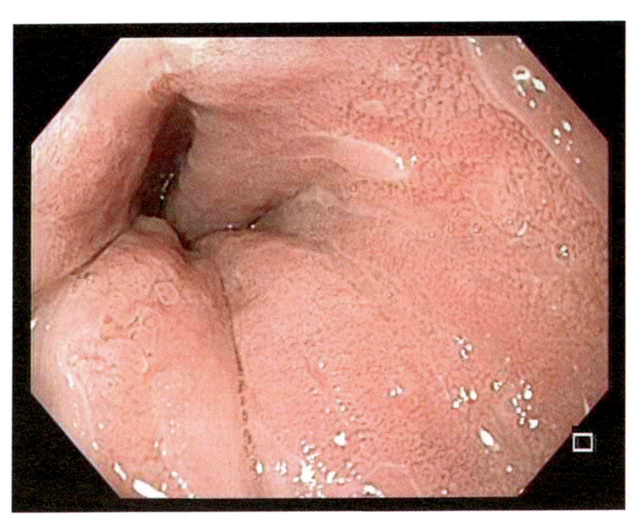

Figura 5.4 EB sem áreas de nodularidade, ulceração ou irregularidade da mucosa vista com NBI.

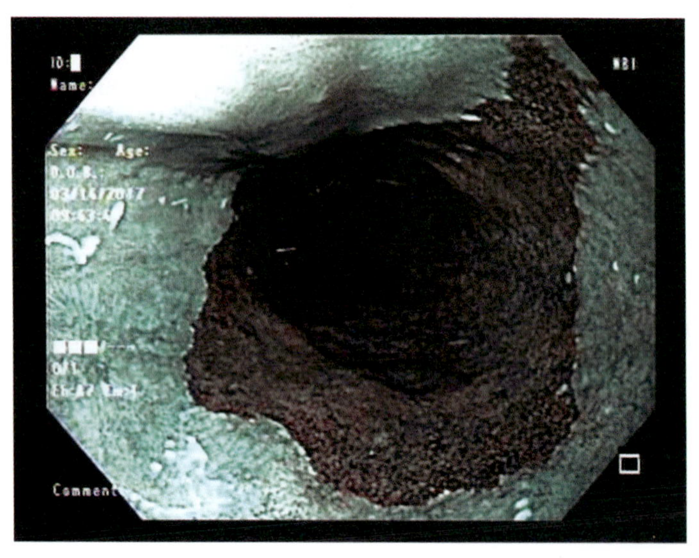

AE precoce no EB sem displasia prévia. Com uma sensibilidade de 96,6% para o ácido acético e de 94,2% para o NBI, é recomendado pela ASGE a utilização do ácido acético e do NBI para direcionar as biópsias durante a avaliação do EB, substituindo o protocolo de biópsias.[13] Neste mesmo estudo, a cromoscopia com índigo carmine e azul de metileno não demonstrou sensibilidade semelhante, 67% e 64%, respectivamente.

Protocolo de biópsias

O protocolo de Seattle consiste em biópsias focadas nas alterações presentes em permeio ao epitélio metaplásico mais biópsias aleatórias dos quatro quadrantes a cada 1 a 2 cm da extensão total, sendo que em segmentos curtos (< 2 cm), realizar 4 biópsias a cada centímetro e 1 a cada centímetro nas projeções digitiformes.[14]

Nos pacientes com displasia prévia devem ser feitas biópsias nos quatro quadrantes a cada 1 cm, independente da extensão. Anormalidades da mucosa devem ser ressecadas por mucosectomia (EMR), a qual serve também como método preferencial de biópsia. A EMR pode mudar o diagnóstico em até 50% dos pacientes comparado à biópsia simples.

Não se recomenda a realização de biópsias em áreas de mucosa com evidência endoscópica de esofagite erosiva até restauração da mucosa com intensificação da terapia antirrefluxo.

Para pacientes com EB e displasia, a revisão de lâmina por dois patologistas, sendo pelo menos um especializado em patologia gastrointestinal, é justificada pela variabilidade interobservador na interpretação da displasia.

Graduação histológica

» Sem displasia (NDBE);
» Displasia de grau indeterminado (IGD);
» Displasia de baixo grau (LGD);
» Displasia de alto grau (HGD);
» Carcinoma intramucoso (IMC);
» Carcinoma invasivo (EAC).

Rastreamento

Não se recomenda a busca ativa de casos de EB na população em geral. A EDA deve ser realizada em homens com sintomas de refluxo gastroesofágico crônicos (> 5 anos) e/ou frequentes (semanal ou mais) e dois ou mais fatores de risco para EB ou adenocarcinoma de esôfago. Pelo substancial menor risco de adenocarcinoma de esôfago em mulheres com sintomas de refluxo crônicos, não há recomendação para rastreamento às mulheres, mas poderá ser considerado àquelas com múltiplos fatores de risco.[15]

Paciente com esofagite distal erosiva classes B, C ou D de Los Angeles recomenda-se repetir a EDA após terapia com inibidor de bomba de prótons (IBP) entre 8 e 12 semanas para garantir melhora da esofagite e excluir a presença de EB.

Seguimento e conduta

O seguimento deve ser realizado com endoscópio de alta resolução, quando possível.

EB sem displasia

- EDA em intervalos de 3 a 5 anos.[15]

EB com grau indeterminado de displasia

- Repetir a EDA após otimizar a supressão ácida por 3 a 6 meses. Se mantiver o grau indeterminado de displasia, recomenda-se repetir a EDA a cada 1 ano.[15]

EB com displasia de baixo grau (LGD)

- Repetir a EDA em 6 meses. Se a LGD for encontrada novamente e for confirmada por um perito patologista em trato gastrointestinal, deve-se oferecer ao paciente uma terapia de ablação endoscópica. Se a ablação não for realizada, recomenda-se uma vigilância a cada 6 meses;[16-18]
- Repetir a EDA após otimização da terapia supressora de ácido pode resultar em diminuição da graduação de displasia.

EB com displasia de alto grau (HGD)

- Deve-se realizar terapia endoscópica a menos que os pacientes tenham comorbidade terminal.[15]

EB com presença de adenocarcinoma

- Adenocarcinoma T1a (intramucoso): terapia endoscópica é a abordagem preferencial. Esses pacientes apresentam taxa muito baixa de envolvimento linfonodal. Importante que a ressecção seja seguida de ablação para erradicar o EB remanescente, caso contrário até um terço dos pacientes com ressecção completa da lesão primária pode desenvolver HGD ou adenocarcinoma no seguimento;[15]
- Adenocarcinoma T1b (submucoso): deve-se discutir terapia endoscópica, sendo essa uma alternativa à esofagectomia, especialmente na doença superficial (SM1) com neoplasia bem diferenciada, sem invasão linfovascular, bem como nos pacientes não candidatos à cirurgia.

Estadiamento

Estadiamento rotineiro com ecoendoscopia (EUS) ou outras modalidades (PET CT, etc), em pacientes com EB nodular, não demonstrou benefícios. Pela possibilidade de *overstaging* ou *understaging*, seus achados não devem impedir a realização de EMR para estadiar a neoplasia precoce. Em pacientes com adenocarcinoma T1b, EUS pode ter função na avaliação do acometimento linfonodal regional.[15]

Terapia medicamentosa

Pacientes com EB devem receber uma dose diária de inibidor de bomba de prótons (IBP). O uso rotineiro de IBP de 12/12h só é recomendado na ausência de controle dos sintomas de refluxo ou esofagite com dose única diária.[15] O objetivo da terapia contra o refluxo deve ser baseado na ocorrência de sintomas frequentes (mais de 1 vez por semana) e/ou esofagite no exame endoscópico.

Ácido acetilsalicílico e anti-inflamatórios não esteroidais não devem ser rotineiramente prescritos aos pacientes com EB como estratégia antineoplásica. Apesar de comprovado efeito na modulação da cascata inflamação-displasia-neoplasia, os riscos suplantam os benefícios.[15]

Abordagens terapêuticas endoscópicas

As possibilidades de terapêuticas endoscópicas incluem EMR de toda a extensão, dissecção submucosa endoscópica (ESD) e ablação por radiofrequência (RFA).[15] A escolha do método depende da disponibilidade no serviço executante e da experiência dos profissionais envolvidos.

A ESD pode proporcionar uma melhor avaliação das margens laterais de uma lesão mais extensa, porém é tecnicamente mais difícil, devendo ser realizada apenas por equipe experiente. A EMR geralmente é adequada para avaliar a profundidade da lesão, a qual definirá a conduta subsequente.[15] Se HGD ou carcinoma intramucoso (IMC), a terapia ablativa endoscópica do EB remanescente deve ser realizada. Na presença de margem profunda comprometida, deve-se avaliar cirurgia, tratamento sistêmico ou terapia endoscópica adicional. Para os casos de adenocarcinoma pouco diferenciado ou invasão linfovascular, a cirurgia também deve ser considerada.

Seguimento após terapia

Após completa eliminação da metaplasia intestinal (MI), deve-se continuar a vigilância para detectar recorrência de MI e/ou displasia, uma vez que pode ser identificada em mais de 20% no seguimento em 2 a 3 anos.[15] Não há diferença na recorrência conforme a terapia aplicada para a erradicação (EMR e RFA ou EMR isolado).

Sugere-se a realização de EDA a cada 6 meses nos casos de LGD no primeiro ano e anual a partir do segundo ano. Nos casos de HGD ou carcinoma T1a, repetir a EDA a cada 3 meses no primeiro ano, 6 meses no segundo ano e anual a partir do terceiro ano.

Evidência na literatura

Foi realizado no Serviço de Endoscopia do HC-FMUSP, uma revisão sistemática comparando a ressecção endoscópica associada à ablação por radiofrequência (EMR e RFA) contra a RFA isolada, com as seguintes pontuações:

- A ressecção endoscópica é indicada na presença de lesões visíveis ou em irregularidades da mucosa na transição esofagogástrica. EMR de resgate pode ser necessária ao longo do seguimento;[19-26]
- Quanto à erradicação de HGD e do IMC, observou-se nesta revisão que a associação da ressecção com a ablação por radiofrequência foi mais eficaz que a ablação isolada, com diferença estatística (Figura 5.5). Em cinco estudos, a combinação de técnicas mostrou eficácia superior a 90%;[19-26]
- Com relação às complicações, quatro desfechos foram citados nos trabalhos: estenose, sangramento, perfuração e dor torácica. A maioria dos trabalhos não mostrou diferença estatística entre os dois grupos (Figura 5.6).[19-26]

Figura 5.5 Comparação entre RFA isolada e EMR mais RFA na erradicação de displasia no EB mostrando superioridade do método combinado.

	EMR + RFA		RFA			Diferença do risco
Estudo ou subgrupo	*Eventos*	*Total*	*Eventos*	*Total*	*Peso*	*M-H, Aleatória, 95% IC*
Caillol, 2012	15	16	4	18	13,6%	0,72 [0,49, 0,94]
Haidry, 2013	148	164	122	171	15,9%	0,19 [0,11, 0,27]
Kim, 2012	47	50	81	98	15,7%	0,11 [0,01, 0,21]
Li N, 2015	312	406	609	857	16,2	0,06 [0,01, 0,11]
Okoro, 2012	33	44	32	46	14,4%	0,05 [-0,13, 0,24]
Pouw, 2008	31	31	1	13	14,7%	0,92 [0,76, 1,09]
Strauss, 2014	30	31	2	5	9,4%	0,57 [0,13, 1,00]
Total (95% IC)		742		1208	100,0%	0,35 [0,15, 0,56]
Total de eventos	616		851			

Heterogeneidade: $Tau^2 = 0,07$; $Qui^2 = 127,35$, df = 6 ($P < 0,00001$); $I^2 = 95\%$

Teste para efeito global: Z = 3,37 (P = 0,0008)

Figura 5.6 Comparação entre RFA isolada e EMR mais RFA na evolução para estenose, sem diferença estatisticamente significativa entre os grupos.

	EMR + RFA		RFA			Diferença de risco	Diferença de risco
Estudo ou subgrupo	*Eventos*	*Total*	*Eventos*	*Total*	*Peso*	*M-H, Aleatória, 95% IC*	*M-H, Aleatória, 95% IC*
Caillol F, 2012	3	16	0	18	1,9%	0,19 [-0,02, 0,39]	
Haidry RJ, 2013	20	164	10	171	18,6%	0,06 [0,00, 0,12]	
Kim HP, 2012	3	65	8	104	8,9%	-0,03 [-0,10, 0,04]	
Li N, 2015	29	406	52	857	61,2%	0,01 [-0,02, 0,04]	
Okoro NI, 2012	6	44	4	46	5,0%	0,05 [-0,08, 0,18]	
Pouw RE, 2008	4	31	0	31	3,4%	0,13 [0,00, 0,26]	
Strauss AC, 2014	6	31	1	5	1,0%	-0,01 [-0,38, 0,37]	
Total (95% IC)		757		1232	100,0%	0,03 [0,00, 0,05]	
Total de eventos	71		75				

Heterogeneidade: $Chi^2 = 9,85$, $df = 6$ $(P < 0,13)$; $I^2 = 39\%$

Teste para efeito global: $Z = 2,09$ $(P = 0,04)$

Conclusão

A ressecção endoscópica, associada à ablação por radiofrequência, é um método seguro e eficaz no tratamento da displasia de alto grau e do carcinoma intramucoso, com maiores taxas de remissão e sem grandes complicações, em comparação ao tratamento com ablação por radiofrequência como único método.

Algoritmo 5.1 Esôfago de Barrett – seguimento e conduta.

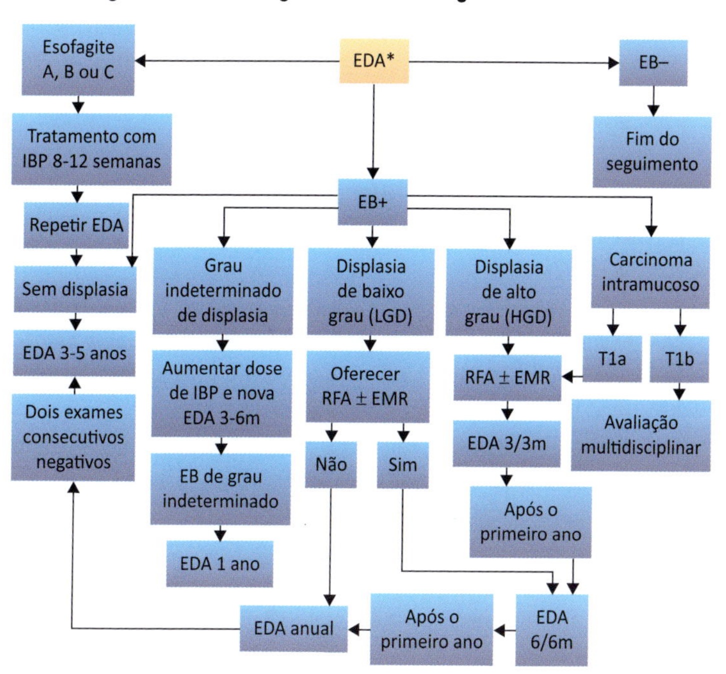

Referências

1. Hirota WK, Loughney TM, Lazas DJ, Maydonovitch CL, Rholl V, Wong RK. Specialized intestinal metaplasia, dysplasia, and cancer of the esophagus and esophagogastric junction: prevalence and clinical data. Gastroenterology. 1999;116(2):277-85.

2. de Jonge PJ, van Blankenstein M, Looman CW, Casparie MK, Meijer GA, Kuipers EJ. Risk of malignant progression in patients with Barrett's oesophagus: a Dutch nationwide cohort study. Gut. 2010;59(8):1030-6.
3. Ronkainen J, Aro P, Storskrubb T, Johansson SE, Lind T, Bolling-Sternevald E, et al. Prevalence of Barrett's esophagus in the general population: an endoscopic study. Gastroenterology. 2005;129(6):1825-31.
4. Morales CP, Souza RF, Spechler SJ. Hallmarks of cancer progression in Barrett's oesophagus. Lancet. 2002;360(9345):1587-9.
5. Lieberman DA, Oehlke M, Helfand M. Risk factors for Barrett's esophagus in community-based practice. GORGE consortium. Gastroenterology Outcomes Research Group in Endoscopy. Am J Gastroenterol. 1997;92(8):1293-7.
6. Boyce HW. Endoscopic definitions of esophagogastric junction regional anatomy. Gastrointest Endosc. 2000;51(5):586-92.
7. Kelty CJ, Gough MD, Van Wyk Q, Stephenson TJ, Ackroyd R. Barrett's oesophagus: intestinal metaplasia is not essential for cancer risk. Scand J Gastroenterol. 2007;42(11):1271-4.
8. Bennett C, Moayyedi P, Corley DA, DeCaestecker J, Falck-Ytter Y, Falk G, et al. BOB CAT: A Large-Scale Review and Delphi Consensus for Management of Barrett's Esophagus With No Dysplasia, Indefinite for, or Low-Grade Dysplasia. Am J Gastroenterol. 2015;110(5):662-82
9. Sharma P, Dent J, Armstrong D, Bergman JJ, Gossner L, Hoshihara Y, et al. The development and validation of an endoscopic grading system for Barrett's esophagus: the Prague C & M criteria. Gastroenterology. 2006;131(5):1392-9.
10. Pohl J, May A, Rabenstein T, Pech O, Nguyen-Tat M, Fissler-Eckhoff A, et al. Comparison of computed virtual chromoendoscopy and conventional chromoendoscopy with acetic acid for detection of neoplasia in Barrett's esophagus. Endoscopy. 2007;39:594-8.
11. França LGP. Endoscopia com magnificação de imagem, cromoscopia e uso do ácido acético no esôfago de Barrett/Lívia Gomes Pereira França. [Dissertação mestrado]. Faculdade de Medicina da Universidade de São Paulo. Departamento de Gastroenterologia. Área de concentração: Cirurgia do Aparelho Digestivo. São Paulo, 2004.
12. Sharma P, Hawes RH, Bansal A, Gupta N, Curvers W, Rastogi A, et al. Standard endoscopy with randombiopsies vs. narrow band imaging targeted biopsies in Barrett's oesophagus:a prospective, international, randomised controlled trial. Gut. 2013;62:15-21.

13. Thosani N, Dayyeh BKA, Sharma P, Aslanian HR, Enestvedt BK, Komanduri S, et al. ASGE Technology Committee systematic review and meta-analysis the ASGE Preservation and Incorporation of Valuable Endoscopic Innovations thresholds for adopting real-time imaging-assisted endoscopic survillance of Barrett's esophagus. Gastrointest Endosc. 2016;83(4):684-98.
14. Levine DS, Blount PL, Rudolph RE, Reid BJ. Safety of a systematic endoscopic biopsy protocol in patients with Barrett's esophagus. Am J Gastroenterol. 2000;95(5):1152-7.
15. Shaheen NJ, Falk GW, Iyer PG, Gerson LB. ACG Clinical Guideline: Diagnosis and Management of Barrett's Esophagus. Am J Gastroenterol. 2016;111(1):30-50.
16. Fitzgerald RC, di Pietro M, Ragunath K, Ang Y, Kang JY, Watson P, et al. British Society of Gastroenterology guidelines on the diagnosis and management of Barrett's oesophagus. Gut. 2014;63(1):7-42.
17. Phoa KN, van Vilsteren FG, Weusten BL, Bisschops R, Schoon EJ, Ragunath K, et al. Radiofrequency ablation vs endoscopic surveillance for patients with Barrett esophagus and low-grade dysplasia: a randomized clinical trial. JAMA. 2014;311(12):1209-17.
18. Guidelines on the diagnosis and management of Barrett's oesophagus: an update. BSG Barrett´s addendum. LGD: surveillance or ablation? British Society of Gastroenterology. [Internet] [Acesso em 2017 may 21]. Disponível em: http://www.bsg.org.uk/images/stories/docs/clinical/guidelines/oesophageal/bsg_barretts_addendum_15.pdf
19. Li N, Pasricha S, Bulsiewicz WJ, Pruitt RE, Komanduri S, Wolfsen HC, et al. Effects of preceding endoscopic mucosal resection on the efficacy and safety of radiofrequency ablation for treatment of Barrett's esophagus: results from the United States Radiofrequency Ablation Registry. Dis Esophagus. 2016;29(6):537-43.
20. Strauss AC, Agoston AT, Dulai PS, Srivastava A, Rothstein RI. Radiofrequency ablation for Barrett's-associated intramucosal carcinoma: a multi-center follow-up study. Surg Endosc. 2014;28(12):3366-72.
21. Haidry RJ, Dunn JM, Butt MA, Burnell MG, Gupta A, Green S, et al. Radiofrequency ablation and endoscopic mucosal resection for dysplastic barrett's esophagus and early esophageal adenocarcinoma: outcomes of the UK National Halo RFA Registry. Gastroenterology. 2013;145(1):87-95.
22. Phoa KN, Pouw RE, van Vilsteren FG, Sondermeijer CM, Ten Kate FJ, Visser M, et al. Remission of Barrett's esophagus with early neoplasia 5 years after radiofrequency ablation with endoscopic resection: a Netherlands cohort study. Gastroenterology. 2013;145(1):96-104.

23. Kim HP, Bulsiewicz WJ, Cotton CC, Dellon ES, Spacek MB, Chen X, et al. Focal endoscopic mucosal resection before radiofrequency ablation is equally effective and safe compared with radiofrequency ablation alone for the eradication of Barrett's esophagus with advanced neoplasia. Gastrointest Endosc. 2012;76(4):733-9.
24. Caillol F, Bories E, Pesenti C, Poizat F, Monges G, Guiramand J, et al. Radiofrequency ablation associated to mucosal resection in the oesophagus: experience in a single centre. Clin Res Hepatol Gastroenterol. 2012;36(4):371-7.
25. Okoro NI, Tomizawa Y, Dunagan KT, Lutzke LS, Wang KK, Prasad GA. Safety of Prior Endoscopic Mucosal Resection in Patients Receiving Radiofrequency Ablation of Barrett's Esophagus. Clin Gastroenterol Hepatol. 2012;10(2):150-4.
26. Pouw RE, Gondrie JJ, Sondermeijer CM, Kate FJ, Gulik TM, Krishnadath KK, et al. Eradication of Barrett Esophagus with Early Neoplasia by Radiofrequency Ablation, with or without Endoscopic Resection. J Gastrointest Surg. 2008;12(10):1627-37.

Capítulo 6

Métodos Endoscópicos de Acesso Enteral

6.1 Gastrostomias Endoscópicas

José Gonçalves Pereira Bravo
Flávio Hiroshi Ananias Morita
Sérgio Eiji Matuguma
Edson Ide

Introdução

Diversas doenças podem comprometer a capacidade dos pacientes de se alimentarem por via oral. Dentre essas causas, destacam-se fatores obstrutivos mecânicos, funcionais, alterações neurológicas, dentre outras. Nesses casos, desde que não haja contraindicação para a dieta enteral, é indicada uma via de acesso.

Existem muitas formas de garantir um aporte nutricional enteral para esses pacientes, cada uma com suas vantagens e desvantagens. Dentre elas, destacam-se as sondas nasoenterais (SNE); as gastrostomias, que podem ser feitas por via endoscópica ou cirúrgica; as gastrojejunostomias e as jejunostomias.

As SNE são indicadas, inicialmente, na maioria dos casos, e, no geral, são suficientes quando o período estimado no qual o paciente vai usá-las é curto. Sua vantagem é que podem ser passadas de forma simples e rápida, à beira leito, com baixas taxas de complicações, sem necessidade de um procedimento invasivo. Já a desvantagem é o desconforto causado ao paciente, além de facilitarem o refluxo gastroesofágico e as infecções de vias aéreas. Nos casos de obstrução funcional, mecânica, ou quando há a necessidade de garantir a locação de sua ponta em posições mais distais, pode ser necessária a endoscopia digestiva alta para sua passagem.

Ao longo dos anos, várias técnicas de gastrostomia foram desenvolvidas com o objetivo de facilitar o acesso ao estômago. A gastrostomia endoscópica percutânea desenvolvida em 1980 por Gauderer-Ponsky destacou-se entre todas por ser um método menos invasivo, mais simples, rápido e barato, com baixas taxas de complicações e mortalidade, quando comparada ao método cirúrgico.[1-5]

As gastrostomias estão indicadas em pacientes com risco de desnutrição moderada a grave, após duas a três semanas de alimentação por sonda nasoenteral (Tabela 6.1). Quando são observadas alterações obstrutivas no estômago ou distalmente a ele, a gastrostomia é contraindicada (Tabela 6.2). Essa decisão deve ser individualizada de acordo com as necessidades, preferências, diagnóstico e expectativa de vida do paciente.[6-11]

As gastrojejunostomias e as jejunostomias estão indicadas quando o fator obstrutivo ou o local em que se deseja excluir do trânsito alimentar está localizado no estômago ou duodeno, contraindicando a gastrostomia.

Técnicas de gastrostomias endoscópicas

O procedimento é realizado com o paciente em decúbito dorsal, sob sedação profunda ou anestesia geral. Está indicado antibioticoprofilaxia, geralmente com cefalosporina de primeira geração.

Tabela 6.1 Principais indicações de acesso enteral para dieta.

Doenças neurológicas	*Outras indicações*
• Doença cerebrovascular • Doença do neurônio motor (esclerose lateral amiotrófica) • Esclerose múltipla • Mal de Parkinson • Doença de Alzheimer • Paralisia cerebral • Demência • Tumor cerebral • Retardo psicomotor ***Alteração do nível de consciência*** • Trauma crânio encefálico • Pacientes de terapia intensiva • Coma prolongado ***Câncer*** • Cabeça e pescoço • Esôfago	• Queimaduras • Anomalia congênita • Fístulas • Fibrose cística • Síndromes do intestino curto • Doença inflamatória intestinal • Cirurgia facial • Politrauma • Insuficiência renal crônica • HIV/AIDS • Descompressão gástrica • Malignidade abdominal • Epidermose bolhosa • Enfermidades pediátricas • Administração de medicamentos não palatáveis • Recirculação de bile • Facilitar acesso para dilatação do esôfago.

O local exato da inserção da sonda de gastrostomia é determinado por transiluminação endoscópica e palpação manual, para confirmação do posicionamento adequado. Recomendamos realizar pelo menos 2 cm abaixo do rebordo costal, para maior conforto do paciente na adaptação do anteparo externo. O local exato é idealmente na linha mediana.[12-15]

1. **Técnica de tração (Gauderer-Ponsky):** descrita em 1980, consiste na insuflação e transiluminação gástrica para a escolha do melhor local para a confecção da gastrostomia. Caso o paciente esteja sedado, realiza-se também anestesia local. Faz-se uma pequena incisão na pele, de aproximadamente um centímetro, e punciona-se através dela com jelco calibre 14, até a visibilização de sua ponta no interior da cavidade gástrica. A seguir, passa-se o fio-guia pelo jelco (Figura 6.1A). Este é apreendido por uma alça de polipectomia, que

Tabela 6.2 Contraindicações da gastrostomia endoscópica percutânea.

Contraindicações absolutas
• Ascite grave. • Interposição de órgãos (ausência de transiluminação). • História da gastrectomia total. • Obstrução da saída gástrica (se for utilizado para a alimentação). • Gastroparesia grave. • Falta de consentimento informado para o procedimento. • Distúrbios de coagulação importantes (INR > 1,5; plaquetas < 50.000). • Sepses. • Expectativa curta de sobrevida (inferior a 2 meses). • Estenose pilórica.
Contraindicações relativas
• Peritonite. • Carcinomatose peritoneal acentuada. • Infecção da parede abdominal. • Instabilidade hemodinâmica. • Varizes esofagogástricas. • Hepatomegalia. • Gastrectomia subtotal. • Obesidade mórbida. • Hérnia hiatal volumosa. • Cateter de derivação ventrículo peritoneal. • Calota craniana no subcutâneo à esquerda na parede abdominal.

o conduz e o exterioriza pela boca. A sonda de gastrostomia é presa ao fio e o conjunto é novamente tracionado no sentido oposto, até exteriorizar-se pela pele (Figura 6.1B). A sonda de gastrostomia ancorada na cavidade gástrica por anteparo com formato de disco (Figura 6.1C). Logo após, o endoscópio é reinserido para garantir adequada tensão da sonda na parede gástrica, fixada por anteparo externo na parede abdominal (Figura 6.1D):[12-15]

2. **Técnica de pulsão (Sachs-Vine):** esta técnica é semelhante à anterior, porém, após a exteriorização do fio-guia na cavidade oral, a sonda é passada através dele e introduzida, de forma direcionada, até sua exteriorização na pele.[12,13]

Figura 6.1 (A) Passagem do fio-guia pelo jelco para o interior da cavidade gástrica. (B) Tração do conjunto até a exteriorização da sonda de gastrostomia na pele. (C) Sonda de gastrostomia ancorando a parede gástrica na parede abdominal através de disco em sua extremidade. (D) Anteparo externo da gastrostomia.

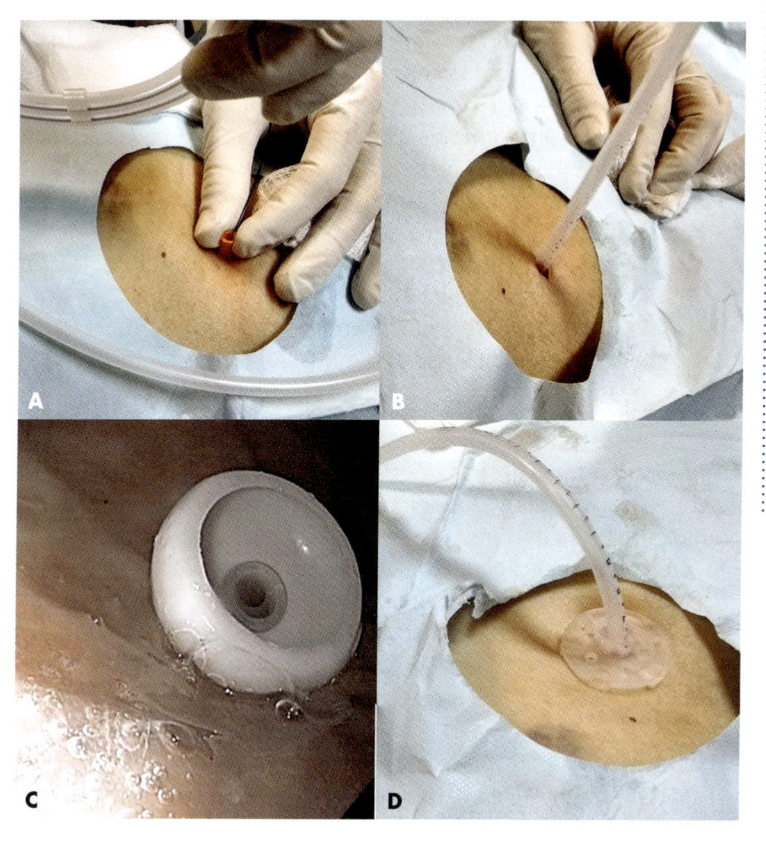

3. Técnica de punção (Russel): descrita em 1984, consiste na realização de uma punção seguida da passagem do fio-guia e retirada da agulha. Após a retirada desta, o fio-guia orientará a passagem de um dilatador que possui uma bainha externa. Depois da passagem do conjunto, retira-se o dilatador e o fio-guia, utilizando-se a bainha para passar a sonda de gastrostomia. Insufla-se o balão, que serve como anteparo interno, e fixa-se o anteparo externo para manter a aproximação das paredes gástrica e abdominal;[14,15]

4. **Técnica de gastropexia:** Nesta técnica insere-se dupla agulha paralela na região de transiluminação (Figuras 2A e 2B), ao redor do ponto escolhido para a confecção da gastrostomia. A agulha conduz um fio de sutura até a cavidade gástrica (Figura 2C) e na segunda agulha é introduzido fio metálico em forma de alça para recuperar o fio tracionado até se exteriorizar na pele (Figura 2D). Ao dar o nó nas duas extremidades do fio, forma-se um ponto em "U" que manterá as paredes gástrica e abdominal aproximadas (Figura 2E). Realiza-se mais uma vez este procedimento. Introduz-se um trocater através da incisão até a cavidade gástrica. A sonda de gastrostomia é passada através do mesmo (Figura 2F), o balão insuflado (Figura 2G), o qual funcionará como anteparo interno e o trocater é retirado (Figura 2G).[13-15]

Diversos estudos que compararam estes métodos observaram que o método de tração está associado a um menor número de complicações, além de ser mais fácil sua execução.[16,17] A técnica com gastropexia demonstrou ser superior aos outros métodos na prevenção da infecção em pacientes com câncer de cabeça e pescoço.[16-20] A gastropexia está indicada em pacientes com obstrução proximal ao estômago, que não permite a passagem do anteparo da sonda, ou em pacientes com alto risco de retirá-la inadvertidamente (Tabela 6.3).

Tabela 6.3 Vantagens e desvantagem da gastrostomia endoscópica por gastropexia.

Vantagens	Desvantagens
• A principal vantagem é a redução da infecção e da inflamação peristomal. • Impede a peritonite em caso de remoção acidental do tubo de gastrostomia, antes da maturação da via de gastrostomia.	• Sua complexidade e a duração do procedimento. • Sangramento devido a múltiplas punções. • O custo do dispositivo de gastropexia. • Dificuldade do peristaltismo pela fixação.

Figura 6.2 (A) Dupla agulha paralela. (B) Dupla agulha na cavidade gástrica, sendo passado o fio metálico de uma para a outra agulha. (C) Tração da dupla agulha após a passagem do fio de uma agulha para a outra. (D) Nó nas duas extremidades do fio, formando um ponto em "U". (E) Ponto em "U" visto da cavidade gástrica. (F e G) Introdução do trocarte na cavidade gástrica com a sonda de gastrostomia. (H) Retirada do trocarte e manutenção da sonda de gastrostomia.

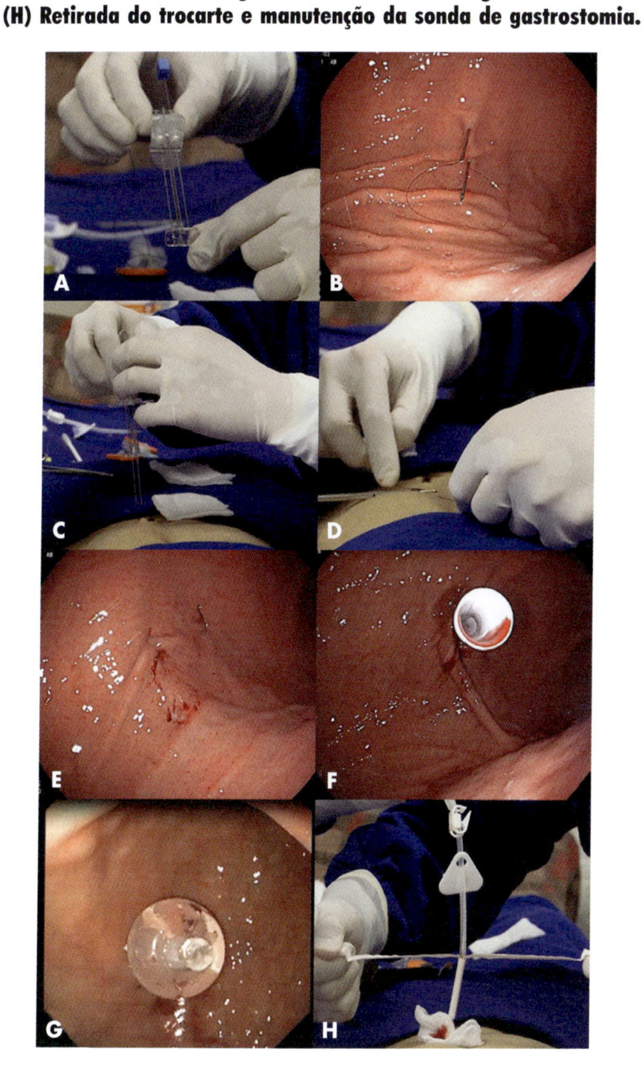

Complicações

Considerando estudos prospectivos e retrospectivos, a taxa de complicações nas gastrostomias endoscópicas é de 31%. Estas complicações podem ser classificadas em maiores e menores, ocorrendo em 6,9% e 24,1% dos procedimentos, respectivamente (Tabela 6.4). Podem, ainda, ser classificadas quanto ao período em que ocorrem: as precoces nos primeiros 15 dias e as tardias, após 15 dias. Nesses estudos, a mortalidade das gastrostomias endoscópicas foi de 0,3%.[22]

Tabela 6.4 Complicações das gastrostomias endoscópicas.

Maiores (6,9%)	Menores (24,1%)
• Perfuração intestinal • Hemorragia gastrintestinal • Fístula gastrocutânea, • Abscesso intra-abdominal, • Abscesso periestomal, • Peritonite que requer cirurgia • Perda do cateter • Pneumonia de aspiração • Sepse • Síndrome do sepultamento do retentor interno (Buried Bumper Syndrome) • Remoção precoce inadvertida do tubo • Implante metastático no estoma • Fasceite necrosante	• Deslocamento da sonda • Remoção inadvertida de sonda tardia • Mau funcionamento da sonda • Vazamento periestomal • Infecção periestomal • Necrose da pele suave, granulação de feridas • Sangramento da ferida menor, hematoma da ferida • Íleo temporário • Pneumoperitoneu sintomático • Enfisema subcutâneo • Regurgitação • Procedimento malsucedido

Evidência na literatura

Uma metanálise realizada no Serviço de Endoscopia Digestiva do HC-FMUSP, por Bravo e colaboradores (2016), demonstrou que não há diferença estatisticamente significativa entre as complicações globais, as complicações maiores ou a mortalidade relacionadas ao procedimento, quando comparamos a gastrostomia cirúrgica com a endoscópica (Figuras 6.3 a 6.5). Porém, o mesmo estudo demonstrou que a via endoscópica apresenta menos complicações menores (Figura 6.6).[22] Além disso, a gastrostomia cirúrgica é considerada como um procedimento mais invasivo e

Figura 6.3 Complicações em geral analisando estudos randomizados.

	Endoscopia		Cirurgia			Diferença do risco		Diferença do risco
Estudo ou subgrupo	*Eventos*	*Total*	*Eventos*	*Total*	*Peso*	*M-H, Fixo, 95% IC*	*Ano*	*M-H, Fixo, 95% IC*
Ljundgdahl 2006	13	35	27	35	0,0%	-0,40 [-0,61, -0,19]		
Stiegmann 1990	16	69	15	62	100,0%	-0,01 [-0,16, 0,14]		
Total (95% IC)		69		62	100,0%	-0,01 [-0,22, 0,20]		
Total de eventos	16		15					

Heterogeneidade: Não aplicada

Teste para efeito global: Z = 0,09 (P = 0,93)

Figura 6.4 Complicações maiores analisando estudos randomizados.

	Endoscopia		Cirurgia			Diferença do risco		Diferença do risco
Estudo ou subgrupo	*Eventos*	*Total*	*Eventos*	*Total*	*Peso*	*M-H, fixo, 95% IC*	*Ano*	*M-H, fixo, 95% IC*
Ljungdahl 2006	0	35	2	35	34,9%	-0,06 [-0,15, 0,03]		
Stiegmann 1990	4	69	3	62	65,1%	0,01 [-0,07, 0,09]		
Total (95% IC)		104		97	100,0%	-0,01 [-0,07, 0,05]		
Total de eventos	4		5					

Heterogeneidade: $Chi^2 = 1,22$, df = 1 (P = 0,27); $I^2 = 18\%$

Teste para efeito global: Z = 0,45 (P = 0,65)

Figura 6.5 Complicações menores analisando estudos randomizados.

	Endoscopia		Cirurgia			Diferença do risco		Diferença do risco
Estudo ou subgrupo	*Eventos*	*Total*	*Eventos*	*Total*	*Peso*	*M-H, fixo, 95% IC*	*Ano*	*M-H, fixo, 95% IC*
Stiegmann 1990	12	69	12	62	65,1%	-0,02 [-0,15, 0,11]		
Ljungdahl 2006	13	35	25	35	34,9%	0,34 [-0,56, -0,12]		
Total (95% IC)		104		97	100,0%	-0,13 [-0,25, -0,02]		
Total de eventos	25		37					

Heterogeneidade: $Chi^2 = 6,31$, $df = 1$ ($P = 0,01$); $I^2 = 84\%$

Teste para efeito global: $Z = 2,25$ ($P = 0,02$)

Figura 6.6 Mortalidade analisando estudos randomizados.

	Endoscopia		Cirurgia			Diferença do risco	
Estudo ou subgrupo	*Eventos*	*Total*	*Eventos*	*Total*	*Peso*	*M-H, fixo, 95% IC*	*Ano*
Stiegmann 1990	0	69	0	62	65,1%	0,00 [-0,03, 0,03]	
Ljungdahl 2006	1	35	2	35	34,9%	-0,03 [-0,12, 0,07]	
Total (95% IC)		104		97	100,0%	-0,01 [-0,05, 0,03]	
Total de eventos	1		2				

Heterogeneidade: $Chi^2 = 0,59$, df = 1 (P = 0,44); $I^2 = 0\%$

Teste para efeito global: Z = 0,51 (P = 0,61)

oneroso, que precisa ser realizado no centro cirúrgico, com tempo de recuperação mais prolongado.[23-25]

Conclusão

O Serviço de Endoscopia do HC-FMUSP tem como primeira escolha a gastrostomia endoscópica realizada pela técnica de tração (Gauderer-Ponsky). A técnica com gastropexia é reservada para casos específicos e a gastrostomia cirúrgica é realizada na impossibilidade da gastrostomia por via endoscópica.

Referências

1. Rahnemai-Azar AA, Rahnemaiazar AA, Naghshizadian R, Kurtz A, Farkas DT. Percutaneous endoscopic gastrostomy: indications, technique, complications and management. World J Gastroenterol. 2014 Jun 28;20(24):7739-51.
2. Friginal-Ruiz AB, Lucendo AJ. Percutaneous Endoscopic Gastrostomy: A Practical Overview on Its Indications, Placement Conditions, Management, and Nursing Care. Gastroenterol Nurs. 2015 Sep-Oct;38(5):354-66.
3. Averbach M, Ribeiro AVS, Junior APF, Capllanes CA, Ejima FH, Fang LH, et al. Endoscopia Digestiva – dianostico e tratamento. Rio de Janeiro: Editora Revinter, 2013. p.375-91.
4. Lucendo AJ, Friginal-Ruiz AB. Percutaneous endoscopic gastrostomy: An update on its indications, management, complications, and care. Rev Esp Enferm Dig. 2014 Dec;106(8):529-39.
5. Parekh PJ, Merrell J, Clary M, Brush JE, Johnson DA. New anticoagulants and antiplatelet agents: a primer for the clinical gastroenterologist. Am J Gastroenterol. 2014 Jan;109(1):9-19.
6. Fujimoto K, Fujishiro M, Kato M, Higuchi K, Iwakiri R, Sakamoto C, et al. Guidelines for gastroenterological endoscopy in patients undergoing antithrombotic treatment. Dig Endosc. 2014 Jan;26(1):1-14.
7. Abu Daya H, Younan L, Sharara AI. Endoscopy in the patient on antithrombotic therapy. Curr Opin Gastroenterol. 2012 Sep;28(5):432-41.
8. Singh D, Laya AS, Vaidya OU, Ahmed SA, Bonham AJ, Clarkston WK. Risk of bleeding after percutaneous endoscopic gastrostomy (PEG). Dig Dis Sci. 2012 Apr;57(4):973-80.

9. Lozoya-González D, Pelaez-Luna M, Farca-Belsaguy A, Salceda-Otero JC, Vazquéz-Ballesteros E. Percutaneous endoscopic gastrostomy complication rates and compliance with the American Society for Gastrointestinal Endoscopy guidelines for the management of antithrombotic therapy. JPEN J Parenter Enteral Nutr. 2012 Mar;36(2):226-30.
10. Vui HC, Lim WC, Law HL, Norwani B, Charles VU. Percutaneous endoscopic gastrostomy in patients with ventriculoperitoneal shunt. Med J Malaysia. 2013 Oct;68(5):389-92.
11. Mobily M, Patel JA. Palliative percutaneous endoscopic gastrostomy placement for gastrointestinal cancer: Roles, goals, and complications. World J Gastrointest Endosc. 2015 Apr 16;7(4):364-9.
12. Burney RE, Bryner BS. Safety and long-term outcomes of percutaneous endoscopic gastrostomy in patients with head and neck cancer. Surg Endosc. 2015 Mar 5.
13. Okumura N, Tsuji N, Ozaki N, Matsumoto N, Takaba T, Kawasaki M, et al. Percutaneous endoscopic gastrostomy with Funada-style gastropexy greatly reduces the risk of peristomal infection. Gastroenterol Rep (Oxf). 2015 Feb;3(1):69-74.
14. Ohno T, Ogawa A, Yanai M, Toyomasu Y, Ogata K, Ando H, et al. The usefulness and safety of the introducer technique using a bumper-button-type device as compared with the pull method for percutaneous endoscopic gastrostomy. Surg Laparosc Endosc Percutan Tech. 2015 Feb;25(1):e1-4.
15. Köhler G, Kalcher V, Koch OO, Luketina RR, Emmanuel K, Spaun G. Comparison of 231 patients receiving either "pull-through" or "push" percutaneous endoscopic gastrostomy. Surg Endosc. 2015 Jan;29(1):170-5.
16. Gang MH, Kim JY. Short-Term Complications of Percutaneous Endoscopic Gastrostomy according to the Type of Technique. Pediatr Gastroenterol Hepatol Nutr. 2014 Dec;17(4):214-22.
17. Shigoka H, Maetani I, Tominaga K, Gon K, Saitou M, Takenaka Y. Comparison of modified introducer method with pull method for percutaneous endoscopic gastrostomy: prospective randomized study. Dig Endosc. 2012 Nov;24(6):426-31.
18. Harrison E, Dillon J, Leslie FC. Complications of the cut-and-push technique for percutaneous endoscopic gastrostomy tube removal. Nutr Clin Pract. 2011 Jun;26(3):230-1.
19. Campoli P, Cardoso D, Turchi M, Mota O. Clinical trial: a randomized study comparing the durability of silicone and latex percutaneous endoscopic gastrostomy tubes. Dig Endosc. 2011 Apr;23(2):135-9.

20. Richter-Schrag HJ, Fischer A. [Buried bumper syndrome : A new classification and therapy algorithm]. Chirurg. 2015 Oct;86(10):963-9.

21. Biswas S, Dontukurthy S, Rosenzweig MG, Kothuru R, Abrol S. Buried bumper syndrome revisited: a rare but potentially fatal complication of PEG tube placement. Case Rep Crit Care. 2014;2014:634953. Leung E, Chung L, Hamouda A, Nassar AH. A new endoscopic technique for the buried bumper syndrome. Surg Endosc. 2007 Sep;21(9):1671-3.

22. Bravo JGP,Ide E, Kondo K, Moura DTH, Moura ETH, Sakai P, et al. benign and malignant diseases: a systematic review and meta-analysis. Clinics (Sao Paulo). 2016 Mar;71(3):169-178.

23. Sacks D, Mthelenny TE, Cardella JF, Lewis CA. Society of Interventional Radiology clinical practice guidelines. J Vasc Interv Radiol. 2003;14(2):S199-202.

24. Scott JS, de la Torre RA, Unger SW. Comparison of operative versus percutaneous endoscopic gastrostomy tube placement in the elderly. Am Surg. 1991;57(5):338-40.

25. Stiegmann GV, Goff JS, Silas D, Pearlman N, Sun J, Norton L. Endoscopic versus operative gastrostomy: final results of a prospective randomized trial. Gastrointest Endosc. 1990;3(1):1-5.

Parte 4

Obesidade

Capítulo 7

O Papel da Endoscopia no Sobrepeso e na Obesidade

7.1 Toxina Botulínica

Fábio Alberto Castillo Bustamante
Vitor Ottoboni Brunaldi
Diogo Turiani Hourneaux de Moura
Thiago Ferreira de Souza
Eduardo Guimarães Hourneaux de Moura

Introdução

O desenvolvimento de terapias de baixo custo para controlar a pandemia mundial da obesidade é uma das principais prioridades da medicina moderna.[1] As terapias endoscópicas focadas na perda de peso são importantes aliados, uma vez que são mais eficazes do que a farmacoterapia e as mudanças no estilo de vida, além de apresentam menor taxa de eventos adversos em comparação à cirurgia bariátrica.[2]

As diretrizes atuais para o tratamento terapêutico da obesidade recomendam mudanças no estilo de vida e melhoria da dieta como terapia de primeira linha, para combater o excesso de peso. Após falha na terapia, a cirurgia bariátrica é o tratamento recomendado para obesos classe III e classe II, se associada a comorbidades relacionadas ao sobrepeso. Atualmente, a cirurgia bariátrica para obesos classe I e II sem comorbidades não são indicadas.[3,4]

Na Figura 7.1, temos a classificação das classes de obesidade de acordo com o IMC:

Figura 7.1 Classificação de obesidade baseada no IMC.

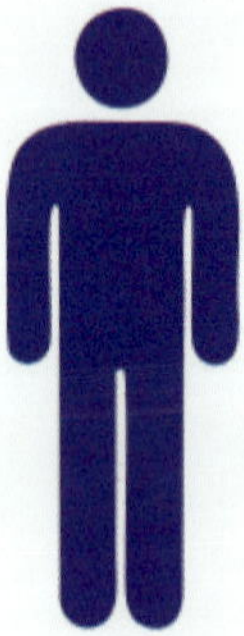

$$IMC = \frac{\text{Peso em kg}}{\text{Altura} \times \text{altura em m}}$$

Classificação	IMC
Abaixo do peso	Abaixo de 18,5
Peso normal	18,5 – 24,9
Sobrepeso	24,9 – 29,9
Obesidade grau I	30 – 34,9
Obesidade grau II	35 – 39,9
Obesidade grau III ou mórbida	Maior ou igual a 40

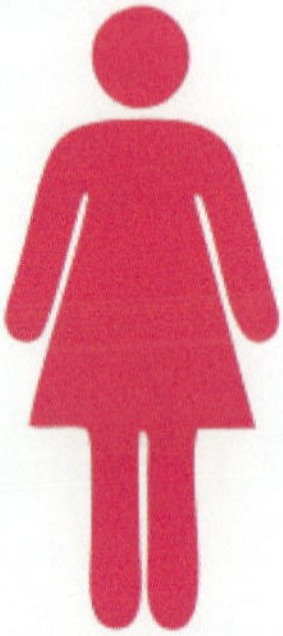

No entanto, esses pacientes podem se beneficiar de tratamentos minimamente invasivos, como as terapias endoscópicas. Técnicas endoscópicas podem induzir a perda de peso de maneiras diferentes. Alguns métodos levam à perda de peso alterando a ingestão, digestão e absorção de alimentos; outros modificam a distensão, o esvaziamento gástrico e a liberação de hormônios intestinais. Todas essas técnicas afetam a saciedade, reduzem o apetite e facilitam a perda de peso.[5,6]

A injeção de toxina botulínica (BTA) na parede gástrica é uma terapia endoscópica desenvolvida recentemente para a obesidade. A BTA provoca uma paralisia temporária no local da injeção, pois bloqueia a liberação de acetilcolina nas terminações neuromusculares colinérgicas. O racional é que esta atrasaria o esvaziamento gástrico, aumentando a liberação êntero-hormonal para induzir a saciedade. Seu efeito é perdido gradualmente de três a seis meses, não causando nenhum dano permanente.

A técnica da injeção de BTA é bastante variável na literatura.[7-13] De forma sumária, envolve minimamente quatro ou cinco aplicações anelares (circunferenciais) no antro gástrico, podendo ou não ser associadas a injeções em corpo e/ou fundo (Figura 7.2). As injeções no antro podem ser realizadas nas porções proximal, média e distal, confeccionando-se, assim, anéis paralelos.

As injeções podem ser realizadas às cegas, com endoscópio padrão ou ainda com punções ecoguiadas, direcionadas à camada muscular própria gástrica. Os sítios de punção são os mesmos em ambas as técnicas. Na técnica guiada, utiliza-se um ecoendoscópio setorial para a identificação da camada muscular própria do antro e aplica-se a toxina através de uma agulha de 25 Gauge (Figura 7.3).

As doses totais de BTA utilizadas no tratamento da obesidade variam entre 100 e 500 IU. Respeitando os sítios previamente descritos, a aplicação da dose total da BTA pode ser dividida entre 8 e

Figura 7.2 Pontos de injeção no antro distal. O anel de injeções pode ser realizado também com cinco sítios equidistantes, em vez de quatro. As aplicações podem ser repetidas nas mesmas paredes, nos antros médio e proximal.

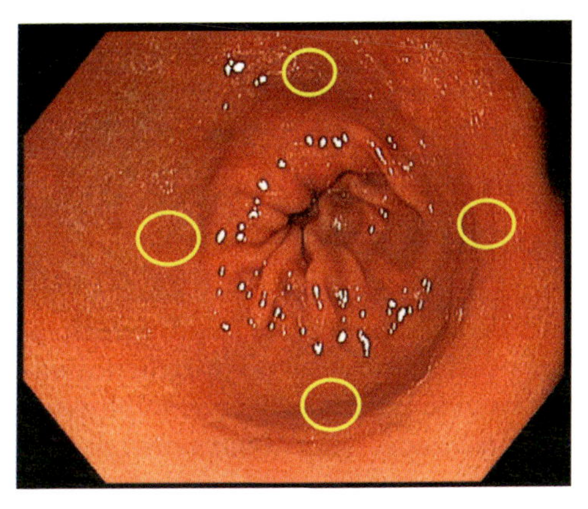

Figura 7.3 **(A e B) Identificação da camada muscular e punção. (C) Injeção na camada muscular própria. (D) Aspecto endoscópico final.**

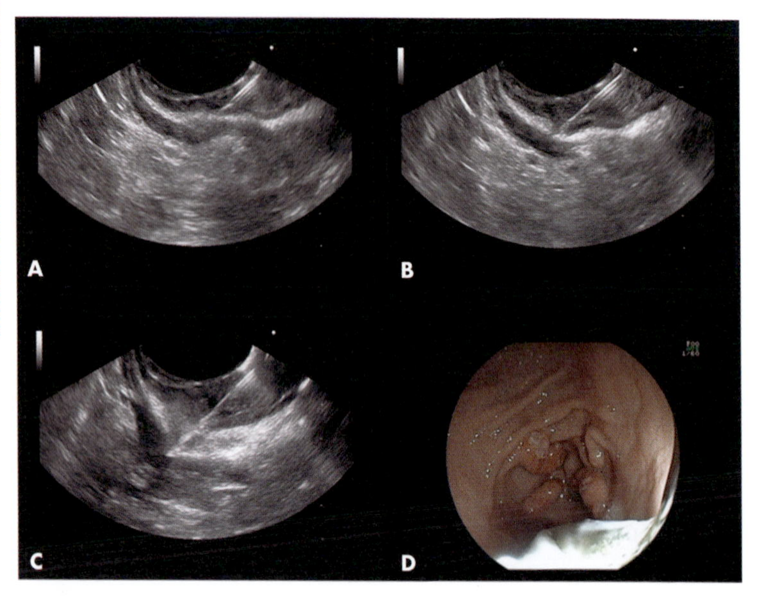

24 injeções. Não há eventos adversos importantes relatados na literatura, independentemente da técnica, dose ou local de injeção.[7-13]

Apesar de parecer o método ideal, ao associar perda ponderal à ausência de efeitos adversos significantes, sua eficácia ainda é discutida e os resultados descritos são altamente discrepantes. Por essa razão, realizamos uma revisão sistemática e uma metanálise dos dados disponíveis, para avaliar o efeito real da terapia BTA na perda de peso.

Evidência na literatura

Esta metanálise realizada em nosso serviço envolve os resultados dos estudos que compararam a BTA *versus* o placebo (solução salina). Em nosso estudo, só foram incluídos ensaios clínicos randomizados, visando buscar a maior força de evidência.[14] O número de injeções realizadas nos estudos variou de 8 a 20 aplicações no antro, fundo e corpo, com doses de 100 a 500 UI. O seguimento variou de 5 a 24 semanas após o procedimento.

Perda absoluta de peso

Foram realizados três estudos com seis subgrupos de diferentes doses de BTA. No modelo de efeitos fixos, a diferença da média de perda de peso absoluta foi de –0,11 (IC 95%: –1,42, 1,20) (Figura 7.4). Portanto, não houve diferença em relação à perda absoluta de peso entre BTA e injeção salina.

Redução do IMC

Apenas dois estudos forneceram a redução do IMC. Eles foram analisados em três subgrupos de diferentes doses de BTA.

No modelo de efeitos fixos, a diferença média foi de -0,06 (IC 95%: -0,92, 0,81) (Figura 7.5). Em nossa análise, não houve diferença quanto à redução do IMC entre BTA e injeção salina.

O tratamento com injeção de BTA poderia eventualmente levar à perda de peso de maneira menos invasiva e com poucos eventos adversos, por meio do mecanismo de inibição da motilidade antral gástrica mediada por acetilcolina, levando ao esvaziamento tardio e à saciedade precoce. Contudo, a eficácia do BTA não foi comprovada na literatura médica. Uma recente revisão sistemática havia demonstrado superioridade da BTA em relação ao placebo, entretanto, essa revisão utilizou, além de estudos randomizados, estudos prospectivos, diminuindo sua força de evidência.[14,15]

Nesta metanálise, utilizando quatro ensaios clínicos randomizados, verificou-se que a BTA não conduziu a uma perda de peso estatisticamente significativa em comparação com o grupo placebo (solução salina). As limitações dos dados se deve a uma ampla variedade de doses, locais e número de aplicações.

Conclusão

Com base em nossa revisão sistemática e metanálise, concluímos que o tratamento da obesidade com a injeção intragástrica de BTA não é eficaz em relação à perda absoluta de peso e redução do IMC.

Figura 7.4 ***Forest Plot* da perda de peso absoluta.**

	Botullinum toxin A.			Controle			Diferença média			Diferença média
Estudo ou subgrupo	*Média*	*SD*	*Total*	*Média*	*SD*	*Total*	*Peso*	*IV, Fixo, 95% IC*	*Ano*	*IV, Fixo, 95% IC*
Gui D. 133U	-7.4	8.8	6	0	22.7	4	0,3%	-7,40 [-30,73, 15,93]	2006	
Gui D. 200U	-5,8	5	4	0	22,7	4	0,3%	-5,80 [-28,58, 16,98]	2006	
Mittermair R. 200U	0,4	1,1	5	0	2,7	5	26,3%	0,40 [-2,16, 2,96]	2007	
Topazian M. 300U	-2,3	3,4	15	-2,2	3,5	15	28,2%	-0,10 [-2,57, 2,37]	2013	
Topazian M. 500U	-2,2	3,5	15	-2,2	3,5	15	27,4%	0,00 [-2,50, 2,50]	2013	
Topazian M. 100U	-3	5,1	15	-2,2	3,5	15	17,5%	-0,80 [-3,93, 2,33]	2013	
Total (95% IC)			60			58	100,0%	-0,11 [-1,42, 1,20]		

Heterogeneidade: Qui^2 = 0,96, df = 5 (P = 0,97); I^2 = 0%

Teste para efeito global: Z = 0,16 (P = 0,87)

Figura 7.5 Forest Plot da perda de peso absoluta.

	Botullinum Toxin A.			Controle				Diferença média		Diferença média
Estudo ou subgrupo	*Média*	*SD*	*Total*	*Média*	*SD*	*Total*	*Peso*	*IV, Fixo, 95% IC*	*Ano*	*IV, Fixo, 95% IC*
Gui D. 200U	-1,7	1,6	4	0	7,3	4	1,4%	-1,70 [-9,02, 5,62]	2006	
Gui D. 133U	-2,5	2,9	6	0	7,3	4	1,3%	-2,50 [-10,02, 5,02]	2006	
Mittermair R. 200U	0	0,32	5	0	0,95	5	97,3%	0,00 [-0,88, 0,88]	2007	
Total (95% IC)			15			13	100,0%	-0,06 [-0,92, 0,81]		

Heterogeneidade: $Chi^2 = 0,61$, df = 2 (P = 0,74); $I^2 = 0\%$

Teste para efeito global: Z = 0,13 (P = 0,90)

−100 −50 0 50 100

Favorece (Toxina botulínica) Favorece (Controle)

Referências

1. Lau DC. Synopsis of the 2006 Canadian clinical practice guidelines on the management and prevention of obesity in adults and children. CMAJ. 2007;176(8):S1-S13.
2. Roman S, Napoléon B, Mion F, Bory RM, Guyot P. Intragastric balloon for "non-morbid" obesity: a retrospective evaluation of tolerance and efficacy. Obes Surg. 2004;14(4):539-44.
3. Busetto L, Segato G, De Luca M, Bortolozzi E, MacCari T. Preoperative weight loss by intragastric balloon in super-obese patients treated with laparoscopic gastric banding: a case-control study.Obes Surg. 2004;14(5):671-6.
4. Lal S, McLaughlin J, Barlow J, D'Amato M, Giacovelli G, Varro A, et al. Cholecystokinin pathways modulate sensations induced by gastric distension in humans. Am J Physiol Gastro intest Liver Physiol. 2004;287(1):G72-9.
5. Geliebter A, Westreich S, Gage D. Gastric distention by balloon and test-meal intake. Am J Clin Nutr. 1988;48(3):592-4.
6. García-Compean D, Maldonado Garza H. Intragastric injection of botulinum toxin for the treatment of obesity. Where are we? World J Gastroenterol. 2008;14(12):1805-9.
7. Topazian M, Camillero M, de la Mora-Levy J, Enders FB, Foxx-Orenstein AR, Levy MJ, et al. Endoscopic ultrasound-guided gastric botulinumtoxin injections in obese subjects: a pilot study. Obes Surg. 2008;18(4):401-7.
8. Foschi D, Lazaron M, Sangaletti O, Corsi F, Trabucchi E. Effects of intramural administration of botulinum toxin A on gastric emptying and eating capacity in obese patients. Dig Liver Dis. 2008;40(8):667-72.
9. García-Compean D, Mendoza-Fuerte E, Martínez JA Villarreal I. Endoscopic injection of botulinum toxin in the gastric antrum for the treatment of obesity. Results of a pilot study. Gastroenterol Clin Biol. 2005;29:789-91.
10. Mittermair R, Keller C, Geibel J. Intragastric injection of botulinum toxin for the treatment of obesity. Obes Surg. 2007;17(6):732-6.
11. Albani G, Petroni ML, Mauro A, Liuzzi A, Lezzi G, Verti B, et al. Safety and efficacy of therapy with botulinum toxin in obesity: a pilot study. J Gastroenterol. 2005;40(8):833-5.
12. Foschi D, Corsi F, Lazzaroni M, Sangaletti O, Riva P, La Tartara G, et al. Treatment of morbid obesity by intra parietogastric administration of botulinum toxin: a randomized, double-blind, controlled study. Int J Obes. 2007;31(4):707-12.

13. Gui D, Mingrone G, Valenza V, Spada PL, Mutignani M, Runfola M, et al. Effect of botulinum toxin antral injection on gastric emptying and weight reduction in obese patients: a pilot study. Aliment Pharmacol Ther. 2006;23(5):675-80.
14. Moura EG, Bustamante FA, Marques WB. Reviewing the reviewers: critical appraisal of "Effect of intragastric injection of botulinum toxin A for the treatment of obesity: a meta-analysis and metaregression". Gastrointest Endosc. 2016;83(2):478.
15. Bang CS, Baik GH, Shin IS, Kim JB, Suk KT, Yoon JH, et al. Effect of intragastric injection of botulinum toxin A for the treatment of obesity: meta-analysis and meta-regression. Gastrointest Endosc. 2015;81(5):1141-9.e1-7

7.2 Balão Intragástrico

Joel Fernandez de Oliveira
Diogo Turiani Hourneaux de Moura
Silvia Mansur Reimão
Luiz Henrique Mazzonetto Mestieri
Thiago Ferreira de Souza
Eduardo Guimarães Hourneaux de Moura

Introdução

O sobrepeso e a obesidade são uma epidemia global e um grande problema de saúde pública em muitos países, tendo participação em 44% dos casos diabetes, 23% das doenças cardíacas isquêmicas e 7% a 41% de alguns tipos de câncer.[1] Estima-se que nos Estados Unidos 21% (147 a 210 bilhões de dólares anuais) das despesas com saúde são gastos para tratar comorbidades associadas à obesidade.[2,3]

Uma combinação de restrição calórica, atividade física regular e modificação no estilo de vida, associado ou não à farmacoterapia, tem sido praticada para tratar a obesidade. Contudo, uma perda de peso significativa de 10% a 15% é raramente alcançada ou sustentada.[4]

Para o tratamento da obesidade mórbida, a cirurgia bariátrica é a única opção de tratamento com perda de peso sustentável e resolução de comorbidades por longo prazo.[5] Apesar disso, apenas 1% dos pacientes que se encaixam nas indicações cirúrgicas são submetidos a este tipo de procedimento, devido a questões multifatoriais (preferência pessoal, condições financeiras e acesso a informação).[6]

Existem também alguns pacientes com índice de massa corporal (IMC) intermediário que não se qualificam para a cirurgia bariátrica ou mesmo que não desejam ser submetidos a tal procedimento.[7] Nesses casos, o balão intragástrico (BIG) tem se tornado uma alternativa viável. Além disso, o tratamento pré-operatório de pacientes com obesidade mórbida com a colocação temporária do

BIG, em associação com a restrição dietética, é utilizado para reduzir o risco de complicações peri e pós operatórias.[8]

Segundo a Anvisa, pacientes com IMC > 27 kg/m^2 podem ser candidatos à colocação do BIG. As suas principais indicações são:

- IMC > 27 kg/m^2, que não se enquadra nos critérios cirúrgicos;
- tratamento pré-operatório em superobesos, com IMC > 50 kg/m^2;
- paciente com indicação cirúrgica, mas que não deseja ser submetido a tal procedimento;
- paciente que não apresenta condições clínicas para a realização de cirurgia.

Existem contraindicações absolutas e relativas ao uso do BIG.

Contraindicações absolutas

- anormalidades anatômicas do trato gastrintestinal;
- varizes esofágicas;
- hérnia de hiato volumosa;
- uso de medicamentos anti-inflamatórios ou anticoagulantes;
- gravidez (em mulheres com idade fértil, é indicada a coleta do β-HCG antes da passagem do BIG);
- cirurgia gástrica prévia (incluindo fundoplicatura);
- desordens psiquiátricas.

Contraindicações relativas

- esofagite;
- ulceração;
- lesões agudas da mucosa gástrica.

Os BIG mais utilizados atualmente são aqueles preenchidos com 500 a 900 mL de solução salina e azul de metileno. São mantidos por seis meses a um ano. É importante salientar que o volume do BIG tem pouca relação com a quantidade de alimento ingerido, se preenchido com pelo menos com 400 mL.[9] Se, por ventura, ocorrer um vazamento espontâneo do balão, o azul de metileno será metabolizado e o paciente apresentará urina de cor esverdeada, devendo procurar o serviço médico com urgência.

Os BIG menos utilizados são aqueles preenchidos por ar, que, quando comparados com os preenchidos por líquido, não demonstraram perda de peso e de porcentagem do excesso de peso significativamente diferente, entre os dois tipos de balões.[10] Os modelos preenchidos com ar têm uma alta taxa de autodesinsuflação, atingindo até 33,3%.[11]

Tipos de balão

» **Appolo®** (antigos BioEnterics® e Orbera®): este balão de silicone é preenchido por 500 a 750 mL de solução salina e 5 mL de azul de metileno. É indicado para utilização por até seis meses (Figura 7.6).

» **Spatz®:** é um balão ajustável e, ao contrário dos outros modelos (mantidos por seis meses), pode permanecer no estômago por até 12 meses. Outra característica importante é a possibilidade de ajuste do seu volume a qualquer momento. Apesar da efetividade do balão, existe o risco de impactação do cateter, levando à formação de úlceras (Figura 7.7).

» **Reshape Duo®:** Este balão consiste em duas esferas de silicone preenchidas com um total de 900 mL de solução salina, o que previne a migração de um balão caso algum deles extravase (Figura 7.8).

Figura 7.6 Sistema de Balão Intragástrico Orbera®.

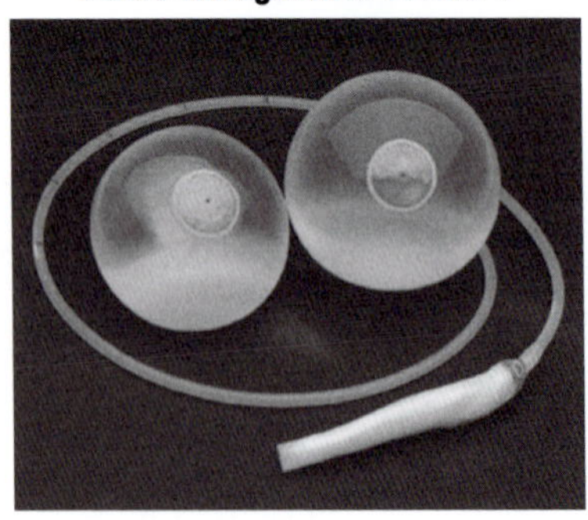

Disponível em: <apolloendo.com/wp-content/uploads/2016/05/GRF-00520-00R02.pdf>.

Figura 7.7 Sistema de Balão Intragástrico Spatz®.

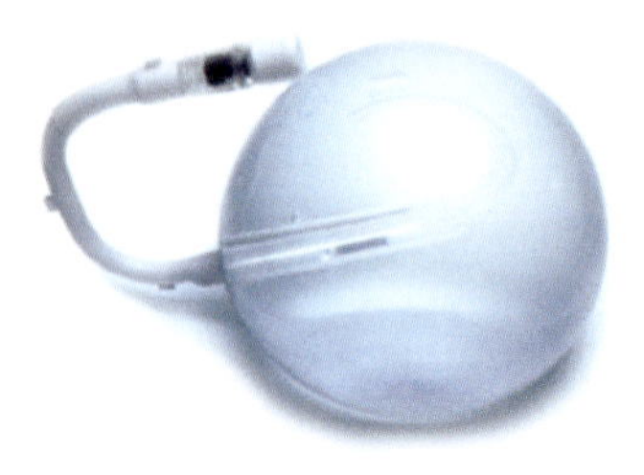

Disponível em: <http://www.medicalexpo.com/pt/fabricante-medico/balao-intragastrico-9683.html>.

Figura 7.8 Sistema de Balão Intragástrico Reshape Duo®.

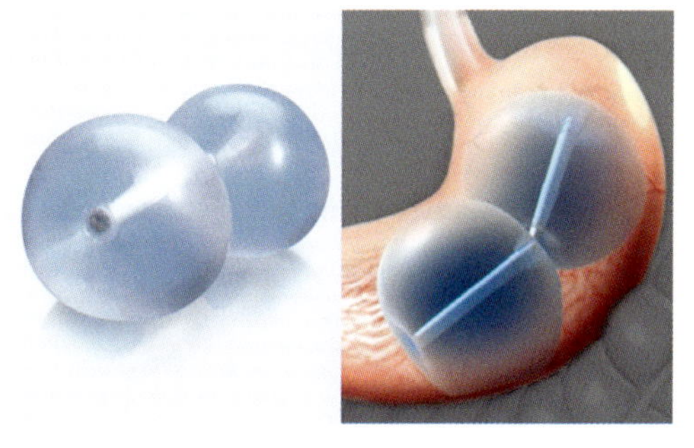

Disponível em: <http://www.medicalexpo.com/pt/fabricante-medico/balao-intragastrico-9683.html>.

» **Heliosphere BAG®:** Este é um balão de ar com volume de 550 cm^3 (10 cm de diâmetro), pesando menos de 30 gramas. É mantido por seis meses (Figura 7.9).

Figura 7.9 Sistema de Balão Intragástrico Heliosphere BAG®.

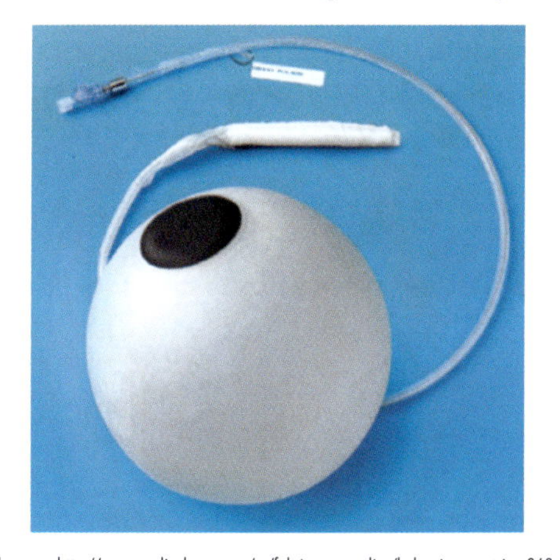

Disponível em: <http://www.medicalexpo.com/pt/fabricante-medico/balao-intragastrico-9683.html>.

» **Endogast®:** consiste em um BIG conectado até um *port* subcutâneo, em que é possível o ajuste contínuo do volume de ar (até 250 mL) por meio de um sistema semelhante ao da gastrostomia. Sua colocação é realizada a partir de um procedimento endoscópico cirúrgico. Devido às complicações com a confecção da gastrostomia e da implantação do *port*, este método não teve boa aceitação (Figura 7.10).

Figura 7.10 Sistema de Balão Intragástrico Endogast®.

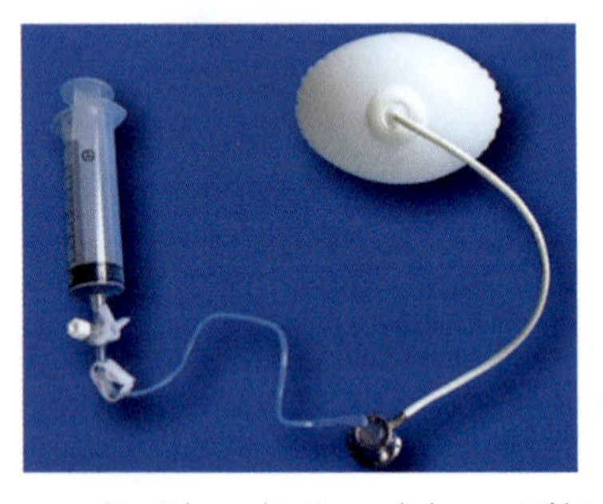

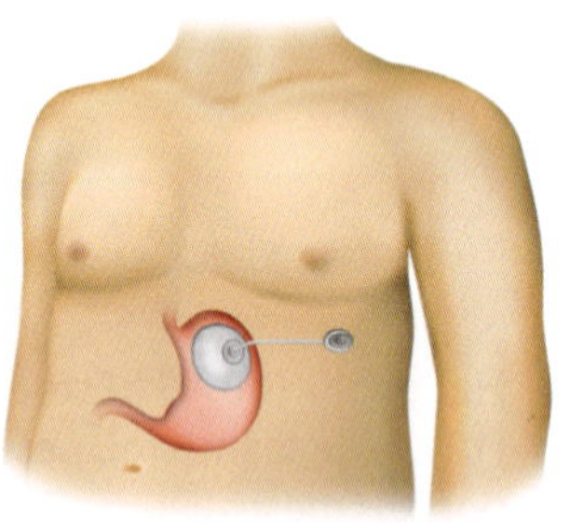

Disponível em: <http://www.medicalexpo.com/pt/fabricante-medico/balao-intragastrico-9683.html>.

» **Obalon®:** é deglutível sob controle fluoroscópico e preenchido por 250 mL de ar, não havendo necessidade de endoscopia na sua colocação. Sua remoção é endoscópica, com a punção seguida da sua tração, após 12 semanas. O principal diferencial deste balão é a possibilidade de colocação de um segundo balão em quatro semanas e um terceiro em oito semanas (Figura 7.11).

Figura 7.11 Sistema de Balão Intragástrico Obalon®.

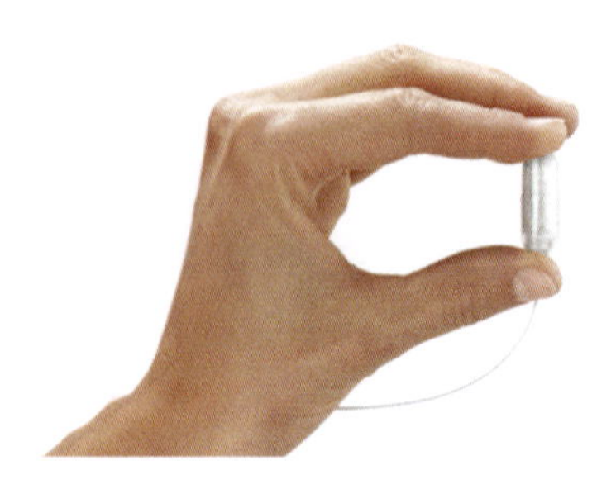

Disponível em: <http://www.obalon.com/>.

» **Elipse®**: é comercializado em forma de uma cápsula acoplada a um cateter, sendo então deglutido. Quando atinge o estômago, é preenchido com até 550 mL de solução salina. O cateter é retirado pela boca. Possui uma válvula que abre espontaneamente após o término do tempo programado, liberando a solução salina e possibilitando a eliminação do balão através do trato gastrintestinal (Figura 7.12).

Figura 7.12: Sistema de Balão Intragástrico Elipse®. Seu tamanho é o de uma moeda de 25 centavos de dólar.

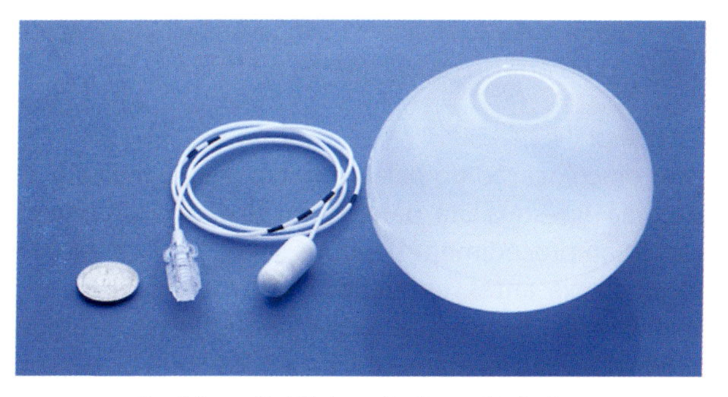

Disponível em: <http://allurion.com/the-elipse-gastric-balloon/>.

Métodos de introdução e retirada do balão intragástrico

Procedimento de colocação do balão intragástrico (preenchimento com solução salina):

1. Procedimento ambulatorial, realizado em ambiente hospitalar ou em clínica com estrutura semelhante.
2. Paciente em decúbito dorsal ou lateral esquerdo (mais comum).
3. Paciente sob sedação ou anestesia geral. A anestesia geral é obrigatória em pacientes com obesidade mórbida, obesidade grau 3, apneia do sono e via aérea difícil.
4. Passagem do gastroscópio para avaliação do TGI superior, seguido de sua retirada e introdução do balão intragástrico "às cegas", com o equipamento (cateter) de introdução pela

boca, até atingir o estômago. Após a passagem do balão, é realizada a passagem do gastroscópio, para a conferência da localização do balão intragástrico.

5. Preenchimento do balão intragástrico sob visão endoscópica com solução salina e azul de metileno (solução estéril, pois a contaminação por fungos ou bactérias pode ser responsável pela retirada precoce em decorrência da dilatação por gás).
6. Após atingir o volume esperado, é realizado o desacoplamento do cateter de introdução.
7. Para finalizar o procedimento, é necessário checar a topografia do balão intragástrico e verificar se há extravasamento de líquido no orifício da válvula ou no balão.

Observações:

- Antes da colocação do balão intragástrico, é indicada uma endoscopia digestiva alta, para checar se não há alguma contraindicação ao procedimento. Alguns serviços preconizam realizar a endoscopia antes, enquanto outros realizam a endoscopia no mesmo dia da passagem do balão. Em caso de alguma contraindicação, o procedimento é suspenso.
- Antes da abertura do *kit* do balão intragástrico, é importante checar se o material de retirada também está na sala, caso ocorra uma complicação. Também é importante sempre possuir um balão reserva na sala.
- Estes passos consistem na passagem do balão Appolo® (mais comum em nossa rotina), podendo haver algumas diferenças nos outros modelos.

Procedimento de retirada do balão intragástrico (balão preenchido com solução salina):

1. Paciente em decúbito dorsal ou lateral esquerdo (a critério do endoscopista). O decúbito dorsal é a posição mais utilizada pelo fato de o paciente estar em intubação orotraqueal.
2. O procedimento deve ser realizado sob anestesia geral, considerando o risco de broncoaspiração (alguns serviços realizam a retirada do balão sob sedação).
3. Introdução do aparelho até a localização do balão intragástrico.

4. Punção do balão intragástrico com o cateter com agulha, para aspiração, seguida da aspiração de toda a solução do balão intragástrico.
5. Após a aspiração, é realizada a apreensão do balão com a pinça adequada.
6. Antes da retirada pelo esfíncter inferior do esôfago, alguns endoscopistas fazem uso de um a três ampolas de butilbrometo de escopolamina (quando não existem contraindicações ao medicamento), com o intuito de relaxá-lo.
7. Realiza-se, então, a retirada do balão com movimento de tração contínuo, até sua exteriorização pela cavidade oral (vale ressaltar que os pontos de maior dificuldade são na passagem pelo esfíncter inferior do esôfago e pelo cricofaríngeo).
8. Após a retirada do balão, é necessária uma revisão na busca de lesões traumáticas.

Observação:

» Para evitar contratempos, é importante possuir em sala, além do *kit* de retirada da empresa (cateter com agulha para aspiração e pinça de apreensão), acessórios que auxiliem na retirada do balão de difícil remoção, como pinça de corpo estranho, pinça grasper, alça de polipectomia, tesoura, aparelho de duplo canal, *overtube* esofágico, *overtube* gástrico e óleo vegetal.

Evidência na literatura

Uma recente revisão sistemática e uma metanálise, utilizando nove estudos randomizados, com balões insuflados com ar ou solução salina, com volumes entre 400 e 900 mL, realizada no serviço de endoscopia do HC-FMUSP, demonstrou que o uso do BIG, em comparação com a dieta isolada, apresentou melhores resultados em termos de peso final [perda de peso = –3,55 kg (IC 95% = –6,20 a –0,90)] e IMC [diminuição de IMC = –2,62 kg/m^2 (IC 95% = –4,92 a –0,33)] na análise qualitativa (Figuras 7.13 e 7.14). Além disso, a análise quantitativa demonstrou diferenças estatisticamente significativas em favor do grupo BIG, na perda da porcentagem do excesso de peso (–14% com $p < 0,005$).[12]

As complicações avaliadas em outra revisão sistemática estão demonstradas na Tabela 7.1.[13]

Figura 7.13 Comparação da diminuição do IMC.

	Balão			Diet				Diferença média		Diferença média
Estudo ou subagrupo	*Média*	*SD*	*Total*	*Média*	*SD*	*Total*	*Peso*	*IV, aleatória, 95% IC*	*Ano*	*IV, aleatória, 95% IC*
Mathus-Vliegen, 2002	38,4	1,12	20	39,8	1,52	23	36,5%	-1,40 [-2,19, -0,61]	2002	
Genco, 2006	38	2,6	16	43,1	2,8	16	30,4%	-5,10 [-6,97, -3,23]	2006	
Martinez-Brocca, 2007	45,7	9,7	11	48,3	7,8	11	7,8%	-2,60 [-9,96, 4,76]	2007	
Lee, 2012	28,7	8,1	8	31,6	9,5	10	6,6%	-2,90 [-11,03, 5,23]	2012	
Mathus-Vliegen, 2014	38,5	4,9	19	39,4	7,2	21	18,7%	-0,90 [-4,69, 2,89]	2014	
Total (95% IC)			74			81	100,0%	-2,62 [-4,92, -0,33]		

Heterogeneidade: $Tau^2 = 3,61$, $Qui^2 = 13,10$, $df = 4$ ($P = 0,01$); $I^2 = 69\%$

Teste para efeito global: $Z = 2,24$ ($P < 0,03$)

Figura 7.14 Comparação da perda de peso.

	Balão			Diet				Diferença média		Diferença média
Estudo ou subagrupo	***Média***	***SD***	***Total***	***Média***	***SD***	***Total***	***peso***	***IV, fixo, 95% IC***	***Ano***	***IV, fixo, 95% IC***
Mathus-Vliegen, 1996	134,05	15,32	8	133,96	16,07	9	3,2%	0,09 [-14,84, 15,02]	1996	
Mathus-Vliegen, 2002	111	4,63	20	114,7	4,54	23	93,1%	-3,70 [-6,45, -0,95]	2002	
Mathus-Vliegen, 2003	112,5	21,8	11	117,2	21,5	17	2,6%	-4,70 [-21,14, 11,74]	2003	
Martinez-Brocca, 2007	131,1	32,6	11	129,9	25,6	11	1,2%	1,20 [-23,30, 25,70]	2007	
Total (95% IC)			50			60	100,0%	-3,55 [-6,20, -0,90]		

Heterogeneidade: $Chi^2 = 0,40$, $df = 3$ ($P = 0,94$); $I^2 = 0\%$

Teste para efeito global: $Z = 2,62$ ($P < 0,009$)

−100 −50 0 50 100

Balão Diet

Tabela 7.1 Complicações nos pacientes submetidos à colocação de balão.[13]

Complicação	Porcentagem (%)
Náusea/vômitos	23,3
Dor abdominal	19,9
DRGE	14,3
Diarreia/constipação	10,4
Estase gástrica	8,3
Hipocalemia	6,1
Desidratação	4,7
Remoção precoce	3,5
Esofagite	2,8
Gastrite	2,8
Desinsuflação sem migração	0,7
Desinsuflação com migração	1,9
Obstrução	0,8
Úlcera gástrica	0,3
Perfuração gástrica	0,1
Migração (grave)	0,09
Mortalidade	0,05

Dentre os pacientes submetidos à retirada precoce do balão, as causas mais comuns foram dor abdominal (17,3%), náusea e vômitos (13,8%), desinsuflação do balão (12,8%) e intolerância ao BIG (12%).[13]

É importante salientar que dor abdominal, náuseas e vômitos são frequentes na primeira semana após a colocação do balão, em especial nos primeiros três dias. Após esse período, o paciente tende a se adaptar à nova situação. Desse modo, deve fazer parte da rotina a profilaxia com antieméticos, antiespasmódicos e inibidores de bomba de prótons.

Complicações graves como mortalidade, ulceração, perfuração e migração do balão são raras, o que torna essa técnica aceitável no tratamento da perda do excesso de peso.[14]

Conclusão

A obesidade é uma pandemia crescente que atinge mais de 600 milhões de pessoas ao redor do mundo e combatê-la requer um esforço multiprofissional, incluindo intervenções sociais, comportamentais e terapêuticas.[15]

A cirurgia bariátrica continua a ser a opção de tratamento mais eficaz e duradoura, apesar de sua indicação mais restrita, disponibilidade limitada e algumas vezes não preferida pelos pacientes. Considerando os efeitos modestos dos tratamentos não cirúrgicos, como medicações ou mudanças no estilo de vida, o BIG parece bem adequado para preencher essa lacuna, oferecendo uma intervenção de perda de peso eficaz com riscos potencialmente menores, custos mais baixos e maior aceitabilidade do paciente.

Referências

1. WHO. Global Health Risks: Mortality and Burden of Disease Attributable to Selected Major Risks. Geneva: World Health Organization, 2009.
2. Finkelstein EA, Trogdon JG, Cohen JW, Dietz W. Annual medical spending attributable to obesity: payer-and service-specific estimates. Health Aff (Millwood). 2009;28:w822-31.
3. Cawley J, Meyerhoefer C. The medical care costs of obesity: an instrumental variables approach. J Health Econ. 2012;31:219-30.
4. Loveman E, Frampton GK, Shepherd J, Picot J, Cooper K, Bryant J, et al. The clinical effectiveness and cost-effectiveness of long-term weight management schemes for adults: a systematic review. Health Technol Assess. 2011;15(2):1-182.
5. Ribaric G, Buchwald JN, McGlennon TW. Diabetes and weight in comparative studies of bariatric surgery vs conventional medical therapy: a systematic review and meta-analysis. Obes Surg. 2014;24(3):437-55.
6. Buchwald H, Oien DM. Metabolic/bariatric surgery worldwide 2011. Obes Sur. 2013;23:427-36.
7. Paulus GF, de Vaan LE, Verdam FJ, Bouvy ND, Ambergen TA, van Heurn LW. Bariatric surgery in morbidly obese adolescents: a systematic review and meta-analysis. Obes Surg. 2015;25(5):860-78.

8. Weiner R, Gutberlet H, Bockhorn H. Preparation of extremely obese patients for laparoscopic gastric banding by gastric-balloon therapy. Obes Surg. 1999;9:261-4.
9. Oesch S, Rüegg C, Fischer B, Degen L, Beglinger C. Effect of gastric distension prior to eating on food intake and feelings of satiety in humans. Physiol Behav. 2006 May 30;87(5):903-10.
10. De Castro ML, Morales MJ, Del Campo V, Pineda JR, Pena E, Sierra JM, et al. Efficacy, safety, and tolerance of two types of intragastric balloons placed in obese subjects: A double-blind comparative study. Obes Surg. 2010;20:1642-6.
11. Giardiello C, Borrelli A, Silvestri E, Antognozzi V, Iodice G, Lorenzo M. Air-filled vs water-filled intragastric balloon: a prospective randomized study. Obes Surg. 2012;22:1916-9
12. Moura D, Oliveira J, De Moura EG, Bernardo W, Galvão Neto M, Campos J, et al. Effectiveness of intragastric balloon for obesity: A systematic review and meta-analysis based on randomized control trials. Surg Obes Relat Dis. 2016 Feb;12(2):420-9.
13. Yorke E, Switzer NJ, Reso A, Shi X, de Gara C, Birch D, et al. Intragastric Balloon for Management of Severe Obesity: a Systematic Review. Obes Surg. 2016 Sep;26(9):2248-54.
14. Saber AA, Shoar S, Almadani MW, Zundel N, Alkuwari MJ, Bashah MM, et al. Efficacy of First-Time Intragastric Balloon in Weight Loss: a Systematic Review and Meta-analysis of Randomized Controlled Trials. Obes Surg. 2017 Feb;27(2):277-87.
15. World Health Organization (WHO). Obesity and overweight. [Internet] [Acesso em 2017 may 21]. Disponível em: http://www.who.int/mediacentre/factsheets/fs311/en/

7.3 Reganho de Peso

Vitor Ottoboni Brunaldi
Diogo Turiani Hourneaux de Moura
Christiano Makoto Sakai
Eduardo Guimarães Hourneaux de Moura

Introdução

A obesidade é atualmente uma pandemia mundial. A Organização Mundial da Saúde estima que cerca de 13% dos adultos no mundo são obesos e que o continente americano é o mais acometido pela doença.[1] No Brasil, o Instituto Brasileiro de Geografia e Estatísticas (IBGE) evidenciou que cerca de 12% dos homens brasileiros adultos e 16% das mulheres adultas eram obesas em 2009.[2]

O tratamento padrão-ouro para a obesidade, após falha da mudança do estilo de vida, é a cirurgia bariátrica. Esta relaciona-se com perda ponderal e melhora das comorbidades de forma reprodutível e consistente.[3]

As indicações clássicas para o tratamento cirúrgico são para paciente com obesidade grau III (IMC > 40 kg/m^2), e grau II (IMC > 35 kg/m^2), se associado a comorbidades relacionadas ao sobrepeso. Entretanto, alguns *guidelines* recentes têm recomendado também a cirurgia bariátrica para obesos grau I (IMC > 30 kg/m^2), se associados com doenças metabólicas, como o diabetes melito tipo II.[4,5]

Por estes motivos, a cirurgia bariátrica é um procedimento em franca expansão no mundo. Os EUA tiveram um aumento de 22% no número de cirurgias, de 2011 a 2014.[6] Com relação aos tipos de procedimentos bariátricos, o mais realizado atualmente no Brasil e no mundo é o *bypass* gástrico em Y-de-Roux (Figura 7.15), que corresponde a, aproximadamente, 45% de todas as cirurgias.[7] Esta técnica é consagrada e bastante efetiva, promovendo uma perda do excesso de peso (peso acima do IMC 25) entre 48 e 85%.[8]

Figura 7.15 ***Bypass*** **gástrico em Y-de-Roux.**

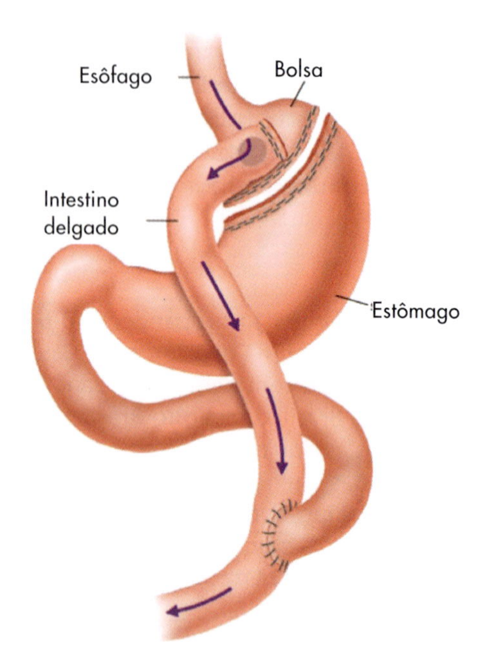

Fonte: http://www.harleystreetbariatrics.com/gastric-bypass.php

O aumento do número de cirurgias leva também ao aumento do número de complicações pós-operatórias. Algumas complicações, especialmente de longo prazo, podem levar à necessidade de um procedimento bariátrico secundário.

Didaticamente, procedimentos bariátricos secundários podem ser divididos em três tipos:

1. **revisão**: para reganho de peso (mantém a anatomia da técnica primária);
2. **conversão**: também por reganho de peso (altera a anatomia da técnica primária para a de outro procedimento bariátrico);
3. **reversão**: por intolerância, *dumping* ou desnutrição refratária (retorna a anatomia para próximo da normalidade).

Tais procedimentos apresentam, como qualquer reoperação, resultados piores e maiores taxas de complicações, quando comparados ao procedimento primário. Uma recente revisão sistemática e uma metanálise mostrou que as taxas de complicações agrupadas de curto e longo prazo de cirurgias bariátricas secundárias são, respectivamente, 11% e 15%. Aproximadamente 14% das cirurgias secundárias apresentam complicações que requerem uma terceira operação. Na análise de subgrupo, evidenciou-se que, quando o procedimento primário é o *bypass* gástrico, essas taxas de complicações de curto e longo prazo são de, respectivamente, 32% e 23%.[9-11]

Números negativos como esses criaram a necessidade de terapêuticas menos invasivas, como as técnicas endoscópicas.

O reganho de peso tem causas pouco definidas, mas sabe-se que é multifatorial. Fatores identificados como favorecedores estão elencados na Tabela 7.2.

Tabela 7.2 Fatores associados ao reganho de peso pós-cirurgia bariátrica.

Hábitos alimentares pré e pós-operatórios ruins
Baixa autoestima/ausência de bem-estar
Perda de seguimento
Ausência de automonitorização (pesagem periódica)
Alterações endócrinas/metabólicas
Alteração de saúde mental
Sedentarismo
Alterações anatômicas/cirúrgicas

A ação das terapias endoscópicas se restringe à correção de fatores anatômico/cirúrgicos, particularmente agindo na redução de remanescentes gástricos (*pouch*) volumosos e na redução de anastomoses dilatadas,[12,13] ambos fatores de risco para o reganho.

Desde 1990, múltiplas técnicas endoscópicas foram empregadas focando no estreitamento da anastomose gastrojejunal dilatada:

1. **Escleroterapia:** injeção na submucosa gástrica de soluções esclerosantes, dentre as quais as mais utilizadas são o polimetilmetacrilato (PMMA) e o morruato de sódio.[14] As injeções são aplicadas em toda circunferência da anastomose, promovendo esclerose local e levando à ulceração e posterior retração, relacionada ao desenvolvimento de fibrose, e, posteriormente, ao estreitamento da anastomose. Já o PMMA molda a anastomose ao promover a produção de colágeno; podendo ser repetido por duas ou três vezes, intervaladas por três a seis meses, até que a anastomose atinja o diâmetro desejado (< 12 mm) (Figura 7.16).[15]

Figura 7.16 (A) medição da anastomose pré-procedimento. (B) aspecto imediatamente após procedimento. (C) Medição na endoscopia de controle. (D) Injeção de polímero na anastomose.

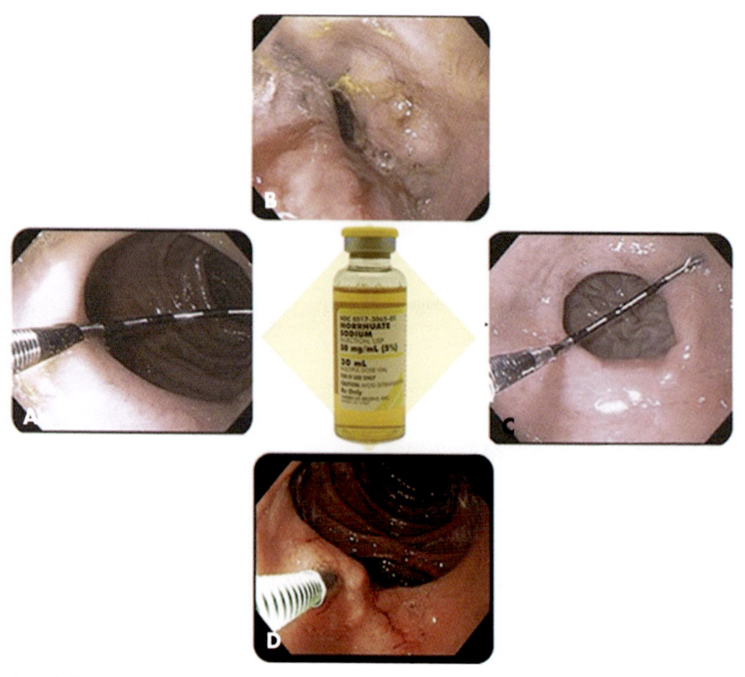

Fonte: Catalano MF, Rudic G, Anderson AJ, Chua TY. Weight gain after bariatric surgery as a result of a large gastric stoma: endotherapy with sodium morrhuate may prevent the need for surgical revision. Gastrointest Endosc. 2007 Aug;66(2):240-5.

2. **Ablação:** ablação térmica por meio da aplicação da coagulação com plasma de argônio (APC), método de eletrocoagulação sem contato direto com o tecido, pelo qual a energia elétrica é aplicada no tecido ao ionizar-se gás de argônio. Realiza-se o procedimento induzindo uma queimadura controlada em toda a circunferência da anastomose. O processo cicatricial induz à fibrose e, consequentemente, à redução no diâmetro da anastomose. Geralmente, o procedimento é repetido até três vezes, até que a anastomose atinja o diâmetro desejado (Figura 7.17).[16]
3. **Clipagem:** aplicação de clipes sobre o endoscópio, os chamados de *over-the-scope clips* (OTSC® ou Ovesco®) (Figura 9.18). São clipes de grande amplitude e força de fechamento que podem ser usados para estreitar anastomoses gastrojejunais dilatadas.[17]
4. **Sutura endoscópica:** pontos são aplicados ao redor da anastomose com auxílio de acessório específico acoplado a um

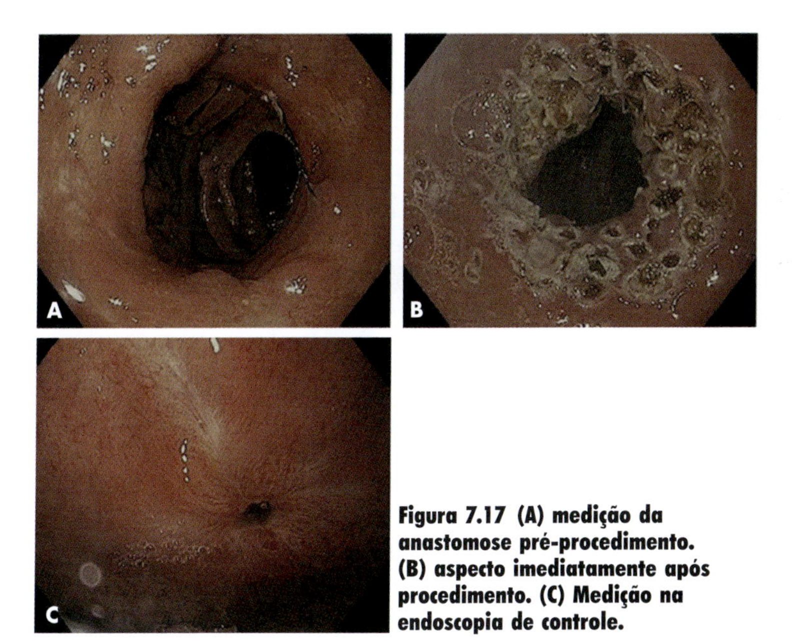

Figura 7.17 (A) medição da anastomose pré-procedimento. (B) aspecto imediatamente após procedimento. (C) Medição na endoscopia de controle.

Fonte: Storm AC, Thompson CC. Endoscopic Treatments Following Bariatric Surgery. Gastrointest Endosc Clin N Am. 2017 Apr; 27(2):233-244. doi: 10.1016/j.giec.2016.12.007. Review. PubMed PMID: 28292402; PubMed Central PMCID: PMC5385260.

Figura 7.18 ***Over-the-Scopes* Clips (OTSC®).**

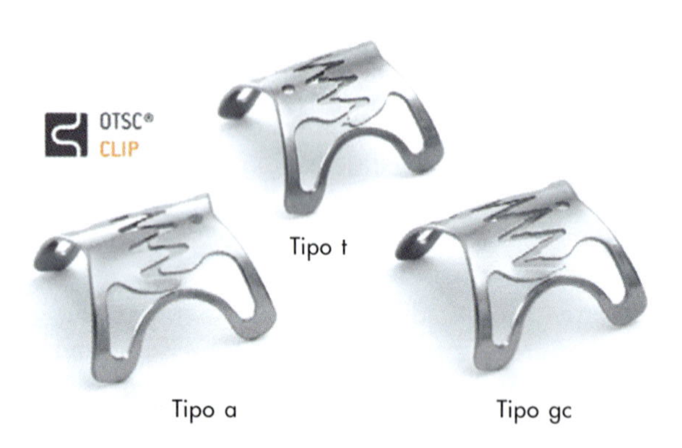

Fonte: www.ovesco.com.

gastroscópio terapêutico de duplo canal. Inicialmente, os acessórios possibilitavam apenas suturas de espessura parcial (sem incluir a camada muscular própria); entretanto, os mais recentes permitem suturas de espessura total, possibilitando suturas mais duradouras, com força de tensão maior e, consequentemente, melhores resultados no tratamento do reganho de peso.[18] Atualmente, o acessório mais comercializado no mundo é o Apollo Overstitch® (Figura 7.19) (Apollo Endosurgery, Austin, TX, USA), podendo ser realizado com pontos separados ou suturas continuas.[19] Recentemente, a sutura de espessura total tem sido associada com outros métodos, no geral, imediatamente após a ablação com APC ou Mucosectomia (Figura 7.20).[20]

Evidência na literatura

O número de publicações recentes sobre o tratamento endoscópico do reganho de peso é enorme. Entretanto, o nível de evidência ainda é baixo, pois a maioria deles se restringe à série de casos ou estudos não controlados. Por este motivo, realizou-se uma revisão sistemática com metanálise no serviço de endoscopia do

Figura 7.19 Apollo Overstitch®.

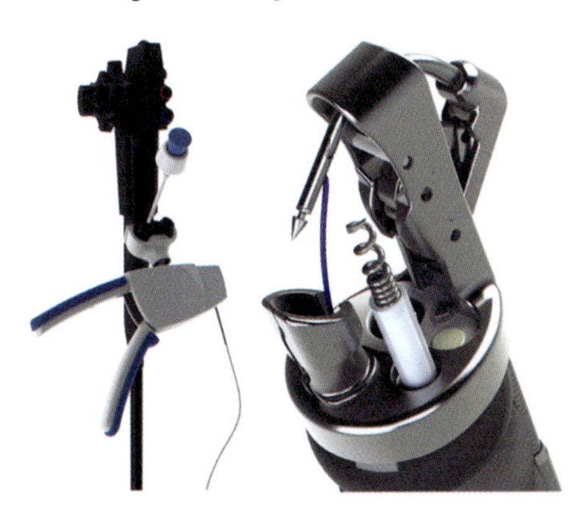

Figura 7.20 Procedimento de sutura endoscópica. (A) Anastomose pré-procedimento. (B e C) Anastomose após aplicação do APC. (D, E, F, G e H) Sutura endoscópica. (I) Aspecto final.

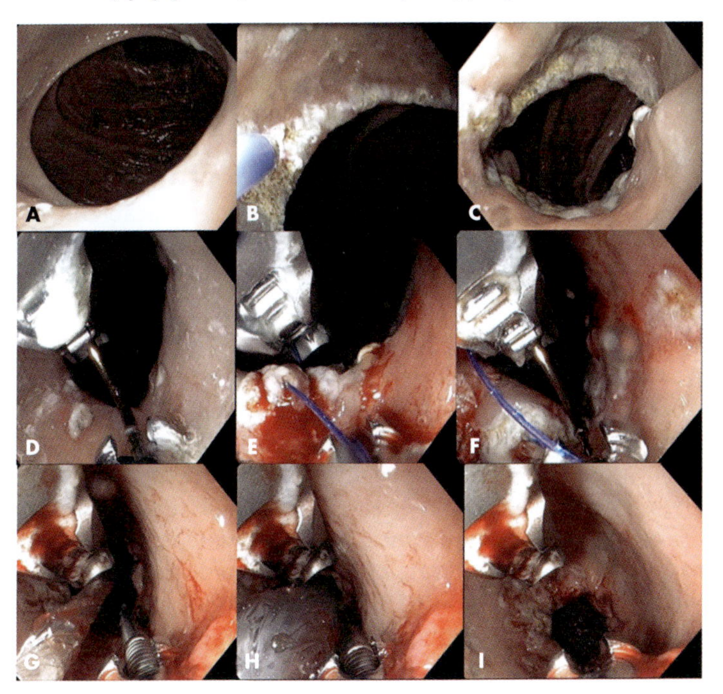

HC-FMUSP, com foco em elevar o nível de evidência disponível na literatura. Utilizamos apenas estudos no tratamento de reganho de peso após gastroplastia redutora com *bypass* gástrico. O período de seguimento foi agrupado da seguinte forma:

1. Resultados até 3 meses: curto prazo.
2. Resultados de 3 a 11 meses e 29 dias: médio prazo.
3. Resultados de 12 meses ou mais: longo prazo.

A análise quantitativa (metanálise) incluiu apenas os 15 estudos de maior qualidade. Após a metanálise, o IMC médio de base foi de 40,238 kg/m^2. O tamanho total da população metanalisada foi de 818 pacientes. Por falta de dados acerca do TBWL, este desfecho não foi metanalisado.

Na análise de curto prazo, as médias de AWL e EWL foram de 8,97 kg e 24,74%. Estudos com APC prévio à sutura obtiveram uma média de AWL e EWL de 9,00 kg e 24,98%. Enquanto isso, os estudos sem associação com APC apresentaram perdas de 5,47 kg e 15,27%. Houve uma diferença estatística entre os métodos com $p < 0,001$, independentemente do desfecho.

Na análise de médio prazo (de 3 a < 12 meses) as médias de AWL e EWL foram de 10,32 kg e 26,599%. Estudos com APC prévio à sutura obtiveram uma média de AWL e EWL de 10.595 kg e 26.959%. Enquanto isso, os estudos sem associação com APC apresentaram perdas de 9,433kg e 17,75%. Houve uma diferença estatística entre os métodos com $p < 0,001$, independentemente do desfecho.

Na análise de longo prazo (12 meses ou mais), as médias de AWL e EWL foram de 9,85 kg e 23,95%. Estudos com APC prévio à sutura obtiveram uma média de AWL e EWL de 10,28 kg e 24,22%. Entretanto, os estudos sem associação com APC apresentaram perdas de 8,52 kg e 11,71%. Houve uma diferença estatística entre os métodos com $p < 0,001$, independentemente do resultado.

Um gráfico com uma linha de tendência da perda absoluta de peso e da perda do excesso de peso por procedimento é apresentado nas Figuras 7.21 e 7.22. A linha azul representa o resultado agrupado (FTS e FTS-APC), enquanto as outras duas linhas representam os resultados de cada método, separadamente.

Figura 7.21 Perda absoluta de peso após metanálise, em quilos, em curto, médio e longo prazo.

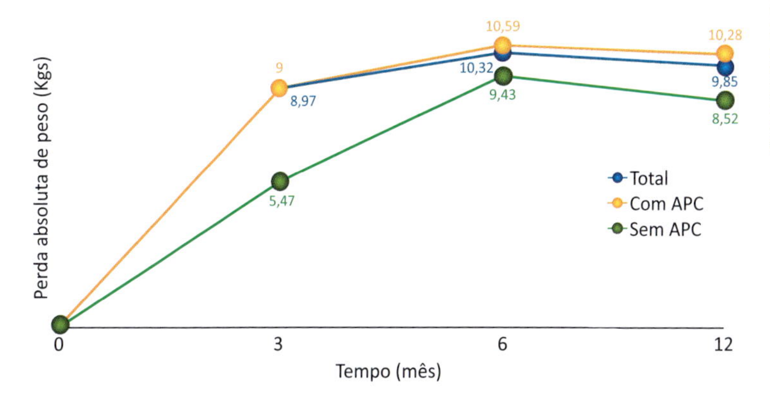

Figura 7.22 Perda média do excesso de peso após metanálise no curto, médio e longo prazo.

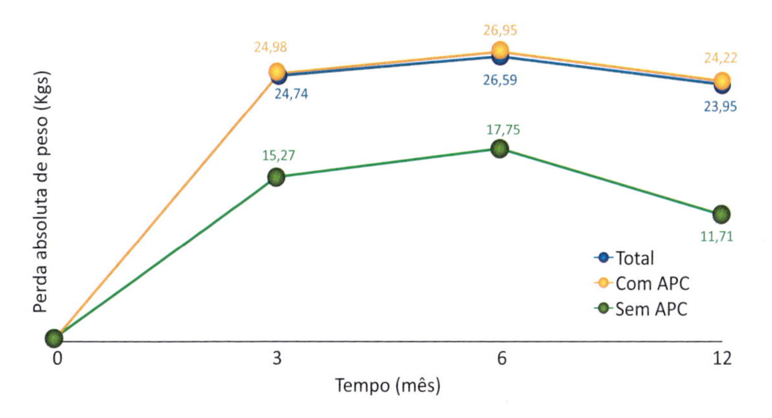

Conclusão

Esta foi a primeira revisão sistemática e a metanálise referente exclusivamente ao tratamento endoscópico do reganho de peso após o *bypass* gástrico, demonstrando que que a associação de APC com a sutura endoscópica é o método mais efetivo. Dadas as altas taxas de complicações da cirurgia de resgate pós-reganho de peso, ele pode ser utilizado como uma terapia eficaz e de menor morbidade no controle do sobrepeso.

No que tange a outros métodos endoscópicos para o tratamento do reganho de peso (APC isolado, clipagem, escleroterapia), o que se conclui é que a literatura disponível é escassa, não podendo comprovar a efetividade e segurança desses outros métodos.

Referências

1. Obesity and Overweight. World Health Organization. [Internet] [Acesso em 2017 may 21]. Disponível em: http://www.who.int/gho/ncd/risk_factors/overweight_text/en/
2. Instituto Brasileiro de Geografia e Estatística (IBGE) 2009. [Internet] [Acesso em 2017 may 21]. Disponível em: http://www.ibge.gov.br/home/presidencia/noticias/imprensa/ppts/0000000108.pdf
3. Kim J, Eisenberg D, Azagury D, Rogers A, Campos GM. American Society for Metabolic and Bariatric Surgery position statement on long-term survival benefit after metabolic and bariatric surgery. Surg Obes Relat Dis. 2016;12(3):453-9.
4. Busetto L, Dixon J, De Luca M, Shikora S, Pories W, Angrisani L. Bariatric surgery in class I obesity. A position statement from the International Federation for the Surgery of Obesity and Metabolic Disorders (IFSO). Obes Surg. 2014;24(4):487-519.
5. ASMBS Clinical Issues Committee. Bariatric surgery in class I obesity (body mass index 30–35 kg/m2). Surg Obes Relat Dis. 2013;9(1):e1-10.
6. Ponce J, Nguyen NT, Hutter M, Sudan R, Morton JM. American Society for Metabolic and Bariatric Surgery estimation of bariatric surgery procedures in the United States, 2011-2014. Surg Obes Relat Dis. 2015;11(6):1199-200.
7. Angrisani L, Santonicola A, Iovino P, Formisano G, Buchwald H, Scopinaro N. Bariatric Surgery Worldwide 2013. Obes Surg. 2015;25(10):1822-32.
8. Thompson CC, Jacobsen GR, Schroder GL, Horgan S. Stoma size critical to 12-month outcomes in endoscopic suturing for gastric bypass repair. Surg Obes Relat Dis. 2012;8(3):282-7.
9. Kuzminov A, Palmer AJ, Wilkinson S, Khatsiev B, Venn AJ. Re-operations after Secondary Bariatric Surgery: a Systematic Review. Obes Surg. 2016;26(9):2237-47.

10. Odom J, Zalesin KC, Washington TL, Miller WW, Hakmeh B, Zaremba DL, et al. Behavioral predictors of weight regain after bariatric surgery. Obes Surg. 2010;20(3):349-56.
11. Karmali S, Brar R, Shi X, Sharma AM, de Gara C, Birch DW. Weight recidivism post-bariatric surgery: a systematic review. Obes Surg. 2013;23:1922-33.
12. Abu Dayyeh BK, Lautz DB, Thompson CC. Gastrojejunal stoma diameter predicts weight regain after Roux-en-Y gastric bypass. Clin Gastroenterol Hepatol. 2011;9(3):228-33.
13. Yimcharoen P, Heneghan HM, Singh M, Brethauer S, Schauer P, Rogula T, et al. Endoscopic findings and outcomes of revisional procedures for patients with weight recidivism after gastric bypass. Surg Endosc. 2011;25:3345-52.
14. Campos JM, Galvão Neto M, Moura EGH. Endoscopia em cirurgia da obesidade. São Paulo: Santos, 2008. p.149-201.
15. Woods EK, Abu Dayyeh BK, Thompson CC. Endoscopic post-bypass revisions. Tech Gastrointest Endosc. 2010;12:160-6.
16. Baretta GA, Alhinho HC, Matias JE, Marchesini JB, de Lima JH, Empinotti C, et al. Argon plasma coagulation of gastrojejunal anastomosis for weight regain after gastric bypass. Obes Surg. 2015;25(1):72-9.
17. Heylen AM, Jacobs A, Lybeer M, Prosst RL. The OTSC®-clip in revisional endoscopy against weight gain after bariatric gastric bypass surgery. Obes Surg. 2011;21(10):1629-33.
18. Kumar N, Thompson CC. Comparison of a superficial suturing device with a full-thickness suturing device for transoral outlet reduction (with videos). Gastrointest Endosc. 2014;79(6):984-9.
19. Patel LY, Lapin B, Brown CS, Stringer T, Gitelis ME, Linn JG, et al. Outcomes following 50 consecutive endoscopic gastrojejunal revisions for weight gain following Roux-en-Y gastric bypass: a comparison of endoscopic suturing techniques for stoma reduction. Surg Endosc. 2016 Oct 17. [Epub ahead of print].
20. Kumar N. Endoscopic therapy for weight loss: Gastroplasty, duodenal sleeves, intragastric balloons, and aspiration. World J Gastrointest Endosc. 2015;7(9):847-59.

7.4 Tratamento Endoscópico de Fístulas Após Cirurgia Bariátrica

Ossamu Okazaki
Mauricio Kazuyoshi Minata
Kengo Toma
Luiz Henrique Mazzonetto Mestieri
Eduardo Guimarães Hourneaux de Moura

Introdução

A terapia cirúrgica é considerada o tratamento mais efetivo em longo prazo, para pacientes com obesidade mórbida e, portanto, sua realização cresceu progressivamente nos últimos anos.[1]

Segundo a Associação Americana para Cirurgia Metabólica e Bariátrica, nos Estados Unidos foram realizadas aproximadamente 179 mil cirurgias bariátricas no ano de 2013, 193 mil em 2014 e 196 mil em 2015. O *sleeve* gástrico foi a cirurgia mais realizada, com 53,8% dos casos, seguido pelo *bypass* gástrico em Y-de-Roux (23,1%), pela cirurgia revisional (13,6%), pela banda gástrica (5,7%) e pelo *switch* duodenal (0,6%).[2]

Apesar de ser um método seguro, a cirurgia apresenta um expressivo número de complicações, sendo a fístula uma das mais temidas. Sua incidência é de 1,6% a 4,8% após o *bypass* gástrico, e de 1,7% a 2,4% no *sleeve* gástrico.[3,4]

Esta complicação associa-se a aumento da morbidade, internação hospitalar prolongada, uso de unidade de terapia intensiva, reintervenções cirúrgicas, endoscópicas e radiológicas, além de aumento da mortalidade.[5]

Fisiopatologia

A fisiopatologia é multifatorial e pode ser dividida em isquêmica e mecânica (falha do grampeador, tensão na anastomose ou na linha de grampeamento, hematomas e estenose distal). Em ambas as situações a pressão intraluminal parece exceder a resistência tissular da linha de grampeamento ou da anastomose, com consequente formação de fístula. As fístulas que se apresentam até o segundo dia pós-operatório usualmente são decorrentes de falhas mecânicas, enquanto as fístulas por isquemia tecidual ocorrem entre o quinto e sexto dia após a cirurgia.[6,7]

Classificação

As fístulas são classificadas quanto à localização e ao tempo de diagnóstico desde o procedimento cirúrgico. As fístulas de *bypass* ocorrem com maior frequência na anastomose gastrojejunal (68%). Entretanto, podem ser identificadas na linha de grampeamento do coto gástrico (10%), na anastomose jejunojejunal (5%), na linha de grampeamento do estômago excluso e em múltiplos sítios (14%).[8] As fístulas de *sleeve* gástrico são mais comuns no terço proximal do estômago, próximo à junção esofagogástrica (85,7%).[7]

A classificação quanto ao tempo do diagnóstico da fístula e o ato cirúrgico pode variar de acordo com o autor. A classificação proposta por Rosenthal e colaboradores foi proposta em um consenso em 2011 e divide as fístulas em agudas, precoces, tardias e crônicas (Tabela 7.3).[9] Outros autores baseiam-se na classificação descrita por Csendes e colaboradores (2005; 2006),[10,11] que utiliza os termos aguda (até três dias), intermediária (de quatro a sete dias) e tardia (oito ou mais dias).

Tabela 7.3 Classificação de fístulas proposta por Rosenthal e colaboradores.[9]

Classificação de fístulas segundo tempo de apresentação	
Aguda	até 7 dias
Precoce	1 a 6 semanas
Tardia	6 a 12 semanas
Crônica	após 12 semanas

Diagnóstico

Os sinais clínicos mais comuns das fístulas são febre, taquicardia, náusea, vômitos e dor abdominal. O diagnóstico pode ser feito com endoscopia digestiva, exame radiológico ou cirurgia (Figura 7.23).

Figura 7.23 Fístulas após cirurgia bariátrica. (A) Aspecto endoscópico de fístula de gastrectomia vertical. (B) Fístula de *bypass* gástrico com reconstrução em Y-de-Roux. (C) Extravasamento de contraste no exame fluoroscópico durante endoscopia, confirmando fístula em *bypass* gástrico.

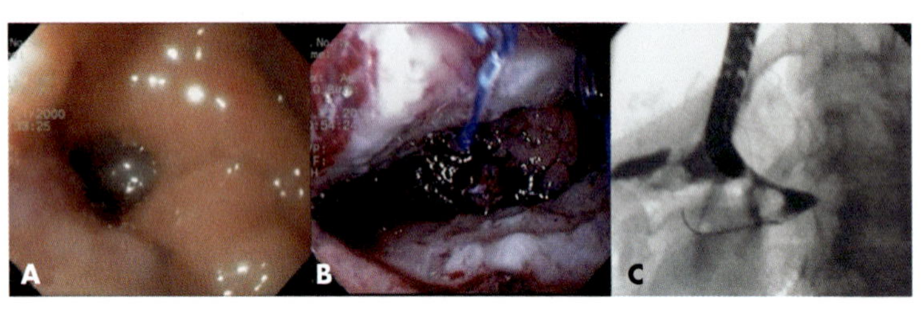

A endoscopia ou o exame radiológico são os métodos de escolha para o diagnóstico em pacientes hemodinamicamente estáveis. A tomografia computadorizada com contraste oral e venoso possui alta sensibilidade (83% a 93%) e especificidade (75% a 100%). O exame contrastado de esôfago, estômago e duodeno (EED) é um exame que pode ser utilizado; entretanto, apresenta menor sensibilidade (22% a 75% em *bypass* e 0% a 25% em *sleeve*).[12-14]

A reabordagem cirúrgica apresenta melhor sensibilidade, especificidade e acurácia do que qualquer outro método diagnóstico e deve ser considerada para avaliar a presença de fístula quando o paciente está clinicamente instável ou em casos de dúvida diagnóstica após exames inconclusivos.[9]

Tratamento

A abordagem cirúrgica é o método terapêutico de escolha para pacientes hemodinamicamente instáveis. O objetivo primário é drenar a cavidade para evitar ou controlar uma possível sepse de foco abdominal, criando uma fístula controlada. Em segundo plano, confirma-se o diagnóstico e se estabelece uma via alimentar (sonda nasoenteral, gastrostomia ou jejunostomia).

A tentativa de fechamento primário da fístula não é recomendada pela baixa efetividade e pelo aumento da morbidade, exceto nos casos de reexploração precoce (entre 48 e 72h).[15] Todos os pacientes devem receber antibioticoterapia e suporte nutricional por via enteral ou parenteral. O tratamento cirúrgico definitivo possui elevada morbidade (acima de 50%) e mortalidade (2% a 10%).[16]

Nesse contexto, a terapia conservadora e as terapêuticas menos invasivas são preferíveis ao tratamento cirúrgico. A terapia conservadora consiste na drenagem percutânea das coleções, suspensão da dieta oral, instituição de dieta enteral ou parenteral e antibioticoterapia de amplo espectro.[17,18]

Há uma variedade de técnicas endoscópicas minimamente invasivas disponíveis, que incluem clipes metálicos, Ovesco (*Over-The-Scope Clip* ou OTSC), cola de fibrina, EVAC (*Endoluminal Vacuum Assisted Closure system*), próteses metálicas (Figura 7.24) ou associação de ambas.

Figura 7.24 Tratamento de fístula de *bypass* gástrico com prótese metálica. (A) Fístula. (B) Aspecto endoscópico após colocação de prótese metálica. (C) Aspecto radioscópico do uso da prótese. (D) Imagem endoscópica do fechamento da fístula.

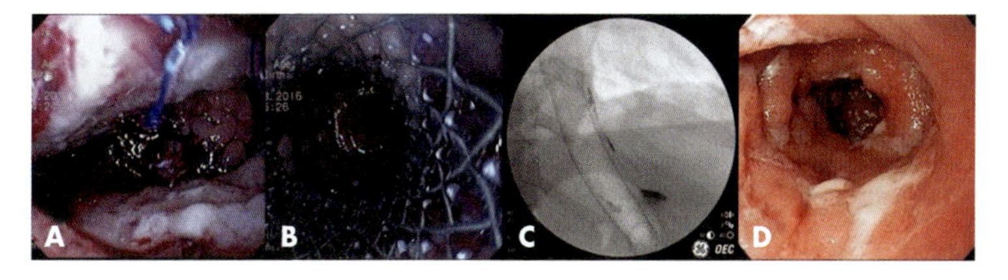

Os clipes metálicos colocados endoscopicamente são usados para aproximar os tecidos adjacentes ao orifício fistuloso, com o intuito de fechá-lo. Esta intervenção geralmente aproxima apenas a camada mucosa. O sistema Ovesco consiste em um clipe metálico que é acoplado à ponta do endoscópio, semelhante a uma armadilha de urso. Esse dispositivo pode ser usado com auxílio de pinças para tracionar os tecidos para dentro do clipe. Em alguns casos, pode aproximar todas as camadas do órgão, proporcionando um fechamento mais preciso das fístulas com até três centímetros de diâmetro.[19-21]

A cola de fibrina é uma opção de terapêutica endoscópica e pode ser associada a outros dispositivos.

Outro método descrito é a aspiração contínua, também conhecido como EVAC ou EndoVAC. O material é composto por uma esponja, que é posicionada no orifício fistuloso com auxílio endoscópico, acoplada a um mecanismo de pressão negativa (Figura 7.25).

Figura 7.25 Uso de dispositivo endoluminal de aspiração contínua para tratamento de fístulas. As figuras ilustram, da esquerda para direita, a redução da fístula e o material utilizado.

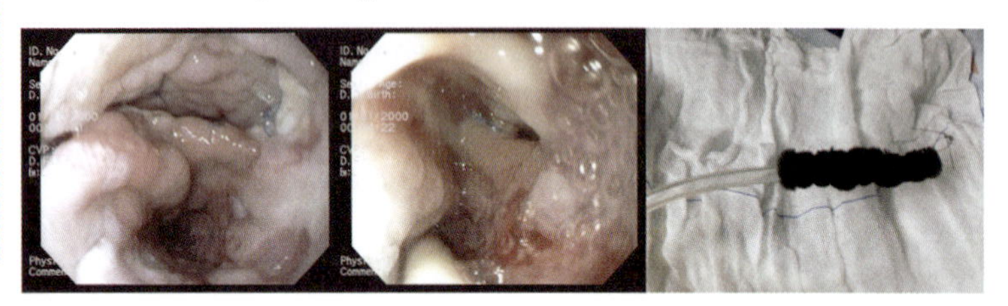

O uso de próteses metálicas autoexpansíveis é descrito por diversos estudos observacionais. Esta é uma das principais opções terapêuticas minimamente invasivas com elevadas taxas de fechamento de fístula, reintrodução precoce de dieta via oral, abreviação da recuperação e tempo de internação.[21]

O uso da prótese contribui no tratamento da fístula por meio de diversos mecanismos: diminuição da pressão intraluminal, exclusão do local da fístula do contato com alimentação e secreções, prevenção ou diminuição da contaminação da cavidade peritoneal e reintrodução precoce da dieta por via oral.

A *American Society for Metabolic and Bariatric Surgery* (ASMBS) recomenda a colocação de endoprótese, dentre outros métodos endoscópicos, para o tratamento da fístula pós-cirurgia bariátrica.[22]

Evidência na literatura

Em uma revisão sistemática recente, realizada em nosso serviço, foram selecionados 28 estudos, do tipo série de casos, que descrevem o uso de próteses metálicas no tratamento de fístulas pós-cirurgia bariátrica. Não há estudos prospectivos, comparativos ou randomizados para uma revisão sistemática e uma metanálise sobre o uso das endopróteses no tratamento da fístula pós-*sleeve* e pós-*bypass* gástrico. Desta forma, realizamos uma *pooled analysis* com os dados dos estudos selecionados.

A taxa de sucesso no fechamento de fístulas com próteses metálicas é elevada (73% em gastrectomia vertical e 76,1% no *bypass* gástrico) (Figura 7.26). A migração das próteses é um dos eventos adversos mais frequentemente observados nesta terapêutica e ocorre em 28% (*sleeve*) a 30,6% (*bypass*). O tempo médio de permanência da prótese é de 42,83 (*bypass*) a 48,77 dias (*sleeve*). Outras complicações desta terapêutica endoscópica incluem sangramento e perfuração, que ocorrem em menos de 2% dos casos.

Existem poucos estudos publicados sobre o tema, geralmente restritos a séries de casos com o uso de próteses metálicas. Além disso, há uma diversidade de combinações de terapêuticas, falta de um protocolo de tratamento, momento da intervenção endoscópica e variação do tipo, tamanho e local da fístula.

Não há um consenso sobre o melhor momento da terapêutica endoscópica. Em geral, este método é aplicado após a drenagem da cavidade abdominal e tem o intuito de excluir o local da fístula do contato com o conteúdo enteral.

Alguns trabalhos demonstram que o tratamento com prótese apresenta menor taxa de sucesso em gastrectomias verticais, pois a área a ser coberta é maior e há dificuldade na obtenção de um íntimo contato entre a prótese e a mucosa do trato gastrintestinal, com formação de tecido de granulação.[23] Desta forma, não ocorre uma vedação adequada do orifício fistuloso, dificultando seu fechamento. Além disso, deve-se considerar o tamanho da fístula. Quando o diâmetro é maior que um centímetro, é necessário maior tempo para cicatrização e a taxa de falha terapêutica é maior.[24] Outro fator relevante é o tempo entre o diagnóstico e o tratamento da fístula. Quanto mais tardia é a terapêutica, há maior quantidade de fibrose e a taxa de fechamento é menor.[25,26] Não há uniformidade dessas características nesta metanálise.

Observou-se que os tipos de prótese nos estudos incluídos nesta revisão sistemática são divergentes. Há uma variedade de modelos de endopróteses, metálicos e plásticos. As próteses metálicas podem ser totalmente ou parcialmente cobertas.[21]

Uma das complicações mais frequentes nesse tratamento é a migração. Teoricamente, as próteses parcialmente cobertas devem apresentar menor taxa desta complicação, pois ocorre um processo de granulação entre as malhas nas extremidades do material, o que

Figura 7.26 ***Pooled analysis*** **da taxa de sucesso no fechamento de fístulas com tratamento endoscópico com próteses metálicas.**

Nome do estudo	*Estatística para cada estudo*					
	Taxa de evento	*Limite inferior*	*Limite superior*	*Z-Valor*	*p-Valor*	*Total*
Van Wezenbeek MR, 2016	0,80	0,31	0,97	1,24	0,21	4/5
Rebibo L, 2016	0,89	0,50	0,98	1,96	0,05	8/9
Quezada N, 2015	0,89	0,66	0,97	2,86	0,00	17/19
Périssé LG, 2015	0,83	0,62	0,93	2,83	0,00	19/23
Fishman S, 2015	0,31	0,16	0,51	-1,91	0,06	8/26
Matiok M, 2015	0,67	0,15	0,96	0,57	0,57	2/3
Moon RC, 2015	0,67	0,27	0,92	0,80	0,42	4/6
Juza Rm, 2015	0,92	0,38	0,99	1,62	0,10	5/5
Liu S.Y, -W, 2015	0,83	0,19	0,99	1,04	0,30	2/2
Alazmi W, 2014	0,76	0,51	0,91	2,06	0,04	13/17
Galloro G, 2014	0,90	0,33	0,99	1,47	0,14	4/4
Aras A, 2014	0,88	0,27	0,99	1,29	0,20	3/3
Leenders BJ, 2013	0,75	0,24	0,97	0,95	0,34	3/4
Simon F, 2013	0,78	0,42	0,94	1,56	0,12	7/9
El Mourad H, 2013	0,87	0,59	0,97	2,46	0,01	13/15
Fischer A, 2013	0,83	0,19	0,99	1,04	0,30	2/2
Marr B, 2012	0,90	0,33	0,99	1,47	0,14	4/4

Gastrectomia *bypass*

Yimcharoen P, 2011	0,67	0,27	0,92	0,80	0,42	4/6
De Aretxabala X, 2011	0,90	0,33	0,99	1,47	0,14	4/4
Inbar R, 2011	0,88	0,27	0,99	1,29	0,20	3/3
Blackmon SH, 2010	0,90	0,33	0,99	1,47	0,14	4/4
Tan JT, 2010	0,50	0,20	0,80	0,00	1,00	4/8
Nguyen NT, 2010	0,88	0,27	0,99	1,29	0,20	3/3
Casella G, 2009	0,88	0,27	0,99	1,29	0,20	3/3
	0,73	0,65	0,79	5,36	0,00	

Nome do estudo	***Estatística para cada estudo***					
	Taxa de evento	***Limite inferior***	***Limite superior***	***Z-Valor***	***p-Valor***	***Total***
Van Wezenbeek MR, 2016	0,600	0,200	0,900	0,444	0,657	3/5
Quezada N, 2015	0,955	0,552	0,997	2,103	0,035	10/10
Périssé LG, 2015	0,929	0,423	0,996	1,748	0,081	6/6
Leenders BJ, 2013	0,800	0,309	0,973	1,240	0,215	4/5
Freedman J, 2013	0,630	0,462	0,772	1,520	0,128	22/35
El Morurad H, 2013	0,920	0,608	0,988	2,389	0,017	12/13
Yimcharoen P, 2011	0,833	0,194	0,990	1,039	0,299	2/2
Edwards CA, 2008	0,830	0,367	0,976	1,459	0,145	5/6
Fukumoto R, 2007	0,875	0,266	0,993	1,287	0,198	3/3
Salinas A, 2006	0,940	0,679	0,991	2,694	0,007	16/17
Blackmon SH, 2010	0,929	0,423	0,996	1,748	0,081	6/6
	0,761	0,659	0,841	4,520	0,000	

facilita o processo de vedação da fístula e evita a migração, porém, dificulta sua remoção no final do tratamento. Em contrapartida, as próteses metálicas totalmente cobertas não formam tecido de granulação nas margens e apresentam a vantagem de ser facilmente removidas, porém, são associadas a maior taxa de migração.[21,26] Não há estudos randomizados comparando os materiais. Portanto, a escolha do tipo de prótese geralmente se baseia na disponibilidade do material e experiência do endoscopista.[21]

Os materiais utilizados no tratamento endoscópico de fístulas após cirurgia bariátrica foram desenvolvidos para o tratamento de estenoses malignas de esôfago. Existem próteses mais recentes, como a Hanarostent® e o Megastent® que foram criadas para serem compatíveis com a anatomia de uma gastrectomia vertical. Desta forma, apresentam maior diâmetro e são longas (cerca de 24 cm), permitindo maior aderência à parede do trato gastrintestinal e diminuindo a taxa de migração. Ainda há poucos resultados disponíveis sobre estes materiais.[27,28]

Outra forma de diminuir a migração é a fixação endoscópica da prótese. Podem ser utilizados métodos como clipes metálicos, fixação com fios e sutura endoscópica. Apesar de todos os esforços, a migração ainda é um problema não resolvido e, quanto maior o tempo de permanência, maior a probabilidade de migração.[18,29,30] Por este motivo, a maior parte dos especialistas recomenda a remoção da prótese com seis a oito semanas.

Caso haja dificuldade na remoção de próteses parcialmente cobertas, pode-se utilizar de ablação da mucosa hiperplásica com coagulação com plasma de argônio (APC) ou o uso da técnica de prótese sobre prótese. Nesta última tática, utiliza-se uma prótese totalmente coberta sobre a primeira, de modo a causar compressão e isquemia do tecido hiperplásico, seguida de uma retirada, em outro momento, de ambas as endopróteses.[21]

O insucesso da terapêutica pode ser atribuído à manutenção de alguns fatores. O aumento da pressão intraluminal favorece a manutenção do trajeto fistuloso. Isso pode ocorrer na presença de estenoses, rotações e angulações no trato gastrintestinal. Em alguns casos, é necessário adicionar dilatação e estenotomia para corrigir esses obstáculos.[31] Por vezes, não é possível uma correção endoscópica e a conduta final é cirúrgica.

Conclusão

Baseada na evidência apresentada nesta revisão sistemática, é possível concluir que a terapêutica endoscópica com próteses é um método seguro no tratamento de fístulas após cirurgia bariátrica. Uma das principais complicações desta terapêutica é a migração da prótese.

Ainda faltam estudos para definir o melhor momento do tratamento endoscópico, o período de tempo do uso das próteses e as características do material a ser utilizado. Além disso, existem diversas modalidades terapêuticas que podem ser utilizadas individualmente ou em conjunto. Não há estudos suficientes para entender o real benefício de cada uma delas e em qual caso apresentam resultados mais favoráveis.

Algoritmo 7.1 Tratamento de fístulas após cirurgia bariátrica.

Suspeita de fístula após cirurgia bariátrica

Tomografia de abdome com contraste via oral

Paciente estável

Peritonite, sepse ou instabilidade

Fístula intermediária ou tardia

Fístula precoce

Cirurgia: lavagem de cavidade e drenagem ± fechamento cirúrgico

Drenagem

Fístula persistente ou sem fechamento

Cirurgia

Radiologia

Endoscopia

Fístula < 1 cm débito < 200 mL

Fístula > 1 cm débito > 200 mL

Pesquisar fatores que mantem a fístula (estenose, desvio de eixo, corpo estranho)

Tratamento conservador

Tratamento endoscópico

Sem resolução

Tratamento cirúrgico

Gastrectomia, conversão de *sleeve* em *bypass* gástrico ou outras técnicas

Algoritmo 7.2 Tratamento endoscópico de fístulas após cirurgia bariátrica.

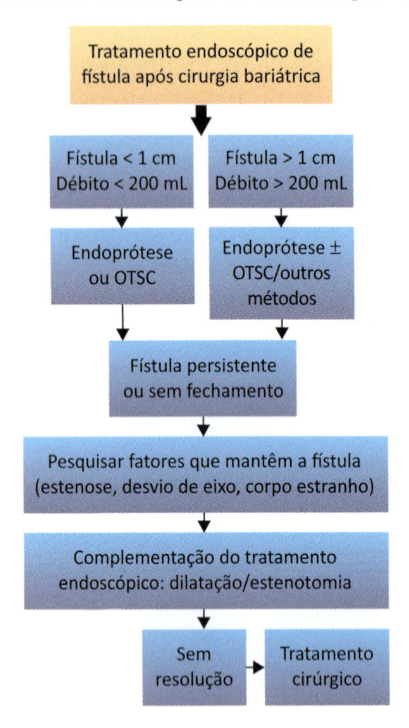

Referências

1. Buchwald H, Avidor Y, Braunwald E, Jensen MD, Pories , Fahrbach K, et al. Bariatric surgery: a systematic review and meta-analysis. JAMA. 2004;292(14):1724-37.
2. Estimate of Bariatric Surgery Numbers, 2011-2015 - American Society for Metabolic and Bariatric Surgery. American Society for Metabolic and Bariatric Surgery. [Internet] [Acesso em 2017 may 21]. Disponível em: https://asmbs.org/resources/estimate-of-bariatric-surgery-numbers
3. Weiner RA, El-Sayes IA, Theodoridou S, Weiner SR, Scheffel O. Early post-operative complications: incidence, management, and impact on length of hospital stay. A retrospective comparison between laparoscopic gastric bypass and sleeve gastrectomy. Obes Surg. 2013;23(12):2004-12.

4. Aurora AR, Khaitan L, Saber AA. Sleeve gastrectomy and the risk of leak: a systematic analysis of 4,888 patients. Surg Endosc. 2012;26(6):1509-15.
5. Almahmeed T, Gonzalez R, Nelson LG, Haines K, Gallagher SF, Murr MM. Morbidity of anastomotic leaks in patients undergoing Roux-en-Y gastric bypass. Arch Surg. 2007;142(10):954-7.
6. Baker RS, Foote J, Kemmeter P, Brady R, Vroegop T, Serveld M. The science of stapling and leaks. Obes Surg. 2004;14(10):1290-8.
7. Yehoshua RT, Eidelman LA, Stein M, Fichman S, Mazor A, Chen J, et al. Laparoscopic sleeve gastrectomy--volume and pressure assessment. Obes Surg. 2008;18(9):1083-8.
8. Ballesta C, Berindoague R, Cabrera M, Palau M, Gonzales M. Management of anastomotic leaks after laparoscopic Roux-en-Y gastric bypass. Obes Surg. 2008;18(6):623-30.
9. Rosenthal RJ. International sleeve gastrectomy expert panel consensus statement: Best practice guidelines based on experience of >12,000 cases. Surg Obes Related Dis. 2012;8(1):8-19.
10. Csendes A, Burdiles P, Burgos AM, Maluenda F, Diaz JC. Conservative management of anastomotic leaks after 557 open gastric bypasses. Obes Surg. 2005;15:1252-6.
11. Csendes A. Conservative management of anastomotic leaks. Obes Surg. 2006;16:375-6.
12. Mizrahi I, Tabak A, Grinbaum R, Beglaibter N, Eid A, Simanovsky N, et al. The Utility of Routine Postoperative Upper Gastrointestinal Swallow Studies Following Laparoscopic Sleeve Gastrectomy. Obes Surg. 2014;24(9):1415-9.
13. Sakran N, Goitein D, Raziel A, Keidar A, Beglaibter N, Grinbaum R, et al. Gastric leaks after sleeve gastrectomy: a multicenter experience with 2,834 patients. Surg Endosc. 2013;27(1):240-5.
14. Tan JT, Kariyawasam S, Wijeratne T, Chandraratna HS. Diagnosis and Management of Gastric Leaks After Laparoscopic Sleeve Gastrectomy for Morbid Obesity. Obes Surg. 2010;20(4):403-9.
15. Jurowich C, Thalheimer A, Seyfried F, Fein M, Bender G, Germer CT, et al. Gastric leakage after sleeve gastrectomy-clinical presentation and therapeutic options. Langenbecks Arch Surg. 2011;396(7):981-7.
16. Gonzalez R, Sarr MG, Smith CD, Baghai M, Kendrick M, Szomstein S, et al. Diagnosis and contemporary management of anastomotic leaks after gastric bypass for obesity. J Am Coll Surg. 2007;204(1):47-55.

17. Durak E, Inabnet WB, Schrope B, Davis D, Daud A, Milone L, et al. Incidence and management of enteric leaks after gastric bypass for morbid obesity during a 10-year period. Surg Obes Related Dis. 2000;4(3):389-93.
18. Bege T, Emungania O, Vitton VV, Ah-Soune P, Nocca D, Noël P, et al. An endoscopic strategy for management of anastomotic complications from bariatric surgery: a prospective study. Gastrointest Endosc. 2011;73(2):238-44.
19. Junquera F, Martínez-Bauer E, Miquel M, Fort M, Gallach M, Brullet E, et al. OVESCO: a promising system for endoscopic closure of gastrointestinal tract perforations. Gastroenterol Hepatol. 2011;34(8):568-72.
20. Keren D, Eyal O, Sroka G, Rainis T, Raziel A, Sakran N, et al. Over-the-Scope Clip (OTSC) System for Sleeve Gastrectomy Leaks. Obes Surg. 2015;25(8):1358-63.
21. Souto-Rodríguez R, Alvarez-Sánchez MV. Endoluminal solutions to bariatric surgery complications: A review with a focus on technical aspects and results. World J Gastrointest Endosc. 2017;9(3):105-26.
22. Kim J, Azagury D, Eisenberg D, DeMaria E, Campos GM. ASMBS position statement on prevention, detection, and treatment of gastrointestinal leak after gastric bypass and sleeve gastrectomy, including the roles of imaging, surgical exploration, and nonoperative management. Surg Obes Related Dis. 2015;11(4):739-48.
23. Eisendrath P, Cremer M, Himpens J, Cadière GB, Le Moine O, Devière J. Endotherapy including temporary stenting of fistulas of the upper gastrointestinal tract after laparoscopic bariatric surgery. Endoscopy. 2007;39(7):625-30.
24. Nedelcu M, Manos T, Cotirlet A, Noel P, Gagner M. Outcome of leaks after sleeve gastrectomy based on a new algorithm adressing leak size and gastric stenosis. Obes Surg. 2015;25(3):559-63.
25. Alazmi W, Al-Sabah S, Ali DA, Almazeedi S. Treating sleeve gastrectomy leak with endoscopic stenting: the Kuwaiti experience and review of recent literature. Surg Endosc. 2014;28(12):3425-8.
26. Murino A, Arvanitakis M, Le Moine O, Blero D, Devière J, Eisendrath P. Effectiveness of Endoscopic Management Using Self-Expandable Metal Stents in a Large Cohort of Patients with Post-bariatric Leaks. Obes Surg. 2015;25(9):1569-76.
27. Fishman S, Shnell M, Gluck N, Meirsdorf S, Abu-Abeid S, Santo E. Use of sleeve-customized self-expandable metal stents for the treatment of staple-line leakage after laparoscopic sleeve gastrectomy. Gastrointest Endosc. 2015;81(5):1291-4.
28. Shehab HM, Hakky SM, Gawdat KA. An Endoscopic Strategy Combining Mega Stents and Over-The-Scope Clips for the Management of Post-Bariatric Surgery Leaks and Fistulas (with video). Obes Surg. 2016;26(5):941-8.

29. Kato H, Fukuchi M, Miyazaki T, Manda R, Faried A, Takita J, et al. Endoscopic clips prevent self-expandable metallic stent migration. Hepatogastroenterology. 2007;54(77):1388-90.

30. Fujii LL, Bonin EA, Baron TH, Gostout CJ, Wong Kee Song LM. Utility of an endoscopic suturing system for prevention of covered luminal stent migration in the upper GI tract. Gastrointest Endosc. 2013;78(5):787-93.

31. Baretta G, Campos J, Correia S, Alhinho H, Marchesini JB, Lima JH, et al. Bariatric postoperative fistula: a life-saving endoscopic procedure. Surg Endosc. 2015;29(7):1714-20.

Parte 5

• • • • • • • • • •

Diagnóstico e Terapêutica Endoscópica nas Afecções das Vias Biliares e Pâncreas

Capítulo 8

• • • • • • • • •

Acesso, Complicações e Indicações de CPRE

8.1 Técnicas de Acesso de Cateterização da Via Biliar

Eduardo Turiani Hourneaux de Moura
Carlos Kiyoshi Furuya Júnior
Rogério Kuga
Spencer Cheng

Introdução

Desde sua primeira descrição em 1968, a colangiopancreatografia retrógrada endoscópica (CPRE) tornou-se uma modalidade estabelecida para o diagnóstico e o tratamento de distúrbios pancreatobiliares.[1] Ao longo dos anos, evoluiu de um procedimento puramente diagnóstico para um procedimento principalmente terapêutico e é considerado um dos mais importantes procedimentos endoscópicos.

Hoje em dia, cerca de 500 mil CPREs são realizadas anualmente nos EUA, com taxas de eventos adversos entre 4% e 10% e mortalidade entre 0,05% e 1%.[2] A pancreatite aguda é um dos eventos adversos graves mais comuns da CPRE e tem uma taxa de incidência entre 5% e 10%, exceto em populações de alto risco, em que é de até 25%.[3]

Duas técnicas de canulação são rotineiramente usadas na prática atual: canulação assistida por fio-guia (GW) e canulação pelo uso exclusivo de contraste (CC) (Figura 8.1).

Diversos estudos randomizados no passado demonstravam que a canulação por fio-guia estava associada a uma menor taxa de pancreatite e a uma maior taxa de sucesso da canulação inicial.[4-7] Entretanto, recentes estudos randomizados, de 2013 e 2014, oriundos do Japão, demonstraram que o uso do fio-guia aumenta a taxa de sucesso na canulação primária, porém, também aumenta a taxa de pancreatite aguda.[8-10]

Devido a isso, optamos por realizar no serviço de endoscopia do HC-FMUSP uma revisão sistemática e uma metanálise, com o objetivo de avaliar qual técnica de acesso aumenta o sucesso na canulação primária e diminui os riscos de pancreatite aguda após a CPRE.

Figura 8.1 Canulação da via biliar com auxílio de fio-guia.

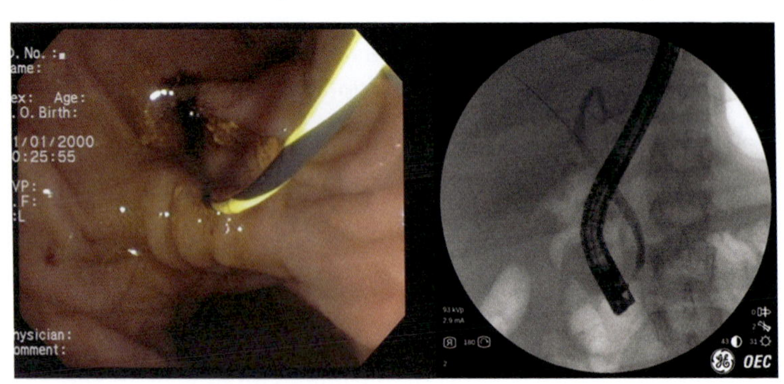

Evidência na literatura

Para a realização da revisão sistemática foi realizada uma busca nas principais fontes de dados da literatura, de acordo com as diretrizes de como se fazer uma revisão sistemática: Embase, Medline (via PubMed), Cochrane, Lilacs e Central (via BVS), Scopus e Capes.[11]

Foram selecionados nove artigos randomizados com um total de 2.583 pacientes, em que todos necessitavam de CPRE e nunca haviam sido submetidos a ela.[4-9,12-14] A pancreatite aguda foi definida como dor abdominal 24 horas após a CPRE, associada a um aumento da amilase em três vezes o seu valor normal. O sucesso na canulação primária foi definida como cateterização do ducto biliar com comprovação por meio da colangiografia.

Taxa de sucesso na canulação primária

Nossa metanálise concluiu que a taxa de canulação de sucesso primário foi 8% maior no grupo do fio-guia com um NNT (numero de necessário de tratamento) de 13, ou seja, a cada 13 pacientes que o médico endoscopista utiliza o fio-guia, um seria beneficiado, porém, esse resultado apresentava uma heterogeneidade de 85% (Figura 8.2).[15] A taxa de heterogeneidade aceitável é de, no máximo, 50%, pois acima desse valor o resultado não apresenta coerência.

Dessa forma, foi realizado um novo cálculo (Figura 8.3), com elaboração de Funnel Plot, cujo objetivo é a identificação de algum trabalho que não seja coerente com o restante, na tentativa de melhorar a heterogeneidade do estudo. Identificamos que três trabalhos apresentavam resultados não coerentes com os demais, sendo retirados.

Uma vez que os estudos foram removidos, o resultado atingido foi uma taxa de canulação primária de 7% maior no grupo do fio-guia, com um NNT de 14, ou seja, a cada 14 pacientes que o médico endoscopista utiliza o fio-guia, um será beneficiado, com uma heterogeneidade de 12% (Figura 8.4).[4,6,9]

Figura 8.2 *Forest Plot* – Taxa de sucesso na canulação primária.

	Fio-guia		Contraste			Diferença do risco		Diferença do risco
Estudo ou subagrupo	***Eventos***	***Total***	***Eventos***	***Total***	***Peso***	***M-H, Fixo, 95% IC***	***Ano***	***M-H, Fixo, 95% IC***
Lella 2004	197	200	195	200	15,5%	0,01 [-0,02, 0,04]	2004	
Artifon 2007	132	150	108	150	11,6%	0,16 [0,07, 0,25]	2007	
Katsinelos 2008	136	167	89	165	12,9%	0,27 [0,18, 0,37]	2008	
Bailey 2008	167	202	156	211	16,0%	0,09 [0,01, 0,17]	2008	
Lee 2009	120	150	111	150	11,6%	0,06 [-0,03, 0,15]	2009	
Nambu 2011	67	86	62	84	6,6%	0,04 [-0,09, 0,17]	2011	
Savadkoohi 2012	44	65	53	78	5,5%	-0,00 [-0,16, 0,15]	2012	
Kawakimi 2012	75	102	72	101	7,9%	0,02 [-0,10, 0,15]	2012	
Kobayashi 2013	136	163	138	159	12,5%	-0,03 [-0,11, 0,04]	2013	
Total (95% IC)		1285		1298	100,0%	0,08 [0,05, 0,11]		
Total de eventos	1074		984					

Heterogeneidade: $Chi^2 = 52,35$, df = 8 ($P < 0,00001$); $I^2 = 85\%$

Teste para efeito global: $Z = 5,03$ ($P < 0,00001$)

Figura 8.3 ***Funnel Plot*** **– Realizado com o intuito de averiguar os trabalhos não coerentes.**

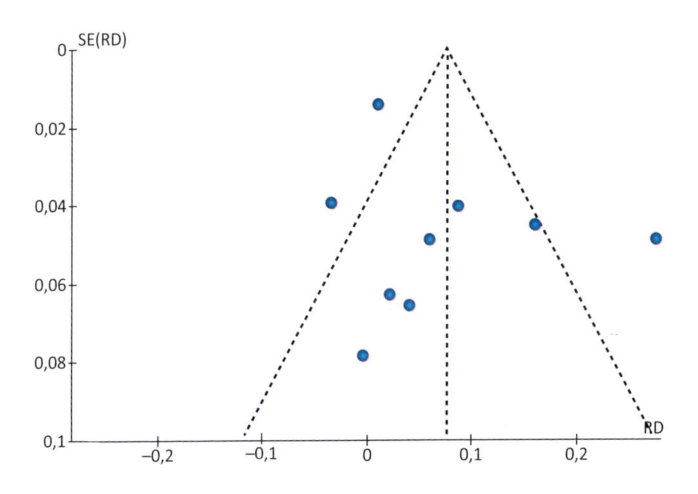

Taxa de pancreatite

Com relação à taxa de pancreatite aguda pós-CPRE, a nossa metanálise demonstrou que houve benefício da utilização do fio-guia na canulação da via biliar, em relação ao uso do contraste isolado. A taxa de pancreatite foi 3% menor no grupo do fio-guia, com um NNT de 33, ou seja, a cada 33 pacientes, um deles é beneficiado em relação ao uso do contraste isolado (Figura 8.5).

Discussão

Em primeiro lugar, não devemos nos esquecer de que a canulação primária da via biliar é o passo mais importante na CPRE, pois, dessa maneira, haverá menos contato com a papila duodenal, diminuindo a chance de edema devido ao trauma excessivo originado de múltiplas tentativas de canulação. Muitos artigos afirmam ser essa a principal causa do desenvolvimento da pancreatite pós-CPRE.

Figura 8.4 Forest Plot – Taxa de sucesso na canulação primária, após a retirada dos trabalhos não coerentes.

	Fio-guia		Contraste			Diferença do risco		Diferença do risco
Estudo ou subagrupo	*Eventos*	*Total*	*Eventos*	*Total*	*Peso*	*M-H, Fixo, 95% IC*	*Ano*	*M-H, Fixo, 95% IC*
Lella 2004	197	200	195	200	0,0%	0,01 [-0,02, 0,04]	2004	
Artifon 2007	132	150	108	150	19,6%	0,16 [0,07, 0,25]	2007	
Bailey 2008	167	202	156	211	27,0%	0,09 [0,01, 0,17]	2008	
Katsinelos 2008	132	167	89	165	0,0%	0,27 [0,18, 0,37]	2008	
Lee 2009	120	150	111	150	19,6%	0,06 [-0,03, 0,15]	2009	
Nambu 2011	67	86	62	84	11,1%	0,04 [-0,09, 0,17]	2011	
Kawakimi 2012	75	102	72	101	13,3%	-0,02 [-0,10, 0,15]	2012	
Savadkoohi 2012	44	65	53	78	9,3%	-0,00 [-0,16, 0,15]	2012	
Kobayashi 2013	136	163	138	159	0,0%	-0,03 [-0,11, 0,04]	2013	
Total (95% IC)		755		774	100,0%	0,07 [0,03, 0,12]		
Total de eventos	605		562					

Heterogeneidade: $Chi^2 = 5,68$, $df = 5$ ($P < 0,34$); $I^2 = 12\%$

Teste para efeito global: $Z = 3,44$ ($P < 0,00006$)

Figura 8.5 Comparação entre as duas técnicas em relação à ocorrência da taxa de pancreatite pós-canulação da via biliar.

	Fio-guia		Contraste			Diferença do risco		Diferença do risco
Estudo ou subagrupo	*Eventos*	*Total*	*Eventos*	*Total*	*Peso*	*M-H, Fixo, 95% IC*	*Ano*	*M-H, Fixo, 95% IC*
Lella 2004	0	200	8	200	15,4%	-0,04 [-0,07, -0,01]	2004	
Artifon 2007	13	150	25	150	11,5%	-0,08 [-0,25, -0,01]	2007	
Bailey 2008	16	215	13	215	16,5%	0,01 [-0,03, 0,06]	2008	
Katsinelos 2008	9	167	13	165	12,8%	-0,02 [-0,08, 0,03]	2008	
Lee 2009	3	150	17	150	11,5%	-0,09 [-0,15, -0,04]	2009	
Nambu 2011	2	86	5	86	6,6%	-0,03 [-0,09, 0,02]	2011	
Savadkoohi 2012	6	65	12	78	5,5%	-0,06 [-0,17, 0,05]	2012	
Kawakami 2012	6	102	4	101	7,8%	0,02 [-0,04, 0,08]	2012	
Kobayashi 2013	10	163	10	159	12,4%	-0,00 [-0,05, 0,05]	2013	
Total (95% IC)		1298		1304	100,0%	-0,03 [-0,05, -0,01]		
Total de eventos	65		107					

Heterogeneidade: $Chi^2 = 14{,}68$, $df = 8$ ($P < 0{,}07$); $I^2 = 45\%$

Teste para efeito global: $Z = 3{,}26$ ($P < 0{,}001$)

–0,2 –0,1 0 0,1 0,2

Fio-guia Constraste

Com relação às novas técnicas de canulação, como a fistulotomia, o pré-corte ou a cateterização com duplo fio-guia (introdução de um fio-guia no ducto pancreático para a canulação da via biliar) (Figuras 8.6 a 8.8), não havia dados suficientes nos estudos para a realização de metanálise.

Figura 8.6 Infundibulotomia. (A) Incisão e dissecção com *needle knife*. (B) Acesso à via biliar. (C) Aspecto final.

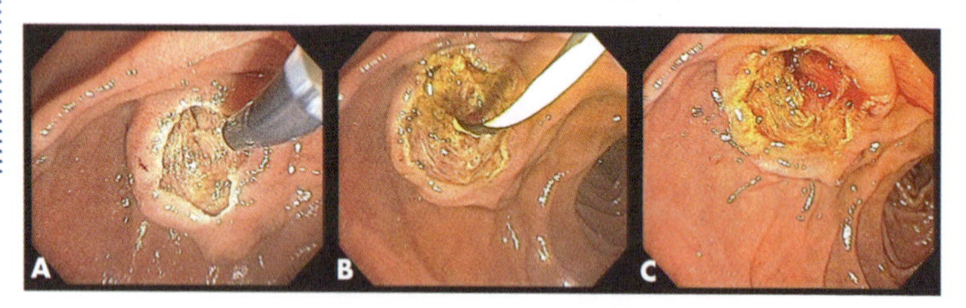

Figura 8.7 Técnica de acesso à via biliar com pré-corte.

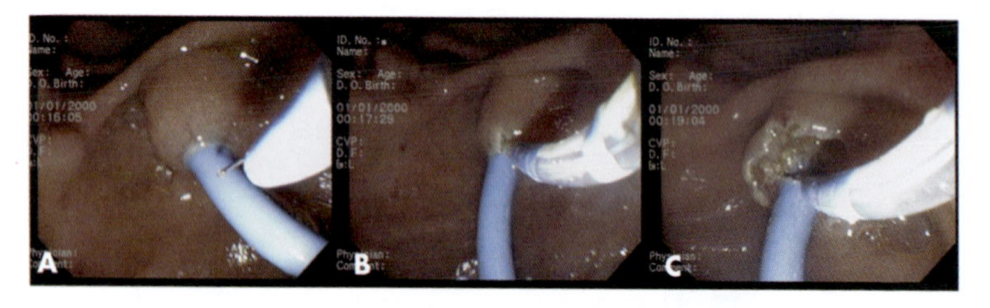

Figura 8.8 Técnica de acesso à via biliar com duplo fio guia.

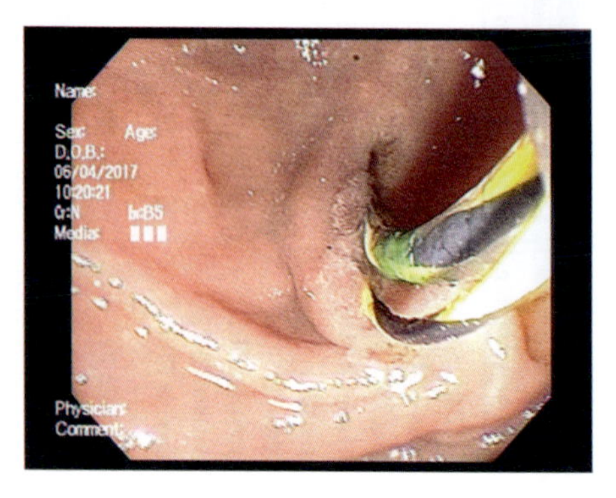

Devem ser estimulados novos estudos controlados randomizados, em relação às novas técnicas de canulação, para os casos cuja canulação inicial com o uso do fio-guia não apresente sucesso.

A ASGE (Sociedade Americana de Gastroenterologia),[16] afirma que, em casos de canulação difícil da via biliar, seria necessário um tempo de canulação maior que 10 minutos, com repetitivas canulações do ducto pancreático com o fio-guia (maior ou igual a cinco vezes) ou injeção de contraste no ducto pancreático. É recomendado o uso de prótese pancreática preferencialmente de 5 *French*, em vez de 3 *French*, para redução do risco de pancreatite pós-CPRE.

Se mesmo após a colocação de um *stent* pancreático não for possível a canulação da via biliar, a própria ASGE não cita nenhuma outra técnica de canulação que por ventura diminua a taxa de pancreatite pós-CPRE ou aumente a taxa de sucesso na canulação.

Dessa maneira, a experiência do endoscopista em relação às outras técnicas deve ser levada em conta na hora de ser escolhida qual técnica de resgate utilizar, em casos de dificuldade na canulação da via biliar.

Os Serviços Americanos de Gastroenterologia têm a tendência de realizar o pré-corte, enquanto nos países sul-americanos a opção pela infundibulotomia é a mais utilizada.

Finalmente, acreditamos que o uso do fio-guia para iniciar a CPRE deve ser encorajado, pois ele aumenta a taxa de canulação primária e reduz a taxa de pancreatite pós-CPRE.

Conduta no serviço de endoscopia do HC-FMUSP

Baseada na revisão sistemática e na metanálise[15] realizada nesse serviço, a conduta instituída para realização da cateterização da via biliar na CPRE na população geral é iniciar a canulação da via biliar com o uso do fio-guia (Algoritmo 8.1).

Algoritmo 8.1 Medidas de prevenção relacionadas a CPRE.

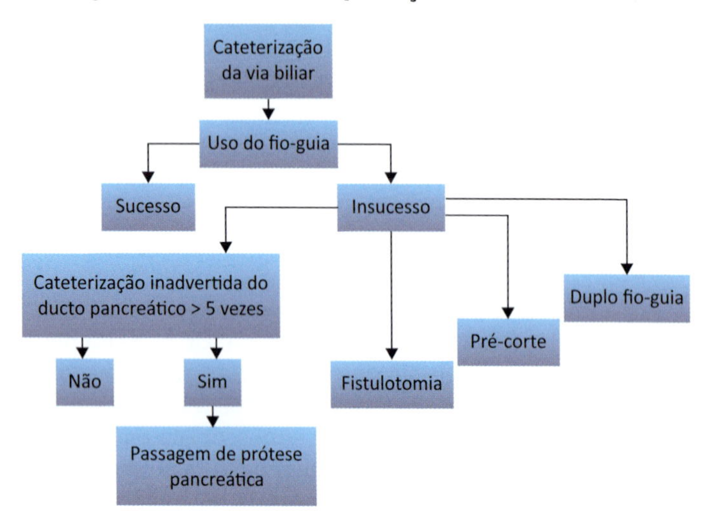

Referências

1. Cotton PB, Lehman G, Vennes J, Geenen JE, Russell RC, Meyers WC, et al. Endoscopic sphincterotomy complications and their management: an attempt at consensus. Gastrointest Endosc. 1991;37:383-93.
2. Coelho-Prabhu N, Shah ND, Van Houten H, Kamath PS, Baron TH. Endoscopic retrograde cholangiopancreatography: utilisation and outcomes in a 10-year population-based cohort. BMJ Open. 2013;3
3. Navaneethan U, Konjeti R, Venkatesh PG, Sanaka MR, Parsi MA. Early precut sphincterotomy and the risk of endoscopic retrograde cholangiopancreatography related complications: an updated meta-analysis. World J Gastrointest Endosc. 2014;6:200-8.
4. Lella F, Bagnolo F, Colombo E, Bonassi U. A simple way of avoiding post-ERCP pancreatitis. Gastrointest Endosc. 2004;59:830-4.
5. Artifon EL, Sakai P, Cunha JE, Halwan B, Ishioka S, Kumar A. Guidewire cannulation reduces risk of post-ERCP pancreatitis and facilitates bile duct cannulation. Am J Gastroenterol. 2007;102:2147-53.

6. Katsinelos P, Paroutoglou G, Kountouras J, Chatzimavroudis G, Zavos C, Pilpilidis I, et al. A comparative study of standard ERCP catheter and hydrophilic guide wire in the selective cannulation of the common bile duct. Endoscopy. 2008;40:302-7.
7. Bailey AA, Bourke MJ, Williams SJ, Walsh PR, Murray MA, Lee EY, et al. A prospective randomized trial of cannulation technique in ERCP: effects on technical success and post-ERCP pancreatitis. Endoscopy. 2008;40:296-301.
8. Kawakami H, Maguchi H, Mukai T, Hayashi T, Sasaki T, Isayama H, et al. A multicenter, prospective, randomized study of selective bile duct cannulation performed by multiple endoscopists: the BIDMEN study. Gastrointest Endosc. 2012;75:362-72, 372.e1.
9. Kobayashi G, Fujita N, Imaizumi K, Irisawa A, Suzuki M, Murakami A, et al. Wire-guided biliary cannulation technique does not reduce the risk of post-ERCP pancreatitis: multicenter randomized controlled trial. Dig Endosc. 2013;25:295-302.
10. Nakai Y, Isayama H, Sasahira N, Kogure H, Sasaki T, Yamamoto N, et al. Risk factors for post-ERCP pancreatitis in wire-guided cannulation for therapeutic biliary ERCP. Gastrointest Endosc. 2015;81:119-26.
11. PROSPERO Centre for Reviews and Dissemination. New York: University of York. [Internet] [Acesso em 2017 May 21]. Disponível em: http://www.crd.york.ac.uk/PROSPERO/
12. Lee TH, Park do H, Park JY, Kim EO, Lee YS, Park JH, et al. Can wire-guided cannulation prevent post-ERCP pancreatitis? A prospective randomized trial. Gastrointest Endosc. 2009;69:444-9.
13. Nambu T, Ukita T, Shigoka H, Omuta S, Maetani I. Wire-guided selective cannulation of the bile duct with a sphincterotome: a prospective randomized comparative study with the standard method. Scand J Gastroenterol. 2011;46:109-15.
14. Savadkoohi S, Shokri J, Savadkoohi H. Evaluation of guidewire cannulation in reduced risk of post – ERCP pancreatitis and facilitated bile duct cannulation. Caspian J Intern Med. 2012;3:368-71.
15. de Moura ET, de Moura EG, Bernardo W, Cheng S, Kondo A, de Moura DT, et al. Guide-wire assisted cannulation versus conventional contrast to prevent pancreatitis. A systematic review and meta-analysis based on randomized control trials. Rev Gastroenterol Peru. 2016;36:308-19.
16. Chandrasekhara V, Khashab MA, Muthusamy VR, Acosta RD, Agrawal D, Bruining DH, et al. Adverse events associated with ERCP. Gastrointest Endosc. 2017;85(1):32-47.

8.2 Medidas de prevenção de pancreatite após CPRE

Juan Pablo Román Serrano
Mauricio Kazuyoshi Minata
Joaquim Coelho da Cruz Portela
Eduardo Turiani Hourneaux de Moura
Carlos Kiyoshi Furuya Júnior
Toshiro Tomishige

Introdução

A colangiopancreatografia retrógrada endoscópica (CPRE) é uma intervenção essencial no tratamento de algumas afecções do pâncreas e das vias biliares.[1] Apesar de ser um procedimento seguro, é o exame endoscópico com maior taxa de complicações severas.[2] Com o aprimoramento das técnicas e dos equipamentos, houve redução dos eventos adversos.

Desde o seu desenvolvimento, há cerca de quatro décadas, o papel atual da CPRE evoluiu de um aspecto diagnóstico para intervenções terapêuticas. Com a disponibilidade de novos exames diagnósticos pouco invasivos com complicações mínimas, como a tomografia computadorizada, a colangiorressonância e a ecoendoscopia, houve mudança na racionalidade de indicações deste exame, dando à CPRE um caráter predominantemente terapêutico.[1,2]

Complicações

As principais complicações relacionadas à CPRE são pancreatite (3% a 10%), sangramento (0,3% a 2%), colangite ou sepse (0,5% a 3%) e perfuração (0,08% a 0,6%) (Tabela 8.1). Outras complicações incomuns podem ocorrer, tais como hematoma hepático subcapsular, lesão esplênica, lesão de mesentério, embolia, pneumotórax e pneumomediastino.[1-8]

Há, também, as complicações cardiovasculares e pulmonares relacionadas ao processo de anestesia e sedação em endoscopia. Elas representam de 4% a 16% dos eventos adversos relacionados à CPRE. Os mais comuns são hipotensão, hipóxia, aspiração e arritmias.[9]

Tabela 8.1 Complicações relacionadas à CPRE.

Complicações mais comuns	Pancreatite	3-10%
	Sangramento	0,3-2%
	Colangite e sepse	0,5-3%
	Perfuração	0,08-0,6%
Complicações relacionadas à anestesia e sedação	Aspiração	Hipóxia
	Arritmia	Hipotensão

A pancreatite é a complicação mais comum após a CPRE. Esta condição apresenta uma mortalidade de 3,08% e associa-se a um aumento dos custos de internação.[3] Estima-se um gasto de mais de 150 milhões de dólares por ano nos Estados Unidos devido a esta complicação.[3,4]

Definições

Existem algumas controvérsias sobre a definição de pancreatite pós-CPRE (PEP). Grande parte dos trabalhos publicados na literatura define PEP como uma associação desses critérios:[1,2,9]

- nova queixa ou piora de dor abdominal;
- elevação dos níveis de amilase sérica (mais de três vezes o valor de referência até 24 horas após o procedimento);
- internação ou prolongamento da hospitalização por dois ou mais dias.

Deve-se considerar que em até 75% dos casos observa-se um aumento transitório dos níveis séricos de amilase sem sintomas de dor após o procedimento; por isso, é de grande valia observar a queixa clínica do paciente.[9] Por outro lado, há uma baixa probabilidade de PEP em pacientes com níveis séricos até 1,5 vezes o valor superior da normalidade, quando obtidos de duas a quatro horas após o procedimento.[10]

Classificação

Apesar de não ser específica para PEP, a Classificação Revisada de Atlanta para pancreatite aguda a divide em três grupos: leve, moderada e grave (Tabela 8.2).[11]

Tabela 8.2 Classificação Revisada de Atlanta – Pancreatite aguda.

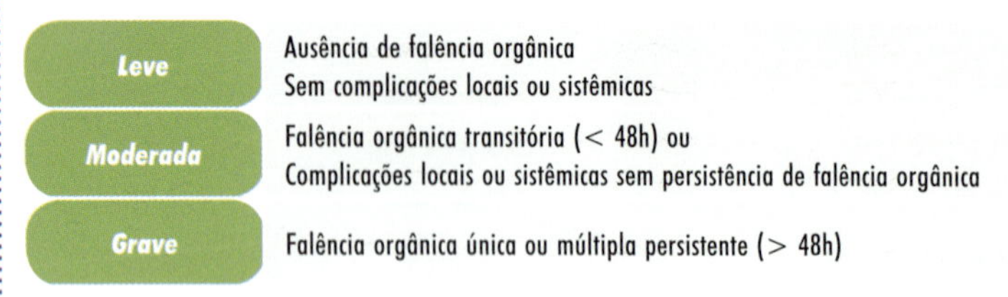

Leve	Ausência de falência orgânica Sem complicações locais ou sistêmicas
Moderada	Falência orgânica transitória (< 48h) ou Complicações locais ou sistêmicas sem persistência de falência orgânica
Grave	Falência orgânica única ou múltipla persistente (> 48h)

Fatores de risco

Os fatores de risco para PEP relacionam-se com características do paciente, aspectos técnicos do procedimento e experiência de quem realizou o exame (Tabela 8.3).[1] A taxa desta complicação pode chegar a 40%, quando se associam múltiplos fatores de risco.[12]

Tabela 8.3 Fatores de risco para pancreatite após CPRE.

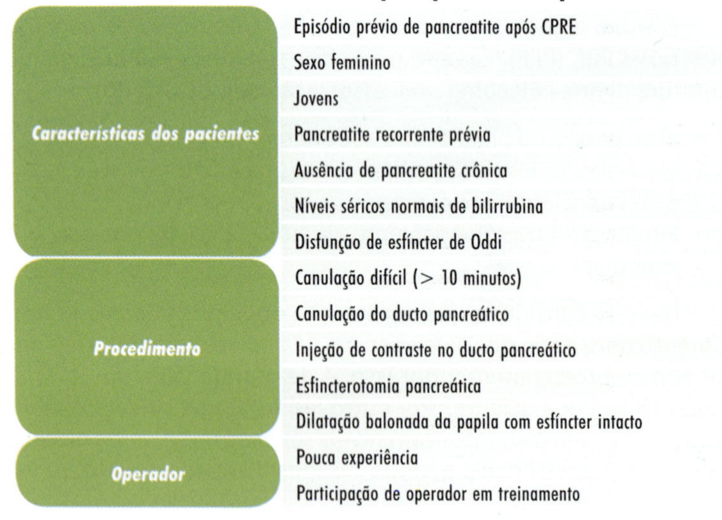

Características dos pacientes	Episódio prévio de pancreatite após CPRE
	Sexo feminino
	Jovens
	Pancreatite recorrente prévia
	Ausência de pancreatite crônica
	Níveis séricos normais de bilirrubina
	Disfunção de esfíncter de Oddi
Procedimento	Canulação difícil (> 10 minutos)
	Canulação do ducto pancreático
	Injeção de contraste no ducto pancreático
	Esfincterotomia pancreática
	Dilatação balonada da papila com esfíncter intacto
Operador	Pouca experiência
	Participação de operador em treinamento

Métodos de prevenção de pancreatite

As principais estratégias para evitar a pancreatite são: uso de anti-inflamatórios não esteroidais (AINEs), próteses pancreáticas e diferentes técnicas de acesso à via biliar.

O uso de diversos fármacos também é descrito na literatura. Podemos citar experiências com AINEs, inibidores de protease, hormônios (octreotide, secretina), nitratos, nifedipina, epinefrina, toxina botulínica, lidocaína. Muitos destes não demonstraram benefício em metanálises com ensaios clínicos randomizados.[13]

Outra medida de suporte e prevenção de PEP é a hidratação intravenosa vigorosa. Esta intervenção possui o racional de prevenir hipoperfusão microvascular do pâncreas. Um estudo randomizado comparou a hidratação vigorosa com infusão normal de solução de Ringer lactato, demonstrando redução de PEP.[14]

Com relação às técnicas endoscópicas na prevenção de PEP, podemos citar as próteses pancreáticas e a canulação com uso de fio-guia.

Apesar do grau de evidência disponível na literatura, comprovando os benefícios de algumas intervenções na redução da PEP, uma pesquisa recente demonstrou que há discrepância nas condutas de endoscopistas.[15]

Evidência na literatura

Canulação da via biliar com auxílio de fio-guia

Uma revisão sistemática recente, realizada no serviço de endoscopia do HC-FMUSP, comparou os estudos de CPRE com canulação da via biliar com auxílio de fio-guia e sem fio-guia (apenas com contraste) em nove artigos randomizados. A CPRE com uso de fio-guia na canulação da via biliar demonstrou uma redução de 3% de PEP e um aumento de 7% na taxa de sucesso da canulação da via biliar.[16]

Uso de próteses pancreáticas

Uma revisão sistemática de nossa autoria incluiu 13 ensaios clínicos randomizados (1.575 pacientes), comparando a CPRE com e sem uso de prótese pancreática.

Esta metanálise concluiu que há uma redução de risco atribuível de 13% de pancreatite com uso de próteses pancreáticas, isto é, a cada oito pacientes tratados com esta intervenção, haverá um caso a menos de PEP (Figura 8.9). Além disso, o uso destes materiais reduziu o número de pancreatites leves e moderadas, bem como a presença de hiperamilasemia. Não houve diferença entre as intervenções quando foram considerados a colangite, o tempo de internação e a dor abdominal.

Figura 8.9 Forest Plot – PEP em pacientes submetidos à CPRE com e sem o uso de próteses pancreáticas.

	Com stent		Sem stent			Diferença do risco
Estudo ou subagrupo	*Eventos*	*Total*	*Eventos*	*Total*	*Peso*	*M-H, Fixa, 95% IC*
Cha – 2012	2	46	8	58	6,5%	-0,09 [-0,20, 0,01]
Fazel. A – 2003	2	38	10	36	4,7%	-0,23 [-0,39, -0,06]
Harewood. G – 2005	0	9	3	10	1,2%	-0,30 [-0,61, 0,01]
Ito – 2010	1	26	8	35	3,8%	-0,19 [-0,35, -0,03]
Kawaguchi – 2012	1	60	8	60	7,6%	-0,12 [-0,21, -0,02]
Lee TH - 2012	6	50	15	51	6,4%	-0,17 [-0,33, -0,02]
Pan – 2011	4	20	14	20	2,5%	-0,50 [-0,77, -0,23]
Smithline. A – 1993	6	43	9	50	5,9%	-0,04 [-0,19, 0,11]
Sofuni – 2007	3	94	14	103	12,5%	-0,10 [-0,18, -0,03]
Sofuni – 2011	16	213	31	203	26,5%	-0,08 [-0,14, -0,02]
Tarnasky – 1998	1	41	10	39	5,1%	-0,23 [-0,38, -0,09]
Tsuchiya – 2007	1	32	4	32	4,1%	-0,09 [-0,22, 0,04]
Yin – 2016	8	104	18	102	13,1%	-0,10 [-0,19, -0,01]
Total (95% IC)		776		799	100,0%	-0,13 [-0,16, -0,09]
Total de eventos	51		152			

Heterogeneidade: $Chi^2 = 18,21$, df = 12 (P = 0,11); $I^2 = 34\%$
Teste para efeito global: Z = 7,76 ($P < 0,00001$)

Uso de AINEs

Em outra revisão sistemática realizada no HC-FMUSP, selecionamos 22 ensaios clínicos randomizados avaliando o uso de AINEs (diclofenaco, indometacina, naproxeno, valdecoxib e cetoprofeno) na prevenção de PEP.

A nossa metanálise demonstrou que houve benefício do uso de AINEs, em relação ao placebo, na prevenção de PEP. Houve redução do risco atribuível de 5%, isto é, a cada 20 pacientes tratados com AINEs, há redução de um caso de pancreatite pós-CPRE. Esta análise demonstrou elevada heterogeneidade (I^2: 69%) (Figura 8.10). Provavelmente, esse efeito deve-se à falta de uniformidade entre subgrupos, com diferentes princípios ativos, doses e formas de administração.

Na análise de diferentes subgrupos de medicamentos, houve benefício com o uso de indometacina e diclofenaco, ambos com redução de risco de 5% (Figura 8.11). Com relação às formas de administração, apenas a via retal demonstrou redução de PEP (Figura 8.12).

Os outros AINEs (naproxeno, valdecoxib, cetoprofeno) e as outras formas de administração (intravenosa, intramuscular ou via oral) não comprovaram diferença significativa.

Em suma, o uso de próteses pancreáticas, indometacina e diclofenaco (via retal) e canulação com auxílio de fio-guia são medidas de prevenção de PEP (Algoritmo 8.2). As evidências apresentadas neste capítulo são compatíveis cozm o embasamento das atuais recomendações do *guideline* da *European Society of Gastrointestinal Endoscopy* (ESGE),[17] que recomenda:

» uso rotineiro de 100 mg de diclofenaco ou indometacina via retal, antes ou imediatamente após CPRE, em todos pacientes que não apresentem contraindicações ao uso dessas medicações;
» uso de próteses pancreáticas de 5 *French* em pacientes de alto risco de PEP;
» realizar o menor número possível de tentativas de canulação;
» não utilizar a técnica de dilatação balonada da papila como alternativa à papilotomia, rotineiramente, em CPRE.

Figura 8.10 Análise do uso de AINEs *versus* placebo, na prevenção de PEP.

	AINES		Controle		
Estudo ou subagrupo	*Eventos*	*Total*	*Eventos*	*Total*	*Peso*
Andrade *et al.*, 2015	4	82	17	84	3,4%
Bhatia *et al.*, 2011	12	127	12	127	4,5%
Cheon *et al.*, 2007	17	105	17	102	3,3%
Choksi *et al.*, 2015	26	283	51	294	5,5%
Döbrönte *et al.*, 2014	20	347	22	318	6,5%
Elmunzer *et al.*, 2012	27	295	52	307	5,6%
Hauser *et al.*, 2016	11	129	21	143	4,4%
Ishiwatari *et al.*, 2016	20	216	19	214	5,5%
Khoshbaten *et al.*, 2008	2	50	13	50	2,3%
Leerhoy *et al.*, 2016	28	378	49	394	6,2%
Levenick *et al.*, 2016	16	223	11	226	6,1%
Lua *et al.*, 2015	7	69	4	75	3,8%
Mansour *et al.*, 2016	12	162	28	162	4,6%
Montaño *et al.*, 2017	4	75	12	75	3,4%
Mousalreza *et al.*, 2016	11	201	27	205	5,4%
Murray *et al.*, 2003	7	110	17	110	4,1%
Otsuka *et al.*, 2012	2	51	10	53	2,7%
Park *et al.*, 2014	22	173	20	170	4,7%
Patai *et al.*, 2015	18	270	37	269	5,7%
Quadros *et al.*, 2016	5	224	5	253	7,0%
Senol *et al.*, 2009	3	40	7	40	2,1%
Uçar *et al.*, 2016	2	100	7	50	3,3%
Total (95% IC)		3710		3721	100,0%
Total de eventos	276		458		

Heterogeneidade: $Tau^2 = 0,00$; $Qui^2 = 67,20$, df = 21 ($P = 0,00001$); $I^2 = 69\%$

Teste para efeito global: $Z = 4,21$ ($P < 0,00001$)

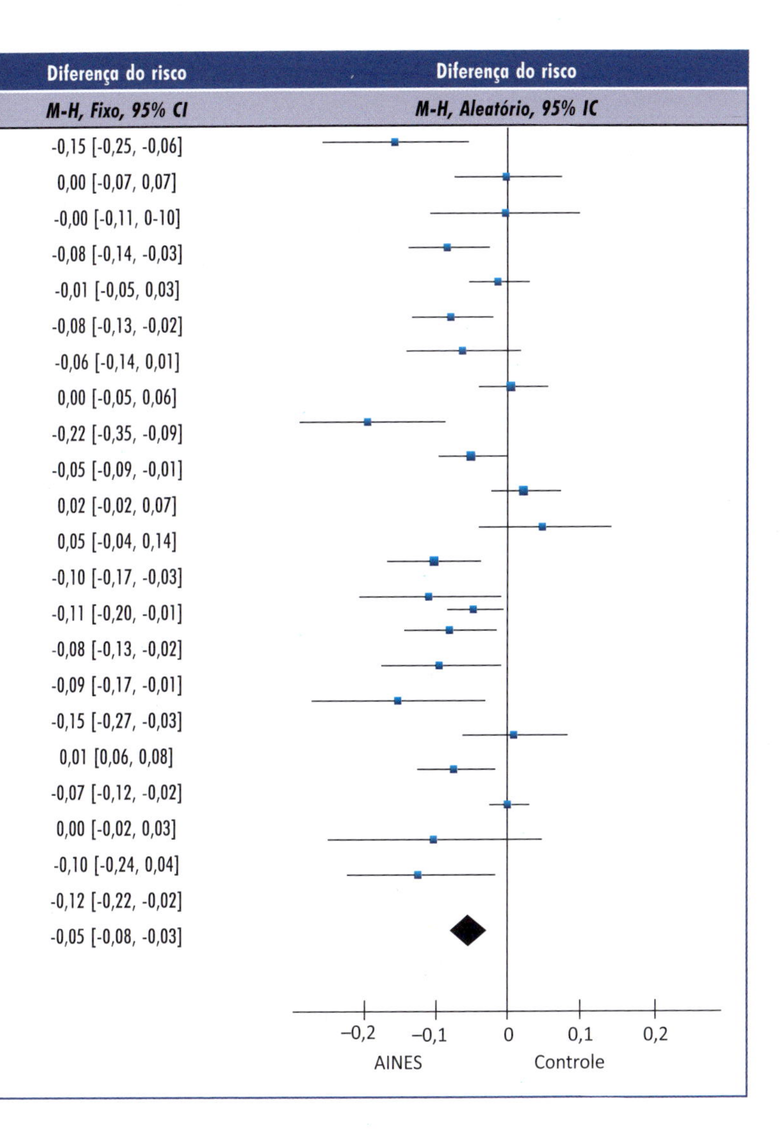
Diferença do risco
M-H, Fixo, 95% CI
Diferença do risco
M-H, Aleatório, 95% IC
-0,15 [-0,25, -0,06]
0,00 [-0,07, 0,07]
-0,00 [-0,11, 0-10]
-0,08 [-0,14, -0,03]
-0,01 [-0,05, 0,03]
-0,08 [-0,13, -0,02]
-0,06 [-0,14, 0,01]
0,00 [-0,05, 0,06]
-0,22 [-0,35, -0,09]
-0,05 [-0,09, -0,01]
0,02 [-0,02, 0,07]
0,05 [-0,04, 0,14]
-0,10 [-0,17, -0,03]
-0,11 [-0,20, -0,01]
-0,08 [-0,13, -0,02]
-0,09 [-0,17, -0,01]
-0,15 [-0,27, -0,03]
0,01 [0,06, 0,08]
-0,07 [-0,12, -0,02]
0,00 [-0,02, 0,03]
-0,10 [-0,24, 0,04]
-0,12 [-0,22, -0,02]
-0,05 [-0,08, -0,03]
–0,2
–0,1
0
0,1
0,2
AINES
Controle

Figura 8.11 Análise de subgrupos de AINEs na prevenção de PEP.

	AINES		Controle		
Estudo ou subagrupo	*Eventos*	*Total*	*Eventos*	*Total*	*Peso*
INDOMETACINA					
Andrade *et al.*, 2015	4	82	17	84	3,1%
Choksi *et al.*, 2015	1	283	8	294	7,7%
Döbrönte *et al.*, 2014	20	347	22	318	6,6%
Elmunzer *et al.*, 2012	27	295	52	307	5,5%
Levenick *et al.*, 2016	16	223	11	226	6,2%
Montaño *et al.*, 2007	4	75	12	75	3,2%
Mousalreza *et al.*, 2016	11	201	27	205	5,4%
Patai *et al.*, 2015	18	270	37	269	5,7%
Subtotal (95% IC)		1776		1778	43,4%
Total de eventos	101		186		
Heterogeneidade: $Tau^2 = 0,00$; $Chi^2 = 28,11$, df = 7 (P = 0,0002); $I^2 = 75\%$					
Teste para efeito global: Z = 2,94 (P = 0,003)					
DICLOFENACO					
Cheon *et al.*, 2007	17	105	17	102	3,0%
Hauser *et al.*, 2016	11	129	21	143	4,2%
Ishiwatari *et al.*, 2016	20	216	19	214	5,5%
Khoshbaten *et al.*, 2008	2	50	13	50	2,1%
Leerthoy *et al.*, 2016	28	378	49	394	6,3%
Lua *et al.*, 2015	7	69	4	75	3,6%
Murray *et al.*, 2003	7	110	17	110	3,9%
Otsuka *et al.*, 2012	2	51	10	53	2,4%
Park *et al.*, 2014	22	173	20	172	4,5%
Senol *et al.*, 2009	3	40	7	40	1,8%
Uçar *et al.*, 2016	2	100	7	50	3,1%
Subtotal (95% IC)		1421		1403	40,4%
Total de eventos	121		184		
Heterogeneidade: $Tau^2 = 0,00$; $Chi^2 = 24,41$, df = 10 (P = 0,007); $I^2 = 59\%$					
Teste para efeito global: Z = 2,71 (P = 0,007)					
OUTROS AINES					
Bhatia *et al.*, 2011	12	127	12	127	4,4%
Mansour *et al.*, 2016	12	162	28	162	4,4%
Quadros *et al.*, 2016	5	224	5	253	7,4%
Subtotal (95% IC)		513		542	16,2%
Total de eventos	29		15		
Heterogeneidade: $Tau^2 = 0,00$; $Chi^2 = 10,14$, df = 2 (P = 0,006); $I^2 = 80\%$					
Teste para efeito global: Z = 0,78 (P = 0,44)					
Total (95% IC)		3710		3723	100,0%
Total de eventos	251		415		
Heterogeneidade: $Tau^2 = 0,00$; $Chi^2 = 66,76$, df = 21 (P = 0,00001); $I^2 = 69\%$					
Teste para efeito global: Z = 4,15 (P = 0,0001)					
Teste para diferenças de subgrupos: $Chi^2 = 0,36$, df = 2 (P = 0,84), $I^2 = 0\%$					

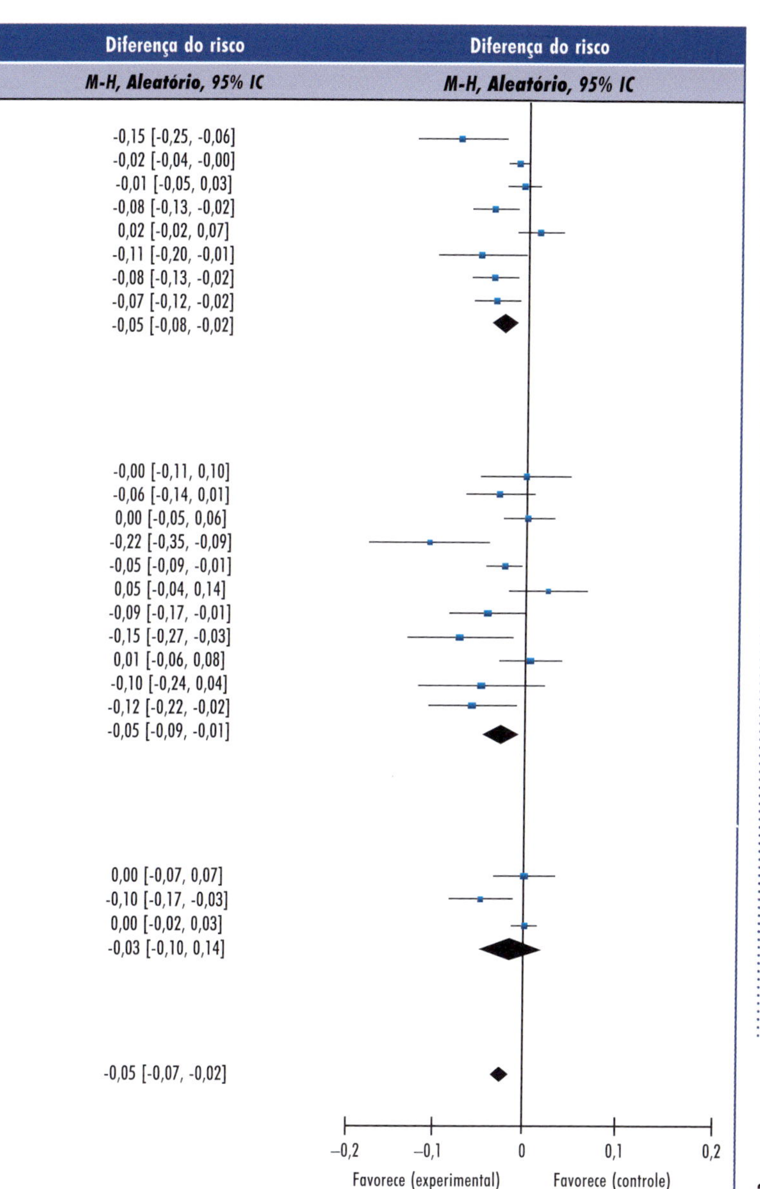

Diferença do risco
M-H, Aleatório, 95% IC
Diferença do risco
M-H, Aleatório, 95% IC
-0,15 [-0,25, -0,06]
-0,02 [-0,04, -0,00]
-0,01 [-0,05, 0,03]
-0,08 [-0,13, -0,02]
0,02 [-0,02, 0,07]
-0,11 [-0,20, -0,01]
-0,08 [-0,13, -0,02]
-0,07 [-0,12, -0,02]
-0,05 [-0,08, -0,02]
-0,00 [-0,11, 0,10]
-0,06 [-0,14, 0,01]
0,00 [-0,05, 0,06]
-0,22 [-0,35, -0,09]
-0,05 [-0,09, -0,01]
0,05 [-0,04, 0,14]
-0,09 [-0,17, -0,01]
-0,15 [-0,27, -0,03]
0,01 [-0,06, 0,08]
-0,10 [-0,24, 0,04]
-0,12 [-0,22, -0,02]
-0,05 [-0,09, -0,01]
0,00 [-0,07, 0,07]
-0,10 [-0,17, -0,03]
0,00 [-0,02, 0,03]
-0,03 [-0,10, 0,14]
-0,05 [-0,07, -0,02]
–0,2
–0,1
0
0,1
0,2
Favorece (experimental)
Favorece (controle)

(*Continua*)

Figura 8.12 Análise das vias de administração de AINEs na prevenção de PEP.

	AINES		Controle		
Estudo ou subagrupo	*Eventos*	*Total*	*Eventos*	*Total*	*Peso*
OUTRAS VIAS					
Bhatia *et al.*, 2011	12	127	12	127	4,3%
Cheon *et al.*, 2007	17	105	17	102	2,9%
Ishiwatari *et al.*, 2016	20	216	19	214	5,3%
Park *et al.*, 2014	22	173	20	170	4,4%
Quadros *et al.*, 2016	5	224	5	253	7,1%
Senol *et al.*, 2009	3	40	7	40	1,8%
Uçar *et al.*, 2016	1	50	7	50	2,9%
Subtotal (95% IC)		935		956	28,7%
Total de eventos	80		87		
Heterogeneidade: $Tau^2 = 0,00$; $Chi^2 = 7,17$, df = 6 ($P = 0,31$); $I^2 = 16\%$					
Teste para efeito global: $Z = 0,55$ ($P = 0,58$)					
USO VIA RETAL					
Andrade *et al.*, 2015	4	82	17	84	3,1%
Choksi *et al.*, 2015	1	283	8	294	7,4%
Döbrönte *et al.*, 2014	20	347	22	318	6,4%
Elmunzer *et al.*, 2012	27	295	52	307	5,4%
Hauser *et al.*, 2016	11	129	21	143	4,1%
Khoshbaten *et al.*, 2008	2	50	13	50	2,0%
Leerhoy *et al.*, 2016	28	378	49	394	6,1%
Levenick *et al.*, 2016	16	223	11	226	6,0%
Lua *et al.*, 2015	7	69	4	75	3,5%
Mansour *et al.*, 2016	12	162	28	162	4,3%
Montaño *et al.*, 2007	4	75	12	75	3,1%
Mousalreza *et al.*, 2016	11	201	27	205	5,2%
Murray *et al.*, 2003	7	110	17	110	3,8%
Otsuka *et al.*, 2012	2	51	10	53	2,4%
Patal *et al.*, 2015	18	270	37	269	5,6%
Ulçar *et al.*, 2016	1	50	7	50	2,9%
Subtotal (95% IC)		2775		2815	71,3%
Total de eventos	171		335		
Heterogeneidade: $Tau^2 = 0,00$; $Chi^2 = 52,69$, df = 15 ($P < 0,00001$); $I^2 = 72\%$					
Teste para efeito global: $Z = 4,54$ ($P < 0,00001$)					
Total (95% IC)		3710		3771	100,0%
Total de eventos	251		422		
Heterogeneidade: $Tau^2 = 0,00$; $Chi^2 = 69,25$, df = 22 ($P < 0,00001$); $I^2 = 68\%$					
Teste para efeito global: $Z = 4,38$ ($P < 0,0001$)					
Teste para diferenças de subgrupos: $Chi^2 = 8,61$, df = 1 ($P = 0,003$); $I^2 = 88,4\%$					

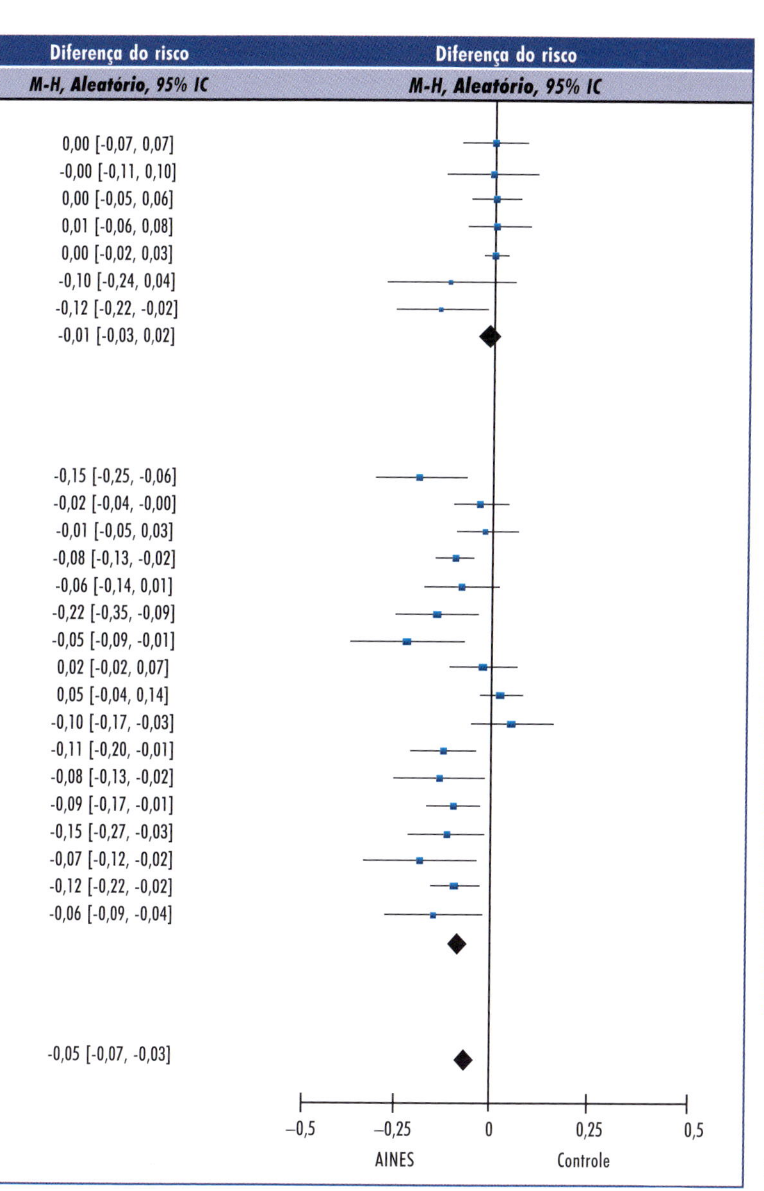
Diferença do risco
M-H, Aleatório, 95% IC
Diferença do risco
M-H, Aleatório, 95% IC
0,00 [-0,07, 0,07]
-0,00 [-0,11, 0,10]
0,00 [-0,05, 0,06]
0,01 [-0,06, 0,08]
0,00 [-0,02, 0,03]
-0,10 [-0,24, 0,04]
-0,12 [-0,22, -0,02]
-0,01 [-0,03, 0,02]
-0,15 [-0,25, -0,06]
-0,02 [-0,04, -0,00]
-0,01 [-0,05, 0,03]
-0,08 [-0,13, -0,02]
-0,06 [-0,14, 0,01]
-0,22 [-0,35, -0,09]
-0,05 [-0,09, -0,01]
0,02 [-0,02, 0,07]
0,05 [-0,04, 0,14]
-0,10 [-0,17, -0,03]
-0,11 [-0,20, -0,01]
-0,08 [-0,13, -0,02]
-0,09 [-0,17, -0,01]
-0,15 [-0,27, -0,03]
-0,07 [-0,12, -0,02]
-0,12 [-0,22, -0,02]
-0,06 [-0,09, -0,04]
-0,05 [-0,07, -0,03]
–0,5
–0,25
0
0,25
0,5
AINES
Controle

Além disso, o mesmo *guideline* apresenta algumas sugestões, baseadas em menor grau de evidência na literatura, como a restrição do uso do fio-guia pancreático e a preferência do uso da infundibulotomia sobre a técnica de pré-corte em alguns grupos de pacientes.

Algoritmo 8.2 Medidas de prevenção de PEP.

Pancreatite após CPRE
Medidas de prevenção
Hidratação vigorosa com *ringer* lactato
Prótese pancreática
AINES
Indometacina via retal
Diclofenaco via retal
Técnicas de acesso à via biliar
Canulação com auxílio de fio guia
Minimizar número de tentativas de canulação
Evitar uso de fio guia no pâncreas

Referências

1. Chandrasekhara V, Khashab MA, Muthusamy VR, Acosta RD, Agrawal D, Bruining DH, et al. Adverse events associated with ERCP. Gastrointest Endosc. 2017;85(1):32-47.
2. Talukdar R. Complications of ERCP. Best Pract Res Clin Gastroenterol. 2016;30(5):793-805.
3. Andriulli A, Loperfido S, Napolitano G, Niro G, Valvano MR, Spirito F, et al. Incidence rates of post-ERCP complications: a systematic survey of prospective studies. Am J Gastroenterol. 2007;102(8):1781-8.
4. Kochar B, Akshintala VS, Afghani E, Elmunzer BJ, Kim KJ, Lennon AM, et al. Incidence, severity, and mortality of post-ERCP pancreatitis: a systematic review by using randomized, controlled trials. Gastrointest Endosc. 2015;81(1):143-9.e9.

5. Masci E, Mariani A, Curioni S, Testoni PA. Risk factors for pancreatitis following endoscopic retrograde cholangiopancreatography: a meta-analysis. Endoscopy. 2003;35(10):830-4.
6. Cotton PB, Garrow DA, Gallagher J, Romagnuolo J. Risk factors for complications after ERCP: a multivariate analysis of 11,497 procedures over 12 years. Gastrointest Endosc. 2009;70(1):80-8.
7. Young Bang J, Cote GA. Rare and underappreciated complications of endoscopic retrograde cholangiopancreatography. Techniq Gastrointest Endosc. 2014;16:195-201.
8. Chavalitdhamrong D, Donepudi S, Pu L, Draganov PV. Uncommon and rarely reported adverse events of endoscopic retrograde cholangiopancreatography. Dig Endosc. 2014;26:15-22.
9. Cotton PB, Lehman G, Vennes J, Geenen JE, Russell RC, Meyers WC, et al. Endoscopic sphincterotomy complications and their management: an attempt at consensus. Gastrointest Endosc. 1991;37(3):383-93.
10. Thomas PR, Sengupta S. Prediction of pancreatitis following endoscopic retrograde cholangiopancreatography by the 4-h post procedure amylase level. J Gastroenterol Hepatol. 2001;16:923-6.
11. Banks PA, Bollen TL, Dervenis C, Gooszen HG, Johnson CD, Sarr MG, et al. Classification of acute pancreatitis—2012: revision of the Atlanta classification and definitions by international consensus. Gut. 2013;62(1):102-11.
12. Freeman ML, Guda NM. Prevention of post-ERCP pancreatitis: a comprehensive review. Gastrointest Endosc. 2004;59(7):845-64.
13. Wang AY, Strand DS, Shami VM. Prevention of Post-Endoscopic Retrograde Cholangiopancreatography Pancreatitis: Medications and Techniques. Clin Gastroenterol Hepatol. 2016;14(11):1521-32.e3.
14. Choi JH, Kim HJ, Lee BU, Kim TH, Song IH. Vigorous Periprocedural Hydration With Lactated Ringer's Solution Reduces the Risk of Pancreatitis After Retrograde Cholangiopancreatography in Hospitalized Patients. Clin Gastroenterol Hepatol. 2017;15(1):86-92.e1.
15. Dumonceau JM, Rigaux J, Kahaleh M, Gomez CM, Vandermeeren A, Devière J. Prophylaxis of post-ERCP pancreatitis: a practice survey. Gastrointest Endosc. 2010;71(6):934-9.e2
16. de Moura ET, de Moura EG, Bernardo W, Cheng S, Kondo A, de Moura DT, et al. Guide wire-assisted cannulation versus conventional contrast to prevent pancreatitis.

A systematic review and meta-analysis based on randomized control trials. Rev Gastroenterol Peru. 2016;36(4):308-19.

17. Dumonceau JM, Andriulli A, Elmunzer BJ, Mariani A, Meister T, Deviere J, et. Prophylaxis of post-ERCP pancreatitis: European Society of Gastrointestinal Endoscopy (ESGE) Guideline - updated June 2014. Endoscopy. 2014;46(9):799-815.

8.3 Indicação de CPRE na Pancreatite Aguda

Lara Meireles de Azeredo Coutinho
Mauricio Kazuyoshi Minata
Marcelo Magno de Freitas Sousa
Everson Luiz de Almeida Artifon

Introdução

A CPRE é um dos principais procedimentos endoscópicos na abordagem de afecções biliares e pancreáticas. Sua descrição inicial foi em 1968 e, desde então, o papel deste exame evoluiu de aspecto diagnóstico para primariamente terapêutico. Atualmente, cerca de 500 mil CPREs são realizadas nos Estados Unidos.[1,2]

Apesar de ser um exame seguro, existem complicações em 4% a 10% e mortalidade de 0,05 a 1%.[2] Tendo em vista esses resultados, foram estabelecidas indicações de CPRE em *guidelines* para maximizar os benefícios e minimizar os riscos.[3]

Pancreatite aguda biliar

A pancreatite aguda é uma doença inflamatória que envolve o parênquima pancreático e os tecidos peripancreáticos. Sua incidência varia de 5,4 a 79,8/100 mil habitantes, dependendo da região e da população estudada.[4]

A principal causa de pancreatite aguda é de etiologia biliar. A migração de cálculos para a via biliar principal pode causar obstrução temporária da papila duodenal maior, o que é um fator responsável tanto por iniciar o quadro de pancreatite aguda para como agravar sua evolução. Os cálculos geralmente migram rapidamente da via biliar principal e passam pela papila duodenal. Assim, a impactação dos cálculos é geralmente transitória. Entretanto, há casos em que o cálculo permanece impactado e provoca piora progressiva do quadro clínico de obstrução da via biliar e pancreática.[5]

Classificação

Historicamente, devido à dificuldade de se obter um prognóstico preciso da pancreatite aguda por parâmetros clínicos e laboratoriais, várias classificações ou escalas de gravidade foram utilizadas.

A pancreatite aguda pode ser classificada em leve, moderada e grave, de acordo com a classificação revisada de Atlanta (Tabela 8.4). Quanto à gravidade da pancreatite, 80% dos casos apresenta uma evolução na forma leve e autolimitada, com remissão em poucos dias e recuperação total. Uma minoria evolui com a forma grave, que se associa a resposta infamatória sistêmica, falências orgânicas múltiplas e mortalidade de aproximadamente 20%.[4,6]

Tabela 8.4 Classificação revisada de Atlanta – pancreatite aguda.

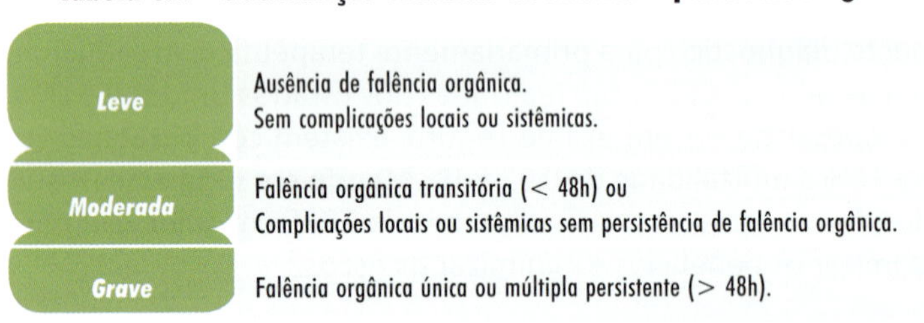

Gravidade	Critérios
Leve	Ausência de falência orgânica. Sem complicações locais ou sistêmicas.
Moderada	Falência orgânica transitória (< 48h) ou Complicações locais ou sistêmicas sem persistência de falência orgânica.
Grave	Falência orgânica única ou múltipla persistente (> 48h).

Tratamento

Atualmente, o tratamento preconizado na pancreatite aguda biliar é o conservador. Recomenda-se controle da dor, hidratação venosa vigorosa, reposição eletrolítica e nutrição oral precoce.[7]

Teoricamente, a desobstrução precoce da via biliar poderia prevenir as complicações da pancreatite. A colangiopancreatografia retrógrada endoscópica (CPRE) com papilotomia e remoção dos cálculos é uma forma de se obter a descompressão da via biliar (Figura 8.13). No entanto, este tratamento não é isento de complicações.[8] Na literatura, é consenso que a CPRE é indicada para pacientes com pancreatite aguda biliar associada à colangite ou colestase persistente.[9]

Há um *guideline* publicado por um grupo do Reino Unido que recomenda a CPRE de urgência em todos os pacientes com pancreatite aguda biliar grave, colangite, icterícia e dilatação de vias biliares. Os melhores resultados foram obtidos quando a CPRE foi realizada dentro de 72h do início da dor.[10]

Figura 8.13 Cálculo impactado em papila duodenal maior. Cálculo removido após CPRE.

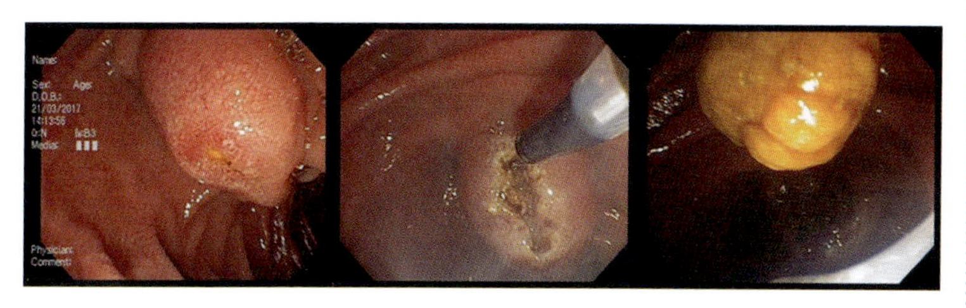

Outros dois *guidelines* americanos sobre tratamento de pancreatite aguda definem a CPRE precoce e de rotina como um procedimento controverso, mesmo nas manifestações graves ou provavelmente graves.[11,12]

Não há um consenso sobre o papel da CPRE precoce e rotineira no tratamento da pancreatite aguda biliar. Na literatura ainda não existem dados concretos que mostrem os reais benefícios da indicação desta intervenção nessas condições.

Evidência na literatura

Em uma revisão sistemática recente, realizada no HC-FMUSP, efetivamos uma metanálise com dez ensaios clínicos randomizados[6,13-21] que avaliaram o papel da CPRE precoce (até 72h da admissão) no tratamento da pancreatite aguda biliar, em comparação ao tratamento clínico conservador.

Não houve diferença entre essas intervenções, quanto à presença de complicações sistêmicas, colangite e mortalidade.

A CPRE precoce está associada a menor período de hospitalização, menor tempo para resolução da dor abdominal, menor número absoluto de complicações locais e menor tempo para normalização da temperatura axilar (Figuras 8.14 a 8.16). Além disso, evidenciou-se um custo inferior com essa intervenção precoce, em casos de pancreatite aguda grave.

Nesta revisão sistemática, observou-se nos estudos uma grande heterogeneidade da população, com vieses de seleção de pacientes, falta de uniformidade quanto à classificação da gravidade da pancreatite e divergências de condutas na terapêutica conservadora.

Figura 8.14 Complicações locais em pacientes com pancreatite aguda biliar submetidos a tratamento com CPRE precoce rotineira ou tratamento convencional.

	Experimental		Controle			Diferença do risco
Estudo ou subagrupo	*Eventos*	*Total*	*Eventos*	*Total*	*Peso*	*M-H, Fixo, 95% IC*
Acosta *et al.*, 2006	1	30	7	31	5,6%	-0,19 [-0,35, -0,03]
Chen *et al.*, 2010	1	21	6	32	4,7%	-0,14 [-0,30, 0,02]
Fan *et al.*, 1993	13	97	12	98	18,0%	0,01 [-0,08, 0,11]
Fölch *et al.*, 1997	32	126	28	112	21,8%	0,00 [-0,11, 0,11]
Neoptolemos *et al.*, 1986	3	24	3	26	4,6%	0,01 [-017, -0,19]
Neoptolemos *et al.*, 1988	7	59	13	62	11,1%	-0,09 [-0,22, 0,04]
Oria *et al.*, 2007	6	51	5	51	9,4%	0,02 [-0,10, 0,14]
Yang *et al.*, 2012	1	60	8	60	11,1%	-0,12 [-0,21, -0,02]
Zhou *et al.*, 2002	1	20	4	25	4,1%	-0,11 [-0,28, 0,06]
Zhou *et al.*, 2011	0	55	1	50	9,6%	-0,02 [-0,07, 0,03]
Total (95% IC)		543		547	100,0%	-0,04 [-0,08, -0,00]
Total de eventos	65		87			

Heterogeneidade: $Chi^2 = 12,34$, df = 9 (P = 0,19); $I^2 = 27\%$

Teste para efeito global: Z = 2,04 (P = 0,04)

Figura 8.15 **Tempo de redução da dor em pacientes com pancreatite aguda biliar submetidos a tratamento com CPRE precoce rotineira ou tratamento convencional.**

	Experimental			Controle				Diferença média	Diferença do risco
Estudo ou subagrupo	*Média*	*SD*	*Total*	*Média*	*SD*	*Total*	*Peso*	*IV, Aleatória, 95% IC*	*M-H, Fixo, 95% IC*
Chen *et al.*, 2010	5,05	1,61	21	11,25	4,79	32	41,8%	-6,20 [8,00, -4,40]	
Yang *et al.*, 2012	2,36	1,92	60	6,52	2,39	60	58,2%	-4,16 [-4,94, -3,38]	
Total (95% IC)			81			92	100,0%	-5,01 [-6,98, -3,04]	

Heterogeneidade: $Tau^2 = 1,58$; $Chi^2 = 4,17$, $df = 1$ ($P = 0,04$); $I^2 = 76\%$
Teste para efeito global: $Z = 4,98$ ($P < 0,00001$)

Figura 8.16 **Tempo de redução da temperatura em pacientes com pancreatite aguda biliar submetidos a tratamento com CPRE precoce rotineira ou tratamento convencional.**

	Experimental			Controle				Diferença média	Diferença do risco
Estudo ou subagrupo	*Média*	*SD*	*Total*	*Média*	*SD*	*Total*	*Peso*	*IV, Fixo, 95% IC*	*M-H, Fixo, 95% IC*
Chen *et al.*, 2010	7,67	2,19	21	9,63	1,81	32	30,9%	-1,96 [-3,09, -0,83]	
Yang *et al.*, 2012	3,74	2,06	60	5,33	2,15	60	69,1%	-1,59 [-2,34, -0,84]	
Total (95% IC)			81			92	100,0%	-1,70 [-2,33, -1,08]	

Heterogeneidade: $Chi^2 = 0,29$, $df = 1$ ($P = 0,59$); $I^2 = 0\%$
Teste para efeito global: $Z = 5,33$ ($P < 0,00001$)

Desta forma, embora esta metanálise mostre que em alguns desfechos a CPRE traga benefícios, esta intervenção ainda não pode ser recomendada como ideal no tratamento precoce da pancreatite biliar aguda. São necessários mais estudos randomizados, com critérios de inclusão e exclusão mais homogêneos e com avaliação por subgrupo (pancreatite aguda moderada e pancreatite aguda grave) dos desfechos para a análise dos benefícios reais da CPRE, no tratamento da pancreatite biliar aguda.

Na literatura, o que se mantém como consenso quanto à indicação de CPRE em vigência de pancreatite aguda biliar é referente aos pacientes com pancreatite associada à colangite ou colestase persistente (Algoritmo 8.3).[6]

Algoritmo 8.3 Indicações de CPRE na pancreatite aguda biliar.

Pancreatite aguda biliar
Impactação de cálculo
Medidas de suporte clínico
Classificar gravidade
Colangite
Colestase persistente
Hidratação
Jejum
Analgesia
CPRE

Referências

1. Cotton PB, Lehman G, Vennes J, Geenen JE, Russell RC, Meyers WC, et al. Endoscopic sphincterotomy complications and their management: an attempt at consensus. Gastrointestinal Endoscopy. 1991;37(3):383-93.
2. Coelho-Prabhu N, Shah ND, Van Houten H, Kamath PS, Baron TH. Endoscopic retrograde cholangiopancreatography: utilisation and outcomes in a 10-year populationbased cohort. BMJ Open. 2013;3(5).

3. Adler DG, Lieb JG, Cohen J, Pike IM, Park WG, Rizk MK, et al. Quality indicators for ERCP. Gastrointestinal Endoscopy. 2015;81(1):54-66.
4. Diener JRC, Rosa CM, Lins S. Avanços no Manuseio da Pancreatite Aguda. Rbti. 2004;209(16):261.
5. Acosta J, Ledesma C. Gallstone Migration as a Cause of Acute Pancreatitis. N Engl J Med. 1974;290(9):484-7.
6. Chen P, Hu B, Wang C, Kang Y, Jun X, Tang C. Pilot Study of Urgent Endoscopic Intervention Without Fluoroscopy on Patients With Severe Acute Biliary Pancreatitis in the Intensive Care Unit. Pancreas. 2010;39(3):398-402.
7. Marik PE, Zaloga GP. Meta-analysis of parenteral nutrition versus enteral nutrition in patients with acute pancreatitis. BMJ. 2004;328(7453):1407-10.
8. Schepers NJ, Bakker OJ, Besselink MGH, Bollen TL, Dijkgraaf MG, van Eijck CH, et al. Early biliary decompression versus conservative treatment in acute biliary pancreatitis (APEC trial): study protocol for a randomized controlled trial. Trials. 2016;17:5.
9. van Geenen E, van Santvoort HC, Besselink M, Bruno MJ. Lack of Consensus on the Role of Endoscopic Retrograde Cholangiography in Acute Biliary Pancreatitis in Published Meta-Analyses and Guidelines. Pancreas. 2013;42(5):774-80.
10. UK guidelines for the management of acute pancreatitis. Gut. 2005;54(suppl_3):iii1-iii9.
11. Forsmark C, Baillie J. AGA Institute Technical Review on Acute Pancreatitis. Gastroenterology. 2007;132(5):2022-44.
12. Banks PA, Freeman ML. Practice Guidelines in Acute Pancreatitis. Am J Gastroenterol J Gastroenterol. 2006;101:2379-400.
13. Fölsch U, Nitsche R, Lüdtke R, Hilgers R, Creutzfeldt W. Early ERCP and Papillotomy Compared with Conservative Treatment for Acute Biliary Pancreatitis. N Engl J Med. 1997;336(4):237-42.
14. Oria A, Cimmino D, Ocampo C, Silva W, Kohan G, Zandalazini H, et al. Early Endoscopic Intervention Versus Early Conservative Management in Patients With Acute Gallstone Pancreatitis and Biliopancreatic Obstruction. Ann Surg. 2007;245(1):10-7.
15. Neoptolemos J. A Prospective Study of ERCP and Endoscopic Sphincterotomy in the Diagnosis and Treatment of Gallstone Acute Pancreatitis. Arch Surg. 1986;121(6):697.

16. Neoptolemos J. Controlled trial of urgent endoscopic retrograde cholangiopancreatography and endoscopic sphincterotomy versus conservative treatment for acute pancreatitis due to gallstones. Lancet. 1988;332(8618):979-83.

17. Fan S, Lai E, Mok F, Lo C, Zheng S, Wong J. Early Treatment of Acute Biliary Pancreatitis by Endoscopic Papillotomy. N Engl J Med. 1993;328(4):228-32.

18. Acosta J, Katkhouda N, Debian K, Groshen S, Tsao-Wei D, Berne T. Early Ductal Decompression Versus Conservative Management for Gallstone Pancreatitis With Ampullary Obstruction. Ann Surg. 2006;243(1):33-40.

19. Wen-ce Z, Yu-min L, Hui Z, Xun L, Lei Z, Wen-bo M, et al. Therapeutic effects of endoscopic therapy combined with enteral nutrition on acute severe biliary pancreatitis. Chin Med J. 2011;124(96):2993-6.

20. Yang P, Feng X, Luo H, Wang D, Hu H. Acute biliary pancreatitis treated by early endoscopic intervention. Panminerva Med. 2012;54(2):65-9.

21. Zhou M, Li N, Lu R. Duodenoscopy in treatment of acute gallstone pancreatitis. Hepatobiliary Pancreat Dis Int. 2002;1(4):608-10.

Capítulo 9

Diagnóstico e Terapêutica das Afecções Biliopancreáticas

9.1 Detecção de Lesões de Papila

Ernesto Quaresma Mendonça
Eduardo Turiani Hourneaux de Moura
Kendi Yamazaki
Dalton Marques Chaves
Edson Ide

Introdução

Os adenomas da papila duodenal são lesões neoplásicas benignas que se originam na região ampular e podem ser de origem esporádica ou relacionados a síndromes polipoides adenomatosas. Em estudos com séries de autópsias, há uma prevalência geral relatada que varia entre 0,04% a 0,12%.[1,2]

Assim como no câncer de colo, há indícios de haver uma sequência de progressão de adenoma para adenocarcinoma nessas lesões. A taxa de desenvolvimento de carcinoma demonstrada foi de 30%,[3] mas o tempo para essa transformação maligna não foi bem estabelecido.[4] Devido a esse potencial de malignização, a remoção completa do adenoma é essencial para a terapêutica curativa.[5]

Tratamentos cirúrgicos e endoscópicos

A duodenopancreatectomia (DPT), com ou sem preservação pilórica, é tradicionalmente realizada para o tratamento dos tumores da papila duodenal. É uma cirurgia de grande porte e que possui altas taxas de morbidade e mortalidade. O desenho esquemático do procedimento cirúrgico, em uma de suas variações, é descrito na Figura 9.1, a seguir.

Figura 9.1 Esquema do tratamento cirúrgico clássico para adenomas de papila. (A) *status* pré-operatório; (B) *status* pós-operatório.

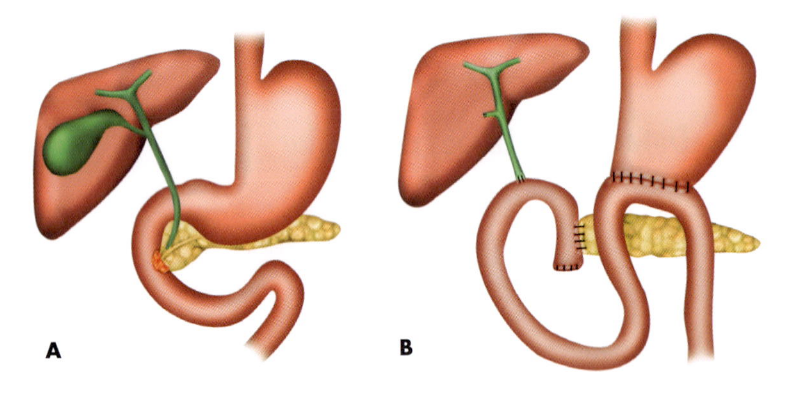

Como se pode observar no esquema, essa cirurgia apresenta grande complexidade, com a ressecção da porção antral do estômago, da cabeça do pâncreas, juntamente com o colédoco distal intrapancreático e de todo o duodeno, incluindo a papila duodenal. A reconstrução do trânsito é feita por meio de três anastomoses: gastrojejunal, pancreatojejunal e uma derivação biliar, por uma coledocojejunostomia.

Apesar das várias técnicas que podem ser utilizadas, é evidente que o grande número de anastomoses gera uma alta possibilidade de morbidade no pós-operatório, como, por exemplo: falha na anastomose pancreatojejunal, que se apresenta por uma fístula e pode ser de difícil resolução, e retardo do esvaziamento gástrico, complicação frequente e que pode ser prolongada (sobretudo nos casos de preservação do piloro), dificultando todo o pós-operatório.

No cenário atual, a taxa de complicação da DPT chega a cerca de 40%, e 20% dos pacientes apresentam fístula pancreática. A mortalidade relacionada ao procedimento é de aproximadamente 2%, mesmo com a cirurgia laparoscópica.[6,7]

Assim, é razoável pensar que essa cirurgia deveria ser reservada para os casos de lesões malignas da papila, mas, como veremos a seguir, o diagnóstico de malignidade é uma das grandes dificuldades encontradas.

Outra opção cirúrgica para o tratamento dos adenomas de papila é a ampulectomia transduodenal (ATD). Inicialmente descrito por Halsted em 1899, este procedimento cirúrgico perdeu muito campo após a ressecção endoscópica, sendo reservado muitas vezes para lesões não ressecáveis endoscopicamente, em pacientes com risco cirúrgico proibitivo para DPT.

Há na literatura poucas publicações sobre ATD, mas um estudo de coorte recente demonstrou uma alta taxa de sucesso (83,7%), com 37% de complicações e 2,2% de mortalidade.[8]

Atualmente, com a adequação das ressecções locais para os adenomas de papila, a papilectomia ou ampulectomia endoscópica (PE) se estabeleceu como uma modalidade terapêutica segura, efetiva e confiável para os tumores benignos da papila, como alternativa à cirurgia.[9] Os passos básicos desta abordagem estão ilustrados esquematicamente (Figura 9.2).

Embora seja um procedimento minimamente invasivo, a PE é considerada um procedimento com alto risco de complicações. A taxa geral varia entre 8% e 35%.

Dentre as complicações precoces, as mais comuns são a pancreatite (8% a 15% dos casos) e o sangramento (2% a 13%), na maioria das vezes controlados clinicamente ou com métodos hemostáticos no momento do procedimento. A perfuração duodenal é rara e varia entre 0% a 4% dos casos. Tardiamente, pode ocorrer estenose papilar, com uma taxa que varia entre 0% a 8%.[10]

Figura 9.2 Esquema do tratamento endoscópico para adenomas de papila. (A) Posicionamento do aparelho na 2ª porção duodenal; (B) Introdução da alça de polipectomia; (C) Posicionamento da alça ao redor da lesão; (D) Apreensão da lesão com a alça e ressecção com corrente elétrica; (E) Cateterização do ducto pancreático principal com auxílio de fio-guia; (F) Passagem de prótese pancreática.

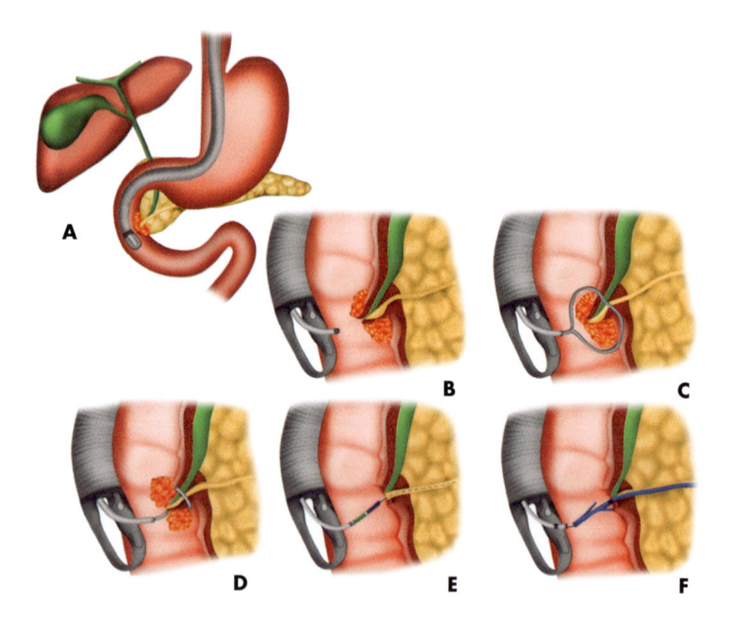

O grande desafio hoje não é ressecar esses adenomas endoscopicamente, mas, sim, em que pacientes se deve fazê-lo. Isto significa que uma adequada e acurada avaliação pré-operatória é fundamental. Embora esteja claro que a PE deva ser realizada apenas quando o adenoma está confinado à região ampular, os critérios específicos de indicação deste procedimento não foram ainda totalmente estabelecidos.[10,11]

Os estudos publicados apontam algumas contraindicações que impedem a ressecção endoscópica: impressão endoscópica de malignidade (friabilidade, ulceração, tumor de crescimento lateral, infiltração duodenal óbvia), tamanho maior do que 4 a 4,5 centímetros e extensão intraductal maior do que 1 centímetro, observadas na CPRE ou USE.

Esses critérios estão relacionados com uma maior chance de presença de focos de adenocarcinoma na lesão adenomatosa e, consequentemente, a um risco de acometimento linfonodal, devido à possibilidade de lesão maligna, o que inviabilizaria o tratamento curativo por meio da ressecção local.

Um dos grandes problemas nesse contexto é justamente a baixa confiança da avaliação pré-operatória, em termos da distinção entre tumores ampulares benignos e malignos, pela obtenção de material para análise anatomopatológica. As taxas de falso negativo para câncer da biópsia endoscópica das lesões de papila são altas, variando de 11,7% a 60%,[12] e a coexistência de carcinoma na lesão adenomatosa não pode ser totalmente excluída com a biópsia pré-procedimento.[13,14]

Considerando esses fatos, a avaliação pré-operatória deve abranger não somente a biópsia, mas também o tamanho do tumor, um estudo da região com colangiopancreatografia endoscópica retrógrada (CPRE) ou ultrassom endoscópico (USE) e os achados endoscópicos (Figura 9.3). Nesse contexto, o uso da PE como uma ferramenta diagnóstica e/ou de estadiamento (uma "biópsia total" ou excisional) deve ser considerado e poderia ser útil como um método de estadiamento, identificando quais pacientes necessitam de um tratamento cirúrgico radical.

Figura 9.3 Avaliação endoscópica de lesão de papila duodenal maior com aparelho de visão lateral.

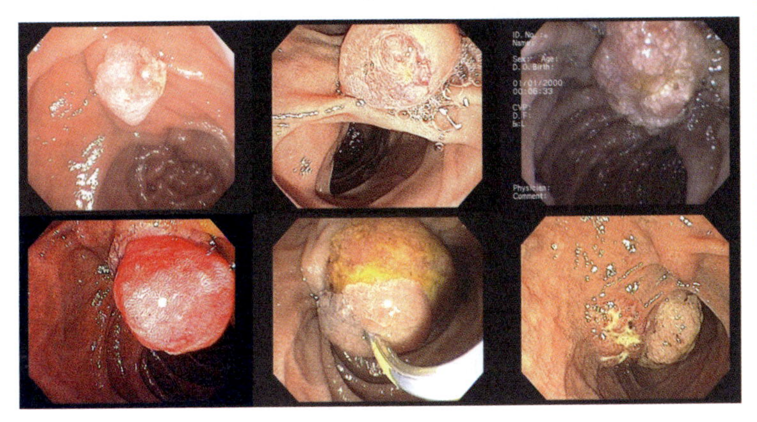

Evidência na literatura

Atualmente, na literatura médica, há uma escassez de estudos comparativos entre os tratamentos cirúrgico e endoscópico para adenomas de papila. Optou-se por realizar no serviço de endoscopia do HC-FMUSP, uma revisão sistemática e metanálise sobre o tema, com o objetivo de encontrar estudos comparativos entre as duas modalidades terapêuticas. Entretanto, apenas um pequeno número de estudos foi encontrado, sem ensaios clínicos randomizados.

Foram incluídos, na análise final, cinco estudos de coorte retrospectivos, totalizando 465 pacientes. Foram realizadas comparações entre o tratamento cirúrgico e o endoscópico dos desfechos de ressecção primária completa, sucesso primário (com procedimento inicial), recorrência, sucesso final (obtido após uma ou mais sessões do tratamento) e taxa de complicações.

As principais razões para isso são a ausência de diretrizes no manejo do adenoma de papila e a dificuldade de definir adequadamente as indicações do tratamento cirúrgico e do tratamento endoscópico. Além disso, os casos ideais para o tratamento endoscópico diferem dos casos ideais para o tratamento cirúrgico, sendo preferíveis as lesões menores e sem sinais de malignidade para a PE e as lesões maiores e com sinais de malignidade para cirurgia.

Sucesso primário

A análise dos dados de sucesso primário (Figura 9.4), com 465 pacientes incluídos, mostrou uma diferença significativa favorecendo o tratamento cirúrgico (DR = –0,13; IC 95% = –0,24 a –0,02 e p = 0,02). O resultado 9 como um número necessário para causar dano (NND) mostra que, para cada 9 pacientes tratados com endoscopia, 1 apresentaria o dano de não alcançar a cura com um primeiro e único procedimento (o paciente se beneficiaria se fosse tratado cirurgicamente).

A ausência de sucesso primário (falhas primárias) no grupo endoscópico pode ocorrer por dois motivos: ressecção incompleta, ou seja, doença residual, e recorrência da lesão adenomatosa na região papilar, ambos observados no período de *follow-up*. No grupo cirúrgico, a grande maioria dos pacientes foi tratada por DPT (88,8%) e, nesses casos, não é possível uma ressecção incompleta da lesão ou uma recorrência local, já que todo o duodeno é retirado.

Figura 9.4 Sucesso primário após tratamentos endoscópico e cirúrgico para adenomas de papila.

	Endoscopia		Cirurgia			Diferença do risco		Diferença do risco
Estudo ou subagrupo	*Eventos*	*Total*	*Eventos*	*Total*	*Peso*	*M-H, Random, 95% IC*	*Ano*	*M-H, Aleatória, 95% IC*
Yoon SM	23	23	16	16	24,9%	0,00 [-0,10, 0,10]	2007	
Kim JH	14	20	8	12	8,1%	0,03 [-0,30, 0,37]	2009	
Irani S	80	102	21	21	24,6%	-0,22 [-0,32, -0,11]	2009	
Kim HN	44	57	33	34	22,4%	-0,20 [-0,32, -0,08]	2013	
Onkendi EO	73	130	38	50	20,1%	-0,20 [-0,34, -0,05]	2014	
Total (95% IC)		332		133	100,0%	-0,13 [-0,24, -0,02]		
Total de eventos	234		116					

Heterogeneidade: $Tau^2 = 0,01$; $Chi^2 = 13,38$, $df = 4$ ($P = 0,010$); $I^2 = 70\%$

Teste para efeito global: $Z = 2,40$ ($P = 0,02$)

Lesão residual

A presença de doença residual foi medida indiretamente pela taxa de ressecção primária completa. A análise dos dados desse desfecho (Figura 9.5) para os 465 pacientes mostrou uma diferença significativa a favor do tratamento cirúrgico (DR = –0,22; IC 95% = –0,41 a –0,04 e $p = 0,02$).

Esse achado é esperado, pois, como dito anteriormente, na maioria dos procedimentos cirúrgicos, o duodeno foi totalmente ressecado. A presença de ressecção primária incompleta no grupo de tratamento cirúrgico ocorreu apenas em um caso, proveniente da casuística do estudo de Kim e colaboradores (2013),[15] em um paciente que foi submetido a ATD.

Recorrência das lesões

Os resultados de recorrência (Figura 9.6), com todos os 465 pacientes incluídos, também mostraram melhores resultados com a cirurgia (DR = 0,12; IC 95% = 0,01 a 0,22 e $p = 0,03$). Embora o tratamento cirúrgico tenha demonstrado menos recorrência e menor doença residual, é importante ressaltar que ambos os achados, quando presentes após a PE, são usualmente benignos e, na maioria das vezes, podem ser tratados endoscopicamente.[10,16-18]

Sucesso final

A análise do desfecho "sucesso final" (Figura 9.7), realizada com todos os pacientes dos cinco estudos, demonstra essa realidade: não encontramos diferença entre o resultado dos tratamentos cirúrgico e endoscópico (DR = –0,06; IC 95% = –0,15 a 0,04 e $p = 0,24$). Diante desse achado, a morbimortalidade ganha grande importância, já que observamos que ambos os tratamentos conseguiram resultados semelhantes em termos de cura até o final do seguimento disponível dos estudos.

Complicações

Como dito anteriormente, a PE é considerada um procedimento com alto risco de complicações. Na nossa revisão sistemática, dados de complicação estavam disponíveis em apenas três estudos para as abordagens endoscópica e cirúrgica.[17,19,20]

Figura 9.5 Ressecção primária completa após tratamentos endoscópico e cirúrgico para adenomas de papila.

	Endoscopia		Cirurgia			Diferença do risco		Diferença do risco
Estudo ou subagrupo	*Eventos*	*Total*	*Eventos*	*Total*	*Peso*	*M-H, Aleatória, 95% IC*	*Ano*	*M-H, Aleatória, 95% IC*
Yoon SM	23	23	16	16	20,9%	0,00 [-0,10, 0,10]	2007	
Kim JH	12	20	12	12	16,4%	-0,40 [-0,63, 0,17]	2009	
Irani S	80	102	21	21	20,8%	-0,22 [-0,32, -0,11]	2009	
Kim HN	50	57	33	34	20,8%	-0,09 [-0,20, 0,01]	2013	
Onkendi EO	73	130	50	50	21,1%	-0,44 [-0,53, -0,35]	2014	
Total (95% IC)		332		133	100,0%	-0,22 [-0,41, -0,04]		
Total de eventos	238		132					

Heterogeneidade: $Tau^2 = 0,04$; $Chi^2 = 55,82$, $df = 4$ ($P = 0,00001$); $I^2 = 93\%$

Teste para efeito global: $Z = 2,36$ ($P = 0,02$)

–1 –0,5 0 0,5 1

Favorece (cirurgia) Favorece (endoscopia)

Figura 9.6 Recorrência após tratamentos endoscópico e cirúrgico para adenomas de papila.

	Endoscopia		Cirurgia			Diferença do risco		Diferença do risco
Estudo ou subagrupo	*Eventos*	*Total*	*Eventos*	*Total*	*Peso*	*M-H, Aleatória, 95% IC*	*Ano*	*M-H, Aleatória, 95% IC*
Yoon SM	0	23	0	16	22,9%	0,00 [-0,10, 0,10]	2007	
Irani S	14	102	0	21	23,5%	0,14 [0,05, 0,23]	2009	
Kim JH	6	20	4	12	7,6%	-0,03 [-0,37, 0,30]	2009	
Kim HN	6	57	0	34	23,6%	0,11 [0,02, 0,20]	2013	
Onkendi EO	44	130	3	50	22,4%	0,28 [0,17, 0,38]	2014	
Total (95% IC)		332		133	100,0%	0,12 [0,01, 0,22]		
Total de eventos	70		7					

Heterogeneidade: $Tau^2 = 0,01$; $Chi^2 = 17,65$, df = 4 (P = 0,001); $I^2 = 77\%$

Teste para efeito global: Z = 2,14 (P = 0,03)

–1 –0,5 0 0,5 1

Favorece (cirurgia) Favorece (endoscopia)

Figura 9.7 Sucesso final após tratamentos endoscópico e cirúrgico para adenomas de papila.

	Endoscopia		Cirurgia			Diferença do risco		Diferença do risco
Estudo ou subagrupo	Eventos	Total	Eventos	Total	Peso	M-H, Aleatória, 95% IC	Ano	M-H, Aleatória, 95% IC
Yoon SM	23	23	16	16	22,6%	0,00 [-0,10, 0,10]	2007	
Irani S	86	102	21	21	23,1%	-0,16 [-0,25, -0,06]	2009	
Kim JH	18	20	8	12	7,5%	0,23 [-0,06, 0,53]	2009	
Kim HN	48	57	34	34	22,1%	-0,16 [-0,26, -0,05]	2013	
Onkendi EO	121	130	47	50	24,8%	-0,01 [-0,09, 0,07]	2014	
Total (95% IC)		332		133	100,0%	-0,06 [-0,15, 0,04]		
Total events	296		126					

Heterogeneidade: $Tau^2 = 0,01$; $Chi^2 = 14,59$, df = 4 (P = 0,006); $I^2 = 73\%$

Teste para efeito global: Z = 1,17 (P = 0,24)

A análise estatística não mostrou diferença entre os dois tratamentos utilizando o modelo de efeitos randômicos (Figura 9.8). Porém, devido a sua inaceitável taxa de heterogeneidade (> que 50 %), optou-se pela utilização de efeitos fixos.

Utilizando o modelo de efeitos fixos (Figura 9.9), o resultado mostrou benefício com o tratamento endoscópico (DR = –0,28, 95% CI = –0,39 a –0,18 e $p < 0,00001$).

Esse achado em conjunto com a alta heterogeneidade entre os estudos não permite a exclusão do viés de publicação nos estudos de Yoon e colaboradores (2007)[17] e Kim e colaboradores (2009)[19], que mostraram uma taxa de complicação muito baixa tanto para o grupo endoscópico quanto para o grupo cirúrgico. Como os únicos casos de complicação relatados e computados nestes dois estudos estavam relacionados à mortalidade, é razoável pensar que dados de complicações menores não estavam disponíveis ou foram omitidos.

Os outros dois estudos,[15,16] que não tinham dados de complicação para o grupo cirúrgico, mostraram uma taxa de complicações para a PE de 28% e 20,5% respectivamente, e são compatíveis com o que se encontra na literatura, com taxas de complicações para a abordagem endoscópica variando entre 8% e 35%.[10,21]

Outro aspecto relevante desse desfecho, é que ele mede apenas a taxa global de complicações, ou seja, a presença ou não de quaisquer complicações relacionadas a cada um dos tipos de procedimento.

Como explanado anteriormente, os tratamentos endoscópico e cirúrgico diferem com relação às complicações esperadas e, consequentemente, uma taxa maior de complicação pode não ser pior se o tipo de complicação encontrado for menos mórbido e com melhor resolução, em comparação com o outro grupo.

Discussão

Sem dúvidas, a PE pode ser um tratamento primário efetivo para adenomas de papila, e hoje em dia é a primeira opção de tratamento em centros especializados.

O tratamento cirúrgico é muito bem estabelecido, mas, em termos de técnica e resultados, não se espera mudanças maiores

Figura 9.8 Complicação após tratamentos endoscópico e cirúrgico para adenomas de papila (randômico).

	Endoscopia		Cirurgia			Diferença do risco		Diferença do risco
Estudo ou subagrupo	*Eventos*	*Total*	*Eventos*	*Total*	*Peso*	*M-H, Aleatória, 95% IC*	*Ano*	*M-H, Aleatória, 95% IC*
Yoon SM	0	23	0	16	35,4%	0,00 [-0,10, 0,10]	2007	
Kim JH	1	20	1	12	31,6%	0,03 [-0,22, 0,15]	2009	
Onkendi EO	38	130	29	50	32,9%	-0,29 [-0,45, -0,13]	2014	
Total (95% IC)		173		76	100,0%	-0,11 [-0,37, 0,16]		
Total de eventos	39		30					

Heterogeneidade: $Tau^2 = 0,05$; $Chi^2 = 20,28$, df = 2 (P = 0,0001); $I^2 = 90\%$
Teste para efeito global: Z = 0,78 (P = 0,44)

Figura 9.1.9 Complicação após tratamentos endoscópico e cirúrgico para adenomas de papila (fixo).

	Endoscopia		Cirurgia			Diferença do risco		Diferença do risco
Estudo ou subagrupo	*Eventos*	*Total*	*Eventos*	*Total*	*Peso*	*M-H, Aleatória, 95% IC*	*Ano*	*M-H, Aleatória, 95% IC*
Yoon SM	0	23	0	16	17,%	0,00 [-0,10, 0,10]	2007	
Kim JH	1	20	1	12	14,1%	-0,03 [-0,22, 0,15]	2009	
Onkendi EO	38	130	29	50	66,1%	-0,29 [-0,45, -0,13]	2014	
Total (95% IC)		173		76	100,0%	-0,20 [-0,31, -0,09]		
Total de eventos	39		30					

Heterogeneidade: $Chi^2 = 20,28$, df = 2 (P = 0,0001); $I^2 = 90\%$
Teste para efeito global: Z = 3,51 (P = 0,0004)

nos próximos anos. Não existem atualmente, na literatura, estudos comparativos randomizados entre a técnica convencional (aberta) e as técnicas minimamente invasivas (laparoscópica e robótica), apesar da técnica laparoscópica ter sido descrita há mais de 20 anos.[22] Uma revisão sistemática de estudos comparativos não randomizados publicada recentemente demonstrou que as técnicas minimamente invasivas para DPT podem apresentar resultados melhores em alguns desfechos, porém, atualmente, não são superiores ao tratamento cirúrgico convencional.[23]

Por outro lado, perspectivas futuras na área da endoscopia são uma realidade crescente e novas tecnologias e padronizações na técnica de remoção endoscópica de adenomas de papila podem garantir uma remoção completa mais efetiva e menores complicações relacionadas ao tratamento endoscópico, expandindo as indicações da PE.

Impacto no serviço

Diante dos achados encontrados nesse estudo, entendemos que os tratamentos endoscópico e cirúrgico devem ser vistos não como duas estratégias opostas, mas, sim, como duas ferramentas complementares no manejo dos pacientes com adenoma de papila. Assim, elaboramos um fluxograma propedêutico com o objetivo de oferecer parâmetros mais objetivos para a condução propedêutica dos pacientes com adenoma de papila (Algoritmo 9.1).

Recomendamos que o seguimento endoscópico dos casos tratados com PE e que tenham histologia favorável (*) seja realizado em um mês, três meses e seis meses no primeiro ano. Após, com seguimento semestral, até que se complete dois anos e, depois desse período, um seguimento anual. Nos casos com presença de adenocarcinoma intramucoso na peça final, pode ser realizado um seguimento com exames axiais, com o objetivo de descartar acometimento linfonodal.

Se for evidenciada presença de novas lesões, devem ser realizados tratamentos endoscópicos complementares, como novas ressecções com alça ou *hot biopsy* e aplicação de coagulação com plasma de argônio.

Algoritmo 9.1 Fluxograma propedêutico para adenomas de papila.

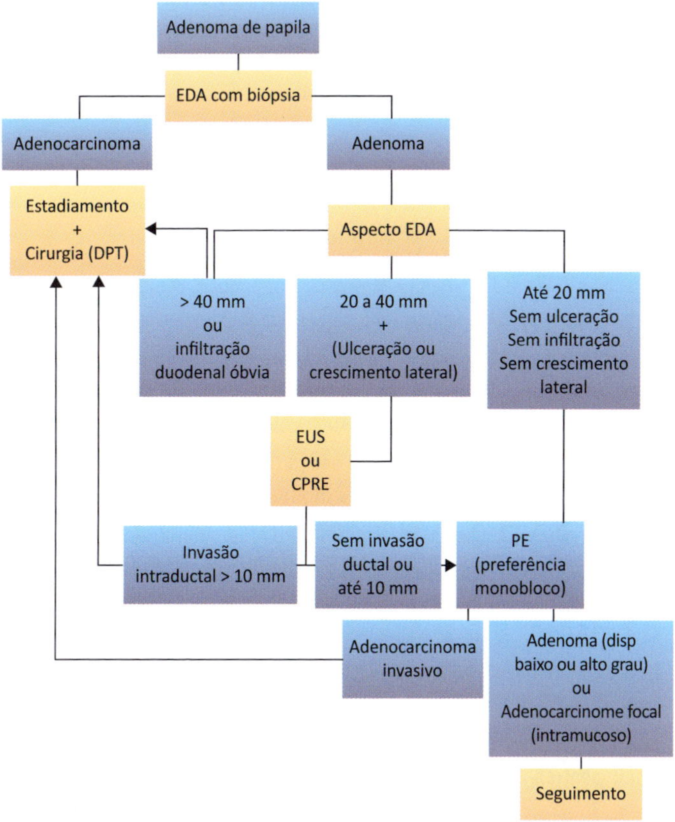

Adenoma de papila

EDA com biópsia

Adenocarcinoma

Adenoma

Estadiamento
+
Cirurgia (DPT)

Aspecto EDA

> 40 mm
ou
infiltração
duodenal óbvia

20 a 40 mm
+
(Ulceração ou
crescimento lateral)

Até 20 mm
Sem ulceração
Sem infiltração
Sem crescimento
lateral

EUS
ou
CPRE

Invasão
intraductal > 10 mm

Sem invasão
ductal ou
até 10 mm

PE
(preferência
monobloco)

Adenocarcinoma
invasivo

Adenoma (disp
baixo ou alto grau)
ou
Adenocarcinome focal
(intramucoso)

Seguimento

Conduta no serviço de endoscopia do HC-FMUSP

Como as diretrizes para o tratamento dos adenomas de papila não foram ainda totalmente estabelecidos, o manejo desta condição recai sob a responsabilidade do médico que diretamente assiste o doente ou do grupo de médicos responsáveis por esses casos em cada instituição, dependendo de uma interação complexa de fatores, como a idade e condição clínica do paciente, características do tumor, *expertise* dos médicos (cirurgiões, patologistas e endoscopistas) e infraestrutura hospitalar.

Independentemente da técnica escolhida, baseada na nossa revisão sistemática e na metanálise, os pacientes com adenoma de papila duodenal devem ser tratados em centros de referência, com profissionais treinados e experientes, para garantir resultados similares aos encontrados na literatura.

Referências

1. Rosenberg J, Welch JP, Pyrtek LJ, Walker M, Trowbridge P. Benign villous adenomas of the ampulla of Vater. Cancer. 1986;58(7):1563-8.
2. Bohnacker S, Seitz U, Nguyen D, Thonke F, Seewald S, deWeerth A, et al. Endoscopic resection of benign tumors of the duodenal papilla without and with intraductal growth. Gastrointest Endosc. 2005;62(4):551-60.
3. Seifert E, Schulte F, Stolte M. Adenoma and carcinoma of the duodenum and papilla of Vater: a clinicopathologic study. Am J Gastroenterol. 1992;87(1):37-42.
4. Burke CA, Beck GJ, Church JM, van Stolk RU. The natural history of untreated duodenal and ampullary adenomas in patients with familial adenomatous polyposis followed in an endoscopic surveillance program. Gastrointest Endosc. 1999;49(3 Pt 1):358-64.
5. Ito K, Fujita N, Noda Y, Kobayashi G, Horaguchi J. Diagnosis of ampullary cancer. Dig Surg. 2010;27(2):115-8.
6. Boggi U, Amorese G, Vistoli F, Caniglia F, De Lio N, Perrone V, et al. Laparoscopic pancreaticoduodenectomy: a systematic literature review. Surg Endosc. 2015;29(1):9-23.
7. Mendoza AS, Han HS, Yoon YS, Cho JY, Choi Y. Laparoscopy-assisted pancreaticoduodenectomy as minimally invasive surgery for periampullary tumors: a comparison of short-term clinical outcomes of laparoscopy-assisted pancreaticoduodenectomy and open pancreaticoduodenectomy. J Hepatobiliary Pancreat Sci. 2015;22(12):819-24.
8. Schneider L, Contin P, Fritz S, Strobel O, Büchler MW, Hackert T. Surgical ampullectomy: an underestimated operation in the era of endoscopy. HPB (Oxford). 2016;18(1):65-71.
9. Binmoeller KF, Boaventura S, Ramsperger K, Soehendra N. Endoscopic snare excision of benign adenomas of the papilla of Vater. Gastrointest Endosc. 1993;39(2):127-31.

10. Moon JH, Choi HJ, Lee YN. Current status of endoscopic papillectomy for ampullary tumors. Gut Liver. 2014;8(6):598-604.
11. Adler DG, Qureshi W, Davila R, Gan SI, Lichtenstein D, Rajan E, et al. The role of endoscopy in ampullary and duodenal adenomas. Gastrointest Endosc. 2006;64(6):849-54.
12. Galandiuk S, Hermann RE, Jagelman DG, Fazio VW, Sivak MV. Villous tumors of the duodenum. Ann Surg. 1988;207(3):234-9.
13. Clary BM, Tyler DS, Dematos P, Gottfried M, Pappas TN. Local ampullary resection with careful intraoperative frozen section evaluation for presumed benign ampullary neoplasms. Surgery. 2000;127(6):628-33.
14. Posner S, Colletti L, Knol J, Mulholland M, Eckhauser F. Safety and long-term efficacy of transduodenal excision for tumors of the ampulla of Vater. Surgery. 2000;128(4):694-701.
15. Kim HN, Kim KM, Shin JU, Lee JK, Lee KT, Lee KH, et al. Prediction of carcinoma after resection in subjects with ampullary adenomas on endoscopic biopsy. J Clin Gastroenterol. 2013;47(4):346-51.
16. Irani S, Arai A, Ayub K, Biehl T, Brandabur JJ, Dorer R, et al. Papillectomy for ampullary neoplasm: results of a single referral center over a 10-year period. Gastrointest Endosc. 2009;70(5):923-32.
17. Yoon SM, Kim MH, Kim MJ, Jang SJ, Lee TY, Kwon S, et al. Focal early stage cancer in ampullary adenoma: surgery or endoscopic papillectomy? Gastrointest Endosc. 2007;66(4):701-7.
18. De Palma GD. Endoscopic papillectomy: indications, techniques, and results. World J Gastroenterol. 2014;20(6):1537-43.
19. Kim JH, Han JH, Yoo BM, Kim MW, Kim WH. Is endoscopic papillectomy safe for ampullary adenomas with high-grade dysplasia? Ann Surg Oncol. 2009;16(9):2547-54.
20. Onkendi EO, Naik ND, Rosedahl JK, Harmsen SW, Gostout CJ, Baron TH, et al. Adenomas of the ampulla of Vater: a comparison of outcomes of operative and endoscopic resections. J Gastrointest Surg. 2014;18(9):1588-96.
21. Ito K, Fujita N, Noda Y, Kobayashi G, Obana T, Horaguchi J, et al. Impact of technical modification of endoscopic papillectomy for ampullary neoplasm on the occurrence of complications. Dig Endosc. 2012;24(1):30-5.
22. Gagner M, Pomp A. Laparoscopic pylorus-preserving pancreatoduodenectomy. Surg Endosc. 1994;8(5):408-10.

23. Correa-Gallego C, Dinkelspiel HE, Sulimanoff I, Fisher S, Viñuela EF, Kingham TP, et al. Minimally-invasive vs open pancreaticoduodenectomy: systematic review and meta-analysis. J Am Coll Surg. 2014;218(1):129-39.

9.2 Ecoendoscopia e Colangiorressonância Magnética Nuclear no Diagnóstico da Coledocolitíase

Vinicius Leite de Castro
Rodrigo Silva de Paula Rocha
Gustavo Luís Rodela Silva
Sérgio Eiji Matuguma
Dalton Marques Chaves

Introdução

A coledocolitíase é uma condição clínica que se caracteriza pela presença de cálculos no hepatocolédoco e, de acordo com o local de formação do cálculo, pode ser classificada em primária (na via biliar principal) ou secundária (na vesícula biliar).

A incidência de litíase na via biliar principal varia de 8% a 18% em pacientes portadores de colelitíase sintomática.[1] Dentre aqueles submetidos à colecistectomia para tratamento de litíase da vesícula biliar, cerca de 10% a 15% apresentam cálculos no hepatocolédoco visualizados durante a colangiografia intraoperatória.[2]

A maioria dos cálculos são de pequenas proporções (< 5 mm), denominados microcálculos, e de origem secundária. Devido à pequena dimensão, esses cálculos podem migrar espontaneamente para o duodeno ou impactar na região da papila duodenal maior, provocando obstrução parcial ou total da via biliar e possíveis complicações.[3] Dentre as principais complicações da obstrução ao fluxo da via biliar, destacam-se a pancreatite e a colangite.[4] Diante disso, recomenda-se remoção dos cálculos da via biliar, após diagnóstico, por via endoscópica ou cirúrgica.

Desde sua introdução na prática clínica em 1974, até recentemente, a colangiopancreatografia retrógrada endoscópica (CPRE) foi considerada método padrão-ouro para detecção de cálculos nos ductos biliares, além de apresentar a vantagem do manejo terapêutico simultâneo ao diagnóstico.[5-7] Entretanto, a CPRE é um método invasivo e operador-dependente, associado a complicações, como pancreatite (1,3% a 6,7%), hemorragia (0,3% a 2%), perfuração (0,1% a 1,1%), colangite (0,6% a 5%) e morte (0,1%).[8-10] Diante disso, a utilização de modalidades menos invasivas para confirmação da coledocolitíase em casos indefinidos demonstra-se mais atrativa, reservando-se a CPRE como uma modalidade exclusivamente terapêutica.

Métodos diagnósticos

Atualmente, métodos diagnósticos de imagem menos invasivos substituíram a CPRE diagnóstica e, dentre eles, a ultrassonografia transabdominal e a tomografia computadorizada (TC) são dois exames de imagem de primeira escolha para o estudo da coledocolitíase. Entretanto, eles apresentam baixa sensibilidade diagnóstica,[11] com valores que variam entre 18% e 74% em relação à US[12,13] e entre 50% e 90% em relação à TC.[14,15]

Quando comparados à US e TC, dois testes de imagem destacam-se no campo do estudo da via biliar: a ultrassonografia endoscópica (USE) e a colangiorressonância magnética nuclear (CRMN).

Poucos estudos compararam a capacidade de detecção de coledocolitíase entre a ecoendoscopia e a colangiorressonância magnética nuclear.[16-22] Duas revisões sistemáticas prévias demonstraram não haver diferença estatisticamente significativa entre esses dois métodos diagnósticos para a identificação de litíase na via biliar, a despeito da sua alta eficácia.[23,24]

Técnicas

Colangiorressonância magnética nuclear (CRMN)

A CRMN permite a aquisição das sequências colangiográficas na maioria dos aparelhos de ressonância magnética disponíveis no mercado, sem necessidade de um treinamento especial prévio, bem como o uso de contraste intravenoso, o que caracteriza a não invasividade do método e a baixa influência do operador. As imagens da via biliar intra e extra-hepática são ponderadas em T2, com excelente reconstrução anatômica tridimensional, ao permitir a exclusão do parênquima hepático adjacente (Figura 9.10).

Figura 9.10 Imagem de coledocolitíase em colangiorressonância magnética nuclear.

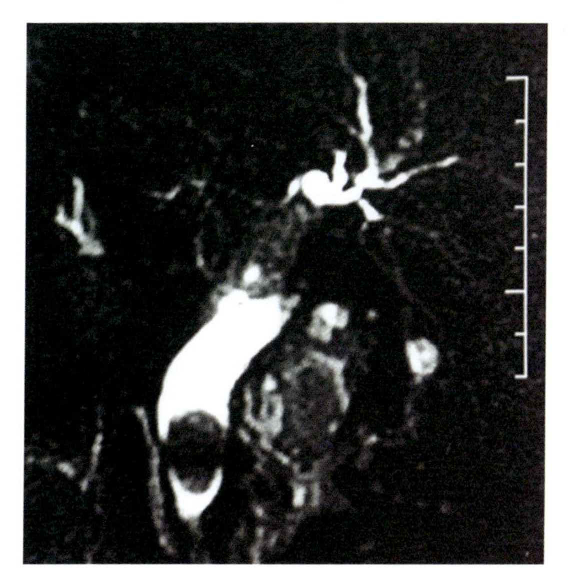

Fonte: Castro, 2016.

Estudos demonstraram a boa acurácia da CRMN no estudo das afecções da via biliar, em particular dos segmentos biliares anatomicamente mais proximais, ou seja, daqueles juntos ao hilo hepático e da árvore intra-hepática.[25-29] A despeito do alto custo financeiro do equipamento e do seu recente desenvolvimento, a ausência da necessidade rotineira de sedação, a não exposição à radiação, bem como a maior disponibilidade da CRMN na prática clínica, quando comparada à USE, tornam esse método uma opção atrativa frente ao estudo diagnóstico da coledocolitíase.

Dentre as limitações, a claustrofobia continua sendo a maior barreira técnica para a realização completa do exame de CRMN e é contraindicada nos portadores de marca-passo cardíaco e próteses metálicas. A presença de coledocolitíase não obstrutiva, que cursa sem dilatação da via biliar extra-hepática, diminui a sensibilidade do método de imagem para o estudo dessa doença.[16]

Ecoendoscopia

A utilização clínica da ecoendoscopia foi descrita pela primeira vez em 1984, por Yasuda e colaboradores (1984), no estudo de lesões pancreáticas.[30] O exame consiste no posicionamento do ecoendoscópio no bulbo e na segunda porção duodenal, para visualização de toda via biliar extra-hepática. O aparelho possui maior calibre quando comparado ao endoscópio padrão. Na sua ponta há um *probe*, que permite a aquisição de imagens ultrassonográficas.

As etapas do exame seguem o molde da endoscopia digestiva: o paciente é submetido à sedação endovenosa com posterior introdução do aparelho pela via oral, sob visualização endoscópica, transposição do piloro e alcance do bulbo e da segunda porção do duodeno, locais onde podem ser obtidas imagens nítidas da via biliar extra-hepática.

Esse método endoscópico fornece imagens de alta resolução do parênquima pancreático e um estudo detalhado da via biliar, em virtude da proximidade do *probe* ultrassonográfico com as estruturas internas (Figura 9.11).[31] Ele oferece uma resolução de até 0,1 mm de profundidade, sendo maior do que a da CRMN (1,5 mm).[26] Essa resolução permite que o primeiro método seja mais sensível na detecção de microcálculos na via biliar.

Frente à detecção de coledocolitíase durante a USE, a CPRE terapêutica pode ser realizada imediatamente após o término do exame pelo mesmo examinador, no mesmo ato anestésico. Essa abordagem é atrativa para pacientes de baixo e moderado risco de coledocolitíase que poderiam ser submetidos à exploração cirúrgica da via biliar durante uma colecistectomia videolaparoscópica que evidenciará cálculos à colangiografia intraoperatória. O exame ecoendoscópico apresenta baixo risco de complicações que envolvem sedação (0,1%), sangramento (0,5%) e perfuração (0,001%).

Uma limitação técnica do exame reside nos casos em que o ecoendoscópio não acessa o duodeno, como em casos de estenose do canal pilórico, pós-operatório de gastrectomia parcial com reconstrução a Billroth II ou Y-de-Roux e doença ulcerosa duodenal grave.[32]

Figura 9.11 Imagem ecoendoscópica de coledocolitíase (imagem hiperecogênica com sombra acústica posterior na topografia do colédoco).

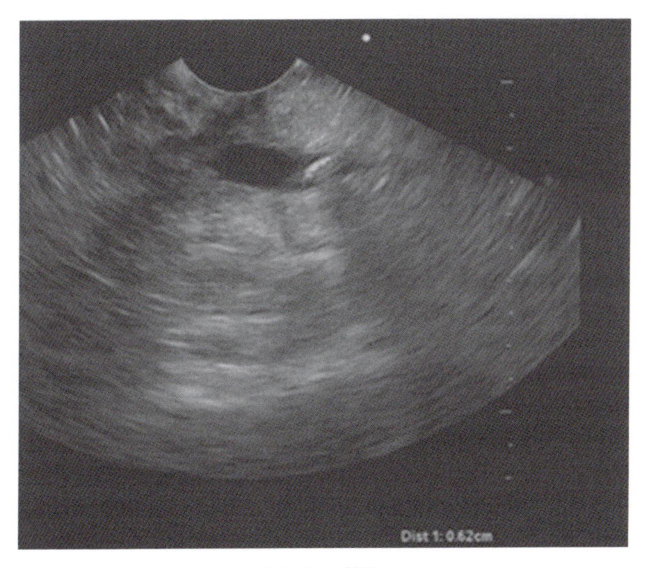

Fonte: Castro, 2016.

Aspectos clínicos e diagnósticos da coledocolitíase

Do ponto de vista diagnóstico, o estudo da coledocolitíase baseia-se em sinais e sintomas, dosagem de marcadores séricos de colestase e na realização de testes de imagem.

Os sintomas envolvem a dor tipo cólica em quadrante superior direito do abdome, súbita, intermitente e autolimitada, de moderada a forte intensidade, que pode irradiar para a escápula direita ou o ombro direito. Pode ser precipitada por alimentação gordurosa. Náusea, vômito e plenitude pós-prandial são outros sintomas que podem estar associados, semelhante aos sintomas da colelitíase. O sinal envolve a icterícia de caráter flutuante.

Os exames laboratoriais abrangem a dosagem de bilirrubina total e frações, fosfatase alcalina, gama-glutamil transferase e transaminases. Podem ser solicitadas dosagem de amilase e lipase para avaliação pancreática inicial.

A ultrassonografia transabdominal (US), executada por um operador qualificado, é o exame de imagem inicial de escolha, pois permite a identificação de litíase vesicular, bem como de sinais indiretos de obstrução, com dilatação da árvore biliar a montante. Cálculos no hepatocolédoco podem ser detectados em alguns casos. A tomografia computadorizada possui acurácia semelhante à US. Ambos os métodos se mostram inferiores à CRMN e USE.

Evidência na literatura

Uma recente revisão sistemática, realizada no Serviço de Endoscopia Gastrointestinal do Hospital das Clínicas da FMUSP, envolvendo oito estudos que avaliaram o desempenho da Ecoendoscopia e da CRMN na detecção de afecções das vias biliares extra-hepáticas, mais frequentemente a coledocolitíase, frente a critérios padrões-ouro, como a CPRE e/ou colangiografia intraoperatória, demonstrou uma alta acurácia diagnóstica de ambas as modalidades, com a maioria dos resultados estatísticos da USE pouco superiores aos da CRMN (Tabela 9.1).[33]

A acurácia diagnóstica da USE mostra-se superior à da CRMN, conforme demonstrada pela Curva-ROC (Figura 9.10). Além disso, ambos os métodos possuem altos valores preditivos positivos, o que indica uma alta probabilidade de a doença estar presente naqueles indivíduos com o resultado positivo (Tabela 9.2).

Conduta do serviço de endoscopia do HC-FMUSP

No intuito de estabelecer a probabilidade de o médico-assistente estar diante de um quadro de coledocolitíase, fluxogramas têm sido desenvolvidos levando em consideração as características clínicas, laboratoriais e de imagem.[32,34,35] Os fluxogramas permitem estratificar os pacientes em alto, intermediário e baixo risco de coledocolitíase, auxiliando a determinar as melhores conduta diagnóstica e terapêutica a serem escolhidas.[36-38]

A conduta estabelecida no Serviço de Endoscopia do Hospital das Clínicas da FMUSP (Algoritmo 9.2) tem como base recomendações da Sociedade Americana de Endoscopia Gastrointestinal (ASGE).[36]

Tabela 9.1 Desempenho geral da USE e CRMN no diagnóstico da coledocolitíase.[38]

	de Lédinghen et al.[17]	Materne et al.[18]	Scheiman et al.[19]	Ainsworth et al.[20]	Aube et al.[22]	Kondo et al.[21]	Schmidt et al.[16]	Fernández-Esparrach et al.[a,39]	Fernández-Esparrach et al.[b,39]
Acurácia									
USE	97	92	93	93	95	93	96	95	86
CRMN	81	88	86	91	93	86	95	95	92
Sensibilidade									
USE	100	89	80	90	94	100	97	100	93
CRMN	100	78	40	87	87	88	95	90	87
Especificidade									
USE	95	95	96	99	96	50	94	91	81
CRMN	73	98	96	97	96	75	94	100	95
Probabilidade pré-teste									
	31	18	18	37	35	86	32	49	42
Valor Preditivo Positivo									
USE	91	80	80	98	94	92	97	91	78
CRMN	63	88	66	95	93	95	97	100	93
Valor Preditivo Negativo									
USE	100	98	96	94	96	100	94	100	94
CRMN	100	95	88	93	93	50	89	91	91

USE: ultrassom endoscópico; CRMN: colangioressonância magnética; a: grupo 1; b: grupo 2.

Figura 9.12 Curva ROC de ecoendoscopia e colangiorressonância magnética para diagnóstico de coledocolitíase.

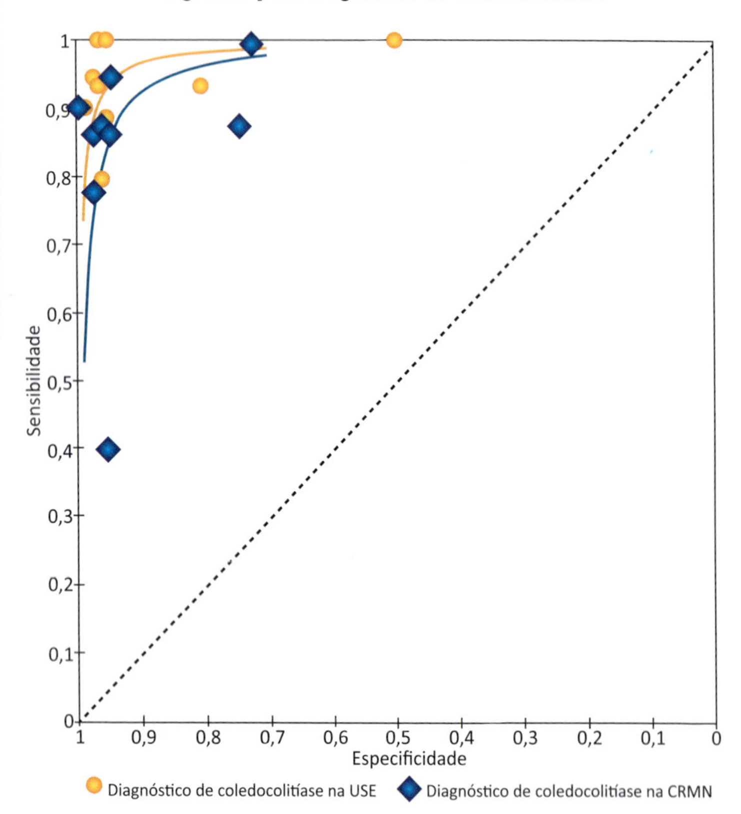

O fluxograma da ASGE baseia-se em preditores moderados, fortes e muito fortes de coledocolitíase. Dentre os preditores moderados, estão as alterações bioquímicas de outros testes hepáticos (com exceção da bilirrubina), idade maior do que 55 anos e quadro clínico compatível com pancreatite biliar. Dentre os fortes, estão os níveis séricos de bilirrubina entre 1,8 a 4 mg/dL e dilatação do hepatocolédoco > 6 mm, visualizada no ultrassom transabdominal naqueles pacientes com vesícula biliar *in situ*. Dentre os muito fortes, estão a visualização de cálculo no hepatocolédoco

Tabela 9.2. Desempenho médio e variações da USE e CRMN no diagnóstico de coledocolitíase.[38]

	USE	CRMN
Sensibilidade	93,7% DP 7,1 [86,6; 100]	83,5% DP 18,6 [64,9; 100]
Especificidade	88,5% DP 16,1 [72,4; 100]	91,5% DP 10,7 [80,8; 100]
Probabilidade pré-teste	38,7 DP 21,8 [16,9; 60,5]	
VPP	89% DP 6,9 [82,1; 95,9]	87,8% DP 14,4 [73,4; 100]
VPN	96,9% DP 2,6 [94,3; 99,5]	87,8% DP 15,5 [72,3; 100]
Acurácia	93,3% DP 1,7 [91,6; 95]	89,7% DP 5,0 [84,7; 94,7]

USE: ultrassom endoscópico; CRMN: colangiorressonância magnética nuclear; DP: desvio-padrão; VPP: valor preditivo positivo; VPN: vapor preditivo negativo.

durante realização de US, clínica de colangite em evolução e níveis de bilirrubina > 4 mg/dL.[36]

Diante desses dados, pode-se atribuir uma probabilidade de coledocolitíase baseada nesses preditores clínicos. Os pacientes que apresentarem qualquer um dos preditores muito fortes ou todos os preditores fortes possuem alta probabilidade de ter coledocolitíase. Aqueles que não apresentarem nenhum dos preditores possuem baixa probabilidade e aqueles que se enquadram nos demais dados possuem risco intermediário.

De acordo com o grau de probabilidade de o paciente apresentar coledocolitíase, a ASGE recomenda:

- Pacientes de baixo risco: não é necessária continuação de estudo da via biliar; sugere-se colecistectomia laparoscópica;
- Pacientes de risco intermediário: estudo adicional da via biliar com métodos menos invasivos (ultrassonografia endoscópica ou colangiorressonância magnética nuclear), antes de uma eventual CPRE ou abordagem cirúrgica;
- Pacientes de alto risco: CPRE terapêutica pré-operatória.

Algoritmo 9.2 Fluxograma de conduta do Serviço de Endoscopia Gastrointestinal do HC-FMUSP, para diagnóstico e tratamento da coledocolitíase (baseado nas recomendações da ASGE).

Paciente sintomático com colelitíase
Probabilidade de coledocolitíase
Baixa
Intermediária
Alta
Colecsistectomia videolaparoscópica
USE
CRMN
Colangiopancreatografia retrógrada endoscópica
Positiva
Negativa
Alta probabilidade:
• Coledocolitíase na ultrassonografia transabdominal ou
• Colangite ou
• Bilirrubina > 4 mg/dL ou
• Dilatação de colédoco
Intermediária probabilidade:
• Dilatação de colédoco (> 6 mm com vesícula biliar in situ) ou
• Bilirrubina entre 1,8 a 4 mg/dL ou
• Clínica de pancreatite biliar
Baixa probabilidade:
• Nenhum

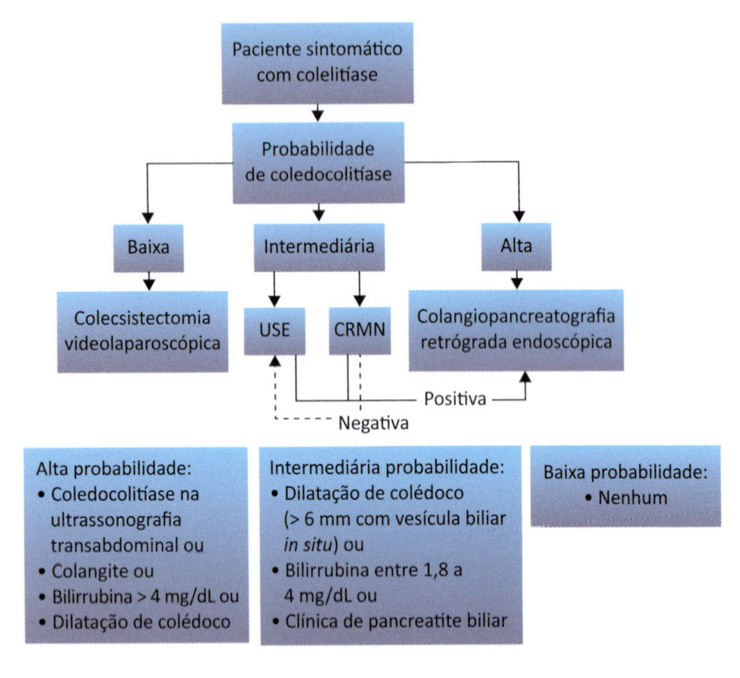

Conclusão

A metanálise realizada acerca do tema pelo Serviço de Endoscopia Gastrointestinal do Hospital das Clínicas da FMUSP permitiu ratificar a conduta estabelecida diante dos quadros suspeitos de coledocolitíase. Além disso, as seguintes considerações ainda podem ser feitas:

» Quando o diagnóstico e o tratamento da coledocolitíase são necessários de forma imediata, recomenda-se a realização da USE, em virtude da maior sensibilidade para detecção de microcálculos e da possibilidade de execução de CPRE terapêutica no mesmo ato.

» Quando não houver necessidade de o exame diagnóstico de coledocolitíase ser imediato, a CRMN é uma boa opção, em virtude da baixa invasividade do método e da alta especificidade.
» Em caso de negatividade da CRMN e permanência da suspeita clínica de coledocolitíase, a USE deve ser realizada para a avaliação da presença de microcálculos.

Referências

1. Ko Cw, Lee SP. Epidemiology and natural history of common bile duct stones and prediction of disease. Gastrointest Endosc. 2002;56(6):165-9.
2. Moreaux J. Prospective study of open cholecystectomy for calculous biliary disease. Br J Surg. 1994;81(1):116-9.
3. Fink AS. Current dilemmas in management of common duct stones. Surg Endosc. 1993;7(4):285-91.
4. Hermann RE. The spectrum of biliary stone disease. Am J Surg. 1889;158:171-3.
5. Kawai K, Akasaka Y, Murakami K, Tada M, Koli Y. Endoscopic sphincterotomy of the ampulla of Vater. Gastrointest Endosc. 1974;20(4):148-51.
6. NIH state-of-the-science statement on endoscopic retrograde cholan- giopancreatography (ERCP) for diagnosis and therapy. NIH Consens State Sci Statements. 2002;19:1-26.
7. McCune WS, Shorb PE, Moscovitz H. Endoscopic cannulation of the ampulla of Vater: a preliminary report. Ann Surg. 1968;167:752-6.
8. Loperfido S, Angelini G, Benedetti G, Chilovi F, Costan F, De Berardinis F, et al. Major early complications from diagnostic and therapeutic ERCP: a prospective multicenter study. Gastroint Endosc. 1998;48:1-10.
9. Williams EJ, Taylor S, Fairclough P, Hamlyn A, Logan RF, Martin D, et al. Risk factors for complication following ERCP: results of a large-scale, prospective multicenter study. Endoscopy. 2007;39(9):793-801.
10. Cotton PB, Garrow DA, Gallagher J, Romagnuolo J. Risk factors for complications after ERCP: a multivariate analysis of 11,497 procedures over 12 years. Gastrointest Endosc. 2009;70(1):80-8.
11. Pickuth D. Detection of choledocholithiasis: comparison of unenhanced spiral CT, US and ERCP. Hepatogastroenterology. 2000;47(36):1514-7.
12. Laing FC. Ultrasound diagnosis of CBD stone. Semin Ultrasound CT MR. 1987;8:103-13.

13. Laing FC, Jeffrey RB, Wing VW, et al. Biliary dilatation: defining level and cause by realtime US. Radiology. 1986;160:39-42.
14. Jeffrey RB Jr, Federele MP, Laing FC, Wall S, Rego J, Moss AA. Computed tomography of CBD stone. Am J Roentgenol. 1983;140:1179-83.
15. Baron RL. Common bile duct stones. Radiology. 1987;162:419-24.
16. Schmidt S, Chevallier P, Novellas S, Gelsi E, Vanbiervliet G, Tran A, et al. Choledocholithiasis: repetitive thick-lab single-shot projection magnetic resonance cholangiopancreatography versus endoscopic ultrasonography. Eur Radiol. 2007;17(1):241-50.
17. de Ledinghen V, Lecesne R, Raymond JM, Gense V, Amouretti M, Drouillard J, et al. Diagnosis of choledocholithiasis: EUS or magnetic resonance cholangiography? A prospective controlled study. Gastrointest Endosc. 1999;49:26-31.
18. Materne R, Van Beers BE, Gigot JF, Jamart J, Geubel A, Pringot J, et al. Extrahepatic biliary obstruction: magnetic resonance imaging compared with endoscopic ultrasonography. Endoscopy. 2000;32:3-9.
19. Scheiman JM, Carlos RC, Barnett JL, Elta GH, Nostrant TT, Chey WD, et al. Can endoscopic ultrasound or magnetic resonance cholangiography replace ERCP in patients with suspected biliary disease? A cost trial and cost analysis. Am J Gastroenterol. 2001;96:2900-3.
20. Ainsworth AP, Rafaelsen SR, Wamberg PA, Durup J, Pless TK, Mortensen MB. Is there a difference in diagnostic accuracy and clinical impact between endoscopic ultrasonography and magnetic resonance cholangiopancreatography? Endoscopy. 2003;35:1029-32.
21. Kondo S, Isayama H, Akahane M. Detection of common bile duct stones: comparison between endoscopic ultrasonography, magnetic resonance cholangiography and helical-computed-tomographic cholangiography. Eur J Radiol. 2005;54:271-5.
22. Aube C, Delorme B, Yzet T, Burtin P, Lebigot J, Pessaux P, et al. MR cholangiopancreatography versus endoscopic sonography in suspected common bile duct lithiasis: a prospective comparative study. Am J Roentgenol. 2005;184:55-62.
23. Ledro-Cano D. Suspected choledocholithiasis: endoscopic ultrasound or magnetic resonance cholangiopancreatography? A systematic review. Eur J Gastroenterol Hepatol. 2007;19(11):1007-11.
24. Verma D, Kapadia A, Eisen GM, Adler DG. EUS versus MRCP for detection of choledocholithiasis. Gastrointest Endosc. 2006;64:248-54.
25. Soto JA, Barish MA, Yucel EK, Siegenberg D, Ferrucci T, Chuttani R. Magnetic resonance cholangiography: comparison with endoscopic retrograde cholangiopancreatography. Gastroenterology. 1996;110:589-97.
26. Becker CD, Grossholz M, Becker M, Mentha G, De Peyer R, Terrier F. Choledocholithiasis and bile duct stenosis: diagnostic accuracy of MR cholangiopancreatography. Radiology. 1997;205:523-30.

27. Mendler MH, Bouillet P, Sautereau D, Chaumerliac P, Cessot F, Le Sidaner A, et al. Value of MR cholangiography in the diagnosis of obstructive diseases of the biliary tree: a study of 58 cases. Am J Gastroenterol. 1998;93:2482-90.
28. Stiris MG, Tennoe B, Aadland E, Lunde OC. MR cholangiopancreaticography and endoscopic retrograde cholangiography in patients with suspected common bile duct stones. Acta Radiol. 2000;41:269-72.
29. Fulcher AS, Turner MA, Capps GW, Zfass AM, Baker KM. Half-Fourier RARE MR cholangiography: experience in 300 subjects. Radiology. 1998;207:21-32.
30. Yasuda K, Tanaka Y, Fujimoto S, Nakajima M, Kawai K. Use of endoscopic ultrasonography in small pancreatic cancer. Scand J Gastroenterol. 1984;102:9 -17.
31. Baillie J, Paulson EK, Vitellas KM. Biliary imaging: a review. Gastroenterology. 2003;124:1686-99.
32. Canto MI, Chak A, Stellato T, Sivak MV Jr. Endoscopic ultrasonography versus cholangiography for the diagnosis of choledocholithiasis. Gastrointest Endosc. 1998;47(6):439-48.
33. Castro VL, Moura EG, Chaves DM, Bernardo WM, Matuguma SE, Artifon EL. Endoscopic ultrasound versus magnetic resonance cholangiopancreatography in suspected choledocholithiasis: A systematic review. Endosc Ultrasound. 2016;5(2):118-28.
34. O'Toole D, Palazzo L. Choledocholithiasis - a practical approach from the endosonographer. Endoscopy. 2006;38(1):23-9.
35. Trondsen E, Edwin B, Reiertsen O, Faerden AE, Fagertun H, Rosseland AR. Prediction of common bile duct stones prior to cholecystectomy: a prospective validation of a discriminant analysis function. Arch Surg. 1998;133(2):162-6.
36. Maple JT, Ben-Menachem T, Anderson MA, Appalaneni V, Banerjee S, Cash BD, et al. The role of endoscopy in the evaluation of suspected choledocholithiasis. ASGE Standards of Practice Committee. Gastrointest Endosc. 2010;71(1):1-9.
37. Williams EJ, Green J, Beckingham I, Parks R, Martin D, Lombard M. Guidelines on the management of common bile duct stones (CBDS). Gut. 2008;57(7):1004-21.
38. Prat F, Meduri B, Ducot B, Chiche R, Salimbeni-Bartolini R, Pelletier G. Prediction of common bile duct stones by noninvasive tests. Ann Surg. 1999;229(3):362-8.
39. Fernández-Esparrach G, Ginès A, Sánchez M, Pagés M, Pellisé M, Fernández-Cruz L, et al. Comparison of endoscopic ultrasonography and magnetic resonance cholangiopancreatography in the diagnosis of pancreatobiliary diseases: a prospective study. Am J Gastroenterol. 2007;102(8):1632-9.

9.3 Diagnóstico de Lesões Malignas da Via Biliar

Diogo Turiani Hourneaux de Moura
Eduardo Guimarães Hourneaux de Moura
Sérgio Eiji Matuguma
José Jukemura
Paulo Sakai

Introdução

As estenoses biliares são sempre desafiadoras, tanto em seu diagnóstico, como na conduta terapêutica aplicada, seja ela curativa ou paliativa. História clínica, exame físico, subsidiários e anatomopatológico são fundamentais, visando diferenciar as estenoses em benignas ou malignas. Decorrente a esta diversidade de afecções, o diagnóstico correto se impõe, alterando significantemente a conduta terapêutica, podendo se evitar uma cirurgia complexa desnecessária.[1,2]

Além das causas de estenoses de origem benigna mais frequentes, como as pós-cirúrgicas, inflamatórias e pancreáticas, também são conhecidas outras menos frequentes, todas com quadros clínicos e de imagem semelhantes a outras doenças neoplásicas malignas da região. Já entre as estenoses malignas encontram-se os tumores primários da via biliar (colangiocarcinoma), tumores que invadem ou comprimem a via biliar (câncer de pâncreas, de vesícula biliar e carcinoma hepatocelular) e metástases linfonodais (Tabela 9.3).[3,4]

As estenoses malignas dessa região encontram-se divididas em três regiões: intra-hepática, peri-hilar (proximal) ou extra-hepática (distal). As causas mais comuns são o câncer (CA) de pâncreas e o CCA.[5]

Entre os exames que podem auxiliar o diagnóstico diferencial dessas lesões, temos os não invasivos e os invasivos (Tabela 9.4).

Além dos métodos tradicionais, como a colangiopancreatografia retrógrada endoscópica (CPRE) e o ultrassom endoscópico (USE), outros foram desenvolvidos, alguns envolvendo avanços na

Tabela 9.3 Estenoses benignas e malignas da via biliar.

Estenoses benignas	*Estenoses malignas*
Pós-cirúrgicas: pós-transplante e iatrogênica	CA de pâncreas
Inflamatórias: colangite esclerosante primária ou secundária	Colangiocarcinoma
Pancreáticas: pancreatite aguda ou crônica e pseudocistos	CA de vesícula biliar
Infecciosas: SIDA, parasitas e colangite recorrente	Carcinoma hepatocelular
Tumores benignos: epiteliais (adenomas, cistoadenomas e papilomas), endócrinos e não epiteliais	Metastáticos: mama, colo, estômago, ovário, melanoma e linfoma
Sarcoidose	
Doença hepática policística	
Pós-radiação	

Tabela 9.4 Exames não invasivos e invasivos no diagnóstico da estenose biliar maligna.

Exames invasivos	*Exames não invasivos*
Ultrassom endoscópico	Marcadores tumorais (CEA, CA19-9)
CPRE	Ultrassom
Colangioscopia	Tomografia computadorizada
Tomografia de coerência óptica	Colangiorressônancia magnética
Ultrassom intraductal	PET Scan
Endomicroscopia confocal	

imagem, como: elastografia e contraste *enhanced* através do USE; colangioscopia, tomografia de coerência óptica (OCT) e ultrassom intraductal (IDUS) pela CPRE; e outros envolvendo o estudo celular, como a endomicroscopia confocal (EMC) pela CPRE.[5-9]

A Tabela 9.5 resume as novas modalidades diagnósticas nas estenoses biliares indeterminadas:

Tabela 9.5 Resumo das modalidades endoscópicas no diagnóstico das estenoses biliares indeterminadas com suspeita de origem maligna.

Métodos	Vantagens	Desvantagens	Obtenção de espécimes	Média de sensibilidade	Média de especificidade
CPRE	• Fácil disponibilidade • Permite o uso de diversos acessórios • Facilita outras modalidades de diagnóstico (escovado citológico, biópsia transpapilar, EMC etc.) • Permite terapêutica	• Maior risco de complicações • Somente imagens fluoroscópicas • Obtenção de espécimes às cegas	Sim	• 30%-88%	• 95%-100% • Próxima a 100% na maioria dos estudos.
Colangioscopia	• Excelente visualização da mucosa biliar • Biópsias sob visão direta	• Alto custo • Taxas mais altas de pancreatite, colangite e perfuração em comparação com a CPRE isolada	Sim	• 49%-100%	• 87%-100% • Próxima a 100% na maioria dos estudos.
IDUS	• Pode ajudar a direcionar a aquisição de espécimes guiadas na CPRE	• Profundidade limitada de imagens • Usado com pouca frequência na prática diária • Tempo de exame prolongado	Não	• 83%-91%	• 80%-93%
EMC	• Fornece informações da arquitetura celular	• Pouco disponível • Observador dependente • Tempo de exame prolongado • Avaliação de superfícies menores	Não	• 83%-98%	• 67%-88%

OCT	• Alta resolução • Avaliação de superfícies maiores em comparação com CLE	• Tempo prolongado de exame • Não amplamente disponível • Resolução não tão alta quanto a EMC • Raramente disponível • Poucos estudos na literatura	Não	• Em torno de 79%	• Em torno de 69%
USE	• Permite PAAF • Permite terapêutica • Informações sobre estadiamento • Permite realizar o contraste *enhanced* e a elastografia	• Limitada avaliação intra-hepática • Pequeno risco de disseminação tumoral	Sim	• 46%-100%	• 71%-100% • Próxima a 100% na maioria dos estudos.
Contraste *enhanced*	• Baixo custo • Melhora a acurácia do USE • Auxilia na decisão do local da punção • Pode evitar uma punção desnecessária	• Avaliador dependente • Maior expertise	Não	• 83%-100%	• 17%-95%
Elastografia	• Melhora acurácia do USE • Auxilia na decisão do local da punção • Pode evitar uma punção desnecessária	• Restrita avaliação em vísceras ocas como a via biliar	Não	• 93%-100%	• 67%-85%

CPRE: colangiopancreatografia retrógrada endoscópica; IDUS: ultrassom intraductal; EMC: endomicroscopia confocal; OCT: tomografia de coerência óptica; USE: ultrassom endoscópico.

Entretanto, os métodos inovadores de imagem não apresentam a possibilidade de amostra celular ou tecidual, e a obtenção de tecido é essencial, uma vez que muitas doenças benignas mascaram as neoplasias biliopancreáticas, tornando o diagnóstico concreto difícil por meio apenas de exames de imagem.[2,5]

Idealmente, qualquer técnica de amostragem tecidual deve ter alta sensibilidade para detecção de malignidade, mantendo a especificidade absoluta, e como em qualquer outro procedimento, deve ser segura, simples e com custo acessível para que possa ser amplamente utilizada.[1,5]

Os métodos atualmente disponíveis na definição do diagnóstico anatomopatológico são: escovado citológico (Figura 9.13A), biópsia transpapilar (Figura 9.13B) e colangioscopia com biópsia por meio da CPRE e punção aspirativa com agulha fina (PAAF) através do USE (Figura 9.14). Outro método de obtenção de amostra tecidual é a biópsia percutânea guiada por US ou TC, no entanto, tem sido pouco aplicado pelo maior risco de disseminação de células tumorais.[10-12]

Figura 9.13 (A) CPRE com escovado citológico. (B) CPRE com biópsia transpapilar.

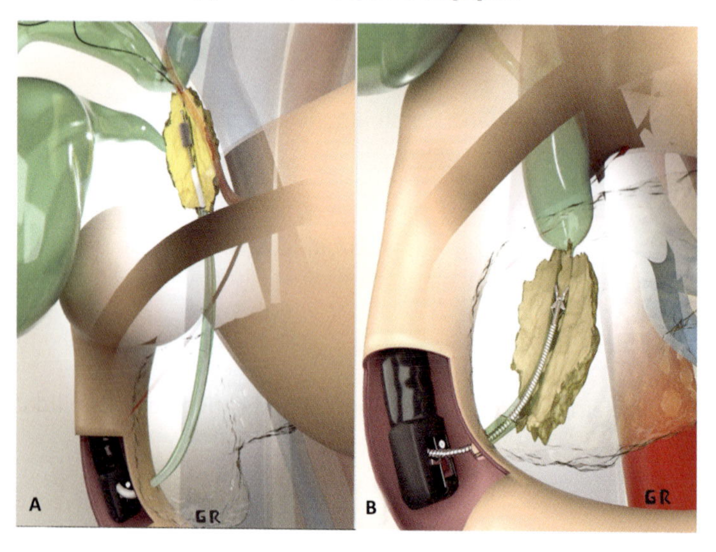

Figura 9.14 Ultrassom endoscópico com punção aspirativa com agulha fina.

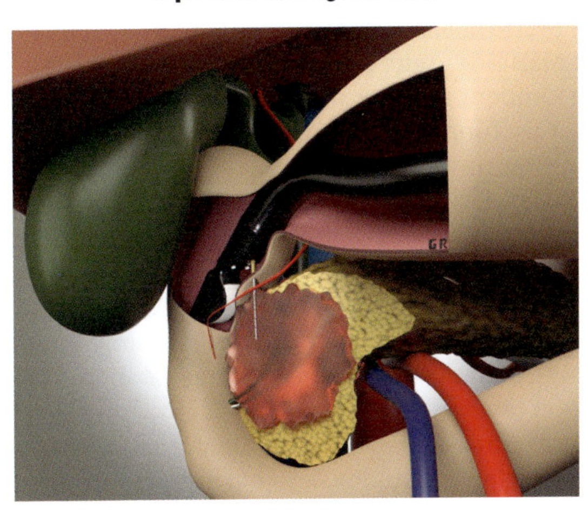

Pelo fato de os pacientes com estenoses biliares indeterminadas serem avaliados e tratados tradicionalmente pela CPRE, o escovado citológico se tornou o método mais utilizado na aquisição de espécimes.[4,5,9] É um procedimento simples e com raras complicações e, apesar da especificidade do escovado citológico se aproximar de 100%, a sensibilidade é modesta, variando entre os estudos.[1,4,5,9,12-15]

Em virtude da baixa sensibilidade do escovado citológico, recentemente diversos estudos têm utilizado marcadores biológicos e técnicas moleculares. Dentre os marcadores biológicos, o M2-PK (M2-piruvato quinase), o VEGF (fator de crescimento endotelial), o perfil lipídico e os compostos orgânicos voláteis aumentaram a sensibilidade e a especificidade em estudos iniciais. Entretanto, mais estudos devem ser realizados para a comprovação da eficiência desses marcadores biológicos. Já dentre as técnicas moleculares, a de maior destaque é a *fluorescence in situ hybridazation* (FISH), que tem demonstrado um aumento significativo da sensibilidade em comparação com a citologia de rotina, sem comprometer sua especificidade.[16,17]

Outro método tradicional na obtenção de espécimes por CPRE é a biópsia transpapilar, que, embora exija mais tempo e apresente maior dificuldade técnica, pode proporcionar obtenção de tecido mais profundo, provendo informação sobre a estrutura tecidual e também sobre os níveis de invasão, quando a biópsia é feita com a profundidade adequada. Essas informações não são possíveis por outros métodos.[2,5,9,13,14]

A utilização da biópsia transpapilar também apresenta elevada especificidade, entretanto, as taxas de sensibilidade variam bastante, entre 30% e 88%.[2,5,9,12,13]

Nos casos de lesões localizadas na papila duodenal, a biópsia com pinça é considerada o método padrão-ouro, não apenas pela facilidade técnica do procedimento, mas também pela elevada taxa de detecção.[12]

Ainda não foi estabelecido o número ideal de biópsias nos casos de estenose biliar. Estudos sugerem que pelo menos três amostras devem ser obtidas e que, quanto maior o número de biópsias, maior é a sensibilidade do método.

Na maioria das séries, o escovado biliar e a biópsia transpapilar têm uma sensibilidade maior para o colangiocarcinoma do que para o CA de pâncreas, o que não é surpresa, uma vez que as lesões primárias da via biliar e papilares se originam a partir do epitélio do lúmen da via biliar, diferentemente das lesões extraluminais que comprimem a via biliar.[15]

Dentro dos últimos anos, o USE tornou-se uma ferramenta valiosa no diagnóstico e tratamento da estenose biliar, melhorando também a acurácia do estadiamento local de tumores que acometem a via biliar.[4,10]

Anatomicamente, a via biliar extra-hepática localiza-se próximo à primeira e à segunda porção duodenal, o que permite a boa avaliação por USE e a obtenção de espécimes por punção aspirativa ecoguiada com agulha fina (USE-PAAF). Comparado com outras técnicas, este exame possui diversas vantagens, como a visualização e a punção em tempo real de lesões ou linfonodos que não foram visualizados em outros exames de imagem.[4,10,15]

Diversos estudos têm utilizado o USE-PAAF no diagnóstico da estenose biliar de origem indeterminada, com sensibilidade heterogênea, variando de 46% a 100%.[10,13-15]

Atualmente, são comercializadas três tamanhos de agulhas para USE-PAAF: 19G, 22G e 25G. A mais utilizada é a agulha de 22G, que apresenta boa flexibilidade e permite a avaliação citológica com baixo risco de complicações. Os diferentes tamanhos de agulhas demonstram resultados heterogêneos, e aparentemente nenhuma agulha se demonstra superior em relação a outras.[2,3,10]

Sabe-se que a associação de métodos, como o CPRE com amostra anatomopatológica e o USE-PAAF, demonstraram melhora dos índices de eficiência no diagnóstico das estenoses biliares indeterminadas. Supostamente, a associação entre métodos poderia aumentar o risco de complicações, devido à exposição do paciente a mais de um procedimento, entretanto, estudos demonstram taxas de complicações semelhantes a estudos sem associação de métodos.[13-15]

A experiência do patologista em doenças biliopancreáticas é um fator determinante na melhora da acurácia. Os espécimes são divididos em cinco categorias: inadequado, benigno, atípico, suspeito ou maligno.[16,17] Idealmente, qualquer técnica diagnóstica deve apresentar alta sensibilidade, mantendo a especificidade absoluta, além de ser simples, segura e relativamente barata, para que possa ser amplamente utilizada.

Evidência na literatura

Em virtude da heterogeneidade dos resultados da CPRE com obtenção de espécimes e do USE-PAAF (ECO-PAAF), realizou-se uma revisão sistemática e uma metanálise dos estudos, comparando os métodos. As médias e os desvios-padrões estão demonstrados na Tabela 9.6.

A metanálise confirmou especificidades maiores que 95% em ambos os métodos, e demonstrou sensibilidade superior da USE-PAAF em relação à CPRE, com obtenção de espécimes (Figuras 9.15 e 9.16).

Portanto, concluímos que a USE-PAAF é superior à CPRE, com obtenção de espécimes no diagnóstico anatomopatológico da estenose biliar indeterminada. Após revisão da literatura, propomos um algoritmo frente a estenoses biliares indeterminadas, com suspeita de origem maligna.

Tabela 9.6 Médias e desvios-padrões da CPRE e do USE-PAAF.

Variável	CPRE	ECO-PAAF
Sensibilidade	Média: 49% DP: 2,64	Média: 69,33% DP: 24,02
Especificidade	Média: 96,33% DP: 6,35	Média: 100% DP: 0
Probabilidade pré-teste	Média: 76,66% DP: 19,21	Média: 76,66% DP: 19,21
Valor preditivo positivo	Média: 98,33% DP: 2,22	Média: 100% DP: 0
Valor preditivo negativo	Média: 34% DP: 24,63	Média: 47% DP: 14,73
Acurácia	Média: 60,66% DP: 8,62	Média: 79% DP: 13,07

Figura 9.15 Sensibilidade do USE-PAAF.

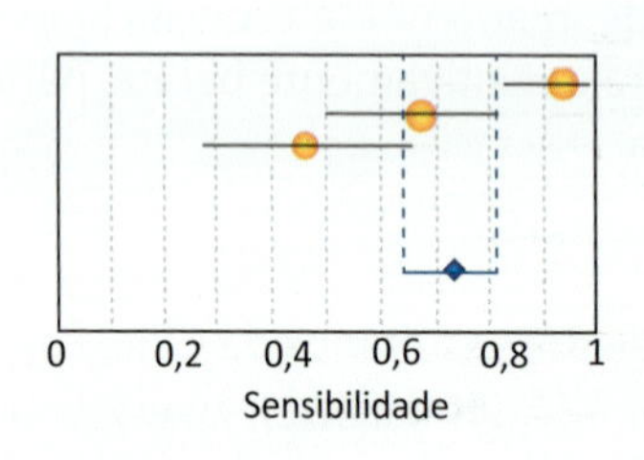

	Sensibilidade (95% IC)	
Weilert *et al.* (2014)	0,94	[0,83 – 0,99]
Novis M, *et al.* (2010)	0,68	[0,50 – 0,82]
Rosch T, *et al.* (2004)	0,46	[0,28 – 0,66]

Sensibilidade combinada = 0,73 (0,64 - 0,81)
Qui^2 = 23,05; df = 2 (P = 0,0000)
Inconsistência (I^2) = 91,3%

Figura 9.16 Sensibilidade CPRE.

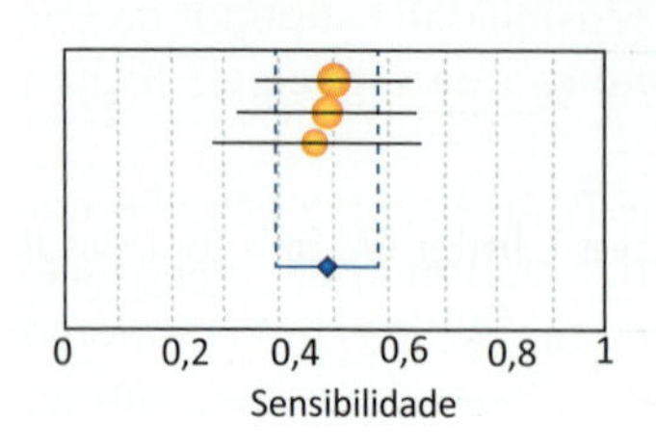

	Sensibilidade (95% IC)	
Weilert *et al.* (2014)	0,50	[0,35 – 0,65]
Novis *et al.* (2010)	0,49	[0,32 – 0,66]
Rosch *et al.* (2004)	0,46	[0,28 – 0,66]

Sensibilidade combinada = 0,49 (0,39 - 0,58)
Qui^2 = 0,09; df = 2 (P = 0,9558)
Inconsistência (I^2) = 0,0%

Algoritmo 9.3 Conduta no diagnóstico anatomopatológico da estenose biliar indeterminada.

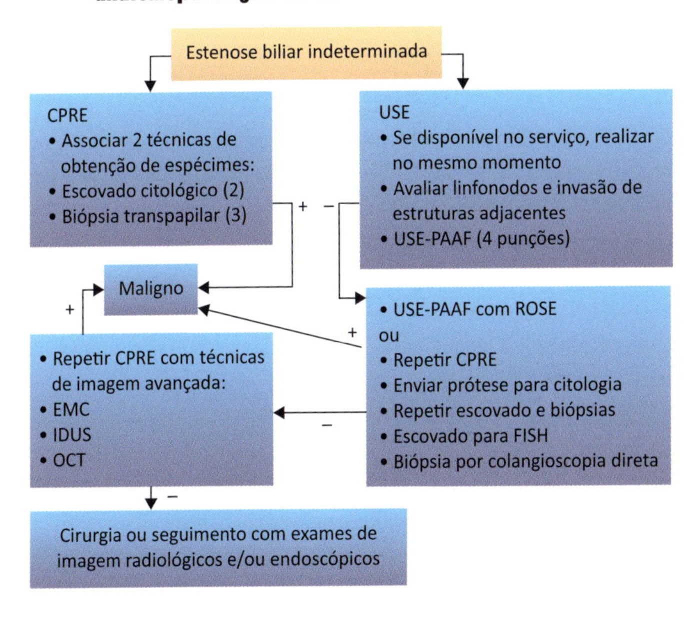

Referências

1. De Moura DT, Moura EG, Bernardo WM, De Moura ET, Baracat FI, Kondo A, et al. Endoscopic retrograde cholangiopancreatography versus endoscopic ultrasound for tissue diagnosis of malignant biliary stricture: Systematic review and meta-analysis. Endosc Ultrasound. 2016 Nov 8.
2. Navaneethan U, Njei B, Lourdusamy V, Konjeti R, Vargo JJ, Parsi MA. Comparative effectiveness of biliary brush cytology and intraductal biopsy for detection of malignant biliary strictures: a systematic review and meta-analysis. Gastrointest Endosc. 2015 Jan;81(1):168-76.
3. Anderson MA, Appalaneni V, Ben-Menachem T, Decker GA, Early DS, Evans JA, Fanelli RD, et al. The role of endoscopy in the evaluation and treatment of patients with biliary neoplasia. Gastrointest Endosc. 2013;77(2):167-74.

4. DeWitt J, Misra VL, Leblanc JK, McHenry L, Sherman S. EUS-guided FNA of proximal biliary strictures after negative ERCP brush cytology results. Gastrointest Endosc. 2006;64(3):325-33.
5. Korc P, Sherman S. ERCP tissue sampling. Gastrointest Endosc. 2016 Oct;84(4):557-71.
6. Gabbert C, Warndorf M, Easler J, Chennat J. Advanced techniques for endoscopic biliary imaging: cholangioscopy, endoscopic ultrasonography, confocal, and beyond. Gastrointest Endosc Clin N Am. 2013;23(3):625-46.
7. Cui XW, Ignee A, Braden B, Woenckhaus M, Dietrich CF. Biliary papillomatosis and new ultrasound imaging modalities. Z Gastroenterol. 2012 Feb;50(2):226-31.
8. Fusaroli P, Napoleon B, Gincul R, Lefort C, Palazzo L, Palazzo M, et al. The clinical impact of ultrasound contrast agents in EUS: a systematic review according to the levels of evidence. Gastrointest Endosc. 2016 Oct;84(4):587-96.
9. Ponchon T, Gagnon F, Berger F. Value of endobiliary brush cytology and biopsies for the diagnosis of malignant bile duct stenosis: results of a prospective study. Gastrointest Endosc. 1995;42:565-72.
10. Onda S, Ogura T, Kurisu Y, Masuda D, Sano T, Takagi W, et al. EUS-guided FNA for biliary disease as first-line modality to obtain histological evidence. Therap Adv Gastroenterol. 2016 May;9(3):302-12.
11. Freeman ML, Nelson DB, Sherman S, Haber GB, Herman ME, Dorsher PJ, et al. Complications of endoscopic biliary sphincterotomy. N Engl J Med. 1996 Sep 26;335(13):909-18.
12. De Bellis M, Sherman S, Fogel EL, Cramer H, Chappo J, McHenry L Jr, et al. Tissue sampling at ERCP in suspected malignant biliary strictures. Gastrointest Endosc. 2002;56:552-61.
13. Rösch T, Hofrichter K, Frimberger E, Meining A, Born P, Weigert N, et al. ERCP or EUS for tissue diagnosis of biliary strictures? A prospective comparative study. Gastrointest Endosc. 2004;60(3):390-6.
14. Novis M, Ardengh JC, Libera ED, Nakao FS, Ornellas LC, Santo GC, et al. Prospective comparative study of ERCP brush cytology and EUS-FNA for the differential diagnosis of biliary strictures. Rev Col Bras Cir. 2010;37:190-8.
15. Weilert F, Bhat YM, Binmoeller KF, Kane S, Jaffee IM, Shaw RE, et al. EUS-FNA is superior to ERCP-based tissue sampling in suspected malignant biliary obstruction: results of a prospective, single-blind, comparative study. Gastrointest Endosc. 2014;80:97-104.

16. Moreno Luna LE, Kipp B, Halling KC. Advanced cytologic techniques for the detection of malignant pancreatobiliary strictures. Gastroenterology. 2006;131:1064-72.
17. Levy MJ, Baron TH, Calyton AC. prospective evaluation of advanced molecular markers and imaging techniques in patients with indeterminate bile duct strictures. Am J Gastroenterol. 2008;103:1263-73.

9.4 Diagnóstico de Lesões Malignas do Pâncreas

Fábio Ramalho Tavares Marinho
Hugo Gonçalo Guedes
Eduardo Turiani Hourneaux de Moura
Spencer Cheng
Marcelo Magno de Freitas Sousa
Dalton Marques Chaves

Introdução

O câncer de pâncreas está relacionado a altas taxas de morbidade e mortalidade, além de ser uma doença cuja prevalência ascendente representa um sério problema de saúde pública.

Esse tipo de neoplasia tem uma das menores taxas de sobrevida em cinco anos e uma crescente taxa de mortalidade, contrariando a tendência dos demais tumores. Estima-se que, anualmente, 330 mil novos casos de câncer pancreático são diagnosticados, com um número quase igual de mortes.[1,2] Diante disso, um diagnóstico precoce e um bom estadiamento são fundamentais para aumentar as possibilidades curativas.

De acordo com o Instituto Nacional de Câncer (INCA), os tumores pancreáticos são responsáveis por 2% das neoplasias malignas no Brasil, com uma estimativa de 17 mil novos casos em 2015. Tendo em mente que apenas 15% a 20% destas neoplasias são ressecáveis, o número de pacientes inoperável, apenas no Brasil, chega a cerca de 13 mil pessoas.[3]

A etiologia mais comum das massas sólidas pancreáticas é o adenocarcinoma, responsável por 85% a 95% dos casos.[4]

Tendo em vista isto, é de grande importância o diagnóstico correto e precoce das lesões pancreáticas malignas, o que constitui um desafio na prática clínica. Exames radiológicos a endoscópicos têm sido utilizados na propedêutica das lesões pancreáticas, permitindo a obtenção de espécimes histopatológicos.

Este capítulo abordará de forma sucinta os diferentes métodos propedêuticos na avaliação das lesões pancreáticas, com enfoque nos métodos endoscópicos.

Ultrassonografia de abdome

Em um paciente com dor abdominal, perda de peso e principalmente icterícia, a ultrassonografia de abdome costuma ser o primeiro método de imagem realizado. Esse exame permite boa sensibilidade na avaliação de dilatação das vias biliares e no diagnóstico de lesões maiores que três centímetros. O adenocarcinoma pancreático, em geral, apresenta aspecto hipoecoico, hipovascularizado e com limites mal-definidos.[5]

A ultrassonografia de abdome possui como aspectos negativos a dificuldade de avaliação pancreática quando há interposição gasosa em alças intestinais e é um método operador-dependente. Pode ser utilizado para guiar a realização de biópsia percutânea com agulha.

Tomografia de abdome (TC)

É um dos métodos mais amplamente utilizados na avaliação e seguimento de lesões pancreáticas, pois apresenta boa sensibilidade na avaliação da lesão primária (especialmente em lesões > 2 cm), do acometimento vascular e das estruturas adjacentes e da presença de metástases. O método com maior sensibilidade é a tomografia computadorizada helicoidal multidetectores com contraste intravenoso trifásico.[6] Este método pode ser associado à biópsia percutânea com agulha para obtenção de material histológico.

O aspecto típico do adenocarcinoma pancreático na TC é uma massa hipoatenuante, que pode estar associada a outros achados, como dilatação de colédoco ou ducto de Wirsung e atrofia do parênquima pancreático.[7]

Colangiorressonância

A colangiorressonância possui vantagens em relação à TC de abdome na propedêutica de lesões pancreáticas: possibilita melhor avaliação das vias biliares, não necessitando da administração intravenosa de meio de contraste, e identifica a presença de lesões hepáticas associadas. Possui como vantagem em relação à colangiopancreatografia retrógrada endoscópica (CPRE) o fato de ser um exame não invasivo, que não requer a injeção de contraste na via biliar (sem risco de desenvolvimento de pancreatite). É o método de escolha na avaliação das vias biliares em pacientes com obstrução luminal gastroduodenal, que impede a passagem do duodenoscópio.

Colangiopancreatografia retrógrada endoscópica (CPRE)

A CPRE é um método com boa sensibilidade para avaliação do acometimento das vias biliares por lesões pancreáticas. Achados sugestivos de lesões na cabeça de pâncreas pela CPRE são a presença de estenose acometendo o colédoco distal (que pode ser regular, quando há apenas compressão extrínseca, ou irregular, quando há acometimento direto da via biliar pela lesão), sinal do duplo ducto (dilatação simultânea do colédoco e do ducto pancreático), estenose em ducto pancreático maior que um centímetro ou obstrução do ducto pancreático.

Uma das vantagens da CPRE em relação aos demais métodos radiológicos é a possibilidade de obtenção de material histológico (biópsia com pinça) ou citológico (escovado citológico) para um diagnóstico definitivo da etiologia da lesão pancreática. Este método de obtenção de material, no entanto, possui sensibilidade inferior à punção por agulha fina guiada por ecoendoscopia (50% a 0% *versus* > 90%).[8] Outra vantagem é a possibilidade de realização de medidas terapêuticas de forma simultânea, como a drenagem da via biliar por meio da passagem de próteses biliares transpondo a região da estenose.

Um método relativamente recente de avaliação das vias biliares e do ducto pancreático em associação à CPRE é a colangioscopia/pancreatoscopia. Originalmente desenvolvido para o tratamento de cálculos na via biliar, este recurso também pode ser utilizado na propedêutica de lesões pancreáticas. Um dos métodos mais utilizados é o sistema baseado em cateter (ex.: SpyGlass, SpyScope). Neste método, é introduzido um *probe* óptico pelo duodenoscópio até a via biliar ou o ducto pancreático. Ele permite a visibilização direta de estenoses ou lesões.[9] Para a neoplasia mucinosa papilar intraductal (IPMN), por exemplo, pode-se avaliar a presença de lesões acometendo o ducto pancreático principal. O cateter do sistema de colangioscopia possui um canal de trabalho que permite a passagem de uma pinça de biópsia para a obtenção de material histológico. A eficácia na avaliação do ducto pancreático é menor que para as vias biliares, em parte pela maior tortuosidade e pelo menor calibre do primeiro.

As desvantagens da CPRE são o fato de ser um exame invasivo, de haver necessidade de injeção de contraste na via biliar, com possibilidade de ocorrência de pancreatite, e a impossibilidade de avaliação detalhada do parênquima pancreático (a presença de lesões é inferida de acordo com o acometimento da via biliar e ducto pancreático).

Ultrassonografia endoscópica

A ecoendoscopia (EUS) é amplamente considerada o teste mais confiável e preciso na detecção e no diagnóstico das massas pancreáticas. A sensibilidade relatada do ultrassom endoscópico na detecção do câncer de pâncreas está entre 94% e 100%. Comparando com a TC, o EUS pode detectar até 14% de tumores pancreáticos que não foram visualizados pela tomografia. Em especial, tumores menores que 20 milímetros, onde a ressonância e a TC apresentam maiores taxas de falha diagnóstica, o EUS possui maior sensibilidade e acurácia.[10,11]

Punção aspirativa com agulha fina (*Fine Needle Aspiration* — FNA)

A punção aspirativa com agulha fina pelo ultrassom endoscópico (EUS-FNA) é o método padrão-ouro no diagnóstico de massas sólidas pancreáticas, devido à alta sensibilidade e especificidade.[12,13]

Atualmente, existem dois tipos de agulhas no mercado: a FNA *(Fine-Needle-Aspiration)* e a FNB *(Fine-Needle-Biopsy)*. Como não está disponível no Brasil dessa forma, falaremos apenas sobre a FNA). Os calibres das agulhas de EUS-FNA disponíveis no mercado são: 19 Gauge (G), 22G e 25G,[14] com sensibilidade diagnóstica estimada entre 85% e 93%.[15]

A agulha de 19G, a mais calibrosa disponível, tem o potencial de obter a maior quantidade de amostras, contudo, ela tende a ser mais rígida, diminuindo o poder de toque e a manuseabilidade do aparelho, tornando-se assim, inviável quando o ecoendoscópio precisa ser flexionado, como, por exemplo, nos tumores do processo uncinado do pâncreas. Quanto mais calibrosa a agulha, maior o risco, também, de sangramentos pós-punção e maior a chance de se obter sangue aspirado na amostra, o que pode comprometer a qualidade desta, reduzindo o rendimento diagnóstico.[16]

Diferentemente da agulha de 19G, a agulha de 25G é maleável, não interferindo no torque do aparelho, porém, possui menor probabilidade de aspirar material adequado para análise patológica. É sugerido que a agulha de 25G, devido a sua flexibilidade, possa representar algum benefício em relação às agulhas de maior calibre, na realização da punção por ecoendoscopia em locais de acesso mais difíceis, como, por exemplo, na cabeça pancreática, no processo uncinado e na região proximal da via biliar.[13,17] Por exemplo, um estudo de Sakamoto e colaboradores (2009),[18] comparando as agulhas de 19G, 22G e 25G em lesões no processo uncinado, relatou acurácia diagnóstica superior com a agulha de 25G em relação às demais.

De modo geral, os estudos relatam os melhores resultados relacionados à agulha de 22G,[19] mas até o presente momento, não há evidência de alto valor científico que comprove sua superioridade em relação à agulha de 25G.[20]

A punção ecoguiada em pacientes com tumores na cabeça do pâncreas e/ou no processo uncinado é realizada via transduodenal, enquanto as lesões de colo, corpo e cauda são puncionadas via transgástrica.[21,22]

Apesar dos diferentes tipos de agulhas e das várias técnicas de punção que podem ser utilizadas, é evidente que a punção transduodenal é, em geral, mais difícil que a punção transgástrica, devido à angulação e mobilidade reduzida do ecoendoscópio, e deve ser realizada com bastante cuidado, evitando a punção inadvertida de grandes vasos, como a veia porta e a artéria hepática.[12]

Algumas variáveis do procedimento ainda geram incertezas sobre a técnica ideal da punção, dentre elas: a técnica de capilaridade ou vácuo, o tamanho da agulha, o número de punções e a presença ou não do citopatologista em sala.[13,18-20,23]

Para a realização da punção transgástrica, o exame consiste no posicionamento do ecoendoscópio no corpo proximal do estômago, para visualização do parênquima pancreático na região do colo, do corpo e da cauda. O aparelho possui maior calibre quando comparado ao endoscópio padrão. Na sua ponta há um *probe*, que permite aquisição de imagens ultrassonográficas.

Na realização da punção transduodenal, o ecoendoscópio é posicionado no bulbo duodenal, para a visualização da região da cabeça pancreática, e na segunda porção duodenal, para visualização do processo uncinado. Esse método endoscópico fornece imagens de alta resolução do parênquima pancreático, em virtude da proximidade do *probe* ultrassonográfico com as estruturas internas.[24]

A técnica da punção consiste na passagem da agulha pelo canal do ecoendoscópio até a visibilização da sua camisa (a parte plástica que reveste a agulha para que ela não perfure o canal de trabalho do ecoendoscópio) na imagem endoscópica. Após isso, a imagem endoscópica é substituída pela imagem ecoendoscópica e a agulha é introduzida em direção à lesão-alvo da punção. Esse movimento de introdução e remoção da agulha é chamado de oscilação, o qual é realizado diversas vezes com o objetivo de adquirir o máximo de tecido possível.

Durante as oscilações, a técnica da punção pode ser realizada de três maneiras:

» Capilaridade: retirada lenta e gradual do estilete que já vem introduzido no lúmen da agulha, à medida que o examinador realiza as oscilações.
» Vácuo (aspiração por pressão negativa): remoção imediata do estilete do interior da agulha; após, é acoplado à seringa de vácuo na agulha, para que o examinador realize as oscilações.
» Mista: são utilizadas as técnicas de capilaridade e mista durante as oscilações.

O vácuo na seringa de 20 mL, fornecida pelo fabricante juntamente com a agulha, pode ser feito de quatro maneiras, de acordo com as marcações da seringa: 5 mL, 10 mL, 15 mL e 20 mL.

O número de punções e a quantidade de oscilações necessárias para a aquisição de material satisfatório entre elas também é muito variável na literatura. Alguns autores afirmam que interrompem o número de punções de acordo com a quantidade de material obtido a olho nu (VOSE – *Visual On-Site Evaluation*).[25]

Com relação à presença do patologista na sala durante o exame (ROSE – *Rapid On-Site Evaluation*), a despeito do seu alto custo e da baixa disponibilidade, mesmo em países desenvolvidos, diversos estudos demonstraram que a sua presença aumenta a acurácia diagnóstica, diminuindo a quantidade de punções e o tempo do exame.[26,27]

De maneira rotineira, as técnicas utilizadas mais frequentemente no EUS-FNA para a obtenção de amostras são a capilaridade e ovácuo.[13] Os riscos de complicações relacionadas ao EUS-FNA são extremamente baixos, variando entre 0,5% a 2%, sendo as principais sangramento e pancreatite.[21]

Com o objetivo de determinar as taxas de sucesso das agulhas de 22G e 25G no diagnóstico de lesões sólidas pancreáticas por meio da punção aspirativa com agulha fina guiada por ultrassom endoscópico, foi realizada uma revisão sistemática da literatura com metanálise no serviço de endoscopia do HC-FMUSP, incluindo apenas estudos cujo grau de evidência são os mais altos possíveis, sem restrição de idioma ou ano de publicação, totalizando quatro ensaios clínicos randomizados controlados, com 462 pacientes estudados, dos quais 233 puncionados com a agulha de 25G e 229 puncionados com a agulha de 22G.

Não houve diferença estatisticamente significativa entre a sensibilidade (93% *versus* 91%), especificidade (87% *versus* 83%), valor de verossimilhança positivo (4,57 *versus* 4,26), valor de verossimilhança negativo (0,08 *versus* 0,13) e acurácia (área sob a curva ROC: 0,9705 *versus* 0,9795) das punções com agulha 25G e 22G, respectivamente. Tendo isso em vista, podem ser utilizadas agulhas de ambos os calibres na punção de lesões pancreáticas sólidas, sem prejuízo em relação à precisão diagnóstica do método. Assim sendo, a escolha da agulha a ser usada para o EUS-FNA das massas sólidas pancreáticas cabe ao médico, que deve analisar cuidadosamente algumas variáveis, tais como: disponibilidade do material, punção transgástrica ou transduodenal, tamanho ou localização da lesão.

Métodos harmônicos de ultrassonografia endoscópica

Mais recentemente, foram desenvolvidas técnicas complementares à ultrassonografia endoscópica, na tentativa de aumentar a precisão diagnóstica deste exame. Os chamados métodos harmônicos são representados principalmente pelo ultrassom com contraste com microbolhas e pela elastografia.

Para a realização de ultrassonografia endoscópica com contraste, inicialmente é realizada uma injeção intravenosa em veia periférica de meio de contraste com microbolhas. Os meios de contraste de primeira geração (ex.: Levovist) são preenchidos com ar e os de segunda geração (ex.: Sonovue, Sonazoid), com gases inertes poucos solúveis em água. Estes produzem microbolhas de 2 a 10 μm, que se disseminam por todo o sistema vascular, aprimorando o sinal do ultrassom. Gases são compressíveis, enquanto os tecidos adjacentes são quase incompressíveis. A onda de ultrassom, quando em contato com as microbolhas, reflete sinais acústicos que são detectados e reproduzidos pelo aparelho.[28]

O índice mecânico consiste em um valor arbitrário que reflete a probabilidade de cavitação das microbolhas. Quanto maior este valor, mais rápido as microbolhas são destruídas. São utilizadas técnicas com índice mecânico alto, que apresentam melhora de sinal tanto para o *color Doppler* como para o *power Doppler*, e baixo, que apresentam menos artefatos relacionados à movimentação. Além disso, a intensidade do sinal do contraste pode ser calculada por meio de curvas de intensidade relacionadas ao tempo nas fases de *wash-in* e *wash-out*, utilizando modelos matemáticos e permitindo a estimativa de valores, como intensidade máxima, taxa de *wash-in* e de *wash-out*. Ambas as técnicas (índice mecânico elevado e baixo) podem ser realizadas no mesmo exame, de forma sequencial, tendo em vista a longa permanência das microbolhas na vascularização.[29]

Com base nos dados avaliados, pode-se categorizar o padrão de vascularização de lesões pancreáticas, em hipo, iso ou hipervascular.

A elastografia é um método que avalia as diferenças de rigidez entre os tecidos. O *software* sobrepõe cores à imagem em escala de cinza em tempo real, de acordo com os valores de rigidez obtidos, sendo o vermelho correspondente aos tecidos mais amolecidos, o azul aos tecidos mais rígidos e o verde à rigidez intermediária.[28]

A elastografia qualitativa ou por deformação (*strain elastography*) faz uma estimativa da rigidez do tecido pancreático com base na compressão do parênquima. Esta compressão pode ser obtida pelo *probe* do ultrassom endoscópico ou pela pulsação da aorta. Quanto maior a deformação, mais amolecido é o tecido. A avaliação elastográfica costuma ser mais eficiente no corpo pancreático, sendo mais difícil em lesões na cabeça e na cauda pancreáticas.[30]

No entanto, uma dificuldade técnica relativa a este método é que podem ser encontrados diversos padrões de rigidez dentro da mesma lesão, o que torna um pouco subjetiva a avaliação de qual o padrão predominante, prejudicando a reprodutibilidade interobservador do método. Um método de avaliação semiquantitativa consiste na relação de deformação (*strain ratio*), onde é selecionada uma região de interesse no interior da lesão (A) e no tecido pancreático normal (B). São medidos os valores de rigidez de cada região e calculada a relação entre eles (A/B), sendo o resultado obtido (o *strain ratio*) o mais confiável e reprodutível na avaliação da rigidez de lesões pancreáticas.[30]

Outro método semiquantitativo disponível em aparelhos mais novos é o cálculo da média da relação de deformação (*mean strain ratio*), em que é calculada a diferença da elasticidade no interior da região de interesse selecionada e nas áreas adjacentes.

Diversos estudos publicados apresentaram bons resultados no diagnóstico de lesões malignas pancreáticas para ambos os métodos, com sensibilidade de 64% a 94%, especificidade de 64% a 94% e acurácia de 82% a 92% para o ultrassom com contraste e sensibilidade de 94% a 97%, especificidade de 61% a 73% e acurácia de até 90%.[31,32] No entanto, são poucos os estudos que avaliam de forma comparativa se os métodos harmônicos de ultrassonografia endoscópica acrescentam informações em relação ao modo-B da ultrassonografia endoscópica convencional que justifiquem seu uso na propedêutica de lesões pancreáticas.

Tendo em vista isso, foi realizada uma metanálise no setor de Endoscopia Gastrointestinal do HC-FMUSP, com inclusão de quatro estudos, tendo evidenciado que os métodos harmônicos de ultrassonografia endoscópica apresentam precisão diagnóstica superior à do ultrassom endoscópico convencional (acurácia: 91% *versus* 76%, $p = 0,002$) na diferenciação entre lesões pancreáticas benignas e malignas, com um ganho diagnóstico de 5% (probabilidade pós-teste: 74% *versus* 69%). Também houve superioridade dos métodos harmônicos numericamente na sensibilidade (92%

versus 89%), especificidade (61% *versus* 52%), razão de verossimilhança positiva (2,52 *versus* 1,66) e negativa (0,16 *versus* 0,27), porém, nenhum desses valores obteve diferença estatisticamente significativa (Figura 9.17).

Figura 9.17 Metanálise — Curva ROC.

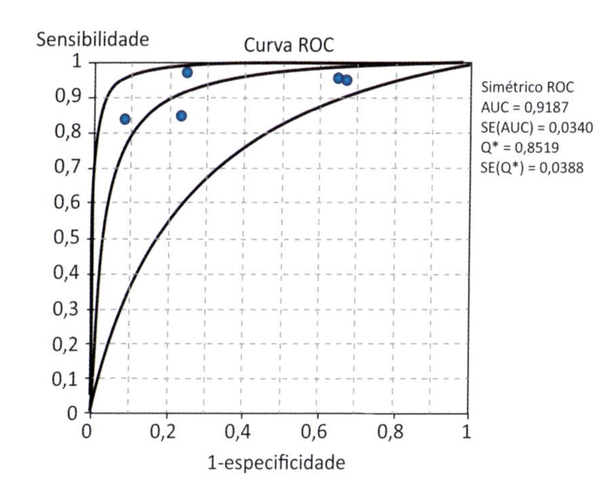

Algoritmo 9.4 Diagnóstico de lesões malignas do pâncreas.

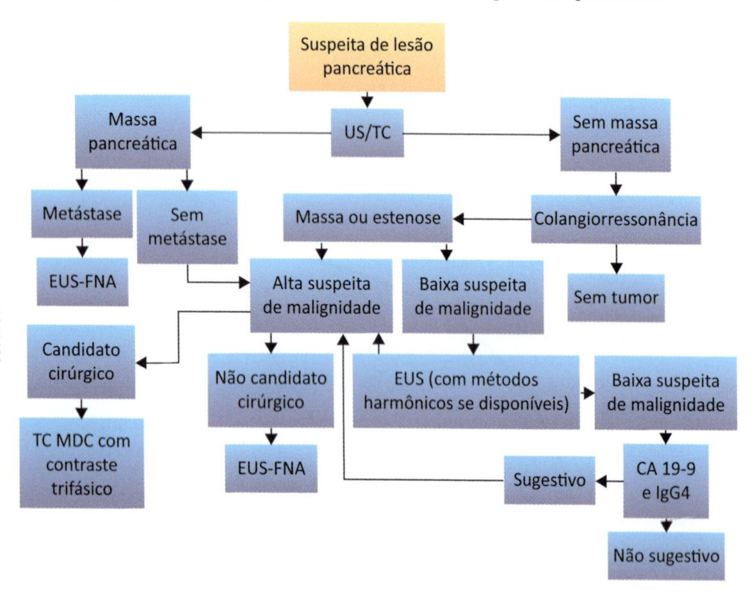

Referências

1. Beckingham IJ. ABC of diseases of liver, pancreas, and biliary system. Gallstone disease. BMJ. 2001;322:91-4.
2. Lucas AL, Malvezzi M, Carioli G, Negri E, La Vecchia C, Boffetta P, et al. Global Trends in Pancreatic Cancer Mortality From 1980 Through 2013 and Predictions for 2017. Clin Gastroenterol Hepatol. 2016;14:1452-62.e1454.
3. INCA - Instituto Nacional de Câncer José Alencar Gomes da Silva. Estimativa 2014 - Incidência de Câncer no Brasil. Saúde Md. [Internet] [Acesso em 2017 may 21]. Disponível em: http://www.inca.gov.br/rbc/n_60/v01/pdf/11-resenha-estimativa-2014-incidencia-de-cancer-no-brasil.pdf
4. de la Santa LG, Retortillo JA, Miguel AC, Klein LM. Radiology of pancreatic neoplasms: An update. World J Gastrointest Oncol. 2014;6:330-43.
5. Karlson B, Ekbom A, Lindgren P, Källskog V, Rastad J. Abdominal US for Diagnosis of Pancreatic Tumor: Prospective Cohort Analysis. Radiology. 1999;213(1):107-11.

6. Valls C, Andía E, Sanchez A, Fabregat J, Pozuelo O, Quintero J, et al. Dual-Phase Helical CT of Pancreatic Adenocarcinoma. Am J Roentgenol. 2002;178(4):821-6.
7. Yoon S, Lee J, Cho J, Lee K, Kim J, Moon S, et al. Small (≤20 mm) Pancreatic Adenocarcinomas: Analysis of Enhancement Patterns and Secondary Signs with Multiphasic Multidetector CT. Radiology. 2011;259(2):442-52.
8. Kurzawinski T. A prospective study of biliary cytology in 100 patients with bile duct strictures. Hepatology. 1993;18(6):1399-403.
9. Chen Y, Pleskow D. SpyGlass single-operator peroral cholangiopancreatoscopy system for the diagnosis and therapy of bile-duct disorders: a clinical feasibility study (with video). Gastrointest Endosc. 2007;65(6):832-41.
10. Xu MM, Sethi A. Imaging of the Pancreas. Gastroenterol Clin North Am. 2016;45:101-16.
11. Eloubeidi MA, Decker GA, Chandrasekhara V, Chathadi KV, Early DS, Fanelli RD, et al. The role of endoscopy in the evaluation and management of patients with solid pancreatic neoplasia. Gastrointest Endosc. 2016;83:17-28.
12. Ohshima Y, Yasuda I, Kawakami H, Kuwatani M, Mukai T, Iwashita T, et al. EUS-FNA for suspected malignant biliary strictures after negative endoscopic transpapillary brush cytology and forceps biopsy. J Gastroenterol. 2011;46:921-8.
13. Jani BS, Rzoug F, Saligram S, Lim D, Rastogi A, Bonino J, et al. Endoscopic Ultrasound-Guided Fine-Needle Aspiration of Pancreatic Lesions: A Systematic Review of Technical and Procedural Variables. N Am J Med Sci. 2016;8:1-11.
14. Kamata K, Kitano M, Omoto S, Kadosaka K, Miyata T, Minaga K, et al. New endoscopic ultrasonography techniques for pancreaticobiliary diseases. Ultrasonography. 2016;35:169-79.
15. Madhoun MF, Wani SB, Rastogi A, Early D, Gaddam S, Tierney WM, et al. The diagnostic accuracy of 22-gauge and 25-gauge needles in endoscopic ultrasound-guided fine needle aspiration of solid pancreatic lesions: a meta-analysis. Endoscopy. 2013;45:86-92.
16. Affolter KE, Schmidt RL, Matynia AP, Adler DG, Factor RE. Needle size has only a limited effect on outcomes in EUS-guided fine needle aspiration: a systematic review and meta-analysis. Dig Dis Sci. 2013;58:1026-34.
17. Varadarajulu S, Bang JY, Holt BA, Hasan MK, Logue A, Hawes RH, et al. The 25-gauge EUS-FNA needle: Good for on-site but poor for off-site evaluation? Results of a randomized trial. Gastrointest Endosc. 2014;80(6):1056-63.
18. Sakamoto H, Kitano M, Komaki T, Noda K, Chikugo T, Dote K, et al. Prospective comparative study of the EUS guided 25-gauge FNA needle with the 19-gauge Trucut needle and 22-gauge FNA needle in patients with solid pancreatic masses. J Gastroenterol Hepatol. 2009;24:384-90.

19. Hewitt MJ, McPhail MJ, Possamai L, Dhar A, Viavianos P, Monahan KJ. EUS-guided FNA for diagnosis of solid pancreatic neoplasms: a meta-analysis. Gastrointest Endosc. 2012;75:319-31.
20. Lee JK, Lee KT, Choi ER, Jang TH, Jang KT, Lee JK, et al. A prospective, randomized trial comparing 25-gauge and 22-gauge needles for endoscopic ultrasound-guided fine needle aspiration of pancreatic masses. Scand J Gastroenterol. 2013;48:752-7.
21. Eloubeidi MA, Jhala D, Chhieng DC, Chen VK, Eltoum I, Vickers S, et al. Yield of endoscopic ultrasound-guided fine-needle aspiration biopsy in patients with suspected pancreatic carcinoma. Cancer. 2003;99:285-92.
22. Uehara H, Sueyoshi H, Takada R, Fukutake N, Katayama K, Ashida R, et al. Optimal number of needle passes in endoscopic ultrasound-guided fine needle aspiration for pancreatic lesions. Pancreatology. 2015;15:392-6.
23. Mertz H, Gautam S. The learning curve for EUS-guided FNA of pancreatic cancer. Gastrointest Endosc. 2004;59:33-7.
24. Baillie J, Paulson EK, Vitellas KM. Biliary imaging: a review. Gastroenterology. 2003;124:1686-99.
25. Anna M, Roberta R, Chiara T, Margareth M, et al. High Impact of Visual On Site Evaluation During Endoscopic Ultrasound On Fine Needle Aspiration Cytology. A Single Center Prospective Study. Gastrointest Endosc. 2017;85(I):5.
26. Jonathan W, Maria R, Julio IG, Anand VS. Onsite evaluation of endoscopic ultrasound fine needle aspiration: the endosonographer, the cytotechnologist and the cytopathologist. Rev Esp Enferm Dig. 2017;109:279-83.
27. Ecka RS, Sharma M. Rapid on-site evaluation of EUS-FNA by cytopathologist: an experience of a tertiary hospital. Diagn Cytopathol. 2013;41:1075-80.
28. Serrani M, Galetti G, Fusaroli P. Contrast enhancement and elastography in endoscopic ultrasound: an overview of clinical applications in pancreatic diseases. Minerva Med. 2014;105:353-61.
29. Saftoiu A, Vilmann P, Bhutani M. The role of contrast-enhanced endoscopic ultrasound in pancreatic adenocarcinoma. Endoscopic Ultrasound. 2016;5(6):368.
30. Kawada N, Tanaka S. Elastography for the pancreas: Current status and future perspective. World J Gastroenterol. 2016;22(14):3712.
31. Seicean A, Mosteanu O, Seicean R. Maximizing the endosonography: The role of contrast harmonics, elastography and confocal endomicroscopy. World J Gastroenterol. 2017 January 7;23(1):25-41
32. Mei M, Ni J, Liu D, Jin P, Sun L. EUS elastography for diagnosis of solid pancreatic masses: a meta-analysis. Gastrointest Endosc. 2013;77:578-89.

9.5 Papilotomia e Dilatação Balonada da Papila

Cesar Capel de Clemente Junior
Rodrigo Silva de Paula Rocha
Gustavo de Oliveira Luz
Tomazo Antonio Prince Franzini

Introdução

A coledocolitíase é a presença de um ou mais cálculos na via biliar comum. Pode ser primária, quando os cálculos são originados na via biliar. Ocorre tipicamente no contexto de estase na via biliar (por exemplo, pacientes com fibrose cística, idosos com ducto biliar dilatado, divertículos periampulares, infecções ou infestações recorrentes ou persistentes nas vias biliares) ou secundária, quando o cálculo originado da vesícula sofre migração. A incidência de coledocolitíase é incerta e a prevalência é estimada entre 5% e 10% dos pacientes com colelitíase no ato da colecistectomia e aumenta conforme com a progressão da idade.[1]

Entre os sinais e sintomas da coledocolitíase, destacam-se: dor abdominal, icterícia, colúria, acolia fecal, elevação dos níveis séricos de bilirrubinas, enzimas hepáticas e enzimas canaliculares. Como complicações, podem ocorrer desde distúrbios de coagulação (pela alteração no ciclo enterro-hepático das bilirrubinas) até a temida colangite, em um espectro de apresentações que parte da clássica tríade de Charcot (febre, icterícia e dor abdominal) até a grave pêntade de Reynolds (elementos da tríade, hipotensão e alteração do estado mental).

A colangiopancreatografia retrógrada endoscópica (CPRE) se tornou uma das técnicas mais importantes tanto para a confirmação diagnóstica quanto para o tratamento da coledocolitíase, por meio da esfincterotomia associada à varredura da via biliar com balão extrator.

A esfincterotomia endoscópica, também denominada de papilotomia, e a dilatação da papila com balão hidrostático são abordagens endoscópicas reconhecidas para o tratamento da coledocolitíase. Em aproximadamente 5% a 10% dos pacientes, no entanto, os cálculos localizados na via biliar comum não podem ser removidos usando um desses dois métodos isoladamente. Além disso, as duas técnicas não são isentas de risco, sendo associadas a eventos adversos, tais como hemorragia, perfuração e pancreatite.[2]

O espectro de apresentação da coledocolitíase pode gerar desafios para resolução do quadro, como em pós-operatórios, derivação biliopancreática, cálculos proximais a estenoses, síndrome de Mirizzi ou nos casos de coledocolitíase complexa, quando os cálculos são maiores que 15 milímetros, em número maior que dez, ou quando há desproporção entre o tamanho do cálculo e o calibre do colédoco distal. Nesse contexto, as taxas de sucesso na remoção são notadamente menores, exigindo complementação com outras técnicas além da papilotomia e da varredura com balão ou *basket* (cesta de extração).[3]

Papilotomia e dilatação balonada da papila

Nos últimos anos, alguns estudos têm revelado o efeito promissor da papilotomia associada à dilatação em coledocolitíase.[4] Em 2003, com o objetivo de minimizar a pancreatite aguda pós-procedimento, uma complicação frequente na dilatação isolada da papila, Ersoz e colaboradores (2003) realizaram a primeira tentativa de associação da esfincterotomia e da dilatação com balão para extração de cálculos da via biliar comum. Alcançaram sucesso na remoção em 89% dos casos com desproporção entre as dimensões do colédoco distal e do(s) cálculo(s), além de 95% nos casos com cálculos gigantes, tendo apresentado taxas de complicações sensivelmente menores que em ensaios anteriores que priorizavam uma técnica a outra, sem associá-las.[5]

Em recente revisão da literatura, encontrou-se o seguinte panorama: revisões sistemáticas de ensaios clínicos randomizados sobre métodos de tratamento de coledocolitíase entre 2007 e 2012 abordavam preferencialmente a esfincterotomia isolada *versus* a dilatação isolada, obtendo resultados inconsistentes entre si, apesar de apontarem uma tendência para menores taxas de sangramento em dilatações isoladas e menores taxas de pancreatite pós-CPRE em papilotomias isoladas. Esses achados não eram unânimes.

A partir de 2013, houve maior interesse em comparar, seja por ensaios clínicos randomizados, seja por estudos retrospectivos e até por revisões sistemáticas, os métodos papilotomia associada à dilatação com balão (PADB) *versus* papilotomia isolada (PI). Inversamente proporcional é o número de artigos publicados comparando a dilatação isolada a qualquer outro método.

Yang (2013), ao metanalisar seis ensaios clínicos randomizados (ECR), totalizando 835 pacientes, demonstrou que o grupo PADB obteve menor taxa de eventos adversos em geral e menor uso de litotripsia mecânica (LM), quando comparado ao grupo PI, sendo mais evidente no subgrupo com pacientes com cálculos maiores que 15 milímetros. Jin e colaboradores (2014) obtiveram menor uso de LM no grupo submetido à dilatação isolada tanto na análise geral quanto no subgrupo de cálculos com mais de 15 milímetros.[6,7]

Xu e colaboradores (2015) incluíram 4 ECRs, somando 496 pacientes, concluindo que a PADB reduz o uso de LM em pacientes com cálculos maiores de 15 milímetros. Em análise isolada do trabalho de Stefanidis e colaboradores (2011), Xu e colaboradores (ano) concluíram que há diferença estatística na amostra obtendo-se maior taxa de colangite nos pacientes que realizaram LM após PI, citando como prováveis causas: trauma à parede do ducto biliar pelo fio do litotriptor, esfincterotomia inadequada e edema no local da esfincterotomia.[8,9]

As mais recentes metanálises demonstraram, entre algumas inconsistências de resultados, uma tendência em menor uso de LM, quando se complementa dilatação à PI, sendo, assim, um fator protetor, especialmente em cálculos gigantes.[10-12]

Neste capítulo, pretende-se apresentar as técnicas de papilotomia e papilotomia associada à dilatação, as indicações das duas técnicas, os atuais dados relativos à eficácia e segurança entre os dois métodos e a conduta, baseada em evidência, para resolução da coledocolitíase durante a CPRE.

Técnicas

Papilotomia endoscópica (descrição conforme Baron, 2005)[13]

O procedimento endoscópico inicia-se com o doente em decúbito ventral com anteparo no hemitórax direito de aproximadamente dez centímetros de altura, idealmente sob anestesia geral.

É utilizado um duodenoscópio de visão lateral que deve alcançar a segunda porção duodenal.

Ao atingir o topo da segunda porção do duodeno, a fim de alcançar uma posição ideal, o endoscópio deve ser suavemente avançado dois a três centímetros, com leve torque no sentido anti-horário, com o comando *left-righ*t (LR) direcionado para a direita e travado. Procede-se ao movimento de torque no sentido horário, suave deflexão em *up*, e retirada do duodenoscópio combinado de retificação.

Neste momento, espera-se um posicionamento visual da papila duodenal maior, do ponto de convergência do canal pancreático principal e do ducto biliar comum, onde são drenadas as secreções pancreáticas e biliares para o duodeno. Inicialmente, a papila deve ser posicionada no centro do monitor para inspeção cuidadosa, mas como o cateter emergirá da metade inferior da extremidade direita da imagem da tela, para a canulação, a posição da papila no monitor geralmente deve ser ligeiramente superior e à direita. Não se deve iniciar as tentativas de canulação até que todos os esforços para alcançar uma posição satisfatória sejam esgotados.

Procede-se então à canulação seletiva do ducto biliar comum ou do canal pancreático principal, conforme as indicações, com auxílio de fio-guia, obtendo-se um colangiograma ou um pancreatograma, que consiste na injeção de contraste radiopaco no cateter, permitindo a sua visualização por fluoroscopia.

A maioria dos endoscopistas especializados opta por canular a papila com um esfincterótomo (ST), uma vez que quase todos os procedimentos acabam por ser terapêuticos. Além disso, em comparação a um cateter, a orientação do ST para a árvore biliar distal é favorável e ajustável. Deve ser evitada a impactação do esfincterótomo na papila e a injeção de contraste, para evitar trauma papilar e opacificação do ducto pancreático.

Para compreender a mecânica da canulação biliar, uma analogia interessante é imaginar sua mão passando pela manga de uma camisa que está pendurada nas costas de uma cadeira. A manga pode ser de comprimento e calibre variáveis, repousada sobre a cadeira em ângulos variados, sendo ora mais flexível, ora mais rígida. Não é possível fixar a manga no lugar, portanto, manipulação suave é necessária sendo reduzida a chance de êxito caso seja forçada sua distorção.

Na sequência, com o fio-guia na via biliar, recua-se o papilótomo, de modo que mais da metade do fio de corte fique na luz duodenal, e alinha-se o eixo do fio de corte do acessório às 11-12 horas da papila duodenal maior (Figura 9.18). O corte é iniciado com corrente pura para evitar pancreatite e, à medida que se progride cranialmente, pode-se empregar uma corrente mista para evitar sangramento. A corrente deve ser aplicada em pequenas sessões, a fim de evitar secções extensas e inadvertidas. O limite de segurança da papilotomia é a prega transversa proximal à pa-

Figura 9.18 Aspectos da CPRE. (A) Presença de papilótomo situado através da papila duodenal, com arco de corte sob tensão, imediatamente antes de se proceder com o corte. (B) Aspecto final da papilotomia. (C) Varredura da via biliar principal, com balão extrator e saída de cálculo. (D) Remoção de cálculo com *basket*.

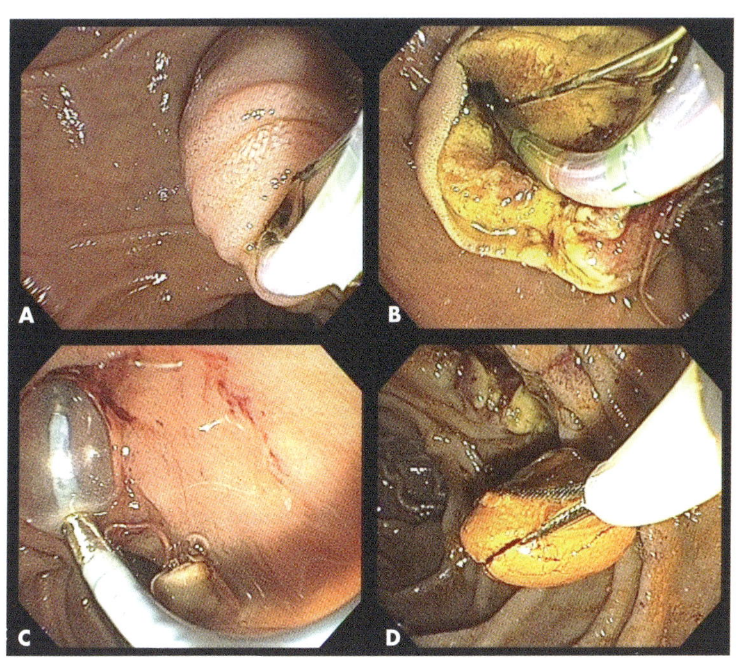

pila duodenal. Mobilizações sutis laterais do acessório podem ser realizadas para remoção dos debris e exposição do segmento intramural do colédoco. Estando a papilotomia completada, procede-se com a introdução dos acessórios (balão extrator ou *basket*) para a remoção do(s) cálculo(s).

Indicações

- Obstrução biliar secundária a coledocolitíase
- Estenoses benignas e malignas do ducto biliar;
- Fístulas biliares;
- Casos selecionados de disfunção do esfíncter de Oddi;
- Pancreatites agudas recorrentes de causa desconhecida;
- Pancreatite crônica com estenoses sintomáticas;
- Litíase sintomática do canal pancreático;
- Tratamento de pseudocistos pancreáticos sintomáticos;
- Diagnóstico de neoplasias malignas do pâncreas, por meio da realização de escovado citológico e biópsias.

Complicações

- Pancreatite aguda pós-CPRE;
- Hemorragia pós-esfincterotomia;
- Infecção (colangite, bacteremia, colecistite, abcessos);
- Perfuração;
- Riscos específicos associados aos fármacos utilizados na anestesia;
- Complicações cardiorrespiratórias (por exemplo, descompensação de insuficiência cardíaca, pneumonias de aspiração).

Papilotomia endoscópica associada à dilatação com balão (descrição conforme Franzini, 2017)[14]

Sob um fio-guia, posiciona-se um balão dilatador hidrostático (por exemplo, CRE™ (*Controlled Radiologic Expansion* – Boston Scientific Inc., USA) ou Hercules (Cook Medical Inc., USA) na região da papilotomia. O tamanho do balão é definido pelo diâmetro máximo da via biliar, pelo tamanho do cálculo e pela presença de estenose. O balão é posicionado de forma que seu corpo fique dois terços para o interior da via biliar, evitando seu deslizamento para o lúmen duodenal (Figura 9.19).

O preenchimento é realizado com água destilada e contraste hidrossolúvel de forma contínua e gradual, utilizando uma pistola e seringa com manômetro, até o calibre máximo do ducto biliar ou quando houver desaparecimento da área de estreitamento local ("cintura"). A dilatação é mantida por três minutos para minimizar riscos de sangramento. Ao esvaziar o balão, caso seja verificado sangramento maior que o habitual, uma nova insuflação deve ser realizada por mais três minutos. Ao retirarmos o acessório dilatador, deve ser dada especial aten-

Figura 9.19 Aspectos da dilatação da papila com balão. (A) Balão alocado na via biliar principal, insuflado com contraste. (B) Controle fluoroscópico do balão na via biliar, sendo possível observar uma formação de cintura durante a insuflação. (C) Desaparecimento da cintura com a insuflação até o diâmetro máximo da via biliar. (D) Aspecto final da papila após a dilatação.

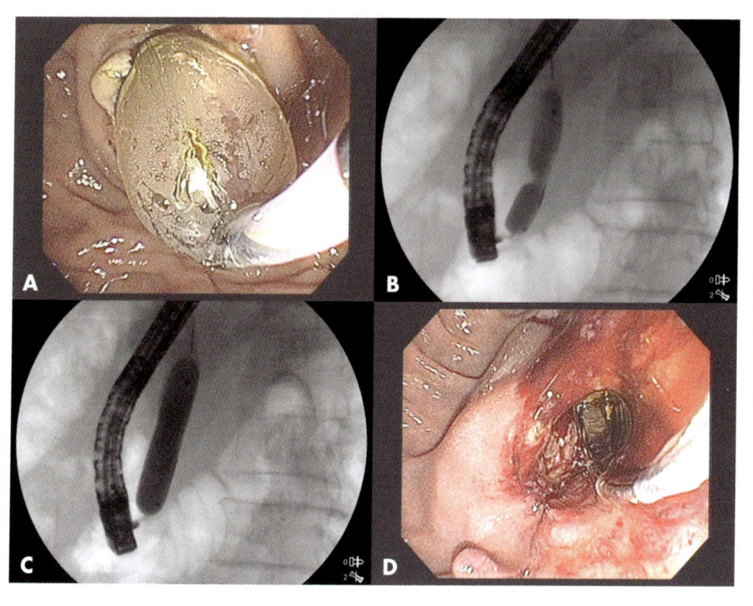

ção na manutenção do fio-guia no ducto biliar, para que, em caso de complicações, o tratamento endoscópico efetivo possa ser realizado.

Após a dilatação, realiza-se a varredura da via biliar para a remoção dos cálculos com balão extrator ou cesta de Dormia, de acordo com as suas características específicas, como tamanho, forma e localização. No insucesso da remoção ou na remoção parcial dos cálculos, deve-se considerar a introdução de prótese plástica biliar com o intuito de drenagem.

Indicações

- Tamanho maior ou igual a 15 mm;
- Presença de desproporção entre o cálculo e o colédoco distal;
- Presença de estenose biliar com cálculo a montante.

Complicações

- Pancreatite aguda pós-CPRE;
- Hemorragia;
- Infecção (colangite, bacteremia, colecistite, abcessos);
- Perfuração;
- Riscos específicos associados aos fármacos utilizados na anestesia;
- Complicações cardio-respiratórias (por exemplo, descompensação de patologia cardíaca, pneumonias de aspiração).

Evidência na literatura

Em uma metanálise realizada pelo Serviço de Endoscopia Gastrointestinal do Hospital das Clínicas da FMUSP, envolvendo 9 ECRs e 1.230 pacientes com coledocolitíase (611 pacientes submetidos à esfincterotomia isolada e 619 submetidos à esfincterotomia e à dilatação com balão), observou-se uma equivalência estatística nas taxas de eventos adversos envolvidas (sangramento, pancreatite, colangite e perfuração).[15-23]

Com relação à efetividade dos métodos, a taxa de remoção de cálculos como desfecho primário não apresentou diferença, no entanto, a PADB obteve menor necessidade de LM, proporcionando, teoricamente, maior segurança no contexto (Tabela 9.7 e Figura 9.20).[24]

Tabela 9.7 Frequência das complicações da papilotomia e da papilotomia associada à dilatação com balão, baseada na revisão sistemática desenvolvida pelo Serviço de Endoscopia Gastrointestinal do HC-FMUSP.

	Papilotomia	Papilotomia + dilatação
Pancreatite	27/538 (5%)	23/542 (4,24%)
Sucesso na remoção	495/538 (92%)	504/542 (93%)
Sangramento	17/538 (3,15%)	11/542 (2%)
Litotripsia mecânica	162/611 (26,5%)	72/619 (11,6%)
Colangite	4/538 (0,74%)	4/542 (0,73%)
Perfuração	3/538 (0,5%)	0/542 (0)
Litotripsia em cálculos maiores de 15 mm	98/149 (65,7%)	49/151 (32,4%)
Sucesso na remoção para cálculos maiores de 15 mm	155/171 (90,6%)	168/181 (92,8%)

Eficácia

- Taxa geral de remoção de cálculos: não foi identificada uma diferença estatística entre o tratamento da coledocolitíase pelos dois métodos (RD 0,01, IC [-0,02, 0,004], $I^2 = 0$, $p = 0,59$).
- Taxa de remoção de cálculos em pacientes com cálculos maiores que 15 milimetros: não houve diferença entre as técnicas (RD 0,02, IC [-0,04, 0,07], $I^2 = 5\%$, $p = 0,52$).
- Uso de litotripsia mecânica em geral: houve diferença estatística entre os grupos (RD - 0,14, IC [-0,25, -0,03], $I^2 = 91\%$, $p = 0,01$), sendo a dilatação associada a ES um fator protetor ao uso de LM.
- Uso de litotripsia mecânica em pacientes com cálculos maiores que 15 milímetros: não houve diferença estatística entre os grupos (RD -0,20, IC [-0,44, 0,04], $I^2 = 84\%$, $p = 0,10$).

Figura 9.20 ***Forest plot*** **avaliando o uso de LM em geral nos pacientes com coledocolitíase.**

	Dillat + Pap		Pap			Diferença do risco		Diferença do risco
Estudo ou subagrupo	***Eventos***	***Total***	***Eventos***	***Total***	***Peso***	***M-H, Aleatório, 95% IC***	***Ano***	***M-H, Aleatório, 95% IC***
Hee, 2007	8	100	9	100	12,2%	-0,01, [-0,09, 0,77]	2007	
Kim HG, 2009	9	27	9	28	7,9%	0,01 [-0,24, 0,26]	2009	
Kim TH, 2009	8	104	17	100	12,0%	-0,09 [-0,18, -0,00]	2009	
Hong, 2009	13	70	47	65	10,7%	-0,54 [-0,68, -0,40]	2009	
Teoh, 2013	21	73	36	78	10,5%	-0,17 [-0,33, -0,02]	2013	
Guo, 2015	7	85	8	85	12,0%	-0,01 [-0,10, 0,07]	2015	
Takeshi, 2015	3	50	13	50	10,8%	-0,20 [-0,34, -0,06]	2015	
Chu, 2016	0	33	0	32	12,5%	0,00 [-0,06, 0,06]	2016	
Karsenti, 2016	3	77	23	73	11,4%	-0,28 [-0,39, -0,16]	201	
Total (95% IC)		619		611	100,0%	-0,14 [-0,25, -0,03]		
Total de eventos	72		162					

Heterogeneidade: $Tau^2 = 0,03$; $Chi^2 = 84,55$, df = 8 ($P < 0,00001$); $I^2 = 91\%$

Teste para efeito global: $Z = 2,48$ ($P = 0,01$)

–0,5 –0,25 0 0,25 0,5

Favorece (Pap + Dil) Favorece (PAP)

Segurança

- Pancreatite: não houve diferença estatística entre os grupos (RD -0,01, IC [-0,03, 0,02], $I^2 = 0$, $p = 0{,}5$).
- Sangramento: não houve diferença estatística entre os grupos (RD -0,01, IC [-0,03, 0,01], $I^2 = 32\%$, $p = 0{,}25$).
- Colangite: não houve diferença estatística entre os grupos (RD 0,00, IC [-0,01, 0,01], $I^2 = 0$, $p = 0{,}98$).
- Perfuração: não houve diferença estatística entre os grupos (RD -0,01, IC [-0,02, 0,01], $I^2 = 0$, $p = 0{,}37$).

Considerações

A eficácia e a segurança foram similares entre PI e PADB, porém, o grupo PI necessitou de complementação terapêutica com maior frequência, com o uso de litotripsia mecânica, sendo exposto a maior risco de lesão de vias biliares, além de maior tempo e custo de procedimento.[24]

Conduta no serviço de endoscopia do HC-FMUSP

No Serviço de Endoscopia Gastrointestinal do HC-FMUSP, a papilotomia endoscópica é realizada rotineiramente durante a CPRE, para tratamento da coledocolitíase. É habitualmente executada após contrastação e estudo da via biliar principal, com o aparelho em posição retificada e utilizando corrente de corte pura. A secção é realizada até a prega transversa proximal, considerada como o limite de segurança para o procedimento. A papilotomia ampla permite, na maioria dos casos, a remoção dos cálculos sem maiores dificuldades.

Na sequência, procede-se com a varredura da via biliar com balão extrator (método de preferência) ou cesta de Dormia. Caso não seja possível a remoção dos cálculos ou haja alguma condição específica em relação aos cálculos ou à via biliar (cálculos maiores ou iguais a 15 milímetros, desproporção entre o cálculo e o colédoco distal ou presença de estenose biliar com cálculo a montante), opta-se por realizar a dilatação da papila com balão e nova varredura da via biliar.

Na impossibilidade de remoção dos cálculos da via biliar principal, procede-se com a litotripsia mecânica (LM) (Algoritmo 9.5). Se a fragmentação dos cálculos não for possível, deve-se realizar a passagem de prótese biliar plástica, a fim de garantir a drenagem da via biliar e evitar a impactação do cálculo, servindo de ponte para o tratamento cirúrgico.

Caso não seja optado por tratamento cirúrgico, a revisão endoscópica é realizada a cada três meses, quando é realizada nova tentativa de remoção dos cálculos ou troca das próteses pelo risco de obstrução.

Algoritmo 9.5 Orientação de conduta perante a coledocolitíase.

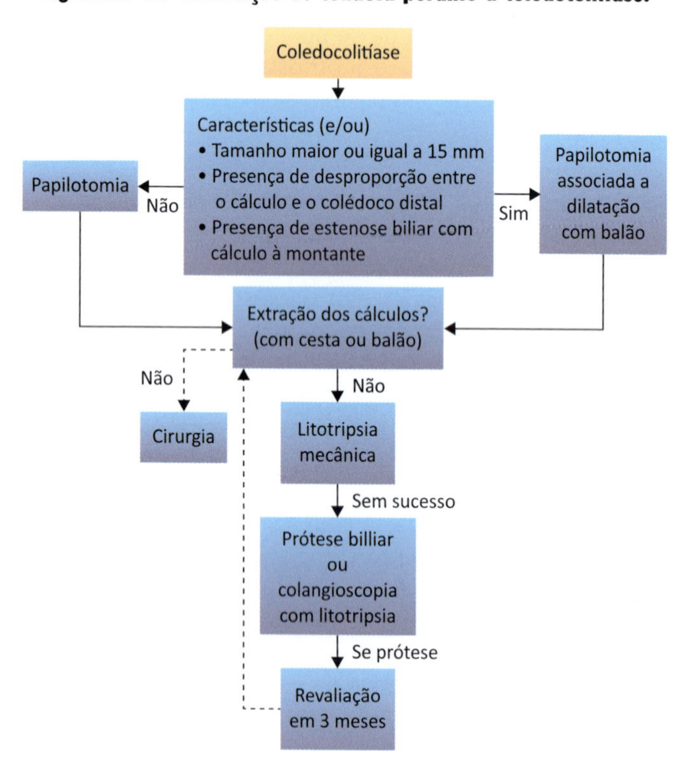

A colangioscopia (Spyglass® DS) com recurso de litotripsia é um equipamento que permite a visualização direta e a fragmentação dos cálculos das vias biliares. Consiste em uma opção interessante na falha terapêutica dos demais métodos endoscópicos. No entanto, ainda não está disponível na rotina do Serviço de Endoscopia Gastrotintestinal do HC-FMUSP, assim como na maioria dos outros centros de endoscopia do país.

Conclusão

Os achados da metanálise realizada pelo serviço de Endoscopia Gastrointestinal do HC-FMUSP corroboram com as condutas atuais do Serviço de Endoscopia Gastrointestinal do Hospital das Clínicas da FMUSP, não tendo sofrido alterações.

A papilotomia e a dilatação balonada da papila é um importante recurso no tratamento da coledocolitíase e deve fazer parte das técnicas dominadas pelo endoscopista que manipula vias biliares.

Referências

1. Collins C, Maguire D, Ireland A, Fitzgerald E, O'Sullivan GC. A prospective study of common bile duct calculi in patients undergoing laparoscopic cholecystectomy: natural history of choledocholithiasis revisited. Ann Surg. 2004;239:28.
2. Hochberger J, Tex S, Miass J, Hah EG. Management of common bile duct stones. Gastrointest Endosc Clin Am. 2003;13:623-34.
3. Katanuma A, Maquchi H, Osanai M, Takashashi K. Endoscopic treatment of difficult common bile duct stones. Dig Endosc. 2010;22(Suppl 1):S90-7.
4. Attam R, Freeman ML. Endoscopic papillary large balloon dilation for large common bile duct stones. J Hepatobiliary Pancreat Surg. 2009;16:618-23.
5. Ersoz G, Tekesin O, Ozutemiz AO, Gunsar F. Biliary sphincterotomy plus dilation with a large balloon for bile duct stones that are difficult to extract. Gastrointest Endosc. 2003;57:156-9.
6. Yang XM, Hu B. Endoscopic sphincterotomy plus large-balloon dilation vs endoscopic sphincterotomy for choledocholithiasis: a meta-analysis. World J Gastroenterol. 2013 Dec 28;19(48):9453-60.

7. Jin PP, Cheng JF, Liu D, Mei M, Xu ZQ, Sun LM. Endoscopic papillary large balloon dilation vs endoscopic sphincterotomy for retrieval of common bile duct stones: a meta-analysis. World J Gastroenterol. 2014;20(18):5548-56.
8. Xu L, Kyaw MH, Tse YK, Lau JY. Endoscopic sphincterotomy with large balloon dilation versus endoscopic sphincterotomy for bile duct stones: a systematic review and meta-analysis. Biomed Res Int. 2015;2015:673103.
9. Stefanidis G, Viazis N, Pleskow D, Manolakopoulos S, Theocharis L, Christodoulou C, et al. Large balloon dilation vs. mechanical lithotripsy for the management of large bile duct stones: a prospective randomized study. Am J Gastroenterol. 2011;106:278-85.
10. Feng Y, Zhu H, Chen X, Xu S, Cheng W, Ni J, et al. Comparison of endoscopic papillary large balloon dilation and endoscopic sphincterotomy for retrieval of choledocholithiasis: a meta-analysis of randomized controlled trials. J Gastroenterol. 2012;47(6):655-63.
11. Liu Y, Su P, Lin S, Xiao K, Chen P, An S, et al. Endoscopic papillary balloon dilatation versus endoscopic sphincterotomy in the treatment for choledocholithiasis: a meta-analysis. J Gastroenterol Hepatol. 2012;27(3):464-71.
12. Liu Y, Su P, Lin Y, Lin S, Xiao K, Chen P, et al. Endoscopic sphincterotomy plus balloon dilation versus endoscopic sphincterotomy for choledocholithiasis: A meta-analysis. J Gastroenterol Hepatol. 2013;28(6):937-45.
13. Baron TH, Kozarek RA, Carr-Locke DL. 2.ed. Rio de Janeiro: Revinter, 2015.
14. Tomazo APF. Colangioscopia de operador único versus papilotomia associada à dilatação ampla da papila no tratamento dos cálculos biliares complexos: estudo clínico randomizado. [Tese doutorado]. Programa de Ciências de Gastroenterologia - Faculdade de Medicina da Universidade de São Paulo, 2016.
15. Chu X, Zhang H, Qu R, Huang G, Guo C, Wang F, et al. Small endoscopic sphincterotomy combined with endoscopic papillary large-balloon dilation. Eur Surg. 2016 Feb;DOI 10.1007/s10353-016-0388-2.
16. Guo Y, Lei S, Gong W, Gu H, Li M, Liu S, et al. A Preliminary Comparison of Endoscopic Sphincterotomy, Endoscopic Papillary Large Balloon Dilation, and Combination of the Two in Endoscopic Choledocholithiasis Treatment. Med Sci Monit. 2015;21:2607-12.
17. Kim HG, Cheon YK, Cho YD, Moon JH, Park DH, Lee TH, et al. Small sphincterotomy combined with endoscopic papillary large balloon dilation versus sphincterotomy. World J Gastroenterol. 2009;15(34):4298-304.

18. Karsenti D, Coron E, Vanbiervliet G, Privat J, Kull E, Bichard P, et al. Complete Sphincterotomy PLUS Large Balloon Dilatation of Sphincter of Oddi Versus Endoscopic Sphincterotomy for Large Bile Duct Stones Removal: A Large Prospective Multicenter Randomized Study. Gastrointest Endosc. 2016; 83(5):AB133.
19. Hong GY, Park SW, Seo KS, Moon H. Endoscopic sphincterotomy plus large- balloon dilation versus endoscopic sphincterotomy for removal of large common bile duct stones. Gastrointest Endosc. 2009;69:AB148.
20. Teoh AY, Cheung FK, Hu B, Pan YM, Lai LH, et al. Randomized trial of endoscopic sphincterotomy with balloon dilation versus endoscopic sphincterotomy alone for removal of bile duct stones. Gastroenterology. 2013;144(2):341-5.e1.
21. Kim TH, Oh HJ, Lee JY, Sohn YW. Can a small endoscopic sphincterotomy plus a large-balloon dilation reduce the use of mechanical lithotripsy in patients with large bile duct stones? Surg Endosc. 2011;25:3330-7.
22. Heo JH, Kang DH, Jung HJ, Kwon DS, An JK, Kim BS, et al. Endoscopic sphinctero-tomy plus large-balloon dilation versus endoscopic sphincterotomy for removal of bile-duct stones. Gastrointest Endosc. 2007;66(4):720-6.
23. Hisa T. Can Endoscopic Papillary Balloon Dilation With Minor Sphincterotomy Be a Standard Treatment for the Conventional Bile Duct Stone? Gastrointest Endosc. 2015;81(5):AB195.
24. Review Manager [Computer program] Rev Man. Version 5.3. Copenhagen: The Nordic Cochrane Center, The Cochrane Collaborations 26.
25. Higgins JP, Thompson SG, Deeks JJ, Altman DG. Measuring inconsistency in meta-analyses. BMJ. 2003;327:557-60.

9.6 Próteses Metálicas na Via Biliar

Leonardo Zorrón Cheng Tao Pu
Rodrigo Silva de Paula Rocha
Everson Luiz de Almeida Artifon
Eduardo Guimarães Hourneaux de Moura
Paulo Sakai

Introdução

A prótese biliar passada retrogradamente por colangiopancreatografia retrógrada endoscópica (CPRE) é aceita em todo o mundo como a primeira escolha no tratamento paliativo na obstrução biliar maligna, em especial no acometimento distal da árvore biliar. Atualmente, ainda persistem dois tipos de materiais utilizados em sua confecção: plástico e metal. Consequentemente, muitas dúvidas surgem quanto a qual deles é o mais benéfico para o paciente. Este capítulo reúne as informações disponíveis sobre esses dois tipos de prótese, para ajudar a lidar com a prática clínica nos dias de hoje.

As neoplasias das vias biliares compreendem um grupo de doenças importantes e que merecem especial atenção, apesar de pouco frequentes. Um dos pontos que lhes confere maior importância é o aspecto prognóstico que, conforme demonstrado no consenso de Evans e colaboradores (2009),[1] é geralmente reservado. O principal sintoma, a icterícia, pode desencadear distúrbios como imunossupressão,[2-5] influenciando o prognóstico e a qualidade de vida.

Apesar da rara prevalência, uma estimativa recente do *Surveillance, Epidemiology and End Results* (SEER), um banco de dados da América do Norte, revelou um aumento da incidência e um prognóstico reservado, também demonstrados pelo estudo de Siegel e colaboradores (2014).[6]

Tipos de próteses

Há dois tipos de próteses que são rotineiramente utilizados na prática clínica: as próteses plásticas (PP) e as próteses metálicas autoexpansíveis (PM) (Figura 9.21). A falta de consenso na utilização de uma prótese específica para paliação, nos casos de obstrução maligna da via biliar (OMB) inoperável, demonstra que ainda existem dúvidas sobre qual dos tipos é o mais eficaz, tanto em perspectiva individual quanto em coletiva (política de saúde pública).

Vários ensaios clínicos randomizados (ECR) demonstram que as próteses metálicas estão associadas a uma maior perviedade, quando comparadas às próteses plásticas.[7-9] Alguns estudos indicam uma tendência de maior sobrevida com a utilização das PM[10-12] e alguns com as PP,[13-14] contudo, a diferença de sobrevida foi demonstrada estatisticamente em apenas um ECR,[15] sendo o benefício obtido por meio das PM. Na medida em que são abordados pacientes mais graves, essas diferenças se tornam cada vez menos proeminentes, mas não existem ECR que utilizam objetiva e exclusivamente uma população com sobrevida menor que três a quatro meses.

Figura 9.21 (A) Prótese biliar plástica. (B) Próteses biliares metálicas autoexpansíveis.

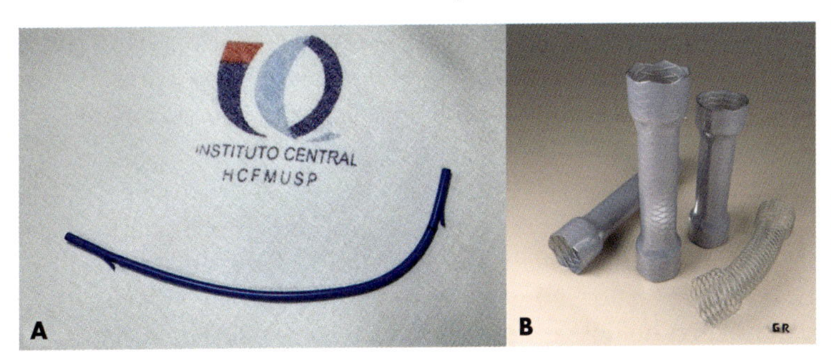

Fonte: ilustração por Gustavo Rodela.

Aspectos clínicos e epidemiológicos

A obstrução maligna da via biliar é definida como um bloqueio mecânico, direto ou indireto, do fluxo da bile produzido pelos hepatócitos. Esse bloqueio é causado por neoplasia maligna, seja pela doença primária, seja por metástases linfonodais ou em outros órgãos. Quando a lesão não tem possibilidade de ressecção cirúrgica, em caráter curativo ou em caráter paliativo (geralmente por invasão de estruturas vitais), ou quando o doente não possui condições clínicas para suportar o procedimento cirúrgico, o tumor é considerado inoperável. Nesse contexto, o quadro clínico mais precoce e comum é a icterícia.[16]

Estima-se que quase 20% da icterícia subclínica é devido à obstrução maligna da via biliar.[17] É dividida em cerca de dois terços e um terço entre câncer de pâncreas e outros tumores obstrutivos das vias biliares, respectivamente.[18] A maioria dos casos diagnosticados não são candidatos à ressecção curativa devido à extensão local da doença, aos sintomas de surgimento tardio e à incidência em população idosa.[19-21]

De acordo com o Instituto Nacional de Câncer (INCA),[22] os tumores pancreáticos são responsáveis por 2% das neoplasias malignas no Brasil, com uma estimativa de 17 mil novos casos em 2015. Tendo em mente que apenas 15% a 20% dessas neoplasias são ressecáveis, o número de pacientes com OMB inoperável, apenas no Brasil, chega a cerca de 13 mil pessoas.

O uso de métodos paliativos é essencial nesses casos. E o uso de prótese biliar endoscópica (*stent*) cresce devido a sua característica minimamente invasiva, especialmente em vista do alto porte operatório nesses pacientes e à incidência em pacientes idosos, debilitados e com multimorbidades.[23,24]

Diagnóstico

O diagnóstico geralmente decorre de exames de imagem do abdome (tomografia computadorizada e ressonância magnética) para investigação de sintomas como icterícia e anorexia. O diagnóstico definitivo de malignidade, por padrão, é feito após confirmação histopatológica (CPRE com biópsia de lesão distal e ultrassom endoscópico com punção aspirativa por agulha fina de lesões proximais). Em alguns casos, a confirmação histopatológica não é possível por razões logísticas/infra-estruturais ou pela condição clínica debilitada do paciente, sendo o quadro clínico e as características da lesão aos exames de imagem suficientes para determinar a malignidade da obstrução.

Definida como OMB, a avaliação sobre a ressecabilidade da lesão é feita por meio da exclusão de invasão de outras estruturas, como veia porta, artéria hepática ou de metástases difusas, além da operabilidade do paciente pelas condições clínicas desfavoráveis (síndrome consumptiva). Caso seja necessário realizar um tratamento ponte entre o momento em que o paciente apresente sintomas iniciais (como no caso de colangite) e o estabelecimento do diagnóstico definitivo de OMB inoperável, a drenagem por CPRE com PP é aconselhável até a definição de paliação exclusiva.[25]

Técnicas de inserção

Quanto ao modo de utilização, a PP e a PM possuem algumas diferenças. A PP é geralmente utilizada para MBO nos tamanhos de 7 a 12 Fr (2,3 a 4 mm) e apresenta um sistema de liberação totalmente manual. A PM possui um sistema integrado que auxilia sua liberação e é utilizada em geral no tamanho de 30 Fr (10 mm), porém, outros tamanhos, como o 24 Fr (8 mm), podem também ser utilizados. Ambas possuem diferentes comprimentos, sendo que as mais utilizadas variam de 5 a 15 cm.

Existem vários subtipos de PP que variam em relação à conformação, aos "*flaps* de ancoragem" e orifícios para drenagem (Tannembaum, Amsterdam, "*pig tail*"). As PM apresentam grandes variações na composição e associação com tratamentos adjuvantes (como quimioterápicos), mas geralmente se enquadram em um de três subtipos: totalmente recoberta, parcialmente recoberta e totalmente descoberta. A preferência de um ou outro subtipo para OMB ainda não foi demonstrada.[25] Independentemente do subtipo, o mecanismo de funcionamento é semelhante.

É importante ressaltar que a OMB deve ser cuidadosamente avaliada antes da escolha e passagem da prótese. Não é incomum que em casos de OMB não seja possível a passagem de prótese devido ao estreitamento do lúmen. Uma boa opção nesses casos é a utilização de dilatadores biliares (Soehendra 4 a 17 Fr), que gradativamente dilatam a estenose para permitir a passagem das próteses.

Próteses plásticas

Após a passagem do fio-guia pela OMB (em geral, é usado o de 0,035 mm), a PP escolhida é passada por sobre o fio-guia com sua extremidade afunilada. A inserção da prótese é então assistida por um "empurrador" (dispositivo longo e cilíndrico, do diâmetro da prótese, utilizado para empurrá-la). A extremidade distal do "empurrador", em geral, possui uma marcação radiopaca que auxilia sua visualização pela fluoroscopia.

Durante todo o processo de inserção, o fio-guia deve estar fixo, para não perder a cateterização, e sob tração leve e cautelosa, para permitir o deslizamento da prótese. Outro ponto importante é manter o duodenoscópio próximo à papila, para que o movimento *up-down* do comando seja transmitido de maneira otimizada.

Após a locação da prótese na posição desejada (confirmada pela visão direta da porção distal e pela visão radioscópica da porção proximal), o fio-guia é retirado. Nesse momento, a bile estagnada proximal à obstrução deve ser vista efluindo pela prótese, muitas vezes com coloração mais clara que a habitual (translúcida ou transparente), dependendo do tempo de obstrução. Para a passagem das demais PP, caso necessário, são realizados os mesmos passos, com o cuidado de não deslocar as PP previamente alocadas.

Figura 9.22 (A) Aspecto endoscópico das próteses biliares plásticas. (B) Controle fluoroscópico das próteses biliares plásticas na via biliar principal.

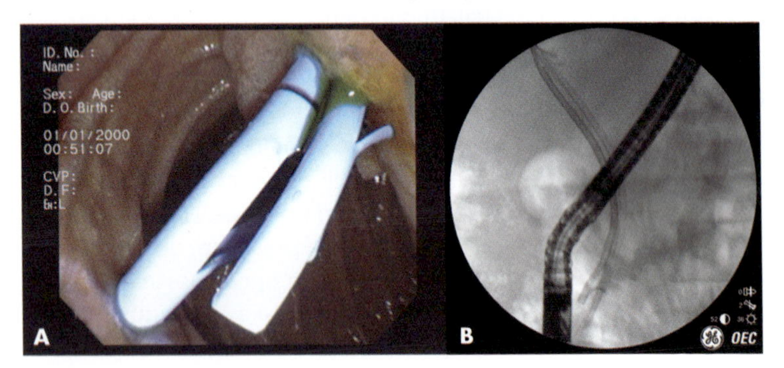

Próteses metálicas

A passagem da PM ocorre de maneira semelhante, porém, com a facilidade de possuir um mecanismo integrado de "empurrador". O mecanismo constitui-se de uma pistola com um prolongamento cilíndrico com diâmetro de cerca de 3 mm (9 Fr). A extremidade pela qual o fio-guia deve ser inserido é facilmente identificada e possui forma cônica. A PM pode ser identificada tanto por visão direta por meio da capa plástica de proteção quanto pela visão radioscópica.

Uma vez confirmada a locação da prótese, o sistema da pistola deve ser acionado. Em geral, um clipe ou botão de segurança deve ser removido antes do gatilho ser acionado, o que varia de marca para marca (a leitura do manual antes da utilização é essencial). Sob o controle da fluoroscopia, a liberação da prótese ocorre como a abertura de um guarda-chuva. São necessários vários movimentos repetidos para a liberação final da prótese. Um dos aspectos mais úteis do mecanismo é que, diferentemente da PP, é possível retrair a PM para o reposicionamento, desde que não se tenha alcançado o ponto de segurança, que, em geral, corresponde ao ponto médio da prótese.

Os cuidados com o fio-guia e com a posição do duodenoscópio permanecem os mesmos da PP. Uma vez liberada a prótese, sua extremidade distal irá abrir, sendo possível evidenciar o mesmo evento de descompressão da bile descrito para a PP. Em geral, não se utilizam PM lado a lado, com exceção dos casos selecionados de obstrução hilar.

Figura 9.23 (A) Aspecto endoscópico da prótese biliar metálica autoexpansível. (B) Controle fluoroscópico da prótese biliar metálica autoexpansível na via biliar principal.

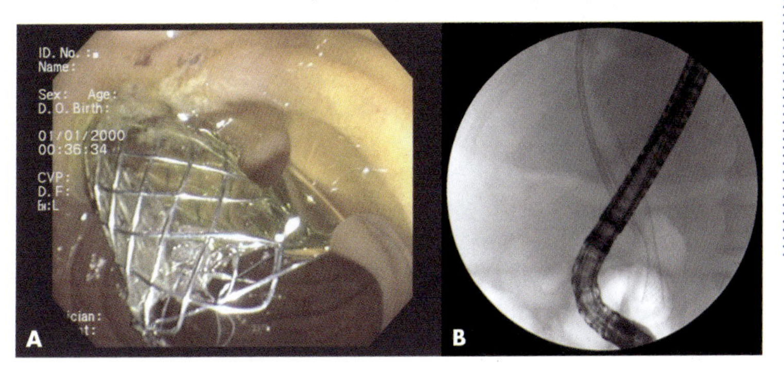

Evidência na literatura

As respostas trazidas por revisões sistemáticas e metanálises de ensaios clínicos randomizados homogêneos possuem os mais fortes níveis de evidência e grau de recomendação (nível 1A e grau A), conforme reiterado pelo Projeto Diretrizes da Associação Médica Brasileira, em conjunto com o Conselho Federal de Medicina.

A revisão sistemática mais recente sobre a comparação de PM *versus* PP na paliação de OMB[26] incluiu 20 ECR e 1.713 pacientes. Almadi e colaboradores (2017) demonstram a superioridade da PM nos quesitos de perviedade (4,45 meses, intervalo de confiança –IC = 0,31; 8,59), taxa de complicações como sepse (*odds ratio* – OR = 0,53, IC = 0,37; 0,77), necessidade de reintervenção (–0,83 intervenções, IC = –1,64; –0,02) e sobrevida livre de sintomas (OR = 5,96, IC = 1,71; 20,81).

Os dados obtidos tornam claro que, da perspectiva individual, a PM é superior à PP. Apesar disso, ainda não há uniformidade entre os serviços do país no uso de PM em vez da PP, em OMB inoperável. Há quem pondere que essa situação seja decorrente do custo inerente à PM, unitariamente mais cara que a PP (cerca de dez vezes). O custo, de fato, é relevante na escolha, tendo em perspectiva a saúde pública, especialmente no Brasil, onde os recursos para a área são limitados.

Uma outra metanálise, baseada em ECR e realizada no Serviço de Endoscopia Gastrointestinal do Hospital das Clínicas da FMUSP, estimou os valores associados ao uso de um tipo de prótese ou outro. Zorrón Pu e colaboradores (2015)[27] avaliaram 13 ECR e 1.133 pacientes após filtragem de mais de 3.600 estudos em sua busca inicial. O diâmetro de PM mais utilizado nos estudos foi de 10 mm (30 Fr) e o diâmetro de PP mais utilizado foi de 10 Fr (Tabela 9.8).

Diferentemente do estudo anterior, Zorrón Pu e colaboradores (2015)[27] encontraram diferença na sobrevida média (PM 182 dias *versus* PP 150 dias – $p < 0,0001$), provavelmente decorrente da menor incidência de complicações. Outro desfecho incluído foi a avaliação do custo, que demonstrou ser estatisticamente semelhante, embora numericamente menor no grupo de PM (4.193,98 euros *versus* 4.728,65 euros – $p < 0,0985$) (Figura 9.24).

Tabela 9.8 Tabela descritiva dos estudos incluídos na metanálise de Zorron Pu *et al.*

Autor	Ano	Publicação	Pacientes	P – Doença	I – Intervenção	C – Controle
Davids	1992	Lancet	105	Inoperável MBDO	8-10 mm Wallstent (1)	10 Ft PS (1)
Wagner	1993	Endoscopy	20	Inoperável MBPO	10 mm Wallstent em 70% – 30% strecker stent 7 mm (1)	11.5 Fr ou 14 Fr PS (1)
KnyRm	1993	Endoscopy	62	Inoperável MBDO	8 mm SEMS ou strecker stent (1 ou 2)	14 Fr PS (1 ou 2)
Prat	1998	Gastrointestinal endoscopy	105*	Inoperável MBDO	SEMS (1)	11,5 Fr PS (1)
Kaassis	2003	Gastrointestinal endoscopy	118	Inoperável MBDO	10 mm Wallstent (1)	10 Fr Tannenbaum ps (1)
Katsinelos	2006	Surgical endoscopy	47	Inoperável MBDO	10 mm SEMS (1)	10 Fr Tannenbaum PS (1)
Soderlund	2006	Gastrointestinal endoscopy	100	Inoperável MBDO	cSEMS (1)	10 Fr PS (1)
Bernon	2011	HPB	22	Inoperável MBDO	CWS Permalum 10 mm (1)	10 Fr DLS (1)
Isayama	2011	Digesive endoscopy	120	Inoperável MBDO	SEMS (1)	10 Fr Ps (1)
Sangchan	2012	Endoscopia gastrointestinal	108	Inoperável MBPO	10 mm SEMS (1)	7 ou 10-Fr Tipo-Amsterdã
Moses	2013	World journal of gastroenterology	85	Inoperável MBDO	10 mm uSEMS (1 ou 2)	7-Fr Flexima (1 ou 2)
Mukai	2013	World journal of gastroenterology	60	Inoperável MBPO	pcSEMS (Wallstent) (1)	10 Fr PS (1)
Walter	2014	Gastrointestinal endoscopy	240*	Inoperável MBDO	10 mm pc ou uSEMS (Wallstent) (1)	10 Fr PU ou PE (1)

SEMS: prótese metálica autoexpansível; uSEMS: prótese metálica autoexpansível não coberta; pcSEMS: prótese metálica autoexpansível parcialmente coberta; PS: prótese plástica; MBDO: obstrução maligna biliar distal; MBPO: obstrução maligna biliar proximal.

* Não incluiu todos os pacientes na metanálise.

A subanálise dos dados para obstruções distais e proximais mostrou que os resultados gerais foram extensíveis para todos os desfechos analisados. É importante ressaltar a importância desse dado, uma vez que o maior motivo para a utilização da PP em detrimento da PM é o seu valor unitário mais elevado. O estudo demonstrou que o tratamento com PM não é mais caro que o tratamento com PP, podendo até mesmo ser mais barato.

O mesmo autor comenta sobre a potencial economia a ser gerada para o setor da saúde pública, caso a PM seja adotada como tratamento padrão da OMB inoperável.[28] A estimativa é de que o Sistema Único de Saúde (SUS) poderia economizar, por ano, quase R$ 30 milhões (número resultante do produto da diferença de custo entre próteses por pessoa pelo número de casos novos no Brasil em 2015). Além do impacto econômico para o SUS, a utilização de PM evitaria, a cada cinco pacientes, a disfunção da prótese primária em um paciente e a necessidade de reintervenções em dois.

Figura 9.24 Gráfico do custo total (em euros) da utilização de próteses biliares plásticas e metálicas, avaliado pelo estudo de Zorrón Pu e colaboradores (2015).[27]

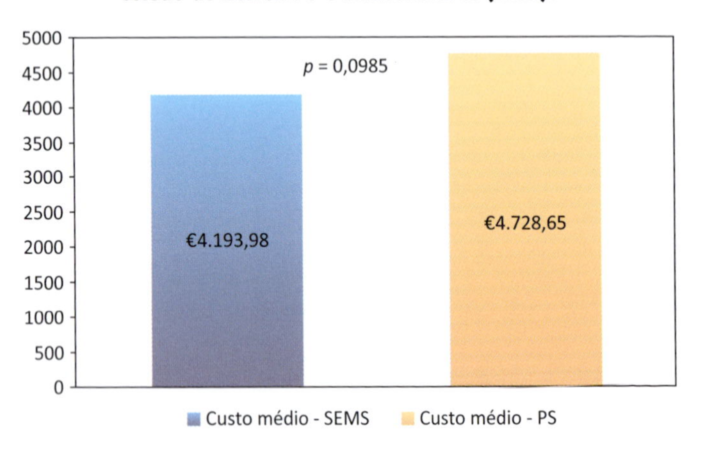

O uso de PM em vez de PP, para o tratamento paliativo da OMB inoperável, está, portanto, associado com menor disfunção da prótese (Figura 9.25), menores taxas de reintervenção, melhor sobrevida (global e livre de sintomas), maior tempo de perviedade e menor número de complicações. Com relação aos custos, o uso da PM no atual cenário é, na pior das hipóteses, semelhante ao uso da PP.

Prognóstico e conduta baseada em evidências

O diagnóstico de OMB inoperável vem sempre acompanhada de um prognóstico sombrio. A discussão sobre possíveis tratamentos deve ser focada na qualidade de vida proporcionada pelo método, assim como por sua durabilidade. Esse foco está se tornando mais e mais importante à luz da crescente sobrevida proporcionada pelas inovadoras terapêuticas quimioterápicas em estágios avançados de OMB. Como exemplo, temos o estudo fase II de Kim e colaboradores (2015),[29] que atingiu nove meses de sobrevida usando uma combinação dos quimioterápicos gemcitabina e S-1 (fluoropirimidina oral, que combina três agentes: tegafur, uma pró-droga do 5 fluoro-uracil; gimeracil ou 5-cloro-2,4 di-hidropiridina, que inibe a enzima di-hidropirimidina desidrogenase; e oteracil ou oxonato de potássio, um inibidor de metabolização do fluoro-uracil no trato digestório), contrastando com três a quatro meses com as terapêuticas mais antigas.[1]

Utilizando a perspectiva individual (do paciente), acerca, principalmente, da qualidade de vida, e considerando como tratamento paliativo adequado aquele que proporciona a mínima dependência possível de permanência hospitalar, aliada à escassa sintomatologia, a PM deve sempre ser considerada como primeira alternativa para OMB inoperável.

Já utilizando a perspectiva coletiva (do SUS), para otimizar a utilização de recursos para beneficiar o máximo de pacientes possível, tendo como base os ECRs e as metanálises, não há dados para afirmar que o uso da PP em pacientes com sobrevida menor que três a quatro meses é maléfico. No entanto, há dados suficientes para afirmar que o uso da PM em pacientes paliativos com OMB, independentemente da expectativa de sobrevida, não eleva os custos (considerando o tratamento como um todo e não apenas o custo da prótese) e apresenta maior benefício com o crescente aumento da sobrevida. Esta última afirmação ganha força ao longo do tempo, já que novas terapêuticas que estendem a sobrevida dos pacientes com estádio IV têm apresentado rápida evolução.

Em suma, apenas pacientes com doença neoplásica avançada, associada à comorbidade terminal, ou com *status* clínico atual grave

Figura 9.25 ***Forest plot*** **do estudo de Zorrón Pu e colaboradores (2015),[27] avaliando a disfunção das próteses plásticas e metálicas. Observa-se que o "diamante" favorece SEMS, visto o menor número de eventos (disfunção das próteses).**

	SEMS		PS			Diferença do risco		Diferença do risco
Estudo ou grupo	*Eventos*	*Total*	*Eventos*	*Total*	*Peso*	*M-H, Fixo, 95% IC*	*Ano*	*M-H, Fixo, 95% IC*
1.1.1 SEMS vs. PS - MBDO								
Davids 1992	16	49	30	56	9,4%	-0,21 (-0,39, -0,02)	1992	
Knyrim 1993	6	31	13	31	5,6%	-0,23 (-0,45, -0,00)	1993	
Prat 1998	6	34	24	33	6,0	-0,55 (-0,75, -0,35)	1998	
Kaassis 2003	11	59	22	59	10,7%	-0,19 (-0,34, -0,03)	2003	
Soderlund 2006	7	23	16	24	4,2%	-036 (-0,63, -0,10)	2006	
Katsinelos 2006	12	49	28	51	9,0%	-0,30 (-0,49, -0,12)	2006	
Bernon 2011	2	10	6	12	2,0%	-0,30 (-0,68, 0,08)	2011	
Isayama 2011	18	60	32	60	10,8%	-0,23 (-0,40, -0,06)	2011	
Moses 2013	10	42	14	43	7,7%	-0,09 (-0,28, 0,10)	2013	
Walter 2014	22	146	31	73	17,6%	-0,27 (-0,40, -0,15)	2014	
Subtotal (95% IC)		503		442	83,0%	-0,26 (-0,32, -0,20)		
Total de eventos	110		216					
Heterogeneidade: $Chi^2 = 13,57$, df = 9 (P = 0,14); $I^2 = 34\%$								
Teste para efeito global: Z = 8,58 (P < 0,00001)								

1.1.2 SEMS vs. PS - MBPO							
Wagner 1993	2	10	5	10	1,8%	-0,30 (-0,70, 0,10)	1993
Sangchan 2012	5	54	9	54	9,7%	-0,07 (-0,20, 0,05)	2012
Mukai 2013	12	30	21	30	5,4%	-0,30 (-0,54, -0,06)	2013
Subtotal (95% IC)		94		94	17,0%	-0,17 (-0,28, -0,06)	
Total de eventos	19		35				
Heterogeneidade: Chi² = 3,77, df = 2 (P = 0,15); I² = 47%							
Teste para efeito global: Z = 2,94 (P = 0,003)							
Total (95% IC)		597		536	100,0%	-0,24 (-0,30, -0,19)	
Total de eventos	129		251				
Heterogeneidade: Chi² = 21,17, df = 12 (P = 0,05); I² = 43%							
Teste para efeito global: Z = 9,06 (P < 0,00001)							
Teste para diferenças de subgrupos: Chi² = 1,82, df = 1 (P = 0,18); I² = 44,9%							

–1 –0,5 0 0,5 1

Favorece (cirurgia) Favorece (endoscopia)

PS: prótese plástica; SEMS: prótese metálica; MBDO: obstrução biliar distal maligna.

(por exemplo, em vigência de choque séptico), ou pacientes com diagnóstico incerto de OMB inoperável deveriam ser considerados para a utilização de PP em vez de PM, como tratamento paliativo. Nos demais e, mesmo nestes, a PM deve ser considerada como primeira opção.

Conduta do serviço de endoscopia do HC-FMUSP

No serviço de Endoscopia Gastrointestinal do HC-FMUSP, padronizou-se a utilização de PM na paliação da OMB, sempre que estas estejam disponíveis. Infelizmente, a PM ainda não é considerada como padrão no SUS e, é frequente a indisponibilidade do material adequado para o caso. Desse modo, quando a PM não está disponível, o que é maioria dos casos, as PP do maior calibre possível (em geral 10 Fr) são alocadas para paliação da obstrução.

Conclusão

A revisão realizada no serviço foi importante para a tomada de posição definitiva da instituição frente ao constante questionamento das entidades financiadoras, que sempre alegam o valor unitário superior como justificativa para a não utilização de PM na paliação da OMB. No momento, há um esforço da equipe em tornar a compra e a utilização de PM na paliação da OMB como o padrão de conduta de todo o setor de saúde pública do país.

Referências

1. Evans DB, Farnell MB, Lillemoe KD, Vollmer C, Jr., Strasberg SM, Schulick RD. Surgical treatment of resectable and borderline resectable pancreas cancer: expert consensus statement. Ann Surg Oncol. 2009;16(7):1736-44.
2. Roughneen PT, Drath DB, Kulkarni AD, Rowlands BJ. Impaired nonspecific cellular immunity in experimental cholestasis. Ann Surg. 1987;206(5):578-82.
3. Treglia-Dal Lago M, Jukemura J, Machado MC, da Cunha JE, Barbuto JA. Phagocytosis and production of H2O2 by human peripheral blood mononuclear cells from patients with obstructive jaundice. Pancreatology. 2006;6(4):273-8.
4. Kawarabayashi N, Seki S, Hatsuse K, Kinoshita M, Takigawa T, Tsujimoto H, et al. Immunosuppression in the livers of mice with obstructive jaundice participates in their susceptibility to bacterial infection and tumor metastasis. Shock. 2010;33(5):500-6.

5. Katz SC, Ryan K, Ahmed N, Plitas G, Chaudhry UI, Kingham TP, et al. Obstructive jaundice expands intrahepatic regulatory T cells, which impair liver T lymphocyte function but modulate liver cholestasis and fibrosis. J Immunol. 2011;187(3):1150-6.
6. Siegel R, Ma J, Zou Z, Jemal A. Cancer statistics, 2014. CA Cancer J Clin. 2014;64(1):9-29.
7. Isayama H, Yasuda I, Ryozawa S, Maguchi H, Igarashi Y, Matsuyama Y, et al. Results of a Japanese multicenter, randomized trial of endoscopic stenting for non-resectable pancreatic head cancer (JM-test): Covered Wallstent versus DoubleLayer stent. Digestive endoscopy : official journal of the Japan Gastroenterological Endoscopy Society. 2011;23(4):310-5.
8. Mukai T, Yasuda I, Nakashima M, Doi S, Iwashita T, Iwata K, et al. Metallic stents are more efficacious than plastic stents in unresectable malignant hilar biliary strictures: a randomized controlled trial. J Hepatobiliary Pancreat Sci. 2013;20(2):214-22.
9. Walter D, van Boeckel PG, Groenen MJ, Weusten BL, Witteman BJ, Tan G, et al. Cost Efficacy of Metal Stents for Palliation of Extrahepatic Bile Duct Obstruction in a Randomized Controlled Trial. Gastroenterology. 2015;149(1):130-8.
10. Davids PH, Groen AK, Rauws EA, Tytgat GN, Huibregtse K. Randomised trial of self-expanding metal stents versus polyethylene stents for distal malignant biliary obstruction. Lancet. 1992;340(8834-8835):1488-92.
11. Katsinelos P, Paikos D, Kountouras J, Chatzimavroudis G, Paroutoglou G, Moschos I, et al. Tannenbaum and metal stents in the palliative treatment of malignant distal bile duct obstruction: a comparative study of patency and cost effectiveness. Surgical endoscopy. 2006;20(10):1587-93.
12. Soderlund C, Linder S. Covered metal versus plastic stents for malignant common bile duct stenosis: a prospective, randomized, controlled trial. Gastrointest Endosc. 2006;63(7):986-95.
13. Prat F, Chapat O, Ducot B, Ponchon T, Pelletier G, Fritsch J, et al. A randomized trial of endoscopic drainage methods for inoperable malignant strictures of the common bile duct. Gastrointest Endosc. 1998;47(1):1-7.
14. Moses PL, Alnaamani KM, Barkun AN, Gordon SR, Mitty RD, Branch MS, et al. Randomized trial in malignant biliary obstruction: plastic vs partially covered metal stents. World journal of gastroenterology. 2013;19(46):8638-46.
15. Sangchan A, Kongkasame W, Pugkhem A, Jenwitheesuk K, Mairiang P. Efficacy of metal and plastic stents in unresectable complex hilar cholangiocarcinoma: a randomized controlled trial. Gastrointest Endosc. 2012;76(1):93-9.
16. Mavros MN, Economopoulos KP, Alexiou VG, Pawlik TM. Treatment and Prognosis for Patients With Intrahepatic Cholangiocarcinoma: Systematic Review and Meta-analysis. JAMA Surg. 2014;149(6):565-74.

17. Reisman Y, Gips CH, Lavelle SM, Wilson JH. Clinical presentation of (subclinical) jaundice--the Euricterus project in The Netherlands. United Dutch Hospitals and Euricterus Project Management Group. Hepatogastroenterology. 1996;43(11):1190-5.
18. Carriaga MT, Henson DE. Liver, gallbladder, extrahepatic bile ducts, and pancreas. Cancer. 1995;75(1 Suppl):171-90.
19. Burke EC, Jarnagin WR, Hochwald SN, Pisters PW, Fong Y, Blumgart LH. Hilar Cholangiocarcinoma: patterns of spread, the importance of hepatic resection for curative operation, and a presurgical clinical staging system. Ann Surg. 1998;228(3):385-94.
20. Albores-Saavedra J, Schwartz AM, Batich K, Henson DE. Cancers of the ampulla of vater: demographics, morphology, and survival based on 5,625 cases from the SEER program. J Surg Oncol. 2009;100(7):598-605.
21. Ryan DP, Hong TS, Bardeesy N. Pancreatic adenocarcinoma. The New England journal of medicine. 2014;371(22):2140-1.
22. INCA. INCA - Instituto Nacional de Câncer José Alencar Gomes da Silva. Estimativa 2014 - Incidência de Câncer no Brasil. In: Saúde Md, editor. website2014.
23. Scott EN, Garcea G, Doucas H, Steward WP, Dennison AR, Berry DP. Surgical bypass vs. endoscopic stenting for pancreatic ductal adenocarcinoma. HPB (Oxford). 2009;11(2):118-24.
24. Glazer ES, Hornbrook MC, Krouse RS. A meta-analysis of randomized trials: immediate stent placement vs. surgical bypass in the palliative management of malignant biliary obstruction. J Pain Symptom Manage. 2014;47(2):307-14.
25. Pu LZ, Singh R, Loong CK, de Moura EG. Malignant Biliary Obstruction: Evidence for Best Practice. Gastroenterology research and practice. 2016;2016:3296801.
26. Almadi MA, Barkun A, Martel M. Plastic vs. Self-Expandable Metal Stents for Palliation in Malignant Biliary Obstruction: A Series of Meta-Analyses. The American journal of gastroenterology. 2017;112(2):260-73.
27. Zorron Pu L, de Moura EG, Bernardo WM, Baracat FI, Mendonca EQ, Kondo A, et al. Endoscopic stenting for inoperable malignant biliary obstruction: A systematic review and meta-analysis. World journal of gastroenterology. 2015;21(47):13374-85.
28. Pu LZCT. Comparação entre prótese plástica e metálica na paliação endoscópica da obstrução maligna da via biliar: revisão sistemática e metanálise baseadas em estudos randomizados. Brazil: University of Sao Paulo; 2016.
29. Kim HS, Kim HY, Zang DY, Oh HS, Jeon JY, Cho JW, et al. Phase II study of gemcitabine and S-1 combination chemotherapy in patients with metastatic biliary tract cancer. Cancer Chemother Pharmacol. 2015;75(4):711-8.

9.7 Colangioscopia

Tomazo Antonio Prince Franzini
Renata Nobre Moura
Gustavo Luís Rodela Silva
Rodrigo Silva de Paula Rocha
Eduardo Guimarães Hourneaux de Moura

Introdução

Nas últimas décadas, houve ascensão do uso da colangiopancreatografia retrógrada endoscópica (CPRE) na avaliação e no tratamento de afecções do sistema biliodigestivo, com taxas de sucesso acima de 90%.[1-3] Apesar de fornecer informações sobre a anatomia, estenoses e falhas de enchimento, a CPRE, muitas vezes, não determina a extensão intraluminal de lesões ductais, e há relato de colangiografias falso negativas em até 8% a 16%.[3] Algumas situações permanecem desafiadoras, de difícil diagnóstico e tratamento, como estenoses biliares de causa indeterminada e cálculos de difícil remoção.

O diagnóstico diferencial de estenoses benignas e malignas, apesar do incremento tecnológico dos métodos de imagem, pode permanecer incerto em até 50% dos casos.[3] Nesse contexto, a colangioscopia e a pancreatoscopia ganham espaço com o objetivo de sanar as limitações das modalidades diagnósticas nas vias biliopancreáticas, permitindo sua visualização direta e o controle endoscópico de intervenções específicas.[4]

A visão endoscópica direta da via biliar não é nenhuma novidade. O primeiro coledocoscópio óptico foi desenvolvido em 1941 e a via peroral foi utilizada a primeira vez em 1976,[5-11] inicialmente por meio de um protótipo que era fino o suficiente para ser introduzido através do canal de trabalho do duodenoscópio.[6] Esse sistema ficou conhecido como "*mother-baby scope*", sendo necessários dois endoscopistas para seu manejo. Várias limitações, como baixa qualidade da imagem, incapacidade de irrigação ou deflexão adequada da sua extremidade, além do alto custo, fragilidade do equipamento e necessidade de dois endoscopistas, impediram a ampla disseminação do método. Apesar das limitações, foi possível comprovar que a colangioscopia peroral era factível.

A partir da metade da década de 1980, foi desenvolvida a segunda geração dos colangioscópios, com diâmetros maiores e que possuíam deflexões em sua ponta e um canal de trabalho, permitindo a introdução de instrumentos e a irrigação.[6] Além disso, com o avanço da tecnologia, houve melhoria da imagem, permitindo a avaliação adequada da mucosa do trato biliar. No entanto, foram mantidos problemas como a necessidade de dois operadores, o custo elevado e a fragilidade do equipamento.

Em 2007, foi desenvolvida a primeira plataforma de colangioscopia com um aparelho de operador-único (SpyGlass – Boston Scientific), tornando o procedimento mais factível, eficaz, e permitindo biópsias precisas e litotripsia sob visão direta. O cateter de acesso (SpyScope) possui cerca de três milímetros e é introduzido através do canal de trabalho do duodenoscópio. Um comando similar ao dos endoscópios convencionais controla a extremidade para os quatro sentidos. Há dois canais de irrigação e um canal de trabalho/aspiração, por onde são inseridos acessórios específicos, como pinças e fibras de litotripsia eletro-hidráulica ou a laser. Em consequência às vantagens, o uso do SpyGlass™ ganhou popularidade, sendo utilizado atualmente em mais de mil centros no mundo, com mais de 50 mil procedimentos realizados e mais de 160 publicações em revistas médicas (Figura 9.26).

No Brasil, a plataforma SpyGlass foi introduzida em 2013, no Serviço de Endoscopia Gastrointestinal do Hospital das Clínicas da Universidade de São Paulo, e culminou com a publicação da experiência inicial em 2014, por Moura e colaboradores,[12] que relataram 20 casos nos quais se empregou a colangioscopia para fins diagnósticos e terapêuticos. A indicação mais frequente foi a coledocolitíase (60%), com taxa de sucesso de 87,5% da litotripsia eletro-hidráulica, números comparáveis aos da literatura.

Em outras duas recentes publicações do serviço, demonstrou-se o uso do SpyGlass para diagnóstico e avaliação da extensão de acometimento de uma lesão em via biliar intra-hepática que, após biópsia sob visão direta, se confirmou como IPMN do trato biliar (Figura 9.27), e também o primeiro relato da literatura do tratamento da estenose de anastomose colédococoledociana pós-transplante

Figura 9.26 Colangioscopia com plataforma de único operador (SpyGlass).

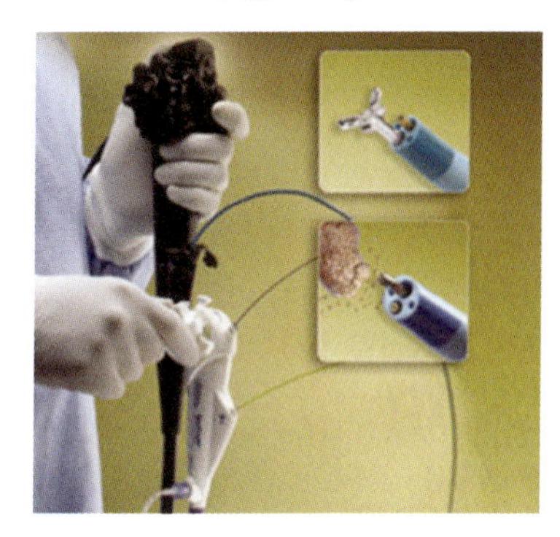

Figura 9.27 Colangioscopia com identificação de neoplasia mucinosa intrapapilar em ducto biliar (IPMN).

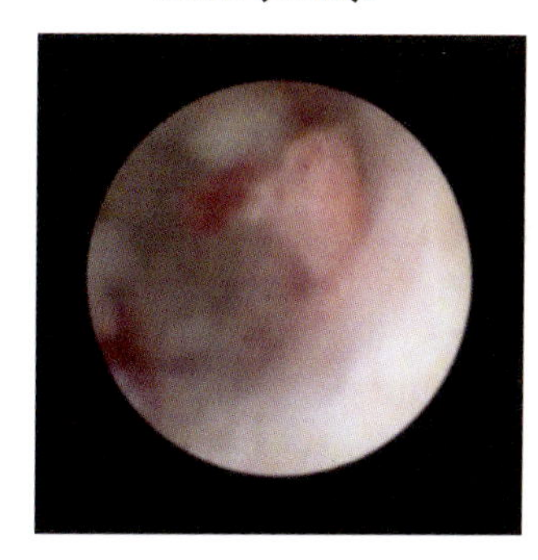

hepático, com uso de injeção de corticosteroide guiado pela colangioscopia com SpyGlass.[13,14]

Em 2015, uma segunda versão do equipamento foi lançada, denominada de SpyGlass Digital (DS). A nova versão demonstra grande evolução em relação à inicial, principalmente na imagem, ergonomia e facilidade de uso do equipamento (Figura 9.28).

Figura 9.28 Sistema digital da plataforma SpyGlass (DS).

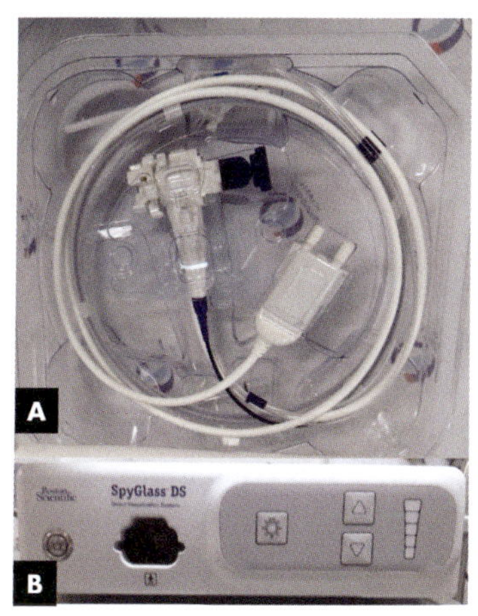

O desenvolvimento recente de novas tecnologias, incluindo as imagens de alta definição e a incorporação da cromoscopia óptica (a exemplo, a imagem de banda estreita, do inglês, *narrow band imaging* – NBI), ampliou o interesse na visualização endoscópica da árvore biliar, e consequentemente, as indicações de colangioscopia e pancreatoscopia continuaram a se expandir.[4,12]

Endoscópios ultrafinos

A colangioscopia direta peroral pode ser realizada em pacientes com dilatação das vias biliares por meio da utilização de endoscópios ultrafinos, com diâmetros que variam de cinco a milímetros. No entanto, em alguns casos, é necessária a dilatação balonada da papila para facilitar a passagem do endoscópio. O acesso direto à via biliar pode ser realizado por diversas técnicas, sendo a mais comum a inserção assistida por balão para ancoragem intraductal.[4]

A vantagem desse sistema é a qualidade superior da imagem e a possibilidade de associação com a cromoscopia óptica. Além disso, o canal de trabalho é maior (2,0 a 2,2 mm), permitindo utilização de diversos acessórios. Como desvantagens, tem-se o preço do equipamento, sua manutenção, fragilidade e instabilidade para avaliação da via biliar distal, o que pode limitar a capacidade diagnóstica nessas condições.

Indicações e evidência na literatura

As primeiras indicações da colangioscopia foram cálculos de difícil remoção e a avaliação de estenoses de etiologia indeterminada. Com o avanço tecnológico, o espectro de indicações tem sido ampliado cada vez mais (Tabela 9.9).

Estenoses biliares de etiologia indeterminada

O diagnóstico de estenoses benignas e malignas é essencial para o planejamento terapêutico, no entanto, a diferenciação entre as duas patologias nem sempre é possível. O escovado citológico e a biópsia durante a CPRE sob visão indireta são os métodos iniciais de escolha, porém, possuem baixa sensibilidade, que varia entre 10% a 50%.[4,15] A associação de ambas as técnicas pode elevar a sensibilidade diagnóstica para próximo de 60%.[16]

Tabela 9.9 Indicações da colangioscopia.

Diagnóstico	Terapêutico
Avaliação de estenoses biliares	Litotripsia eletro-hidráulica ou a laser
Biópsias guiadas	Extração de cálculos sob visualização direta
Avaliação de falhas de enchimento na colangiografia	Introdução de fio-guia através de estenoses ou em ductos biliares secundários e terciários
Estadiamento pré-operatórios de lesões neoplásicas	Hemostasia de lesões sangrantes
Determinação da extensão das lesões intraductaiss	Drenagem biliar
Caracterização das lesões intraductais	Ressecção endoscópica, polipectomia
Detecção de cálculos residuais após litotripsia	Terapias ablativas
Detecção da origem de hemobilia	Injeção de corticosteroides em estenoses benignas*

Adaptada de Jong Ho Moon em Clin Endosc. 2013 Sep;46(5):537-9.[13]

A punção aspirativa com agulha fina (PAAF) durante o ultrassom endoscópico (ecoendoscopia) demonstra melhor sensibilidade, que pode chegar a valores em torno de 80%. Em um recente trabalho de revisão sistemática e metanálise do Serviço de Endoscopia Gastrointestinal do Hospital das Clínicas da FMUSP, publicado por Moura e colaboradores, foi demonstrado, após a análise de oito trabalhos que preencheram os critérios de inclusão (total de 294 pacientes), uma sensibilidade de 48,7% para a CPRE, com obtenção de amostra histológica (biópsia por fórceps e/ou escovado citológico) *versus* 73,5% da Ecoendoscopia com PAAF em estenoses malignas da via biliar.[17]

Outra revisão sistemática recente demonstrou que a biópsia guiada por colangioscopia tem sensibilidade e especificidade de 60% a 63% e 97% a 98%, respectivamente.[18] Por outro lado, Varadarajulu *et al* demonstraram que a sensibilidade da colangioscopia com Spyglass associada a biópsia sob visão direta pode chegar a valores próximos de 100% se realizada a avaliação citopatológica imediatamente durante o procedimento por meio da presença do citopatologista em sala.[19]

É importante ressaltar que as alterações mucosas não estão presentes em todos os casos de estenoses malignas. Alguns tipos de colangiocarcinoma envolvem apenas a camada submucosa e podem não ser detectados pela colangioscopia, que visualiza apenas as camadas superficiais. Estenoses biliares causadas por compressão extrínseca, por sua vez, como as ocasionadas por massas pancreáticas, só conseguem ser detectadas pela colangioscopia nos estágios mais avançados, após a infiltração e penetração na parede ductal.[3]

Coledocolitíase de difícil tratamento

Aproximadamente 10% dos cálculos não conseguem ser extraídos pelos métodos convencionais de CPRE.[20] A definição de coledocolitíase complexa envolve diversos fatores, como: tamanho (cálculos maiores que 15 milímetros), desproporção com o colédoco distal, alterações anatômicas pós-cirúrgicas, estenoses, cálculos múltiplos e em forma de barril, cálculos em localizações de difícil acesso (intra-hepáticos e síndrome de Mirizzi) dentre outros.

A litotripsia guiada por colangioscopia permite a fragmentação dos cálculos por meio de ondas eletro-hidráulicas ou a laser, facilitando a posterior remoção com os acessórios convencionais. O procedimento realizado sob visão direta é mais seguro, pois evita lesões inadvertidas da parede ductal. Vários estudos reportam taxas de sucesso de 80% a 90% (Figura 9.29).[2,11,12,18,20,21]

Figura 9.29 Colangioscopia com SpyGlass. A) Via biliar intrahepática. B) Cálculo biliar gigante fragmentado com colangioscopia associada à litotripsia eletro hidráulica

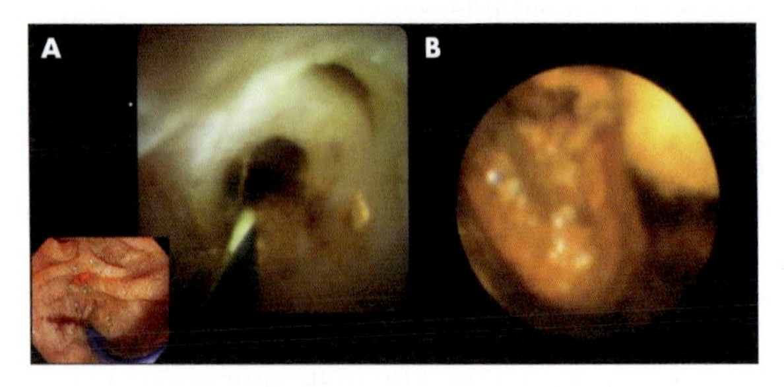

Estenoses biliares pós-transplante hepático

A colangioscopia pode trazer importantes informações na avaliação de estenoses pós-transplante hepático, pois auxilia no diagnóstico de isquemia, ulcerações, fibrose, resíduos intraductais e presença de fios cirúrgicos, que podem passar despercebidos na colangiografia.[22] Assim, permite biópsias sob visão direta e remoção dos corpos estranhos que, além de estimularem a fibrose, são fatores litogênicos.

Em 2013, Balderramo e colaboradores propuseram uma classificação para os achados da colangioscopia em pacientes com estenose de anastomose biliar pós-transplante hepático. Dois padrões foram identificados: o "padrão A", caracterizado por um leve eritema, que se mostrou mais suscetível ao sucesso do tratamento endoscópico da estenose do que o "padrão B", caracterizado por edema, ulcerações e eritema intenso.[23]

Diagnóstico e estadiamento de neoplasias intraductais

A visualização de alterações da mucosa por meio da colangioscopia pode presumir a presença de malignidade e guiar biópsias subsequentes. Já é de conhecimento que a presença de vasos dilatados e tortuosos secundários à neovascularização em estenoses biliares ou pancreáticas é um indicativo de malignidade. No entanto, ainda não existe consenso na literatura que valide os achados colangiográficos.

A Classificação de Mônaco definiu a terminologia das lesões biliares identificando oito critérios que devem ser usados na caracterização das lesões biliares durante a colangioscopia: ulceração, presença de cicatriz, projeções papilares, padrão de criptas anormal, lesão, vasos anormais, presença de estenose e alterações mucosas. Desses, os únicos achados que estavam altamente associados ao diagnóstico de malignidade foram ulceração e projeções papilares.[24]

O colangiocarcinoma está geralmente associado à infiltração intraductal, o que torna a ressecção cirúrgica mais difícil. O estadiamento pré-operatório pode ser beneficiado com a colangioscopia, uma vez que esta neoplasia com frequência se espalha superficialmente pela árvore biliar e também cursa com lesões sincrônicas. A colangioscopia eleva a acurácia do mapeamento da extensão longitudinal das neoplasias para 76,9%, e pode aumentar em até 100% com a associação de biópsias dirigidas, de forma que possibilita uma melhor decisão do tipo e extensão da intervenção cirúrgica a ser realizada e se ela é realmente indicada.[4,14]

Terapias ablativas

As terapias ablativas para neoplasias intraductais são, cada vez mais, alvo de estudos clínicos, e incluem diversas modalidades, a saber: braquiterapia intraluminal, terapia fotodinâmica, ablação por radiofrequência e coagulação com plasma de argônio.

As ablações guiadas por colangioscopia têm o objetivo de melhorar a colestase, a qualidade de vida e a sobrevida dos pacientes.[25] São usadas principalmente nas lesões neoplásicas precoces, podendo ser até curativas. A disponibilidade dessas técnicas ainda é limitada e estudos clínicos randomizados são necessários.

Outras indicações

Relatos de casos envolvendo o diagnóstico de hemobilia por meio da colangioscopia já foram descritos na literatura, com achados de malformações arteriovenosas e úlceras biliares sangrantes secundárias ao citomegalovírus[26,27]. Na experiência do Hospital das Clínicas da USP, após avaliação colangioscópica de falha de enchimento durante a colangiografia, foi diagnosticada lesão extrínseca pulsátil comprimindo o hepatocolédoco, cuja ecoendoscopia associada a doppler demonstrou a presença de fluxo sanguíneo, compatível com variz.

Outras indicações menos comuns são: diagnóstico e tratamento de obstruções de próteses autoexpansíveis, auxílio na passagem do fio-guia por através de estenoses, identificação e remoção de corpos estranhos da via biliar (próteses, drenos, tubos, clips), ressecções e polipectomias endoscópicas] (Tabela 9.9).[3]

Contraindicações

Além das contraindicações de qualquer outro exame endoscópico, são poucas as específicas ao procedimento de colangioscopia. A principal, sem dúvida, é a vigência de processo infeccioso e/ou inflamatório agudo da via biliopancreática, como a colangite ou a pancreatite aguda. Pacientes com fístula biliar não drenada só devem ser submetidos à colangioscopia após a drenagem adequada. Via biliar distal que tenha o diâmetro menor ou igual a 3,5 mm é incompatível com a passagem do colangioscópio, assim como para o uso da plataforma SpyGlass por via transpapilar, também é imperativo que o duodenoscópio com canal terapêutico possa ser posicionado de fronte à papila duodenal maior.

Complicações

Os eventos adversos associados à colangioscopia estão geralmente associados com os procedimentos realizados durante a CPRE, como papilotomia, esfincterotomia e dilatação balonada da papila.

Complicações específicas da técnica incluem: colangite, que está relacionada à irrigação intraductal; pancreatite; e, raramente, hemobilia e fístulas biliares secundárias ao traumatismo da parede ductal durante as intervenções terapêuticas.

Estudos publicados na literatura reportam taxas de eventos adversos que variam de 5% a 13%, sendo o mais comum a colangite, que varia de 2% a 6% nas diversas séries de caso.[15,22,28-31] Apesar de não ser mandatória, a antibioticoprofilaxia é altamente recomendada para todos os pacientes que serão submetidos à colangioscopia

Conduta do serviço de endoscopia do HC-FMUSP

No Serviço de Endoscopia Gastrointestinal do Hospital das Clínicas da FMUSP, a colangioscopia com a plataforma SpyGlass foi utilizada pela primeira vez em 2013. Na série de casos inicial, foram avaliados 12 pacientes portadores de coledocolitíase de difícil remoção e 8 casos de estenose biliar de etiologia indeterminada. A antibioticoprofilaxia com 400mg de ciprofloxacina intravenosa foi realizada de rotina. A taxa de sucesso na litotripsia e remoção dos cálculos biliares foi de 87,5%, compatível com os dados publicados na literatura. Nas estenoses biliares, foi possível excluir malignidade em todos os pacientes após visualização direta da mucosa biliar e biópsia guiada por colangioscopia.[12]

Estudo clínico randomizado desenvolvido na instituição (em processo de publicação por periódico indexado) comparou duas técnicas no tratamento endoscópico dos cálculos biliares complexos: colangioscopia associada a litotripsia eletro-hidráulica *versus* dilatação ampla da papila com balão. Foram incluídos prospectivamente 100 pacientes, alocados randomicamente em dois grupos (grupo 1: colangioscopia + litotripsia eletro-hidráulica, grupo 2: papilotomia + dilatação balonada ampla da papila). O sucesso técnico, definido como remoção completa dos cálculos da via biliar em uma única sessão, foi de 72,4% no grupo 1 e 72% no grupo 2. Após a segunda sessão, o sucesso global atingiu 90,1%. Não houve diferença significante em relação a taxa de sucesso, tempo de raios-x e ocorrência de efeitos adversos. Na análise univariada, o tamanho e formato arredondado dos cálculos foram os preditores de falha. Dos 27 pacientes dos dois grupos com falha na resolução da coledocolitíase complexa em única sessão, foi realizado o cruzamento dos métodos em 18 pacientes. No grupo 1, o sucesso com a segunda opção terapêutica (dilatação ampla da papila) foi obtido em 30%. No grupo 2, o sucesso observado foi de 75% com a utilização da colangioscopia com litotripsia eletrohidráulica na segunda sessão. Portanto, o sucesso global por protocolo atingiu 90,1%, sendo 85,1% no grupo 1 e 95,5% no grupo 2. Estes dados sugerem que as técnicas em estudo são métodos complementares que podem ser associados de forma eficaz na abordagem dos cálculos complexos, em especial a litotripsia guiada por colangioscopia após falha inicial da dilatação ampla da papila após papilotomia. Os achados deste estudo permitiram, baseado nas evidências, posicionar estes métodos em um algoritmo terapêutico, fornecendo um degrau a mais aos pacientes antes de ser declarada a falha de tratamento por via endoscópica (Algoritmo 9.6).

Algoritmo 9.6. Abordagem de cálculos biliares complexos (≥ 15 mm e/ou com desproporção cálculo-coledociana) quando disponível a colangioscopia de operador único.

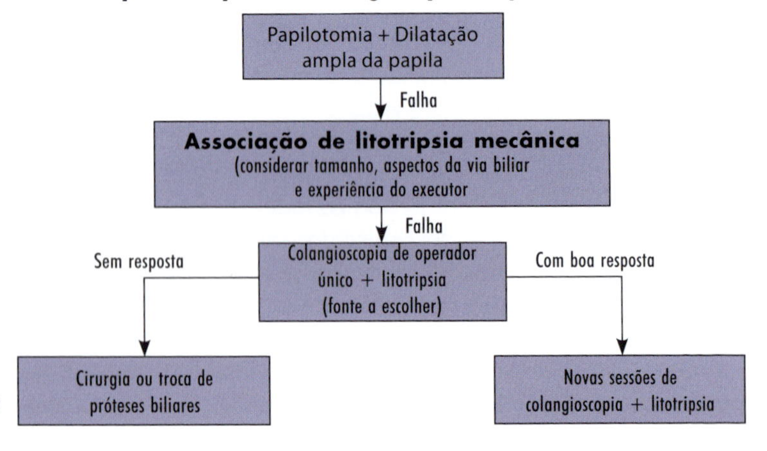

Conclusão

Não há dúvidas de que o desenvolvimento de equipamentos que permitiram a visualização direta dos ductos biliares e pancreáticos agregou inúmeras vantagens ao diagnóstico e à terapia das afecções biliopancreáticas.

O progresso tecnológico nos brinda com uma impressionante e rápida evolução na definição das imagens, canais de trabalho mais largos que permitem a utilização de acessórios maiores, canais para sucção e irrigação mais efetivos, além da diminuição dos custos de produção.

A capacitação de endoscopistas para seu manuseio é de suma importância para a correta e segura difusão da técnica no Brasil. Com isso, espera-se que a popularidade do método cresça, assim como ocorre no resto do mundo, aumentando o espectro de indicações e favorecendo os pacientes com a possibilidade de diagnósticos mais precisos e tratamento de condições até então desafiadoras às técnicas atualmente disponíveis.

Referências

1 Parsi MA. Direct peroral cholangioscopy. World J Gastrointest Endosc. 2014 Jan 16;6(1):1-5.

2 Williamson JB, Draganov PV. The usefulness of SpyGlassTM choledochoscopy in the diagnosis and treatment of biliary disorders. CurrGastroenterol Rep, 2012; 14: 534-541.

3 Parsi MA. Peroral cholangioscopy in the new millennium. World J Gastroenterol. 2011 Jan 7;17(1):1-6.

4 Moon JH, Terheggen G, Choi HJ, Neuhaus H. Peroral cholangioscopy: diagnostic and therapeutic applications. Gastroenterology. 2013 Feb;144(2):276-82.

5 Nakajima M, Akasaka Y, Fukumoto K et al. Peroral pancreatoscopy under duodenoscopic guindance. Am J Gastroenter 166:241-4 7, 1976.

6 Nakajima M, Mukai H, Kawai K. Peroral cholangioscopy and pancreatoscopy. In: Sivak MV, editor. Gastrointestinal Endoscopy. 2nd ed. Philadelphia: WB Saunders, 2000: 1055-1068.

7 Kawai K, Nakajima M, Akasaka Y, Shimamotu K, Murakami K. A new endoscopic method: the peroral choledocho-pancreatoscopy. Leber Magen Darm. 1976;6(2):121-4.

8 Vennes JA, Silvis SE. Endoscopic visualization of bile and pancreatic ducts. Gastrointest Endosc. 1972 May;18(4):149-52.

9 Urakami Y, Seifert E, Butke H. Peroral direct cholangioscopy (PDCS) using routine straight-view endoscope: first report. Endoscopy. 1977 Mar;9(1):27-30.

10 Soda K, Shitou K, Yoshida Y, Yamanaka T, Kashii A, Miyata M. Peroral cholangioscopy using new fine-caliber flexible scope for detailed examination without papillotomy. Gastrointest Endosc. 1996 Mar;43(3):233-8.

11 ASGE Technology Committee, Shah RJ, Adler DG, Conway JD, et al. Cholangiopancreatoscopy. Gastrointest Endosc. 2008 Sep;68(3):411-21.

12 Moura EG, Franzini T, Moura RN, Carneiro FO, Artifon EL, Sakai P. Cholangioscopy in bile duct disease: a case series. Arq Gastroenterol. 2014 Jul-Sep;51(3):250-4.

13 Franzini T, Moura R, Rodela G, Andraus W, Herman P, D'Albuquerque LC, de Moura E. A novel approach in benign biliary stricture - balloon dilation combined with cholangioscopy-guided steroid injection. Endoscopy. 2015;47 Suppl 1: E571-2. doi: 10.1055/s-0034-1393370.

14 Franzini T, Moura RN, de Lima SLA, Rodela GL, Teixeira Jr FR, Kishi H, de Moura EGH. Biliary tract intraductal papillary mucinous neoplasm: single-operator cholangioscopy and clearance of mucin obstruction. Endoscopy 2016; 48: E150–E151.

15 Ramchandani M, Reddy DN, Lakhtakia S, et al. Per oral cholangiopancreatoscopy in pancreatico biliary diseases - Expert consensus statements. World J Gastroenterol. 2015 Apr 21;21(15):4722-34.

16 Udayakumar Navaneethan, MD, Basile Njei, MD, MPH, Vennisvasanth Lourdusamy, MD, Rajesh Konjeti, MD, John J. Vargo, MD, MPH, Mansour A. Parsi, MD, MPH. Comparative effectiveness of biliary brush cytology and intraductal biopsy for detection of malignant biliary strictures: a systematic review and meta-analysis. Gastrointest Endosc 2015; 81: 168-176.

17 De Moura DT, Moura EG, Bernardo WM, De Moura ET, Baracat FI, Kondo A, Matuguma SE, Artifon EL. Endoscopic retrograde cholangiopancreatography versus endoscopic ultrasound for tissue diagnosis of malignant biliary stricture: Systematic review and meta-analysis. Endosc Ultrasound. 2016 Nov 8. doi: 10.4103/23039027.193597. [Epub ahead of print] Review. PubMed PMID: 27824027.

18 Navaneethan U, Hasan MK, Lourdusamy V, et al. Single-operator cholangioscopy and targeted biopsies in the diagnosis of indeterminate biliary strictures: a systematic review. Gastrointest Endosc. 2015 Jun 9. S0016-5107(15)02389-5.

19 Varadarajulu S, Bang JY, Hasan MK, Navaneethan U, Hawes R, Hebert- Magee S, Improving the diagnostic yield of single-operator cholangioscopy-guided biopsy of

indeterminate biliary strictures: ROSE to the rescue? (with video), Gastrointestinal Endoscopy (2016), doi: 10.1016/j.gie.2016.03.1497.

20 Trikudanathan G, Arain MA, Attam R, et al. Advances in the endoscopic management of common bile duct stones. Nat Rev Gastroenterol Hepatol. 2014 Sep;11(9):535-44.

21 Moon JH, Choi HJ. The role of direct peroral cholangioscopy using an ultraslim endoscope for biliary lesions: indications, limitations, and complications. Clin Endosc. 2013 Sep;46(5):537-9.

22 Siddique I, Galati J, Ankoma-Sey V, Wood RP, Ozaki C, Monsour H, Raijman I. The role of choledochoscopy in the diagnosis and management of biliary tract diseases. Gastrointest Endosc 1999; 50: 67-73.

23 Balderramo D, Sendino O, Miquel R, et al. Prospective evaluation of single-operator peroral cholangioscopy in liver transplant recipients requiring an evaluation of the biliary tract. Liver Transpl. 2013 Feb;19(2):199-206.

24 Amrita Sethi, Raj J. Shah, Takao Itoi, et al. Defining Imaging Criteria for Indeterminate Biliary Strictures Utilizing Video Cholangioscopy: the Monaco Classification. Gastrointest Endosc 2015; 81 Issue 5, Supplement, Pages AB188–AB189.

25 Roque J, Ho SH, Reddy N, Goh KL. Endoscopic ablation therapy for biliopancreatic malignancies. Clin Endosc. 2015 Jan;48(1):15-9.

26 Hayashi S, Baba Y, Ueno K, Nakajo M. Small arteriovenous malformation of the common bile duct causing hemobilia in a patient with hereditary hemorrhagic telangiectasia. Cardio- vasc Intervent Radiol 2008; 31 Suppl 2: S131-S134.

27 Prasad GA, Abraham SC, Baron TH, Topazian MD. Hemo- bilia caused by cytomegalovirus cholangiopathy. Am J Gas- troenterol 2005; 100: 2592-2595.

28 Chen YK, Pleskow DK. SpyGlass singleoperator peroral cholangiopancreatoscopy system for the diagnosis and therapy of bileduct disorders: a clinical feasibility study (with video). Gastrointest Endosc 2007; 65: 832841.

29 Chen YK, Parsi MA, Binmoeller KF, et al. Singleoperator cholangioscopy in patients requiring evaluation of bile duct disease or therapy of biliary stones (with videos). Gastrointest Endosc 2011; 74: 805814.

30 Fukuda Y, Tsuyuguchi T, Sakai Y, et al. Diagnostic utility of peroral cholangioscopy for various bileduct lesions. Gastrointest Endosc 2005; 62: 374382.

31 Kawakubo K, Isayama H, Sasahira N, et al. Clinical utility of singleoperator cholangiopancreatoscopy using a SpyGlass probe through an endoscopic retrograde cholangiopancreatography catheter. J Gastroenterol Hepatol 2012; 27: 13711376.

9.8 Neurólise do Plexo Celíaco

Renata Nobre Moura
Gustavo Luís Rodela Silva
Rodrigo Silva de Paula Rocha
Kengo Toma
Sérgio Eiji Matuguma

Introdução

O manejo da dor abdominal causado pela pancreatite crônica (PC) e pelo câncer de pâncreas (CP) continua sendo um desafio clínico. Mais de 70% a 80% dos pacientes com CP e 85% a 90% com PC sofrem de dor no momento do diagnóstico.[1-4] O controle da dor crônica é um importante foco para a melhoria da qualidade de vida nestes grupos de pacientes.

Os exatos mecanismos da dor de origem pancreática não estão completamente esclarecidos. Várias teorias têm sido propostas para a patogênese da dor abdominal associada à pancreatite crônica e ao câncer de pâncreas. Possíveis etiologias incluem invasão do plexo celíaco pela infiltração tumoral, obstrução dos ductos pancreáticos primários e secundários, distensão dos ductos pancreáticos, inflamação parenquimatosa e isquemia do órgão.[2,5] Parece haver uma interligação entre estes diversos mecanismos desencadeantes da dor, o que pode explicar o sucesso parcial ou a falha terapêutica quando se utiliza a monoterapia na dor.[4]

Embora a dor possa ser controlada com o uso de analgésicos convencionais, os pacientes podem desenvolver efeitos colaterais importantes, como constipação, náuseas, sonolência, vômitos, confusão mental e dependência química.[1-6] Nesses casos, métodos invasivos de controle álgico podem ser recomendados.[7]

A atuação sobre o plexo celíaco é um método bem estudado no controle da dor pancreática. Desde sua descrição em 1914 por Kappis,[8] várias modificações foram propostas, por meio de novas vias de abordagem, a fim de melhorar sua eficácia e reduzir suas complicações.

O bloqueio do plexo celíaco (CPB) permite a inibição temporária dos gânglios nervosos, por meio da injeção de um anestésico local de longa ação (bupivacaína), combinado com corticosteroide de longa duração (triancinolona). Este método é principalmente utilizado em doenças pancreáticas benignas, como a pancreatite crônica.[3]

A neurólise do plexo celíaco (CPN) induz uma ablação química, pela injeção de agentes citolíticos, como álcool absoluto ou fenol, associados a um anestésico local (bupivacaína). O anestésico tem a finalidade de evitar a dor ocasionada imediatamente pela injeção do álcool.[3]

Diversas técnicas de bloqueio e neurólise do plexo celíaco foram publicadas na literatura. Existem três abordagens tradicionais para a realização de CPB e CPN: cirúrgica, radiológica (percutânea) e endoscópica.

Pelo acesso cirúrgico, o tronco celíaco é identificado e a área, ao seu redor, recebe a injeção de um agente neurolítico, sob visualização e controle diretos. Trata-se de uma técnica invasiva e, visto que a maioria dos pacientes não são candidatos à cirurgia curativa, deve ser evitada como opção inicial.[9]

A abordagem radiológica percutânea pode ser realizada por acesso anterior ou posterior do paciente, guiada por fluoroscopia, ultrassonografia transparietal, tomografia computadorizada ou ressonância magnética nuclear.[10] Essas técnicas diferem quanto à rota de inserção da agulha, ao uso ou não do guia radiológico e à composição química do fármaco injetado.

A abordagem endoscópica, descrita pela primeira vez por Wiersema em 1996,[11] é realizada com o auxílio da ultrassonografia endoscópica. A punção ecoguiada para neurólise ou bloqueio evita a exposição do paciente à radiação, permite a visualização direta e "em tempo real" da localização da agulha e possibilita a visualização da difusão das substâncias injetadas. Isto diminui as chances de complicações como pneumotórax e paraplegia, além de aumentar a eficácia no alívio da dor.

Anatomia

O plexo celíaco está localizado logo abaixo do diafragma e circunda anteriormente a origem do tronco celíaco na aorta, mais comumente entre as vértebras T12 e L2. Compreende uma rede de gânglios e fibras. Na maioria dos pacientes, podem ser encontrados de dois a cinco gânglios.[12]

Os gânglios estão localizados predominantemente à esquerda do tronco celíaco, anteriormente à aorta, e são caracteristicamente hipoecogênicos, ovais, com margens irregulares, medindo de 2 a 20 milímetros de diâmetros. Os gânglios à direita estão localizados, em média, 0,6 centímetro abaixo do tronco celíaco, enquanto os esquerdos estão 0,9 centímetro inferiormente.[13]

A dor pancreática é mediada pelas fibras simpáticas aferentes via plexo celíaco para os nervos esplâncnicos e entram na medula espinhal do 5º ao 9º segmentos torácicos.

Técnica

Indicações

» Dor abdominal de origem pancreática, de intensidade moderada a grave.
» Efeitos adversos aos opioides.

Contraindicações

» Incapacidade de visualizar os marcos anatômicos ou de posicionar a agulha de forma segura, devido a diversos fatores, como anatomia distorcida, cirurgias prévias, tumores volumosos, variação na origem do tronco celíaco e aneurisma de aorta.
» Coagulopatias ou trombocitopenias graves (INR > 1,5 e/ou plaquetas < 50.000/L).
» Instabilidade hemodinâmica ou respiratória.
» Recusa do paciente.

Preparação e cuidados após o procedimento

A neurólise deve ser realizada em ambiente hospitalar e em centros com experiência na técnica. Os pacientes devem ser questionados sobre comorbidades, alergias e uso de anticoagulantes. O procedimento é realizado sob sedação consciente ou, em casos indicados, sob anestesia geral. A posição preferível é o decúbito lateral esquerdo.

A hidratação venosa com 500 a 1.000 mililitros de soro fisiológico é necessária para diminuir o risco de hipotensão antes e depois do procedimento. A monitorização não invasiva de oximetria e a pressão arterial são mandatórias.

Após o procedimento, os sinais vitais devem ser monitorizados por duas a quatro horas. Antes da alta, verifica-se a pressão arterial em posição ereta e supina, para avaliar a hipotensão postural. Os pacientes devem ser orientados quanto aos possíveis efeitos adversos (diarreia, dor abdominal e hipotensão).

A antibioticoprofilaxia (ATB) deve ser considerada em pacientes que receberão corticosteroide, principalmente nos casos de pancreatite crônica, devido aos relatos de complicações infecciosas, tais como abscessos peripancreáticos.[14,15] A natureza bactericida do álcool absoluto parece minimizar os riscos de infecção. Portanto, o uso de ATB não é rotineiramente recomendado.[15,16] Quando indicado, prefere-se usar ciprofloxacino 400 mg IV durante o procedimento e, nos casos de uso terapêutico, mantêm-se 250 a 500 mg de 12/12h, por via oral, por mais três dias.

Equipamentos e acessórios

Geralmente são utilizados ecoendoscópicos setoriais (Olympus, Pentax ou Fujinon). As agulhas mais comumente utilizadas são a 22-gauge e a 19-gauge, sendo descrito também o uso da agulha de 25-gauge (Wilson-Cook, Olympus). Atualmente, existe uma agulha de 20-gauge tipo *spray* (Wilson-Cook), com múltiplos orifícios na extremidade, facilitando a difusão do injetado em uma área maior. O calibre da agulha interfere quando é necessário injetar maior volume de substância, encontrando certo nível de resistência ao se utilizar agulhas de calibre menor. A Tabela 9.10 demonstra as vantagens e desvantagens de cada agulha.

Procedimento

As técnicas para neurólise e bloqueio do plexo celíaco são semelhantes (Figura 9.29). O ecoendoscópio é introduzido pela parte posterior da pequena curvatura do estômago, seguindo a aorta até a origem do tronco celíaco, que constitui o primeiro e o maior ramo da aorta, abaixo do diafragma. O *Doppler* pode ser utilizado para confirmar a natureza vascular das estruturas de reparo anatômico.

Para a injeção central, a agulha deve ser primeiramente preenchida com solução salina e então inserida no canal de trabalho. Deve ser posicionada sob visualização ecoendoscópica na região anterolateral da aorta, junto à topografia do tronco celíaco.

Injetam-se 3 milímetros de solução salina para remover qualquer tecido adquirido durante a inserção. Depois, realiza-se um teste de aspiração para verificar a ausência de sangue antes da injeção.

Tabela 9.10 Agulhas utilizadas para neurólise de plexo celíaco.

Agulha	Vantagens	Desvantagens
22-gauge	Disponibilidade fácil e facilidade de uso (flexível).	Infusão lenta e forçada devido à resistência.
19-gauge	Disponibilidade fácil, facilidade de uso (flexível) e infusão rápida.	Dificuldade de punção devido à rigidez da agulha.
20-gauge (agulha com spray)	Infusão rápida e fácil, com liberação do líquido em várias direções.	Pouco disponível, não ocorre a formação da "nuvem" hiperecoica durante a infusão.

Adaptada de Penman e colaboradores (2009).[15]

Figura 9.29 Neurólise de plexo celíaco. (A) Identificação do plexo celíaco pelo EUS e punção. (B) Injeção de álcool absoluto com auxílio de agulha 22G. (C) Injeção de álcool absoluto, com formação da imagem de "nuvem" hiperecoica.

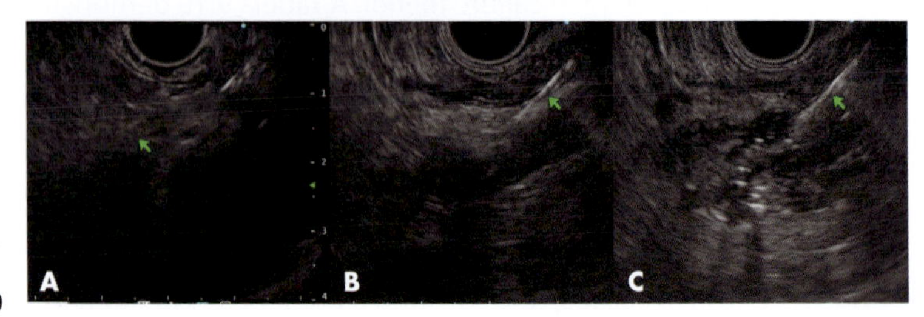

O anestésico deve ser injetado previamente, para diminuir o desconforto causado pela injeção do álcool. Logo a seguir, a injeção de álcool é realizada lentamente, confirmada pela imagem semelhante à "nuvem" hiperecoica. Isto pode gerar desconforto e dor ao paciente, mesmo sob sedação.

Antes da retirada da agulha, deve-se injetar mais três milímetros de solução salina, para evitar a injeção acidental de álcool absoluto no trajeto da parede gástrica, o que pode causar dor intensa após o procedimento. Para a aplicação bilateral, o processo é repetido no lado oposto da aorta.

Características do injetado

As doses das substâncias injetadas ainda não estão padronizadas. A maioria dos estudos utiliza, para neurólise de pacientes com neoplasia de pâncreas, 5 a 10 mL (0,25% a 0,75%) de bupivacaína, seguido por 10 a 20 mL de álcool absoluto (98% a 100%).

Álcool e fenol são os dois agentes químicos utilizados para a ablação do plexo. O álcool é a substância preferida, pois ocasiona citólise mais completa e evita os potenciais efeitos mutagênicos do fenol.[17]

Atualmente, não há estudos comparativos disponíveis que avaliem a eficácia dos diferentes agentes e suas doses. A Tabela 9.11 sumariza as principais substâncias utilizadas e suas respectivas concentrações e dosagens.

Tabela 9.11 Substâncias utilizadas para neurólise celíaca.

Agente	Substância	Volume/dose administrada
Neurolítico	Álcool absoluto 98% Fenol	10-20 mL
Analgésico	Bupivacaína 0,25%-0,75% Lidocaína 1%-2%	3-20 mL 3-10 mL
Corticosteroide	Triancinolona Metilprednisolona	3-4 mL/40-80 mg 2-4 mL/40-80 mg

Métodos alternativos

São descritos métodos alternativos de neurólise. Uma abordagem em pacientes com neoplasia abdominal avançada envolve a neurólise ampla do plexo celíaco (BPN), em que a injeção é efetuada na topografia da artéria mesentérica superior, resultando em uma distribuição mais ampla da neurólise. Em um ensaio clínico com 67 pacientes, que comparou o CPN com BPN, os pacientes do grupo experimental apresentaram melhores taxas de alívio da dor a curto e longo prazos, sem aumentar as complicações.[18]

Para avaliar a difusão das substâncias injetadas, alguns autores diluem contraste com os agentes neurolíticos e realizam tomografia computadorizada após o procedimento. Para a análise, as regiões que contêm o tronco celíaco e as artérias mesentéricas superior e inferior são divididas no eixo frontal em seis áreas: superior esquerda e direita, média esquerda e direita e inferior esquerda e direita. O número de áreas contrastadas correlaciona-se positivamente com o grau de alívio de dor alcançado.[18]

Ainda está em debate se a injeção bilateral é mais eficaz que a unilateral. Um estudo comparativo em pacientes com pancreatite crônica[19] demonstrou não haver diferença no alívio da dor e na duração do efeito analgésico, quando a mesma quantidade de neurolítico foi injetada por meio de uma ou duas punções, mostrando que ambos os métodos são semelhantes.

A injeção de agentes neurolíticos diretamente nos gânglios (CGN) demonstrou ser mais eficaz e com efeito mais duradouro em diversos estudos, incluindo um estudo randomizado com 68 pacientes, que mostrou que aqueles do grupo CGN obtiveram melhor resposta no alívio da dor do que os submetidos à CPN (74% *versus* 46%), e mais comumente tiveram resposta completa (50% *versus* 18%), sem diferenças na duração do alívio da dor e nas complicações.[2,7,10,20] A técnica consiste em posicionar a agulha no centro do gânglio e injetar lentamente a solução, enquanto se retira a agulha, repetindo o procedimento quantas vezes forem necessárias, dependendo da quantidade de gânglios identificados.

Acreditava-se, inicialmente, que os gânglios celíacos não podiam ser identificados como estruturas isoladas, mas, em vez disso, localizados com base na sua posição em relação ao tronco celíaco.[21] No entanto, hoje sabe-se que os gânglios podem ser detectados diretamente, por meio de leves rotações no aparelho para visualizar estruturas alongadas e hipoecoicas correspondentes aos gânglios.

A frequência de visualização dos gânglios por ecoendoscopia e os fatores preditores do seu reconhecimento foram avaliados prospectivamente, em um estudo com 200 pacientes, sendo identificados gânglios em 81% dos pacientes, com maior índice de detecção com o uso de aparelhos setoriais, quando comparados aos radiais (86% *versus* 79%).[22] Estudos recentes documentaram a acurácia na identificação dos gânglios em 62% a 88% dos pacientes com câncer de pâncreas e em 81% a 88% dos pacientes em geral.[20,22,23]

Complicações

As complicações mais comumente relatadas são hipotensão e diarreia, que ocorrem em até 38% a 44% dos casos, em algumas séries.[10,24-26] Esse efeito é devido à interrupção do estímulo simpático aos órgãos, levando à hipotensão transitória (definida com diminuição maior que 20 mmHg na PA sistólica e/ou 10 mmHg na diastólica), revertida prontamente por reposição volêmica com cristaloides. Na maioria das vezes, a diarreia é transitória e perdura menos de 48 horas.

Em uma revisão recente que incluiu 15 estudos (661 pacientes), efeitos adversos ocorreram em 21% deles. Os mais comuns foram diarreia (10%) e hipotensão (5%), autolimitados e que duraram menos que 48 horas. Dor transitória pós-procedimento ocorreu em 4% dos pacientes, usualmente iniciada logo após a neurólise e com duração menor que dois dias, requerendo aumento das doses de analgésicos e, raramente, internação.[26]

Complicações maiores são raras, ocorrendo em menos de 1% dos casos. Há relatos de abscessos retroperitoneais, sangramentos, parestesia, paraplegia, pneumotórax, pancreatite e necrose gástrica.[10,24,25] As complicações neurológicas relacionadas à neurólise do plexo celíaco são mais comuns na abordagem percutânea posterior, como consequência à isquemia da medula.

Evidência na literatura

As evidências na literatura atualmente suportam que o bloqueio e a neurólise do plexo celíaco devem ser considerados no manejo da dor abdominal em pacientes com pancreatite crônica e neoplasia de pâncreas, quando o sintoma não é adequadamente controlado com medicações orais ou quando os efeitos colaterais estão presentes, conforme publicado em alguns estudos comparativos.[14,18-21,27-45]

Na metanálise mais recente publicada sobre o tema, o bloqueio do plexo celíaco mostrou ser mais efetivo no alívio da dor do que os analgésicos convencionais. O mesmo resultado foi obtido em outros estudos, que demonstraram uma redução média no escore de dor de 0,6 (95% IC, 0,37-0,82), assim como redução no consumo de opioides.[10,46] Puli e colaboradores (2009)[2] reportaram 80% de melhora da dor no grupo da CPN. No estudo de Kaufman e colaboradores (2010),[47] essa melhora foi de 73%.

Finalmente, uma metanálise publicada pela Cochrane, que incluiu seis estudos randomizados em 358 pacientes, demonstrou similarmente uma redução significativa no escore da dor e no consumo de analgésicos.[26]

No Serviço de Endoscopia Gastrointestinal do Hospital das Clínicas da FMUSP foi conduzida uma metanálise que comparou duas técnicas de bloqueio do plexo celíaco na pancreatite crônica: guiada por ecoendoscopia e percutânea.[48] Foram considerados elegíveis apenas ensaios clínicos randomizados avaliando o benefício e o dano, o que resultou na inclusão de dois estudos. A metanálise demonstrou que não há diferença entre os métodos no controle da dor após 1, 8 e 12 semanas (Figuras 9.30, 9.31 e 9.32). Da mesma forma, não houve diferença estatística nas taxas de complicações, quando comparadas as técnicas percutânea e endoscópica (Figura 9.33).[48]

Conduta do serviço de endoscopia do HC-FMUSP

Os pacientes portadores de pancreatite crônica e dor abdominal são acompanhados e manejados pela Gastroenterologia (clínica e cirúrgica) e pelo Grupo de Dor (da anestesiologia) no Hospital das Clínicas da FMUSP.

O bloqueio do plexo celíaco guiado por ecoendoscopia para paliação da dor na pancreatite crônica é considerado conduta de exceção pelo Serviço de Endoscopia Gastrointestinal e não é realizado de rotina.

Figura 9.30 ***Forrest plot*** **do alívio da dor após uma semana do procedimento.**

	US-CPB		PER-CPB			Diferença do risco	Diferença do risco
Estudo ou subagrupo	*Eventos*	*Total*	*Eventos*	*Total*	*Peso*	*M-H, Fixo, 95% IC*	*M-H, Fixo, 95% IC*
Gress, 1999	10	10	3	8	24,1%	0,63 [0,28, 0,97]	
Santosh, 2009	24	26	62	29	75,9%	-0,01[-0,17, 0,15]	
Total (95% IC)		37		37	100,0%	0,14 [-0,01, 030]	
Total de eventos	34		29				

Heterogeneidade: $Chi^2 = 10,99$, df = 1 (P = 0,0009); $I^2 = 91\%$
Teste para efeito global: Z = 1,85 (P = 0,06)

Figura 9.31 ***Forrest plot*** **do alívio da dor após oito semanas do procedimento.**

	US-CPB		PER-CPB			Diferença do risco		Diferença do risco
Estudo ou subagrupo	*Eventos*	*Total*	*Eventos*	*Total*	*Peso*	*M-H, Fixo, 95% IC*	*Ano*	*M-H, Fixo, 95% IC*
Gress, 1999	5	10	2	8	24,1%	0,25 [-0,18, 0,68]	1999	
Santosh, 2009	20	27	16	29	75,9%	0,19 [-0,06, 0,43]	2009	
Total (95% CI)		37		37	100,0%	0,20 [-0,01, 0,42]		
Total de eventos	25		18					

Heterogeneidade: $Chi^2 = 0,06$, df = 1 (P = 0,81); $I^2 = 0\%$
Teste para efeito global: Z = 1,87 (P = 0,06)

Figura 9.32 ***Forrest plot*** **do alívio da dor após 12 semanas do procedimento.**

	EUS-CPB		PER-CPB			Diferença do risco		Diferença do risco
Estudo ou grupo	*Eventos*	*Total*	*Eventos*	*Total*	*Peso*	*M-H, Fixo, 95% IC*	*Ano*	*M-H, Fixo, 95% IC*
Gress, 1999	5	10	2	8	24,1%	0,25 [-0,18, 0,68]	1999	
Santosh, 2009	13	27	9	29	75,9%	0,17 [-0,08, 0,42]	2009	
Total (95% CI)		37		37	100,0%	0,19 [-0,03, 0,41]		
Total de eventos	18		11					

Heterogeneidade: Chi² =0,10, df = 1 (P = 0,76); I² = 0%
Teste para efeito global: Z = 1,71 (P = 0,09)

–1 –0,5 0 0,5 1
Favorece (cirurgia) Favorece (endoscopia)

Figura 9.33 ***Forrest plot*** **da prevalência de complicações após o procedimento.**

	EUS-CPB		PER-CPB			Diferença do risco		Diferença do risco
Estudo ou grupo	*Eventos*	*Total*	*Eventos*	*Total*	*Peso*	*M-H, Fixo, 95% IC*	*Ano*	*M-H, Fixo, 95% IC*
Frank Gress	1	10	3	8	24,1%	-0,28 [-0,66, 0,11]	1999	
Santosh D	2	27	1	29	75,9%	0,04 [-0,08, 0,16]	2009	
Total (95% IC)		37		37	100,0%	-0,04 [-0,17, 0,09]		
Total de eventos	3		4					

Heterogeneidade: Chi² =3,05, df = 1 (P = 0,08); I² = 67%
Teste para efeito global: Z = 0,55 (P = 0,58)

–1 –0,5 0 0,5 1
Favorece (cirurgia) Favorece (endoscopia)

Por sua vez, a neurólise do plexo celíaco no tratamento da dor oriunda do câncer de pâncreas avançado e inoperável é muito bem estabelecida na instituição. O procedimento é considerado como adjuvante às demais modalidades de tratamento de dor e é realizado somente após confirmação histológica de malignidade.

Antes do início do procedimento, o paciente é hiperidratado para se evitar hipotensão após a neurólise. Habitualmente, são realizadas duas punções, sendo a primeira à direita da artéria celíaca (maior exigência técnica) e a seguinte à esquerda. São injetados, em cada lado, 10 mL de bupivacaína a 0,5%, seguidos de 10 mL álcool absoluto a 98% e 5 mL de solução fisiológica para empurrar o álcool (Algoritmo 9.7). O paciente permanece em observação (com

Algoritmo 9.7 Neurólise do plexo celíaco na neoplasia maligna do pâncreas.

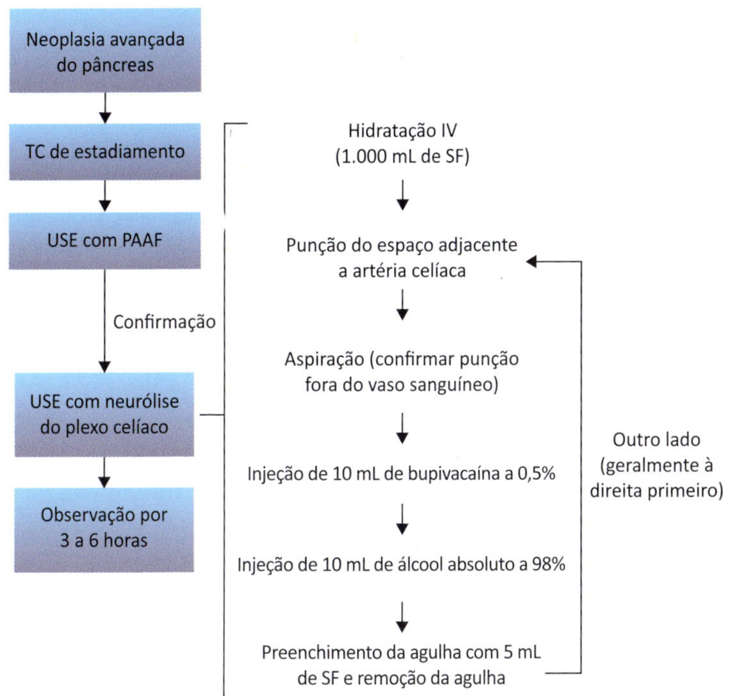

TC: tomografia computadorizada; USE: ultrassonografia endoscópica; PAAF: punção aspirativa por agulha fina.

monitorização da pressão arterial e frequência cardíaca) por três a seis horas, quando então pode ser liberado.

Conclusão

Quando estabelecida a necessidade de atuação sobre o plexo celíaco para manejo da dor, a abordagem ecoendoscópica é equivalente à abordagem percutânea, não havendo sustentação científica para escolha de uma em detrimento da outra, em relação à pancreatite crônica.

Apesar de ter aplicação na doença benigna, a atuação sobre o plexo celíaco com finalidade de paliação da dor abdominal, no Serviço de Endoscopia Gastrointestinal do HC-FMUSP, somente é realizada nos casos de neoplasia maligna do pâncreas, utilizando-se álcool absoluto (neurólise). O bloqueio com corticosteroides é evitado, por causa das possíveis complicações secundárias e do efeito transitório.

Referências

1. Michaels AJ, Draganov PV. Endoscopic ultrasonography guided celiac plexus neurolysis and celiac plexus block in the management of pain due to pancreatic cancer and chronic pancreatitis. World J Gastroenterol 2007;13(26):3575-80.
2. Puli SR, Reddy JB, Bechtold ML, Antillon MR, Brugge WR. EUS-guided celiac plexus neurolysis for pain due to chronic pancreatitis or pancreatic cancer pain: a meta-analysis and systematic review. Dig Dis Sci 2009;54(11):2330-7.
3. Rana MV, Candido KD, Raja O, Knezevic NN. Celiac plexus block in the management of chronic abdominal pain. Curr Pain Headache Rep 2014;18(2):394.
4. Talukdar R, Reddy DN. Pain in chronic pancreatitis: managing beyond the pancreatic duct. World J Gastroenterol 2013;19(38):6319-28.
5. Stevens T. Update on the role of endoscopic ultrasound in chronic pancreatitis. Curr Gastroenterol Rep. 2011;13(2):117-22.
6. Penman ID. State of the art: putting EUS-guided block/neurolysis into perspective. Gastrointest Endosc. 2009;69(2 Suppl):S174-5.

7. Nagels W, Pease N, Bekkering G, Cools F, Dobbels P. Celiac plexus neurolysis for abdominal cancer pain: a systematic review. Pain Med. 2013;14(8):1140-63.
8. Kappis M. Erfahrungen mit local anasthesie bie bauchoperationen. Vehr Dtsch Gesellsch Chir. 1914;43:87–9.
9. Gao L, Yang YJ, Xu HY, Zhou J, Hong H, Wang YL, et al. A randomized clinical trial of nerve block to manage end-stage pancreatic cancerous pain. Tumour Biol. 2014;35(3):2297-301.
10. Gimeno-García AZ, Elwassief A, Paquin SC, Sahai AV. Fatal complication after endoscopic ultrasound guided celiac plexus neurolysis. Endoscopy. 2012;44 Suppl 2 UCTN:E267.
11. Wiersema MJ, Wiersema LM. Endosonography-guided celiac plexus neurolysis. Gastrointest Endosc. 1996;44(6):656-62.
12. Ward EM, Rorie DK, Nauss LA, Bahn RC. The celiac ganglia in man: normal anatomic variations. Anesth Analg. 1979;58(6):461.
13. Luz LP, Al-Haddad MA, DeWitt JA. EUS-guided celiac plexus interventions in pancreatic cancer pain: An update and controversies for the endosonographer. Endosc Ultrasound. 2014;3(4):213-20.
14. Gress F, Schmitt C, Sherman S, Ciaccia D, Ikenberry S, Lehman G. Endoscopic ultrasound-guided celiac plexus block for managing abdominal pain associated with chronic pancreatitis: a prospective single center experience. Am J Gastroenterol.2001;96(2):409-16.
15. Penman ID, Gilbert D. Basic technique for celiac plexus block/neurolysis. Gastrointest Endosc. 2009;69(2 Suppl):S163-5.
16. Penman ID, Rösch T; EUS 2008 Working Group. EUS 2008 Working Group document: evaluation of EUS-guided celiac plexus neurolysis/block (with video). Gastrointest Endosc. 2009;69(2 Suppl):S28-31.
17. Chak A. What is the evidence for EUS-guided celiac plexus block/neurolysis? Gastrointest Endosc. 2009;69(2 Suppl):S172-3
18. Sakamoto H, Kitano M, Kamata K, Komaki T, Imai H, Chikugo T, et al. EUS-guided broad plexus neurolysis over the superior mesenteric artery using a 25-gauge needle. Am J Gastroenterol. 2010;105(12):2599-606.
19. LeBlanc JK, Al-Haddad M, McHenry L, Sherman S, Juan M, McGreevy K, et al. A prospective, randomized study of EUS-guided celiac plexus neurolysis for pancreatic cancer: one injection or two? Gastrointest Endosc. 2011;74(6):1300-7.

20. Doi S, Yasuda I, Kawakami H, Hayashi T, Hisai H, Irisawa A, et al. Endoscopic ultrasound-guided celiac ganglia neurolysis vs. celiac plexus neurolysis: a randomized multicenter trial. Endoscopy. 2013;45(5):362-9.
21. Levy M, Rajan E, Keeney G, Fletcher JG, Topazian M. Neural ganglia visualized by endoscopic ultrasound. Am J Gastroenterol. 2006;101(8):1787.
22. Levy MJ, Topazian MD, Wiersema MJ, Clain JE, Rajan E, Wang KK, et al. Initial evaluation of the efficacy and safety of endoscopic ultrasound-guided direct Ganglia neurolysis and block. Am J Gastroenterol. 2008;103(1):98-103.
23. Ascunce G, Ribeiro A, Reis I, et al. EUS visualization and direct celiac ganglia neurolysis predicts better pain relief in patients with pancreatic malignancy (with video) Gastrointest Endosc. 2011;73:267–74.
24. Chu JS, Vansonnenberg E, Kalha I. Acute iatrogenic pancreatitis complicating CT-guided celiac ganglion neurolysis in chronic pancreatitis. J Vasc Interv Radiol. 2014;25(5):803-5.
25. Loeve US, Mortensen MB. Lethalnecrosis and perforation of the stomach and the aorta afte rmultiple EUS-guided celiac plexus neurolysis procedures in a patient with chronic pancreatitis. Gastrointest Endosc. 2013;77(1):151-2.
26. Alvarez-Sánchez MV, Jenssen C, Faiss S, et al. Interventional endoscopic ultrasonography: An overview of safety and complications. Surg Endosc. 2014;28:712–34.
27. Amr YM, Makharita MY. Comparative study between 2 protocols for management of severe pain in patients with unresectable pancreatic cancer: one-year follow-up. Clin J Pain. 2013;29(9):807-13.
28. Wyse JM, Carone M, Paquin SC, Usatii M, Sahai AV. Randomized, double-blind, controlled trial of early endoscopic ultrasound-guided celiac plexus neurolysis to prevent pain progression in patients with newly diagnosed, painful, inoperable pancreatic cancer. J Clin Oncol. 2011;29(26):3541-6.
29. Santosh D, Lakhtakia S, Gupta R, Reddy DN, Rao GV, Tandan M, et al. Clinical trial: a randomized trial comparing fluoroscopy guided percutaneous technique vs. endoscopic ultrasound guided technique of coeliac plexus block for treatment of pain in chronic pancreatitis. Aliment Pharmacol Ther. 2009;29(9):979-84.
30. LeBlanc JK, DeWitt J, Johnson C, Okumu W, McGreevy K, Symms M, et al. A prospective randomized trial of 1 versus 2 injections during EUS-guided celiac plexus block for chronic pancreatitis pain. Gastrointest Endosc. 2009;69(4):835-42.
31. Sahai AV, Lemelin V, Lam E, Paquin SC. Central vs. bilateral endoscopic ultrasound-guided celiac plexus block or neurolysis: a comparative study of short-term effectiveness. Am J Gastroenterol. 2009;104(2):326-9.

32. Johnson CD, Berry DP, Harris S, Pickering RM, Davis C, George S, et al. An open randomized comparison of clinical effectiveness of protocol-driven opioid analgesia, celiac plexus block or thoracoscopic splanchnicectomy for pain management in patients with pancreatic and other abdominal malignancies. Pancreatology. 2009;9(6):755-63.
33. Zhang CL, Zhang TJ, Guo YN, Yang LQ, He MW, Shi JZ, et al. Effect of neurolytic celiac plexus block guided by computerized tomography on pancreatic cancer pain. Dig Dis Sci. 2008;53(3):856-60.
34. Basinski A, Stefaniak T, Vingerhoets A, Makarewicz W, Kaska L, Stanek A, et al. Effect of NCPB and VSPL on pain and quality of life in chronic pancreatitis patients. World J Gastroenterol. 2005;11(32):5010-4.
35. Süleyman NO, Talu GK, Camlica H, Erdine S. Efficacy of coeliac plexus and splanchnic nerve blockades in body and tail located pancreatic cancer pain. Eur J Pain. 2004;8(6):539-45.
36. Wong GY, Schroeder DR, Carns PE, Wilson JL, Martin DP, Kinney MO, et al. Effect of neurolytic celiac plexus block on pain relief, quality of life, and survival in patients with unresectable pancreatic cancer: a randomized controlled trial. JAMA. 2004;291(9):1092-9.
37. Staats PS, Hekmat H, Sauter P, Lillemoe K. The effects of alcohol celiac plexus block, pain, and mood on longevity in patients with unresectable pancreatic cancer: a double-blind, randomized, placebo-controlled study. Pain Med. 2001;2(1):28-34.
38. Polati E, Finco G, Gottin L, Bassi C, Pederzoli P, Ischia S. Prospective randomized double-blind trial of neurolytic coeliac plexus block in patients with pancreatic cancer. Br J Surg. 1998;85(2):199-201.
39. Kawamata M, Ishitani K, Ishikawa K, Sasaki H, Ota K, Omote K, et al. Comparison between celiac plexus block and morphine treatment on quality of life in patients with pancreatic cancer pain. Pain. 1996;64(3):597-602.
40. Ischia S, Ischia A, Polati E, Finco G. Three posterior percutaneous celiac plexus block techniques. A prospective, randomized study in 61 patients with pancreatic cancer pain. Anesthesiology. 1992;76(4):534-40.
41. Madsen P, Hansen E. Coeliac plexus block versus pancreaticogastrostomy for pain in chronic pancreatitis. A controlled randomized trial. Scand J Gastroenterol. 1985;20(10):1217-20.
42. Jain PN, Shrikhande SV, Myatra SN, Sareen R. Neurolytic celiac plexus block: a better alternative to opioid treatment in upper abdominal malignancies: an Indian experience. J Pain Palliat Care Pharmacother. 2005;19(3):15-20.

43. Mercadante S. Celiac plexus block versus analgesics in pancreatic cancer pain. Pain. 1993;52(2):187-92.

44. Polati E, Luzzani A, Schweiger V, Finco G, Ischia S. The role of neurolytic celiac plexus block in the treatment of pancreatic cancer pain. Transplant Proc. 2008;40(4):1200-4.

45. Lillemoe KD, Cameron JL, Kaufman HS, Yeo CJ, Pitt HA, Sauter PK. Chemical splanchnicectomy in patients with unresectable pancreatic cancer. A prospective randomized trial. Ann Surg. 1993;217(5):447-55; discussion 456-7.

46. Talukdar R, Reddy DN. Pain in chronic pancreatitis: managing beyond the pancreatic duct. World J Gastroenterol 2013;19(38):6319-28.

47. Kaufman M, Singh G, Das S, Concha-Parra R, Erber J, Micames C, et al. Efficacy of endoscopic ultrasound-guided celiac plexus block and celiac plexus neurolysis for managing abdominal pain associated with chronic pancreatitis and pancreatic cancer. J Clin Gastroenterol. 2010;44(2):127-34.

48. Moura RN, de Moura EG, Bernardo WM, Otoch JP, Bustamante FA, Albers DV, Silva GL, Chaves DM, Artifon EL. Endoscopic-ultrasound versus percutaneous-guided celiac plexus block for chronic pancreatitis pain. A systematic review and meta-analysis. Rev Gastroenterol Peru. 2015;35(4):333-41.

Parte 6

Neoplasias do Trato Gastrointestinal

Capítulo 10

• • • • • • • • •

Diagnóstico e Terapêutica

10.1 Diagnóstico e Tratamento Endoscópico de Carcinoma Espinocelular de Esôfago

Flávio Hiroshi Ananias Morita
Caterina Maria Pia Simioni Pennacchi
Nelson Tomio Miyajima
Edson Ide

Introdução

O câncer de esôfago corresponde à oitava causa de câncer no mundo, correspondendo a 3,2% do total, e a sexta causa de óbito por câncer, 4,9% do total.[1,2] Em 2012, a incidência estimada no mundo foi de 455.800 novos casos, atingindo uma mortalidade de 400.200.[3,4]

Os dois principais tipos histológicos são o carcinoma espinocelular e o adenocarcinoma.[3] Nas áreas de maior risco, que correspondem do norte do Irã, passando pela Ásia Central até a região central-norte da China, chamada de *esophageal cancer belt*, 90% dos casos correspondem ao carcinoma espinocelular, diferentemente dos Estados Unidos da América onde esta taxa é de apenas 26% entre brancos,[3] sendo este o principal tipo histológico no mundo.[2]

O surgimento do carcinoma espinocelular do esôfago ocorre a partir do epitélio estratificado escamoso cronicamente inflamado, evoluindo para displasia de baixo grau, alto grau ou carcinoma *in situ* e o carcinoma invasivo.[2] Os fatores de risco são o consumo de álcool e tabaco, tendo como mesmo "campo de cancerização" os carcinomas espinocelulares da região da cabeça e pescoço, e pulmão. Outros fatores são a estenose cáustica de esôfago, radioterapia prévia, acalasia, carências nutricionais principalmente de zinco e selênio, baixa ingestão de frutas e vegetais, dietas ricas em componentes N-nitroso e carne vermelha, pobre em folato, baixo nível socioeconômico, má higiene oral e ingestão de líquidos quentes.[2-4]

O diagnóstico do câncer de esôfago geralmente é realizado em estágio avançado da doença. Isso se deve ao fato de ser assintomático nas fases iniciais, sendo necessário realizar programas de rastreio com endoscopia digestiva alta. São também difíceis de ser identificados na endoscopia convencional com luz branca, passando facilmente despercebidos. É uma doença com alta agressividade, invadindo rapidamente a submucosa e comprometendo linfonodos regionais.[2,4]

As melhores estratégias para tentar diminuir a mortalidade pelo carcinoma espinocelular de esôfago são medidas de prevenção primária e secundária. As medidas de prevenção secundária buscam o diagnóstico de lesões precoces, principalmente passíveis de tratamento endoscópico; para tal, preconiza-se o rastreio na população de alto risco assintomática, como realizamos no HC-FMUSP (Algoritmo 10.1).

Diagnóstico

A endoscopia digestiva alta associada à biópsia é o método de escolha para o diagnóstico do carcinoma espinocelular de esôfago. Ao exame com luz branca, estas lesões em fases iniciais correspondem a tênues alterações avermelhadas, com superfície levemente irregular da mucosa, difíceis de ser identificadas. Para

Algoritmo 10.1 Prevenção secundária de CEC de esôfago.

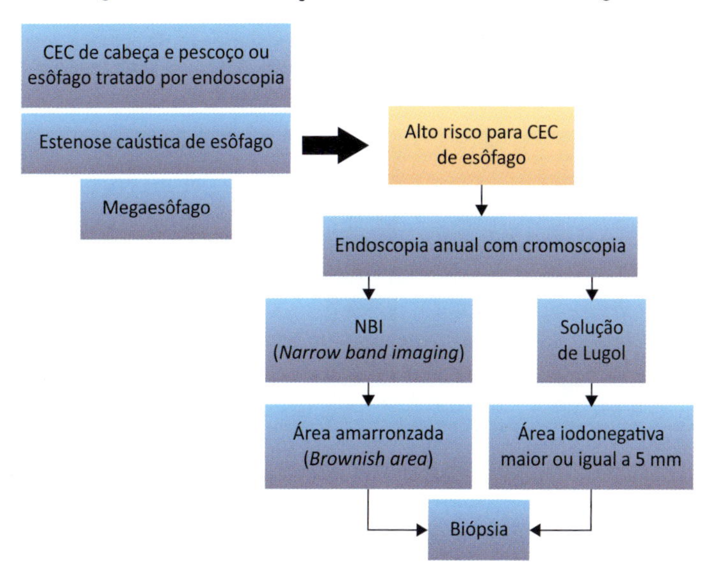

aumentar a detecção dessas lesões utiliza-se, no serviço de Endoscopia Digestiva do Hospital das Clínicas da FMUSP, a cromoscopia esofágica com solução de Lugol e/ou com *Narrow Band Imaging* (NBI), na população de alto risco.[5,6] Previamente à avaliação do esôfago, preconiza-se a limpeza do mesmo com solução de n-acetilcisteína para que os resíduos não prejudiquem a interpretação do exame, principalmente nos pacientes com acalasia.

A solução de Lugol é composta por iodo, o qual se fixa ao epitélio escamoso normal contendo glicogênio, dando-lhe um aspecto amarronzado. As células malignas são desprovidas de glicogênio, desta forma não ocorre fixação do iodo, sendo visibilizadas como áreas esbranquiçadas (Figura 10.1A).[4] Como demonstrado por Hashimoto *et al.*[6] a endoscopia com luz branca foi equivalente à cromoscopia com solução de Lugol para a identificação do carcinoma espinocelular de esôfago avançado, porém, a luz branca foi capaz de detectar apenas 55% das displasias de alto grau que a solução de Lugol detectou.

Figura 10.1 (A) Área de irregularidade mucosa, iodo-negativa à cromoscopia com solução de Lugol, correspondendo a carcinoma espinocelular de esôfago. (B) Área de irregularidade da mucosa com coloração amarronzada à cromoscopia com NBI, correspondendo a carcinoma espinocelular de esôfago.

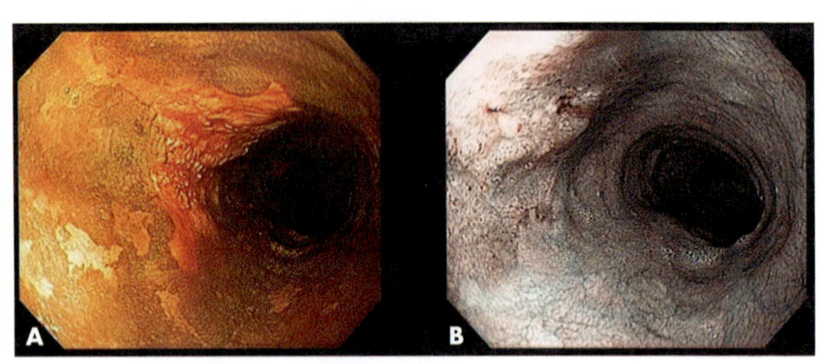

O NBI, que corresponde à iluminação da mucosa através de filtros de banda estreita em um sistema de iluminação sequencial nas cores vermelho, verde e azul, é utilizado para realçar o relevo mucoso e o padrão capilar subjacente. A presença de áreas amarronzadas (*brownish areas*) levanta a suspeita para a possibilidade malignidade (Figura 10.1B).

Evidência na literatura

Em metanálise realizada por Morita *et al.*[7] no serviço de Endoscopia Gastrointestinal do HC-FMUSP, comparando a cromoscopia esofágica com solução de Lugol e com NBI, em exames feitos por examinadores experientes, para a detecção de displasia de alto grau e carcinoma espinocelular, não foram observadas diferenças estatisticamente significativas entre a sensibilidade, valores de verossimilhanças positivo e negativo, e acurácia dos dois métodos. Em uma análise por lesão, a sensibilidade do Lugol foi de 98% e a do NBI de 94% (Figuras 10.2 e 10.3). Já a especificidade do Lugol foi de 37% e a do NBI de 65%, com diferença estatisticamente significativa entre as mesmas (Figuras 10.4 e 10.5). Isso demonstra que não há diferença na capacidade de detecção do carcinoma espinocelular entre os dois métodos. Já o poder de distinguir o carcinoma espinocelular de outras alterações, o NBI foi superior ao Lugol.

Figura 10.2 Sensibilidade da cromoscopia com solução de Lugol.

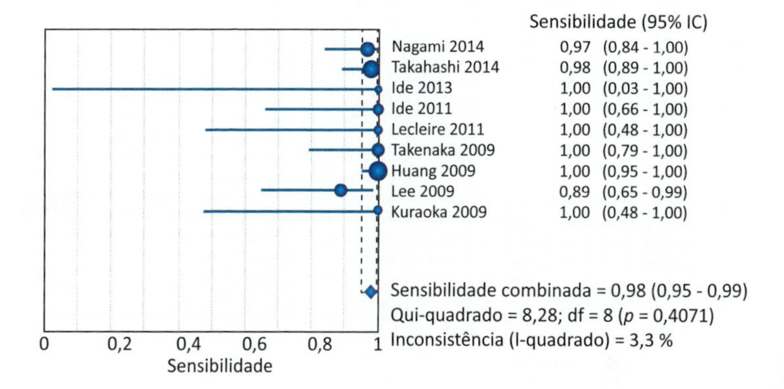

Figura 10.3 Sensibilidade da cromoscopia com NBI.

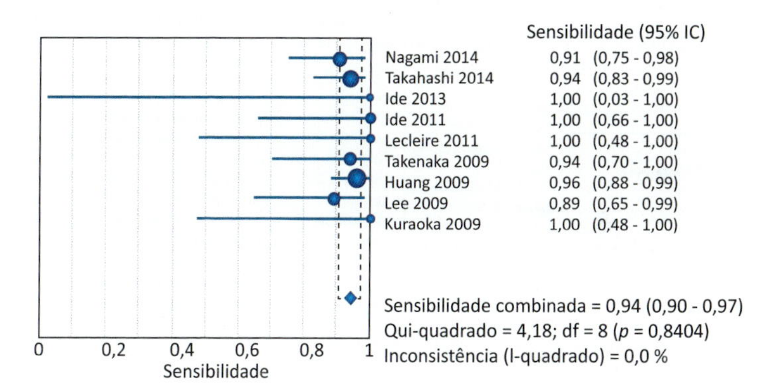

Assim, no serviço de Endoscopia Gastrointestinal do HC--FMUSP realizamos cromoscopia esofágica com solução de Lugol e/ou NBI em todos os pacientes de alto risco para carcinoma espinocelular de esôfago no programa de rastreio, com intuito de detectar lesões precoces.

Figura 10.4 Especificidade da cromoscopia com solução de Lugol.

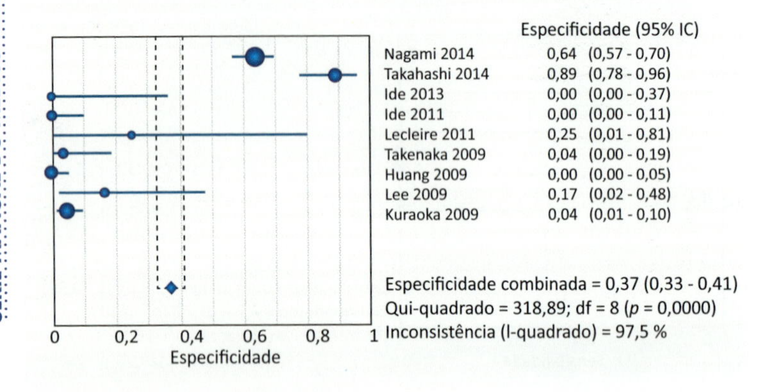

Figura 10.5 Especificidade da cromoscopia com NBI.

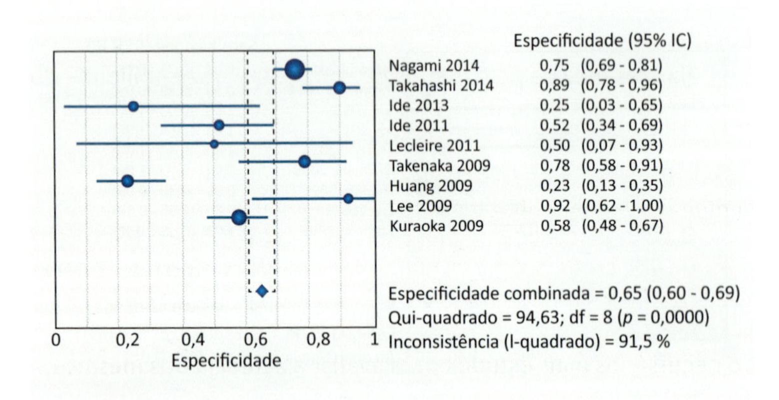

Ishihara *et al.*[8] obteve os mesmos resultados da metanálise supracitada quando a cromoscopia com NBI foi realizada por endoscopistas experientes, sendo detectadas pelo NBI todas as lesões detectadas pela solução de Lugol. Já ao comparar a cromoscopia com NBI sendo realizada por endoscopistas não experientes, em uma análise por lesão, essa taxa de detecção caiu para 53% em relação à com solução de Lugol. Isso demonstra que o poder de detecção do NBI depende muito da experiência dos examinadores, e que para endoscopistas não experientes, a solução de Lugol tem maior poder de detecção.

No decorrer deste mesmo estudo, observou-se no grupo de examinadores não experientes progressiva melhora da taxa de detecção das lesões utilizando a cromoscopia com NBI, a qual passou de 43% na primeira metade dos pacientes para 60% na segunda metade. Isso mostra que a utilização rotineira e a familiaridade com NBI eleva a taxa de detecção com este método.[8]

Com o intuito de aumentar a especificidade dos métodos, pode-se avaliar a presença do sinal da cor rosa (*Pink Color Sign* – PCS) para o Lugol e os achados do padrão capilar à magnificação com NBI (*Intra-Papilary Capilary Loop* – IPCL). O sinal da cor rosa é positivo quando, após pelo menos 3 minutos da aplicação do Lugol, a área iodo-negativa adquire coloração rosada. Este sinal apresenta sensibilidade de 80,5% e especificidade de 94,3%. Já as alterações microvasculares à cromoscopia com NBI e magnificação estão listadas na Tabela 10.1.

Na presença de pelo menos quatro destas, a sensibilidade do método passa a ser de 82,2% e a especificidade de 95,1%.[9] Foi observado, também, que ao se utilizar a iluminação com NBI em uma área com o PCS, essa região adquire coloração metálica prateada, chamado sinal prateado metálico (*metallic silver sign*).[10]

O *Fujinon Intelligent Color Enhancement* (FICE) e o *I-Scan* são métodos de cromoscopia virtual, nos quais os contrastes de cores são produzidos através de *softwares*. Existem poucos trabalhos na literatura comparando os mesmos à cromoscopia com o Lugol, sendo necessários mais estudos para avaliar a acurácia dos mesmos.

Arantes *et al.*[11] obtiveram uma sensibilidade do FICE para o diagnóstico de displasia de alto grau e carcinoma espinocelular de esôfago de 100% e uma especificidade de 98,9%, em exames realizados via transnasal e sem sedação, quando esses dados foram comparados à cromoscopia com Lugol. Importante ressaltar que neste mesmo estudo a sensibilidade da luz branca foi de 92,3%, sem diferença estatisticamente significativa em relação ao FICE.

Tabela 10.1 Padrões dos microvasos esofágicos à cromoscopia com NBI e magnificação.

Padrão	Descrição
Normal	Microvasos superficiais com volta única, sem alterações de calibre e sem variações no formato em mucosa esbranquiçada de coloração normal (*Intraepithelial Capillary Loop* – IPCL) 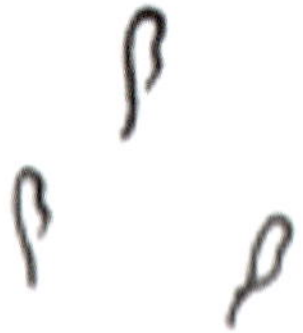
Coloração intervascular de fundo alterada	Área amarronzada entre os microvasos 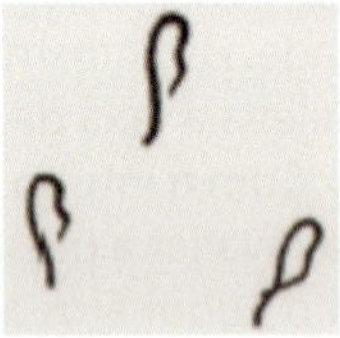
Proliferação microvascular	Presença de área com alta densidade de microvasos quando comparada à área ao redor 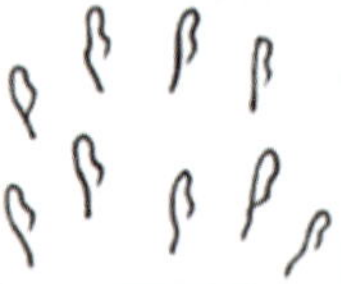
Dilatação microvascular	Grupo de microvasos com diâmetro aumentado em pelo menos duas vezes dos da mucosa normal ao redor 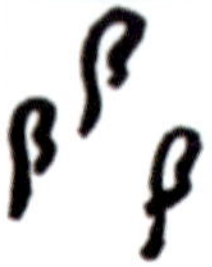
Tortuosidade	Grupo de microvasos alongados, acentuadamente torcidos ou dobrados em relação à mucosa normal ao redor 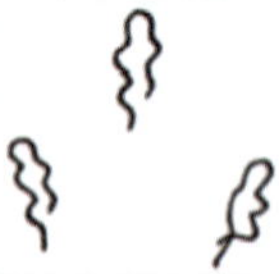
Alterações de calibre	Presença de alterações abruptas no diâmetro de um grupo de microvasos 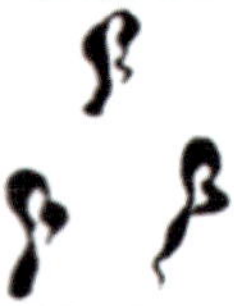
Diversos formatos	Presença de grande diversidade de morfologias em um grupo de microvasos 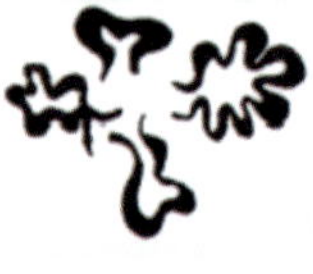

O *I-Scan* apresenta 3 tipos diferentes de algoritmos de imagem: o aprimoramento da superfície (SE), o aprimoramento do tom (TE) e o aprimoramento do contraste (CE). Diversos modos de TE (p, v, b, e, g, c) estão disponíveis. Guo *et al.*[12] utilizando o modo de TE, +2 SE, +4 CE demonstraram que a sensibilidade do *I-Scan* para detectar displasia de alto grau e carcinoma espinocelular de esôfago foi de 95,2%, ao ser comparado à cromoscopia com Lugol.

Tratamento endoscópico

O tratamento endoscópico do carcinoma espinocelular superficial do esôfago está indicado quando o mesmo apresenta-se sem ou com o mínimo risco de metástase linfonodal. As lesões com profundidade de invasão classificadas como m1 (intraepitelial) e m2 (invadindo a lâmina própria), apresentam risco de comprometimento linfonodal quase nulo. Este risco já sobe para 8% a 18% nas lesões m3 (invadem a camada muscular da mucosa) e para 11% a 53% nas lesões sm1 (comprometimento superficial da submucosa de até 200 micras). Correlacionando com o aspecto macroscópico, as lesões tipo 0-IIa, 0-IIb e 0-IIc são geralmente lesões intramucosas.[13]

Assim, de acordo com os *guidelines* da Sociedade Japonesa de Esôfago, o tratamento endoscópico está indicado para as lesões com aspecto macroscópico segundo a classificação de Paris 0-II, com profundidade de invasão m1 ou m2. Porém, pode também ser indicado em lesões com profundidade m3 e sm1 sem sinais de comprometimento linfonodal, a depender do caso.[13,14]

O tratamento endoscópico de escolha é a dissecção endoscópica da submucosa (*Endoscopic Submucosal Dissection* – ESD), uma vez que se faz necessária uma ressecção em bloco da peça. É possível também a realização de mucosectomia (*Endoscopic Mucosal Resection* – EMR), porém, deve-se assegurar a ressecção da peça em fragmento único. Neste contexto, a EMR está indicada apenas para as lesões menores que 10 mm.[13,14]

Técnica do ESD de esôfago e seguimento pós-procedimento

O procedimento se inicia realizando a cromoscopia com Lugol na região da lesão para a correta demarcação na mucosa das margens de ressecção. Após, o esôfago é lavado com solução de hipossulfito de sódio a 5% para retirar o Lugol, já que o mesmo provoca contração do órgão. Com as margens demarcadas, procede-se com injeção submucosa para a elevação da lesão. Diversas soluções podem ser utilizadas para a injeção submucosa, e no Serviço de Endoscopia do HC-FMUSP utilizamos manitol a 10% corado com índigo carmine. O manitol garante uma absorção mais lenta da solução, permitindo a realização de um procedimento mais longo, com menor necessidade de reaplicações da mesma.

Com a lesão elevada, realiza-se a secção da mucosa externamente à área demarcada utilizando os *knives*, expondo a camada submucosa. Com auxílio de um *cap* e com os *knives*, o espaço submucoso é apresentado e dissecado até completa retirada da lesão (Figura 10.1.6). Vasos calibrosos podem ser encontrados na submucosa, os quais devem ser pré-coagulados no módulo *soft* do bisturi elétrico. Para a coagulação destes vasos, pode-se utilizar o *coagrasper* para apreendê-los e aplicar a corrente.

No pós-procedimento o paciente é mantido internado e sinais de sangramento ou de perfuração são observados. Evoluindo bem, recebe dieta líquida no primeiro dia, pastosa no segundo e alta hospitalar no terceiro dia pós-procedimento. Orientamos manter dieta pastosa por 3 semanas e inibidor de bomba de prótons, principalmente em lesões no esôfago distal.

No retorno ambulatorial, avalia-se a radicalidade do procedimento a partir do relatório anatomopatológico da peça ressecada. Confirmando se tratar de lesão m1 e m2, com margens livres, o paciente é seguido com endoscopias como todos pacientes de alto risco, tanto para avaliar a possibilidade de recidiva local, como também para investigar segundo primário. Em se tratando m3 e sm1 o paciente pode ser seguido com endoscopias e exames de imagem como tomografia computadorizada (TC), ressonância nuclear magnética (RNM) ou ainda tomografia por emissão de pósitrons (PET) para a identificação de possíveis metástases linfonodais e em outros órgãos; ou, ainda, algum tratamento complementar pode ser indicado como nos casos com invasão mais profunda que sm1. Nestes, indica-se tratamento adicional que pode ser cirurgia radical, radioterapia e/ou quimioterapia a depender do caso (Fluxograma 10.2).

Figura 10.6 (A) Lesão precoce de esôfago à luz branca (Paris 0-IIa). (B) Lesão precoce de esôfago à cromoscopia com Lugol. (C) Marcação da lesão. (D) Injeção submucosa. (E) Incisão na mucosa. (F) Dissecção da submucosa. (G) Aspecto final após a retirada da peça. (H) Peça corada com Lugol, sendo observada a lesão não corada pelo mesmo.

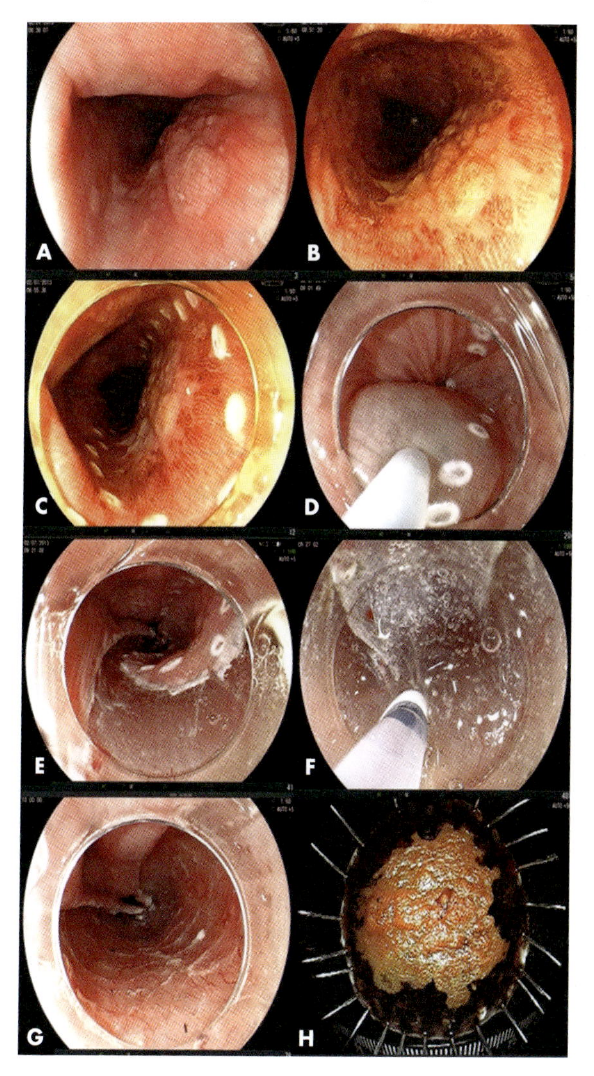

Fluxograma 10.2 Lesão superficial de esôfago – displasia de alto grau e CEC.

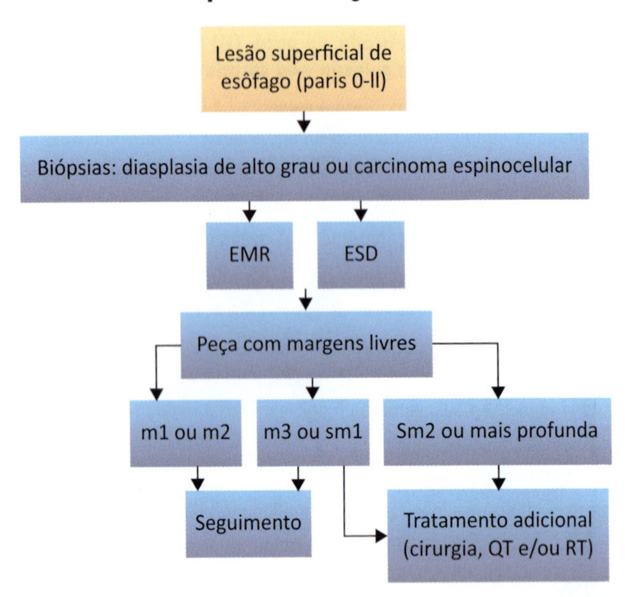

Referências

1. GLOBOCAN 2012: Estimated Cancer Incidence, Mortality and Precalence Worldwide in 2012. International Agency for Research on Cancer – World Health Organization. [Internet] [Acesso em 2017 jun 10]. Disponível em: http://globocan.iarc.fr/Pages/fact_sheets_cancer.aspx
2. Zhag Y. Epidemiology of esophageal cancer. World J Gastroenterol. 2013;19(34):5598-606.
3. Torre LA, Bray F, Siegel RL, Ferlay J, Lortet-Tieulent J, Jemal A. Global cancer statistics, 2012. CA Cancer J Clin. 2015;65:87.
4. Gibson MK, Tanabe KK, Goldberg RM, Savarese DMF. Epidemiology, pathobiology, and clinical manifestations of esophageal cancer. UpToDate Dec 2015.

5. Carvalho R, Areia M, Brito D, Saraiva S, Alves S, Cadime AT. Diagnostic accuracy of lugol chromoendoscopy in the esophagus in patients with head and neck cancer. Rev Esp Enferm Dig. 2013;105(2):79-83.
6. Hashimoto CL, Iriya K, Baba ER, Navarro-Rodriguez T, Zerbini MC, Eisiq JN, et al. Lugol's dye spray chromoendoscopy establishes early diagnosis of esophageal cancer in patients with primary head and neck cancer. Am J Gastroenterol. 2005;100(2):275-82.
7. Morita FHA, Bernardo WM, Ide E, Rocha RSP, Aquino JCM, Minata MK, et al. Narrow band imaging versus lugol chromoendoscopy to diagnose squamous cell carcinoma of the esophagus: systematic review and meta-analysis. BMC Cancer. 2017;17(1):54.
8. Ishihara R, Takeuchi Y, Chatani R, Kidu T, Inoue T, Hanaoka N, et al. Prospective evaluation of narrow-band imaging endoscopy for screening of esophageal squamous mucosal high-grade neoplasia in experienced and less experienced endoscopists. Dis Esophagus. 2010;23(6):480-6.
9. Goda K, Dobashi A, Yoshimura N, Kato M, Aihara H, Sumiyama K, et al. Narrow-Band Imaging Magnifying Endoscopy versus Lugol Chromoendoscopy with Pink-Color Sign Assessment in the Diagnosis of Superficial Esophageal Squamous Neoplasms: A Randomised Noninferiority Trial. Gastroenterol Res Pract. 2015;2015:639462.
10. Maselli R, Inoue H, Onimaru M, Yoshida A, Santi EG, Sato H, et al. The metallic silver sign with narrow-band imaging: a new endoscopic predictor for pharyngeal andesophageal neoplasia. Gastrointest Endosc. 2013;78(3):551-3.
11. Arantes V, Albuquerque W, Salles JMP, Dias CAF, Albertini LR, Kahaleh M, et al. Effectiveness of Unsedated Transnasal Endoscopy With White-light, Flexible Spectral Imaging Color Enhancement, and Lugol Staining for Esophageal Cancer Screening in High-risk Patients. J Clin Gastroenterol. 2013;47(4): 314-21.
12 Guo J, Li C, Li M, Zuo X, Yu T, Liu J, et al. Diagnostic value of probe-based confocal laser endomicroscopy and high-definition virtual chromoendoscopy in early esophageal squamous neoplasia. Gastrointest Endosc. 2015;81(6): 1346-54.
13. Pimentel-Nunes P, Dinis-Ribeiro M, Ponchon T, Repici A, Vieth M, De Ceglie A, et al. Endoscopic submucosal dissection: Eropean Society of Gastrointestinal Endoscopy (ESGE) Guideline. Endoscopy. 2015;47:829-54.

14. Kuwano H, Nishimura Y, Oyama T, Kato H, Kitagawa Y, Kusano M, et al. Guidelines for Diagnosis and Treatment of Carcinoma of the Esophagus April 2012 edited by Japan Esophageal Society. Esophagus. 2015;12:1-30.

10.2 Diagnóstico e Tratamento de Câncer Gástrico Precoce

André Kondo
Flávio Hiroshi Ananias Morita
Elisa Ryoka Baba
Kendi Yamazaki
Nelson Tomio Miyajima

Introdução

O câncer gástrico precoce (CGP) é definido como o adenocarcinoma restrito à camada mucosa ou submucosa da parede gástrica, independentemente de haver ou não acometimento linfonodal,[1-3] pela classificação TNM corresponde ao estádio T1. Nesta definição, observa-se que uma pequena porcentagem de pacientes com CGP apresentam doença metastática linfonodal[2,3] e quando comparados a pacientes com doença mais avançada, apresentam prognóstico significativamente melhor (taxa de sobrevida de cinco anos de aproximadamente 90%).

A incidência do adenocarcinoma gástrico no mundo é de um milhão de novos casos por ano, compreendendo a terceira causa de morte por câncer.[4,5] O câncer gástrico (CaG) demonstra acentuada variação geográfica quanto à sua incidência e prevalência. As áreas de alta incidência incluem América Latina, Ásia Oriental, algumas regiões da Europa e Oriente Médio.[4] No Brasil, a incidência do CaG é de aproximadamente 20 mil casos novos por ano.[6]

No mundo, o CGP compreende 15% a 57% dos cânceres gástricos incidentais.[7-9] A proporção de CGP em relação aos adenocarcinomas gástricos varia conforme a população estudada. No Japão e Ásia Oriental, essa proporção aumentou significativamente de 15% para 57% após a introdução dos programas de rastreamento.[8,9] Em países ocidentais, o CGP perfaz 15% a 21% dos adenocarcinomas gástricos.[9-12]

O adenocarcinoma gástrico do tipo intestinal progride por uma sequência de estágios anatomopatológicos, desde a mucosa normal, até a gastrite crônica, gastrite atrófica multifocal, metaplasia intestinal e, finalmente, displasia e adenocarcinoma. Uma causa subjacente da inflamação é a infecção pela bactéria *Helicobacter pylori*, assim como a modulação da resposta do hospedeiro, fatores dietéticos e ambientais.[13-16]

A incidência de metástases linfonodais, de modo geral, no CGP estádio clínico T1, varia de 0% a 15%.[17-22] Apesar da presença de linfonodos comprometidos não alterar a designação de uma lesão T1 como CGP, ela tem implicação no tratamento. Pacientes com diagnóstico ou alta probabilidade clínica ou radiológica de metástase(s) linfonodal(ais) não são candidatos apropriados para a abordagem endoscópica. A gastrectomia com linfadenectomia é o tratamento de escolha nestas situações.

Os fatores associados à presença de metástases linfonodais incluem tumores com grandes dimensões, presença de ulceração, subtipo histológico difuso (indiferenciado) ou misto (intestinal/indiferenciado), profundidade de invasão na parede gástrica e acometimento submucoso ou linfovascular.[21,23-27] Apesar dos avanços no diagnóstico e tratamento, o prognóstico dos pacientes com CaG permanece ruim, habitualmente atribuído à fase avançada da doença à época da sua detecção.

Enquanto a gastrectomia radical pode atingir adequado tratamento oncológico por meio de margens de ressecção amplas e dissecção linfonodal (linfadenectomia), por outro lado ela impõe índices não desprezíveis de morbidades perioperatórias e mutilação, que em longo prazo compromete as funções gastrointestinais, assim como a qualidade de vida dos pacientes.[28-32]

Devido aos baixos índices de metástases linfonodais do CGP, visando baixa invasividade, menor custo de tratamento, melhor qualidade de vida pós-procedimento e rápida recuperação, foram desenvolvidos métodos de tratamento endoscópico para pacientes com CGP.[33]

Diagnóstico

A endoscopia digestiva alta (esofagogastroduodenoscopia), com biópsias sistemáticas não dirigidas e/ou dirigidas de lesões suspeitas, é o método diagnóstico de escolha para a detecção do CaG. A acurácia relatada da endoscopia de luz branca (convencional) para a detecção de CGP varia de 90% a 96%, embora alguns estudos tenham demonstrado valores mais baixos.[34] O mapeamento topográfico do estômago com biópsias não dirigidas deve ser considerado em pacientes e populações de alto risco. Em países ocidentais, essa abordagem é aceitável para indivíduos com história familiar de CaG ou metaplasia intestinal conhecida, para imigrantes de áreas de alta incidência e para pacientes com características clínicas ou endoscópicas que requeiram vigilância.[35-38]

À endoscopia, um CGP pode apresentar-se como uma protrusão polipoide sutil, placa superficial, descoloração mucosa, depressão ou úlcera. As lesões podem ser muito sutis e passarem muitas vezes despercebidas mesmo por endoscopistas experientes (Figura 10.7A). A avaliação cuidadosa e pormenorizada da totalidade da mucosa gástrica é essencial, sendo realizada biópsia de qualquer área suspeita. Métodos de cromoscopia podem ajudar na identificação destas lesões. No serviço de endoscopia digestiva do HC-FMUSP, utilizamos o corante de superfície índigo carmim em áreas suspeitas à luz branca (Figura 10.7B). Com o avanço tecnológico, hoje temos disponíveis também métodos de cromoendoscopia óptico e virtual, além da magnificação de imagem. Dentre estes métodos, no estômago destacam-se a tecnologia de imagem em banda estreita (*Narrow Band Imaging* – NBI), com ou sem magnificação, e a autofluorescência.[39-45]

Figura 10.7 (A) Na endoscopia com luz branca observa-se, na pequena curvatura do antro, área levemente deprimida. (B) Observa-se a mesma lesão mais evidente após a cromoscopia com índigo carmim, podendo ser classificada pela classificação de Paris como 0-IIc.

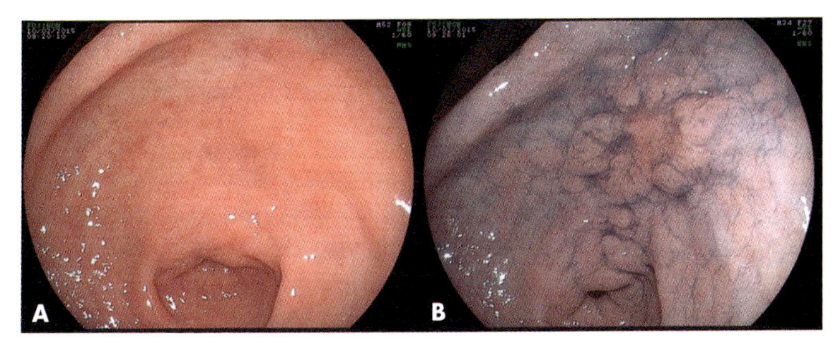

Classificação

Diversas classificações foram propostas para o CGP, mas atualmente utilizamos no Serviço de Endoscopia Digestiva do HC-FMUSP o sistema de Paris (Figura 10.8).

Figura 10.8 Classificação de Paris.

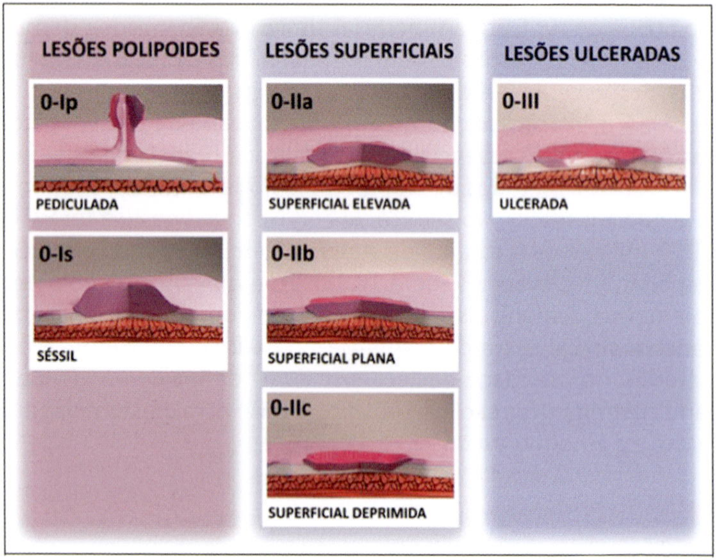

Imagem cedida por: Gustavo Luis Rodela Silva.

Estadiamento local

Os achados da endoscopia podem predizer o estádio do tumor. Características encontradas em lesões intramucosas incluem leve protrusão da superfície mucosa, discreta elevação marginal e suave afilamento de pregas convergentes. Achados sugestivos de lesão, com infiltração da camada submucosa, envolvem superfície irregular, acentuada elevação ou deformidade marginal, entalhe abrupto ou fusão de pregas convergentes.[46]

A ressecção endoscópica pode funcionar tanto como terapia única com proposta curativa, como para estadiamento do CGP. Dessa forma, a ressecção em bloco da peça é muito importante. Além de ser oncologicamente mais seguro nos casos de procedimento curativo, com a peça ressecada em monobloco podemos avaliar precisamente o estádio T da lesão e as margens da peça, indicando, ou não, subsequente gastrectomia com ou sem linfadenectomia.

O ultrassom endoscópico (USE) pode ser utilizado para avaliar a profundidade de invasão das lesões e o acometimento de linfonodos regionais. Porém, algumas características podem determinar um estadiamento tumoral inadequado. Lesões maiores que 3 cm, ou localizadas no estômago médio, estão sob risco de serem superestadiadas, enquanto lesões pouco diferenciadas, de serem subestadiadas.

Em muitos centros de referência asiáticos, a ressecção endoscópica é realizada com base no aspecto endoscópico, sem necessidade do USE. Em países ocidentais, o USE geralmente é recomendado para pacientes sem evidência de doença metastática.[47] No serviço de Endoscopia Digestiva do HC-FMUSP as ressecções das lesões gástricas são indicadas com base no aspecto endoscópico e no anatomopatológico da biópsia da lesão, sendo o USE restrito para os casos em que há dúvida no aspecto endoscópico.

Muito embora a USE possa detectar o aumento dos linfonodos, a caracterização e diferenciação de um processo inflamatório perigástrico benigno (reativo) de uma metástase pode ser difícil. Dessa forma, a punção ecoguiada com agulha fina (PAAF) de linfonodos suspeitos pode determinar melhor acurácia no estadiamento linfonodal.[48]

Tratamento

Os métodos de tratamento do CGP incluem, basicamente, as ressecções endoscópicas e as cirúrgicas. As ressecções endoscópicas, seja por mucosectomia (*Endoscopic Mucosal Resection* – EMR) ou dissecção submucosa endoscópica (*Endoscopic Submucosal Dissection* – ESD), são opções para pacientes rigorosamente selecionados. Aqueles que não se enquadram nos critérios preestabelecidos, são encaminhados para a cirurgia.

De acordo com as diretrizes atuais, as indicações absolutas (ou *standard*) para o tratamento endoscópico do CGP são definidas para o adenocarcinoma intramucoso bem ou moderadamente diferenciado, que é elevado e tem até 2 cm de diâmetro, ou aquele que é deprimido e mede até 1 cm, sem ulceração.[49] Importante ressaltar que estas lesões devem apresentar uma alta probabilidade de ressecção em bloco e não haver indícios de invasão linfovascular.[50]

Os critérios absolutos, no entanto, são tão estritos e rigorosos que, provavelmente, diversos pacientes seriam submetidos a cirurgias desnecessárias.[51] Assim, critérios de indicação expandidos para a ressecção endoscópica foram sugeridos[49] e vários trabalhos têm demonstrado bons resultados.[52] Gotoda (2007) propôs os critérios expandidos para a ressecção endoscópica: (a) câncer intramucoso sem ulceração, independentemente do seu tamanho; (b) câncer intramucoso ≤ 3 cm de diâmetro com ulceração; e (c) câncer invasivo com mínima (≤ 500 µm da camada *muscularis mucosae*) invasão submucosa e tamanho ≤ 3 cm (Figura 10.9).

As indicações gerais da gastrectomia com linfadenectomia incluem as lesões com baixa possibilidade de ressecção em monobloco, subtipo histológico difuso, tumores ulcerados ou que invadem maciçamente a submucosa, evidência de acometimento linfovascular ou linfonodal.

Técnicas de ressecções endoscópicas

A mucosectomia foi introduzida em 1978. Quando possível é, frequentemente, o procedimento de escolha para os pacientes que

Figura 10.9 Característica do CGP e seu tratamento recomendado.

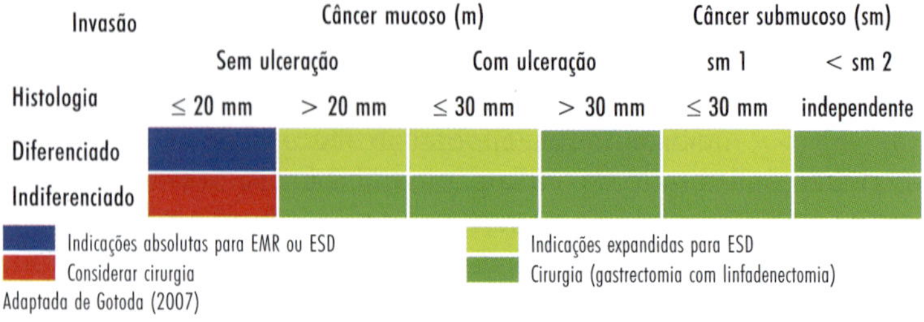

Invasão	Câncer mucoso (m)				Câncer submucoso (sm)	
	Sem ulceração		Com ulceração		sm 1	< sm 2
Histologia	≤ 20 mm	> 20 mm	≤ 30 mm	> 30 mm	≤ 30 mm	independente
Diferenciado						
Indiferenciado						

Indicações absolutas para EMR ou ESD
Considerar cirurgia
Indicações expandidas para ESD
Cirurgia (gastrectomia com linfadenectomia)

Adaptada de Gotoda (2007)

preenchem os critérios absolutos para tratamento endoscópico do CGP. Tecnicamente, trata-se de um procedimento para a remoção de lesões superficiais, pois permite a ressecção num plano entre a submucosa profunda e a camada muscular própria.

O método consiste em atingir o plano adequado por meio de injeção salina submucosa, tração ou sucção da mucosa, seguindo-se da ressecção com alça eletrocirúrgica endoscópica (Figuras 10.10 a 10.11).[53] Sakai *et al*. descreveram a técnica de mucosectomia utilizando um dispositivo de ligadura elástica. Suas complicações imediatas incluem sangramento e perfuração, mesmo quando realizado por médicos treinados. É seguro e pode ser feito ambulatorialmente.

A dissecção submucosa endoscópica, introduzida no final da década de 1990, exige centros habilitados para a sua realização, sendo mais frequentemente realizada em países asiáticos. Lesões maiores apresentam maior risco de serem ressecadas em múltiplos fragmentos (*piecemeal*) com EMR, o que está associado ao aumento das taxas de recorrência e menor exatidão na avaliação das margens e profundidade de invasão pelo patologista.

Figura 10.10 Mucosectomia por injeção salina na submucosa.

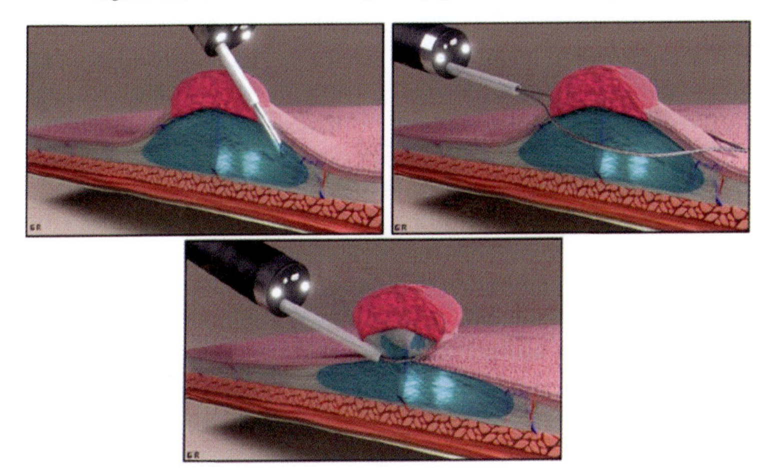

Imagem cedida por: Gustavo Luis Rodela Silva.

Figura 10.11 Mucosectomia por tração.

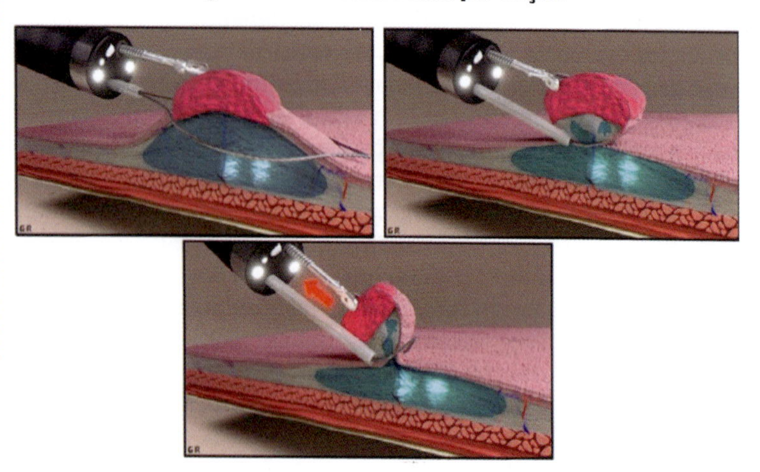

Imagem cedida por: Gustavo Luis Rodela Silva.

Figura 10.12 Mucosectomia por sucção com auxílio de "cap".

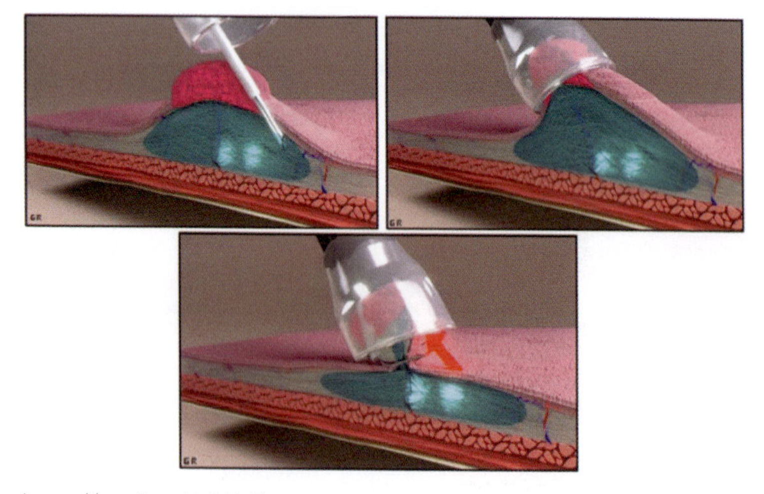

Imagem cedida por: Gustavo Luis Rodela Silva.

O ESD permite que lesões maiores sejam ressecadas em monobloco.[55-59] Além disso, o ESD possibilita que se consiga margens de ressecção mais profundas, importantes naqueles tumores com envolvimento submucoso. Tecnicamente, realiza-se cromoscopia da lesão e demarcação de suas margens. Uma incisão é realizada na mucosa circunjacente às marcas, utilizando-se *knives* endoscópicos, após a infiltração do plano submucoso com solução apropriada. Segue-se com a dissecção do plano submucoso, separando a mucosa e a submucosa da camada muscular, até a completa liberação da peça (Figuras 10.13 e 10.14). É um procedimento mais desafiador, devendo ser realizado em centros de referência. As complicações imediatas são as mesmas do EMR, porém, com maior risco de perfuração.

Outras modalidades de tratamento endoscópico foram investigadas, mas não apresentam um papel bem estabelecido no tratamento do CGP. Essas técnicas incluem a terapia fotodinâmica, o tratamento com Nd:YAG laser e a coagulação com plasma de argônio. Como desvantagem, são técnicas ablativas e não disponibilizam peças para a análise anatomopatológica, diferentemente do EMR e ESD.

Figura 10.13 Dissecção endoscópica da submucosa.

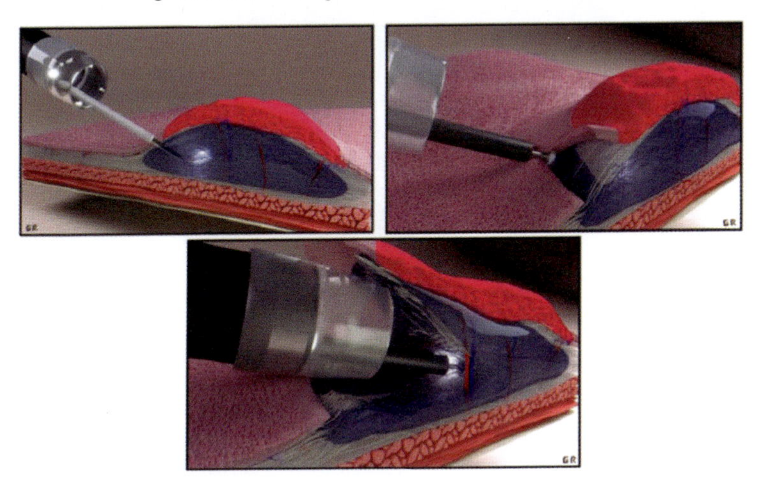

Figura 10.14 (A) Lesão à luz branca. (B) Lesão após cromoscopia com FICE. (C) Lesão após cromoscopia com índigo-carmim. (D) Demarcação da lesão. (E) Incisão na mucosa. (F) Dissecção no plano submucoso. (G) Aspecto final logo após a retirada da lesão. (H) Peça esticada.

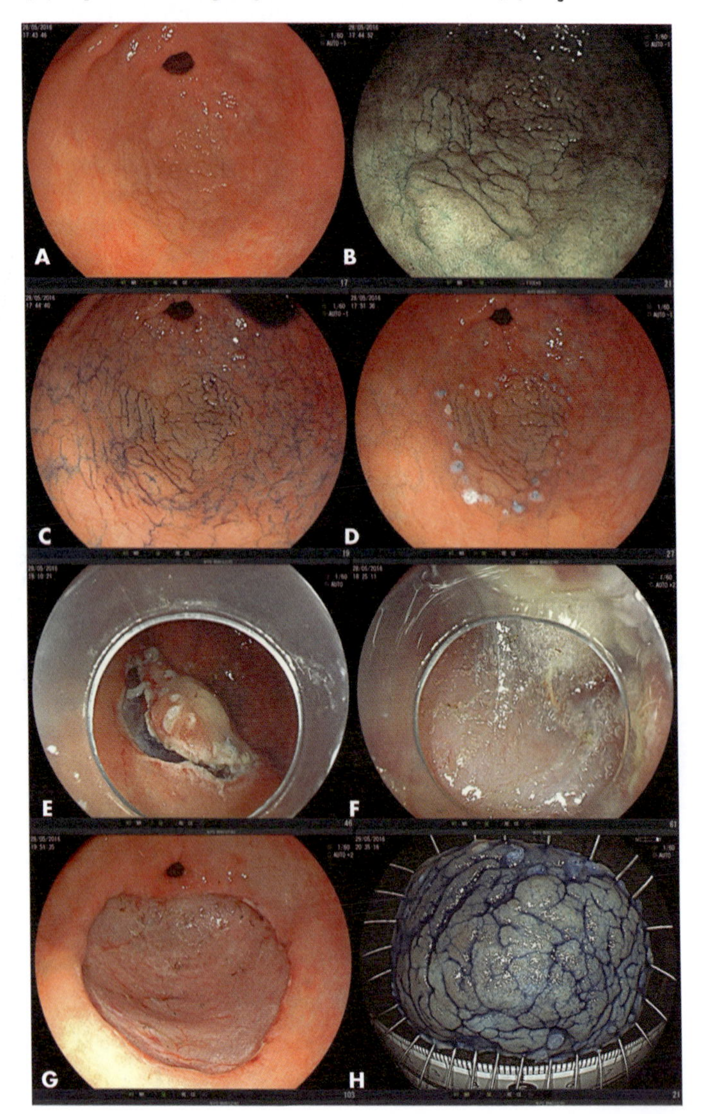

Evidência na literatura

Em metanálise realizada por Kondo *et al.* no serviço de Endoscopia Digestiva do HC-FMUSP, publicada em 2015 e atualizada em 2016,[60] comparando-se os desfechos dos pacientes submetidos às abordagens endoscópicas (considerando-se os critérios de indicação absolutos e expandidos) e cirúrgicas, verificou-se que:

- » As taxas de sobrevida de três, cinco, 10 anos e mortalidade são semelhantes (Figuras 10.15 a 10.18);
- » As taxas de complicações observadas são menores nos pacientes submetidos à abordagem endoscópica, de tal forma que para cada 12 pacientes submetidos ao tratamento endoscópico, um seria hipoteticamente beneficiado em não apresentar complicação cirúrgica (Figura 10.19);
- » As taxas de recorrência foram menores no grupo cirúrgico (Figura 10.20). Os trabalhos mais recentes priorizam a análise de indivíduos com indicação expandida para ressecção endoscópica na tentativa de avaliar melhor os resultados deste grupo específico de pacientes, possivelmente contribuindo para este achado;
- » As taxas de ressecção completa são maiores nos pacientes pertencentes ao grupo de tratamento cirúrgico, sendo que para cada 7 pacientes submetidos à abordagem endoscópica, um seria hipoteticamente prejudicado em ter uma ressecção incompleta, diferentemente se fosse submetido à abordagem cirúrgica (Figura 10.21). Ainda, é importante ressaltar que, mesmo em situações em que as margens de ressecção são positivas (no caso, as laterais ou radiais), um procedimento endoscópico complementar de re-ressecção é factível habitualmente, não comprometendo a sobrevida.

Os gráficos consideram os resultados finais dos desfechos considerados, após as análises de sensibilidade e ajustes estatísticos pertinentes para a determinação de conclusões confiáveis.

Figura 10.15 Sobrevida de 3 anos.

	Endoscopia		Cirurgia			Diferença do risco		Diferença do risco
Estudo ou subagrupo	***Eventos***	***Total***	***Eventos***	***Total***	***Peso***	***M-H, Fixo, 95% IC***	***Ano***	***M-H, Fixo, 95% IC***
Nishida 1993	37	52	46	57	10,2%	-0,10 [-0,26, 0,06]	1993	
Kim 2000	14	15	17	17	3,0%	-0,07 [-0,23, 0,10]	2000	
Etoh 2005	40	49	32	44	8,7%	0,09 [-0,08, 0,26]	2005	
Choi 2011	164	172	365	379	44,6%	-0,01 [0,05, 0,03]	2011	
Chiu 2012	133	140	52	59	15,6%	0,07 [-0,02, 0,16]	2012	
Kim 2014	137	142	65	71	17,8%	0,05 [-0,02, 0,12]	2014	
Total (95% IC)		570		627	100,0¨%	0,01 [-0,02, 0,05]		
Total de eventos	525		577					

Heterogeneidade: $Chi^2 = 7{,}28$, df = 5 (P = 0,20); $I^2 = 31\%$

Teste para efeito global: Z = 0,65 (P = 0,51)

Figura 10.16 Sobrevida de 5 anos.

	Endoscopia		Cirurgia			Diferença do risco		Diferença do risco
Estudo ou subagrupo	*Eventos*	*Total*	*Eventos*	*Total*	*Peso*	*M-H, Fixo, 95% IC*	*Ano*	*M-H, Fixo, 95% IC*
Nishida 1993	32	52	41	57	2,9%	-0,10 [-0,28, 0,07]	1993	
Fukase 1994	100	116	59	59	0,0%	-0,14 [0,21, -0,07]	1994	
Etoh 2005	31	49	24	44	2,4%	0,09 [-0,11, 0,29]	2005	
Choi 2011	161	172	357	379	12,5%	-0,01 [-0,05, 0,04]	2011	
Fukunaga 2012	151	167	107	120	7,4%	0,01 [-0,06, 0,08]	2012	
Kim 2014	136	142	65	71	5,0%	0,04 [-0,03, 0,11]	2014	
Park 2014	105	108	112	117	5,9%	0,01 [-0,03, 0,06]	2014	
Choi 2015	250	261	107	114	8,4%	0,02 [-0,03, 0,07]	2015	
Kim 2015	161	165	283	292	11,1%	0,01 [-0,02, 0,04]	2015	
Pyo 2016	593	611	588	611	32,2%	0,01 [-0,01, 0,03]	2016	
Fukunaga 2016	72	74	63	74	0,0%	0,12 [0,03, 0,21]	2016	
Shin 2016	161	175	93	100	6,7%	-0,01 [-0,07, 0,05]	2016	
Ryu 2016	81	81	144	144	5,5%	0,000 [-0,02, 0,02]	2016	
Total (95% IC)		1983		2049	100,0%	0,01 [-0,01, 0,02]		
Total de eventos	1862		1921					

Heterogeneidade: $Chi^2 = 4{,}49$, $df = 10$ ($P = 0{,}92$); $I^2 = 0\%$

Teste para efeito global: $Z = 0{,}88$ ($P = 0{,}38$)

Figura 10.17 Sobrevida de 10 anos.

	Endoscopia		Cirurgia			Diferença do risco		Diferença do risco
Estudo ou subagrupo	*Eventos*	*Total*	*Eventos*	*Total*	*Peso*	*M-H, Fixo, 95% IC*	*Ano*	*M-H, Fixo, 95% IC*
Fukase 1994	53	116	51	59	0,0%	-0,41 [-0,53, -0,28]	1994	
Choi 2011	141	172	320	379	27,9%	-0,02 [-0,09, 0,04]	2011	
Pyo 2016	490	611	494	611	72,1%	-0,01 [-0,05, 0,04]	2016	
Total (95% IC)		783		990	100,0%	-0,01 [-0,05, 0,03]		
Total de eventos	631		814					

Heterogeneidade: $Chi^2 = 0{,}19$, $df = 1$ ($P = 0{,}66$); $I^2 = 0\%$

Teste para efeito global: $Z = 0{,}61$ ($P = 0{,}54$)

Figura 10.18 Mortalidade.

	Endoscopia		Cirurgia			Diferença do risco		Diferença do risco
Estudo ou subagrupo	***Eventos***	***Total***	***Eventos***	***Total***	***Peso***	***M-H, Fixo, 95% IC***	***Ano***	***M-H, Fixo, 95% IC***
Etoh 2005	0	49	0	44	6,0%	0,000 [-0,04, 0,04]	2005	
Choi 2011	0	172	2	379	30,8%	-0,01 [-0,02, 0,01]	2011	
Chiu 2012	0	140	0	59	10,8%	0,00 [-0,03, 0,03]	2012	
Park 2014	0	132	2	132	17,2%	-0,02 [-0,04, 0,01]	2014	
Song 2015	0	29	0	59	5,1%	0,00 [-0,05, 0,05]	2016	
Ryu 2016	0	81	1	144	13,5%	-0,01 [-0,03, 0,02]	2016	
Fukunaga 2016	1	74	12	74	0,0%	-0,15 [-0,24, -0,06]	2016	
Shin 2016	0	175	2	100	16,6%	-0,02 [-0,05, 0,01]	2016	
Total (95% IC)		778		917	100,0%	-0,01 [-0,02, 0,00]		
Total de eventos	0		7					

Heterogeneidade: $Chi^2 = 1,82$, $df = 6$ ($P = 0,94$); $I^2 = 0\%$

Teste para efeito global: $Z = 1,75$ ($P = 0,08$)

Figura 10.19 Complicações.

	Endoscopia		Cirurgia			Diferença do risco		Diferença do risco
Estudo ou subagrupo	*Eventos*	*Total*	*Eventos*	*Total*	*Peso*	*M-H, Fixo, 95% IC*	*Ano*	*M-H, Fixo, 95% IC*
Etoh 2005	0	49	4	44	1,9%	-0,09 [-0,18, 0,00]	2005	
Choi 2011	11	172	29	379	9,6%	-0,01 [-0,06, 0,03]	2011	
Fukunaga 2012	16	167	27	120	0,0%	-0,13 [-0,22, -0,04]	2012	
Chiu 2012	7	140	20	59	0,0%	-0,29 [-0,42, -0,16]	2012	
Park 2014	11	132	9	132	5,4%	0,02 [-0,05, 0,08]	2014	
Chung 2014	4	76	2	149	4,1%	0,04 [-0,01, 0,09]	2014	
Kim 2014	12	142	20	71	0,0%	-0,20 [-0,31, -0,08]	2014	
Song 2015	2	29	9	59	1,6%	-0,08 [-0,21, 0,05]	2015	
Kim 2015	9	165	29	292	8,6%	-0,04 [-0,09, 0,00]	2015	
Choi 2015	7	261	9	114	6,5%	-0,05 [-0,11, 0,00]	2015	
Najmeh 2016	6	30	10	37	1,4%	-0,07 [-0,27, 0,13]	2016	
Ryu 2016	13	81	48	144	0,0%	-0,17 [-0,28, -0,06]	2016	
Fukunaga 2016	5	74	21	74	0,0%	-0,22 [-0,33, -0,10]	2016	
Shin 2016	9	175	15	100	5,2%	-0,10 [-0,18, -0,02]	2016	
Pyo 2016	122	1290	121	1273	52,2%	-0,00 [-0,02, 0,02]	2016	
Cho 2016	7	88	11	88	3,6%	-0,05 [-0,13, 0,04]	2016	
Total (95% IC)		2467		2667	100,0%	-0,02 [-0,13, 0,04]	2016	
Total de eventos	188		248					

Heterogeneidade: Chi² = 18,64, df = 10 (P = 0,05); I² = 46%

Teste para efeito global: Z = 2,12 (P = 0,03)

Figura 10.20 Recorrência.

	Endoscopia		Cirurgia			Diferença do risco		Diferença do risco
Estudo ou subagrupo	*Eventos*	*Total*	*Eventos*	*Total*	*Peso*	*M-H, Fixo, 95% IC*	*Ano*	*M-H, Fixo, 95% IC*
Kim 2000	1	20	0	35	1,0%	0,05 [-0,07, 0,17]	2000	
Choi 2011	2	172	4	379	8,9%	0,00 [-0,02, 0,02]	2011	
Fukunaga 2012	2	167	0	120	5,3%	0,01 [-0,01, 0,03]	2012	
Chung 2014	9	76	1	149	0,0%	0,11 [0,04, 0,19]	2014	
Park 2014	0	108	0	117	4,2%	0,00 [-0,02, 0,02]	2014	
Kim 2014	5	142	0	71	3,6%	0,04 [-0,00, 0,07]	2014	
Choi 2015	13	261	1	114	6,0%	0,04 [0,01, 0,07]	2015	
Song 2015	0	29	0	59	1,5%	0,00 [-0,05, 0,05]	2015	
Kim 2015	8	165	1	292	8,0%	0,05 [0,01, 0,08]	2015	
Najmeh 2016	1	30	0	37	1,3%	0,03 [-0,05, 0,12]	2016	
Ryu 2016	4	81	2	144	3,9%	0,04 [-0,02, 0,09]	2016	
Cho 2016	3	88	8	88	3,3%	-0,06 [-0,13, 0,01]	2016	
Pyo 2016	15	1290	5	1273	48,3%	0,01 [0,00, 0,01]	2016	
Shin 2016	3	175	1	100	4,8%	0,01 [-0,02, 0,03]	2016	
Total (95% IC)		2728		2829	100,0%	0,01 [0,01, 0,02]		

Heterogeneidade: Chi² = 19,02, df = 12 (P = 0,09); I² = 37%

Teste para efeito global: Z = 3,76 (P = 0,0002)

Figura 10.21 Ressecção completa.

	Endoscopia		Cirurgia			Diferença do risco	
Estudo ou subagrupo	*Eventos*	*Total*	*Eventos*	*Total*	*Peso*	*M-H, Fixo, 95% IC*	*Ano*
Nishida 1993	40	55	57	57	0,0%	-0,27 [-0,39, -0,15]	1993
Fukase 1994	106	116	59	59	18,6%	-0,09 [-0,14, -0,03]	1994
Kim 2000	17	20	35	35	6,1%	-0,15 [0,31, 0,01]	2000
Etoh 2005	38	49	44	44	11,0%	-0,22 [-0,35, -0,10]	2005
Kim 2014	127	142	71	71	22,5%	-0,11 [-0,16, -0,05]	2014
Chung 2014	58	76	149	149	0,0%	-0,24 [-0,33, -0,14]	2014
Song 2015	27	29	59	59	9,2%	-0,07 [-0,17, 0,03]	2015
Najmeh 2016	26	30	33	37	7,9%	-0,03 [-0,18, 0,13]	2016
Shin 2016	174	175	100	100	0,0%	-0,01 [-0,02, 0,01]	2016
Ryu 2016	75	81	144	144	24,7%	-0,07 [-013, -0,01]	2016
Total (95% IC)		467		449	100,0%	-0,10 [-0,13, -0,07]	
Total de eventos	416		445				

Heterogeneidade: $Chi^2 = 6,69$, $df = 6$ ($P = 0,35$); $I^2 = 10\%$

Teste para efeito global: $Z = 6,14$ ($p < 0,00001$)

Conclusão

Em razão das conclusões da metanálise descrita acima, no Serviço de Endoscopia Gastrointestinal do HC-FMUSP, propõe-se a ressecção endoscópica como forma de tratamento inicial de pacientes selecionados com o diagnóstico de CGP.

Referências

1. Murakami T. Early cancer of the stomach. World J Surg. 1979;3(6):685-92.
2. Gotoda T, Yamamoto H, Soetikno RM. Endoscopic submucosal dissection of early gastric cancer. J Gastroenterol. 2006;41(10):929-42.
3. Gotoda T. Endoscopic resection of early gastric cancer: the Japanese perspective. Curr Opin Gastroenterol. 2006;22(5):561-9.
4. Ferlay J, Shin HR, Bray F, Forman D, Mathers C, Parkin DM. Estimates of worldwide burden of cancer in 2008: GLOBOCAN 2008. Int J Cancer. 2010;127(12):2893-917.
5. IACR - International Association of Cancer Registry: GLOBOCAN, 2012. [Internet] [Acesso em 2017 jun 10]. Disponível em: http://www.iacr.com.fr/index.php?option=com_content&view =article&id=101&Itemid=578
6. INCA - Instituto Nacional de Câncer José Alencar Gomes da Silva. [Internet] [Acesso em 2017 jun 10]. Disponível em: http://www2.inca.gov.br/wps/wcm/connect/tiposdecancer/ site/home/ estomago/definicao
7. Maehara Y, Orita H, Okuyama T, Moriguchi S, Tsujitani S, Korenaga D, et al. Predictors of lymph node metastasis in early gastric cancer. Br J Surg. 1992;79(3):245-7.
8. Shimizu S, Tada M, Kawai K. Early gastric cancer: its surveillance and natural course. Endoscopy. 1995;27(1):27-31.
9. Noguchi Y, Yoshikawa T, Tsuburaya A, Motohashi H, Karpeh MS, Brennan MF. Is gastric carcinoma different between Japan and the United States? Cancer. 2000;89(11):2237-46.
10. Eckardt VF, Giessler W, Kanzler G, Remmele W, Bernhad G. Clinical and morphological characteristics of early gastric cancer. A casecontrol study. Gastroenterology. 1990;98(3):708-14.

11. Everett SM, Axon AT. Early gastric cancer in Europe. Gut. 1997;41(2):142-50.
12. Everett SM, Axon AT. Early gastric cancer: disease or pseudodisease? Lancet. 1998;351(9112):1350-2.
13. Jacob CE, Bresciani CJC, Gama-Rodrigues JJ, Yagi OK, Mucerino DR, Zilberstein B, et al. Behavior of gastric cancer in brazilian population. Arq Bras Cir Dig. 2009;22(1):29-32.
14. Wroblewski LE, Peek RM Jr, Wilson KT. Helicobacter pylori and gastric cancer: factors that modulate disease risk. Clin Microbiol Rev. 2010;23(4):713-39.
15. Zilberstein B, Jacob CE, Cecconello I. Gastric cancer trends in epidemiology. Arq Gastroenterol. 2012;49(3):177-8.
16. Zilberstein B, Malheiros C, Lourenço LG, Kassab P, Jacob CE, Weston AC, et al. Brazilian consensus in gastric cancer: guidelines for gastric cancer in Brazil. Arq Bras Cir Dig. 2013b;26(1):2-6.
17. Folli S, Dente M, Dell'Amore D, Gaudio D, Nanni O, Saragoni L, et al. Early gastric cancer: prognostic factors in 223 patients. Br J Surg. 1995;82(7):952-6.
18. Seto Y, Nagawa H, Muto T. Impact of lymph node metastasis on survival with early gastric cancer. World J Surg. 1997;21(2):186-9.
19. Nakamura K, Morisaki T, Sugitani A, Ogawa T, Uchiyama A, Kinukawa N, et al. An early gastric carcinoma treatment strategy based on analysis of lymph node metastasis. Cancer. 1999;85(7):1500-5.
20. Gotoda T, Yanagisawa A, Sasako M, Ono H, Nakanishi Y, Shimoda T, et al. Incidence of lymph node metastasis from early gastric cancer: estimation with a large number of cases at two large centers. Gastric Cancer. 2000;3(4):219-25.
21. Roviello F, Rossi S, Marrelli D, Pedrazzani C, Corso G, Vindigni C, et al. Number of lymph node metastases and its prognostic significance in early gastric cancer: a multicenter Italian study. J Surg Oncol. 2006;94(4):275-80.
22. Lee HH, Yoo HM, Song KY, Jeon HM, Park CH. Risk of limited lymph node dissection in patients with clinically early gastric cancer: indications of extended lymph node dissection for early gastric cancer. Ann Surg Oncol. 2013;20(11):3534-40.
23. Sano T, Kobori O, Muto T. Lymph node metastasis from early gastric cancer: endoscopic resection of tumour. Br J Surg. 1992;79(3):241-4.
24. Nasu J, Nishina T, Hirasaki S, Moriwaki T, Hyodo I, Kurita A, et al. Predictive factors of lymph node metastasis in patients with undifferentiated early gastric cancers. J Clin Gastroenterol. 2006;40(5):412-5.

25. An JY, Baik YH, Choi MG, Noh JH, Sohn TS, Kim S. Predictive factors for lymph node metastasis in early gastric cancer with submucosal invasion: analysis of a single institutional experience. Ann Surg. 2007;246(5):749-53.

26. Lee IS, Yook JH, Park YS, Kim KC, Oh ST, Kim BS. Suitability of endoscopic submucosal dissection for treatment of submucosal gastric cancers. Br J Surg. 2013;100(5):668-73.

27. Fujikawa H, Sakamaki K, Kawabe T, Hayashi T, Aoyama T, Sato T, et al. A new statistical model identified two-thirds of clinical T1 gastric cancers as possible candidates for endoscopic treatment. Ann Surg Oncol. 2015; 22(7):2317-22.

28. Gama-Rodrigues JJ, Bresciani CJC, Waitzberg DL, Matsuda M, Iriya K, Pinotti HW. Surgical management of gastric carcinoma: extent of gastric resection and lymphadenectomy - current trends and results. Arq Bras Cir Dig. 1986; 1(3):84-9.

29. Folli S, Morgagni P, Roviello F, De Manzoni G, Marrelli D, Saragoni L, et al. Risk factors for lymph node metastases and their prognostic significance in early gastric cancer (EGC) for the Italian Research Group for Gastric Cancer (IRGGC). Jpn J Clin Oncol. 2001;31(10):495-9.

30. Zilberstein B, Costa Martins B, Jacob CE, Bresciani CJC, Lopasso FP, Cleva R, et al. Complications of gastrectomy with lymphadenectomy in gastric cancer. Gastric Cancer. 2004;7(4):254-9.

31. Jacob CE, Gama-Rodrigues JJ, Iriya K, Bresciani CJC, Zilberstein B, Martins BC. Early onset gastric cancer: complications and mortality rates subsequent to gastrectomy and lymphadenectomy: a single institution experience on 178 cases. Arq Bras Cir Dig. 2006;19(4):146-52.

32. Andreollo NA, Lopes LR, Coelho-Neto JS. Postoperative complications after total gastrectomy in the gastric cancer. Analysis of 300 patients. Arq Bras Cir Dig. 2011;24(2):126-30.

33. Soetikno RM, Gotoda T, Nakanishi Y, Soehendra N. Endoscopic mucosal resection. Gastrointest Endosc. 2003;57(4):567-79.

34. Ballantyne KC, Morris DL, Jones JA, Gregson RH, Hardcastle JD. Accuracy of identification of early gastric cancer. Br J Surg. 1987;74(7):618-9.

35. Yantiss RK, Odze RD. Optimal approach to obtaining mucosal biopsies for assessment of inflammatory disorders of the gastrointestinal tract. Am J Gastroenterol. 2009;104(3):774-83.

36. de Vries AC, Haringsma J, de Vries RA, Ter Bog F, van Grieken NC, Meijer GA, et al. Biopsy strategies for endoscopic surveillance of pre-malignant gastric lesions. Helicobacter. 2010;15(4):259-64.

37. Correa P, Piazuelo MB, Wilson KT. Pathology of gastric intestinal metaplasia: clinical implications. Am J Gastroenterol. 2010;105(3):493-8.

38. Dinis-Ribeiro M, Areia M, de Vries AC, Marcos-Pinto R, Monteiro-Soares M, O'Connor A, et al. Management of precancerous conditions and lesions in the stomach (MAPS): guideline from the European Society of Gastrointestinal Endoscopy (ESGE), European Helicobacter Study Group (EHSG), European Society of Pathology (ESP), and the Sociedade Portuguesa de Endoscopia Digestiva (SPED). Endoscopy. 2012;44(1):74-94.

39. Muto M, Katada C, Sano Y, Yoshida S. Narrow band imaging: a new diagnostic approach to visualize angiogenesis in superficial neoplasia. Clin Gastroenterol Hepatol. 2005;3(7 Suppl. 1):S16-20.

40. Kato M, Kaise M, Yonezawa J, Toyoizumi H, Yoshimura N, Yoshida Y, et al. Magnifying endoscopy with narrowband imaging achieves superior accuracy in the differential diagnosis of superficial gastric lesions identified with whitelight endoscopy: a prospective study. Gastrointest Endosc. 2010;72(3):523-9.

41. Tada K, Oda I, Yokoi C, Taniguchi T, Sakamoto T, Suzuki H, et al. Pilot study on clinical effectiveness of autofluorescence imaging for early gastric cancer diagnosis by less experienced endoscopists. Diagn Ther Endosc. 2011;2011:419136.

42. Ezoe Y, Muto M, Uedo N, Doyama H, Yao K, Oda I, et al. Magnifying narrow-band imaging is more accurate than conventional whitelight imaging in diagnosis of gastric mucosal cancer. Gastroenterology. 2011;141(6):2017-25.

43. Li HY, Dai J, Xue HB, Zhao YJ, Chen XY, Gao YJ, et al. Application of magnifying endoscopy with narrowband imaging in diagnosing gastric lesions: a prospective study. Gastrointest Endosc. 2012;76(6):1124-32.

44. Subramanian V, Ragunath K. Advanced endoscopic imaging: a review of commercially available technologies. Clin Gastroenterol Hepatol. 2014;12(3):368-76.

45. Yao K, Doyama H, Gotoda T, Ishikawa H, Nagahama T, Yokoi C, et al. Diagnostic performance and limitations of magnifying narrowband imaging in screening endoscopy of early gastric cancer: a prospective multicenter feasibility study. Gastric Cancer. 2014;17(4):669-79.

46. Choi J, Kim SG, Im JP, Kim JS, Jung HC, Song IS. Endoscopic prediction of tumor invasion depth in early gastric cancer. Gastrointest Endosc. 2011;73(5):917-24.

47. NCCN - National Comprehensive Cancer Network Guidelines. [Internet] [Acesso em 2017 jun 10]. Disponível em: www.nccn.org/professionalsphysician_gls/f_guidelines.asp#gastric

48. Chang KJ, Katz KD, Durbin TE, Erickson RA, Butler JA, Lin F, et al. Endoscopic ultrasound-guided fine-needle aspiration. Gastrointest Endosc. 1994;40(6):694-9.

49. JGCA - Japanese Gastric Cancer Association. Japanese gastric cancer treatment guidelines 2010 (ver. 3). Gastric Cancer. 2011b;14(2):113-23.

50. Min YW, Min BH, Lee JH, Kim JJ. Endoscopic treatment for early gastric cancer. World J Gastroenterol. 2014;20(16):4566-73.

51. Gotoda T. Endoscopic resection of early gastric cancer. Gastric Cancer. 2007;10(1):1-11.

52. Ahn JY, Jung HY, Choi KD, Kim MY, Lee JH, Choi KS, et al. Endoscopic and oncologic outcomes after endoscopic resection for early gastric cancer: 1370 cases of absolute and extended indications. Gastrointest Endosc. 2011;74(3):485-93.

53. Chaves DM, Maluf Filho F, de Moura EG, Santos ME, Arrais LR, Kawaguti F, et al. Endoscopic submucosal dissection for the treatment of early esophageal and gastric cancer - initial experience of a western center. Clinics (Sao Paulo). 2010;65(4):377-82.

54. Sakai P, Maluf Filho F, Iryia K, Moura EG, Tomishige T, Scabbia A, et al. An endoscopic technique for resection of small gastrointestinal carcinomas. Gastrointest Endosc. 1996;44(1):65-8.

55. Ono H. Endoscopic submucosal dissection for early gastric cancer. Chin J Dig Dis. 2005;6(3):119-21.

56. Oka S, Tanaka S, Kaneko I, Mouri R, Hirata M, Kawamura T, et al. Advantage of endoscopic submucosal dissection compared with EMR for early gastric cancer. Gastrointest Endosc. 2006;64(6):877-83.

57. Probst A, Pommer B, Golger D, Anthuber M, Arnholdt H, Messmann H. Endoscopic submucosal dissection in gastric neoplasia - experience from a European center. Endoscopy. 2010;42(12):1037-44.

58. Cho KB, Jeon WJ, Kim JJ. Worldwide experiences of endoscopic submucosal dissection: not just Eastern acrobatics. World J Gastroenterol. 2011;17(21):2611-7.

59. Chaves DM, Moura EG, Milhomem D, Arantes VN, Yamazaki K, Maluf F, et al. Initial experience of endoscopic submucosal dissection in Brazil to treat early gastric and esophagheal cancer: a multi-institutional analysis. Arq Gastroenterol. 2013;50(2):148-52.
60. Kondo A, de Moura EGH, Bernardo WM, Yagi OK, de Moura DT, de Moura ET, et al. Endoscopy vs surgery in the treatment of early gastric câncer: Systematic review. World Gastroenterol. 2015;21(46):13177-87.

10.3 Tratamento Endoscópico Paliativo de Neoplasia Avançada de Estômago e Duodeno

Mauricio Kazuyoshi Minata
Spencer Cheng
Sérgio Shiguetoshi Ueda
Eduardo Guimarães Hourneaux de Moura

Introdução

Apesar dos avanços no diagnóstico e terapêutica de neoplasias do trato gastrointestinal, há um grande número de pacientes com lesões avançadas em estômago e duodeno. A falta de acesso ao diagnóstico é um dos fatores que contribui para a apresentação tardia dessas neoplasias. Apenas 35% dos países subdesenvolvidos têm um serviço de patologia disponível e menos de 30% têm acesso a tratamento.[1]

Neoplasias avançadas de estômago e duodeno podem resultar em obstrução gastroduodenal. Esta condição é caracterizada por náusea, vômitos, perda de peso e dor abdominal.[2]

O tratamento paliativo visa a melhora da qualidade de vida do paciente, estabelecendo uma via funcional para alimentação e diminuição dos sintomas. As opções terapêuticas incluem o tratamento cirúrgico e o endoscópico. O tratamento cirúrgico geralmente é realizado com a execução de uma gastrojejunostomia, aberta ou laparoscópica. A terapêutica endoscópica incluiu o uso de próteses metálicas autoexpansíveis ou gastroenterostomia endoscópica (Figura 10.22).

Tratamento cirúrgico

A terapêutica cirúrgica consiste em criar uma derivação gástrica, possibilitando a passagem do conteúdo do estômago para o intestino delgado. Esta derivação cirúrgica pode ser feita com uma gastroenteroanastomose proximal ao ponto de obstrução, isto é, uma anastomose entre o estômago e uma alça de intestino delgado (Figura 10.23).

Figura 10.22 Tratamento endoscópico de obstrução gastroduodenal com prótese metálica autoexpansível não coberta.

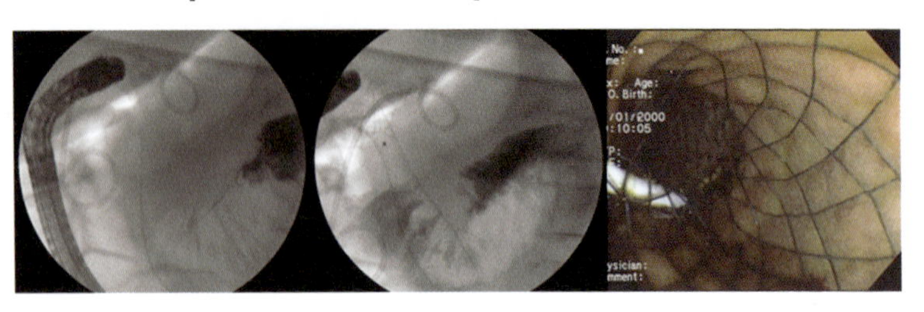

Figura 10.23 Gastrojejunostomia e bipartição gástrica.

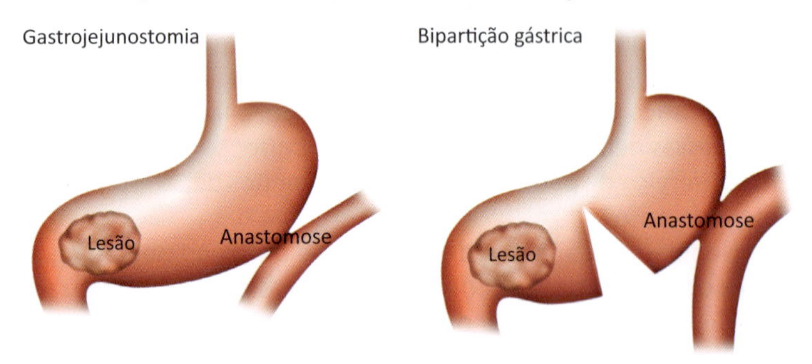

A gastrojejunostomia é uma cirurgia realizada desde 1881 e pode ser realizada tanto por via laparoscópica como aberta. A anastomose é feita entre a parede posterior do estômago e uma alça jejunal, com disposição laterolateral. As desvantagens deste procedimento incluem o sangramento do tumor pelo contato com dieta ingerida, dificuldade de esvaziamento gástrico pela anastomose e risco de nova obstrução pelo crescimento tumoral.[3]

Outra técnica disponível é a partição gástrica, também conhecida como bipartição gástrica ou exclusão de Devine modificada. Nesta cirurgia, é realizada uma divisão parcial da câmara gástrica na topografia do antro e uma gastroenteroanastomose na porção proximal do estômago.[4]

Em uma revisão sistemática recente, a bipartição gástrica demonstrou vantagens em relação à gastrojejunostomia. Observou-se um menor número de pacientes com retardo do esvaziamento gástrico e menor tempo de hospitalização em pacientes submetidos à partição gástrica.[5]

Embora a terapêutica cirúrgica seja uma abordagem com boa patência, deve-se considerar as complicações relacionadas ao ato cirúrgico e que muitos pacientes não apresentam boas condições clínicas.

Próteses metálicas autoexpansíveis

As próteses metálicas autoexpansíveis possuem uma variedade de modelos. Inicialmente foram desenvolvidos os modelos não cobertos e, posteriormente, os cobertos.

A vantagem dessa terapêutica é o fato de ser um método pouco invasivo. Diversos estudos demonstram a segurança do método, com elevada taxa de sucesso clínico e técnico, curto tempo para reintrodução de dieta e breve tempo de internação. Entretanto, existem complicações associadas a esta terapêutica como obstrução, migração, sangramento, dor abdominal, pancreatite e fratura da prótese.[6,7]

As principais complicações do uso de próteses são obstrução e migração. A obstrução de próteses não cobertas ocorre quando há crescimento de tumor entre a malha do *stent* (*ingrowth*), a qual pode causar oclusão de seu lúmen.

Uma das formas de minimizar esta complicação foi o desenvolvimento de próteses cobertas. Geralmente estes materiais possuem suas extremidades não cobertas, deste modo, o termo mais correto a ser utilizado seria próteses parcialmente cobertas. Em teoria, há um menor número de obstruções pois evita-se o crescimento tumoral no interior do *stent*. Entretanto, há um aumento do número de migrações da prótese, pois a mesma não permanece aderida à mucosa. As extremidades não cobertas auxiliam a fixar o material, entretanto, a migração é frequente.

Considerando esses eventos indesejados, foram desenvolvidos novos materiais. Um dos mecanismos incluiu uma diferença no formato da prótese, com dispositivo antimigração em formato de onda. Algumas próteses são fabricadas artesanalmente, com extremidade em forma de funil, com o intuito de evitar migração.[8,9]

Gastroenterostomia endoscópica

A gastroenterostomia endoscópica é uma outra forma de terapêutica endoscópica (Figura 10.24). Esta técnica foi inicialmente descrita em modelos animais.[10] Após o desenvolvimento de *stents* de aposição luminal, houve uma maior aplicabilidade desta terapêutica.[11]

Para este procedimento, é necessário o uso de um aparelho de ecoendoscopia setorial. A estratégia consiste em criar uma anastomose endoscópica entre o estômago e uma alça jejunal próxima.

Para este procedimento foi desenvolvido um duplo balão, o qual é posicionado distalmente à lesão, em uma alça de jejuno ou duodeno. É utilizada água para preencher o espaço entre os balões e facilitar a identificação do local de punção pela ecoendoscopia. Após a punção ecoguiada com agulha de 19 gauge, coloca-se um fio-guia na alça intestinal e o trajeto é dilatado com um balão. Uma prótese de aposição luminal é inserida no local, criando a gastroenterostomia e uma dilatação do *stent* com balão pode ser realizada.[12]

Há variações da técnica descrita, as quais substituem o duplo balão por um balão extrator ou de dilatação. Estes materiais podem ser insuflados com água ou contraste. A punção ecoguiada é

Figura 10.24 Gastroenterostomia ecoguiada. Representação do uso do duplo balão, insuflação de água e posição da prótese metálica.

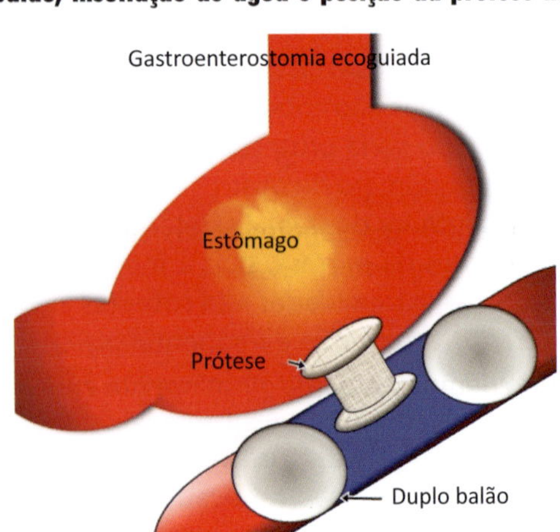

direcionada para o balão, de modo a rompê-lo. As demais etapas do procedimento são idênticas.[13]

Outra forma de realizar a gastroenterostomia é com o uso de dispositivos magnéticos. A compressão das estruturas com o ímã causa isquemia do tecido, formando uma fístula entre as estruturas. Posteriormente, uma prótese de aposição luminal é utilizada.[11]

Evidência na literatura

Tratamento endoscópico × cirúrgico

Uma revisão sistemática com estudos randomizados identificou três artigos randomizados que comparam estas intervenções.[15]

A metanálise demonstrou que não há diferença entre sucesso técnico e o número absoluto de complicações. O tratamento endoscópico apresenta um número maior de reintervenções. A cada quatro pacientes tratados com próteses, um caso a mais necessitará de uma reintervenção, em relação ao tratamento cirúrgico.

Não foi possível realizar uma metanálise do tempo de internação e do tempo de patência da intervenção. Nos artigos publicados, o tempo médio de internação na intervenção endoscópica varia de 4,8 a 7 dias e o da cirurgia varia de 10 a 15 dias.

Embora não seja possível incluir a patência na metanálise, o estudo randomizado com maior número de casos e maior rigor metodológico sugere que a intervenção cirúrgica é mais adequada para pacientes com sobrevida maior que dois meses.[16]

Outro fator a ser considerado é que a prótese não resolve a gastroparesia destes pacientes. A patência expressa nos estudos não necessariamente reflete a melhora dos sintomas.

Alguns pacientes apresentam obstrução duodenal e da via biliar de forma concomitante. É possível realizar a drenagem da via biliar e duodenal em conjunto com próteses metálicas autoexpansíveis. Essa análise não foi incluída em metanálises.

Um estudo demonstrou que o tratamento endoscópico apresenta menor custo que a modalidade cirúrgica. A terapêutica com próteses metálicas apresenta menor custo inicial, menor custo de internação hospitalar e, apesar de necessitar mais reintervenções, apresenta custo total inferior.[17]

Tratamento endoscópico: próteses cobertas × não cobertas

Existem cinco estudos randomizados publicados comparando estes materiais. Uma metanálise recente comparou próteses cobertas e não cobertas e demonstrou que não há diferença no sucesso técnico, sucesso clínico, número absoluto de complicações, fratura da prótese e reintervenções. As próteses cobertas apresentam menos obstruções que as cobertas. Entretanto, possuem maior taxa de migração. A cada cinco próteses cobertas, há benefício na redução de um caso de obstrução. Por outro lado, a cada onze próteses cobertas, há um caso a mais de migração (Figuras 10.25 e 10.26).[15]

Outros fatores a considerar são as consequências destas complicações. A obstrução pode ser tratada com uma nova intervenção endoscópica ou cirúrgica. A migração da prótese apresenta consequências mais graves como perfuração e óbito.

Gastroenterostomia ecoguiada

Os estudos disponíveis na literatura são poucos e não há publicação de ensaios clínicos randomizados ou revisões sistemáticas.

Um aspecto interessante nesta técnica é o fato de se utilizar uma derivação em um local não acometido por infiltração tumoral. Além disso, pode ser uma intervenção útil em casos de múltiplos locais ou lesões extensas em duodeno.

O primeiro trabalho prospectivo publicado por um grupo japonês incluiu 20 casos. O sucesso técnico foi de 90% e houve 10% de complicações devido à falha no posicionamento da prótese. Não houve casos de migração ou obstrução da prótese no seguimento.[18] Os resultados iniciais são animadores, porém é necessário cautela com a técnica, pois um estudo foi interrompido devido a eventos adversos graves.[19]

Figura 10.25 ***Forest plot*** **– Obstrução de próteses cobertas × não cobertas.**

	Coberto		Descoberto			Diferença do risco	Diferença do risco
Estudo ou subagrupo	***Eventos***	***Total***	***Eventos***	***Total***	***Peso***	***M-H, Fixo, 95% IC***	***M-H, Fixo, 95% IC***
Kim 2010	1	40	16	40	18,1%	-0,38 [-0,53, -0,22]	
Lee 2015	3	51	14	51	23,0%	-0,22 [-0,35, -0,08]	
Lim 2014	4	66	13	68	30,2%	-0,13 [-0,24, -0,02]	
Maetani 2014	0	31	6	31	14,0%	-0,19 [-0,34, -0,05]	
Shi 2014	1	33	7	32	14,7%	-0,19 [-0,34, -0,03]	
Total (95% IC)		221		222	100,0%	-0,21 [-0,27, -0,15]	
Total de eventos	9		56				

Heterogeneidade: $Chi^2 = 6,28$, $df = 4$ ($P = 0,18$); $I^2 = 36\%$

Teste para efeito global: $Z = 6,64$ ($P < 0,00001$)

Figura 10.26 ***Forest plot*** **– Migração de próteses cobertas × não cobertas.**

	Coberto		Descoberto			Diferença do risco
Estudo ou subagrupo	***Eventos***	***Total***	***Eventos***	***Total***	***Peso***	***M-H, Fixo, 95% IC***
Kim 2010	10	40	3	40	18,1%	0,17 [0,02, 0,33]
Lee 2015	4	51	2	51	23,0%	0,04 [-0,05, 0,13]
Lim 2014	8	66	0	68	30,2%	0,12 [0,04, 0,20]
Maetani 2014	2	31	1	31	14,0%	0,03 [-0,07, 0,14]
Shi 2014	2	33	0	32	14,7%	0,06 [-0,04, 0,16]
Total (95% IC)		221		222	100,0%	0,09 [0,04, 0,14]
Total de eventos	26		6			

Heterogeneidade: $Chi^2 = 4,39$, $df = 4$ ($P = 0,36$); $I^2 = 9\%$

Teste para efeito global: $Z = 3,69$ ($P < 0,0002$)

Diferença do risco

M-H, Fixo, 95% IC

–1 –0,5 0 0,5 1

Favorece (coberto) Favorece (descoberto)

Algoritmo 10.3 Tratamento paliativo de obstrução astroduodenal maligna.

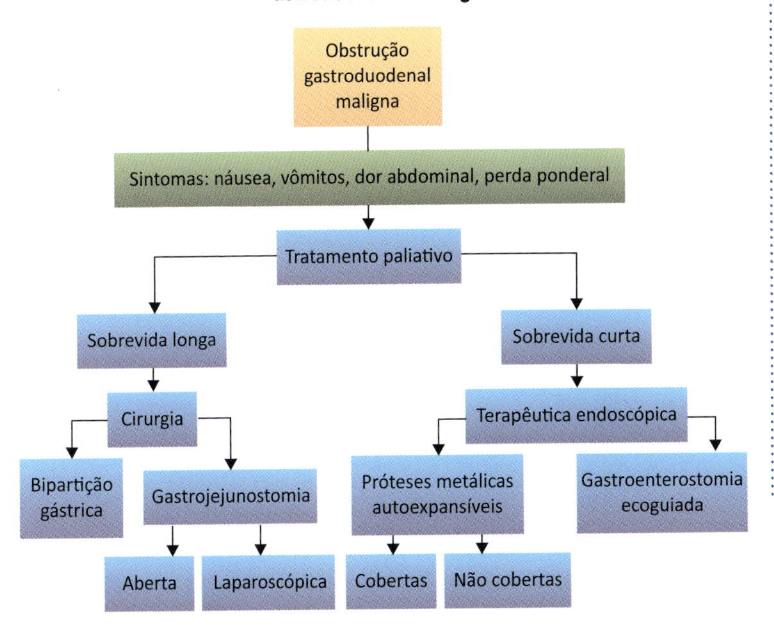

Referências

1. Cancer. World Health Organization, 2017. [Internet] [Acesso em 2017 jun 10]. Disponível em: http://www.who.int/mediacentre/factsheets/fs297/en/
2. Jaka H, Mchembe MD, Rambau PF, Chalya PL. Gastric outlet obstruction at Bugando Medical Centre in Northwestern Tanzania: a prospective review of 184 cases. BMC Surg. 2013;13:41.
3. Van Heek NT, De Castro SM, van Eijck CH, van Geenen RC, Hesselink EJ, Breslau PJ, et al. The need for a prophylactic gastrojejunostomy for unresectable periampullary cancer: a prospective randomized multicenter trial with special focus on assessment of quality of life. Ann Surg. 2003;238(6):894-902.
4. Kaminishi M, Yamaguchi H, Shimizu N, Nomura S, Yoshikawa A, Hashimoto M, et al. Stomach-partitioning gastrojejunostomy for unresectable gastric carcinoma. Arch Surg. 1997;132(2):184-7.

5. Kumagai K, Rouvelas I, Ernberg A, Persson S, Analatos A, Mariosa D, et al. A systematic review and meta-analysis comparing partial stomach partitioning gastrojejunostomy versus conventional gastrojejunostomy for malignant gastroduodenal obstruction. Langenbecks Arch Surg. 2016;401(6):777-85.
6. Moura EG, Ferreira FC, Cheng S, Moura DT, Sakai P, Zilberstain B. Duodenal stenting for malignant gastric outlet obstruction: prospective study. World J Gastroenterol. 2012;7;18(9):938-43.
7. Dormann A, Meisner S, Verin N, Wenk Lang A. Self-expanding metal stents for gastroduodenal malignancies: systematic review of their clinical effectiveness. Endoscopy. 2004;36(6):543-50.
8. Lee H, Min B, Lee J, Shin C, Kim Y, Chung H, et al. Covered Metallic Stents With an Anti-Migration Design vs. Uncovered Stents for the Palliation of Malignant Gastric Outlet Obstruction: A Multicenter, Randomized Trial. Am J Gastroenterol. 2015;110(10):1440-9.
9. Shi D, Ji F, Bao Y, Liu Y. A Multicenter Randomized Controlled Trial of Malignant Gastric Outlet Obstruction: Tailored Partially Covered Stents (Placed Fluoroscopically) versus Standard Uncovered Stents (Placed Endoscopically). Gastroenterol Res Pract. 2014;2014:1-7.
10. Fritscherravens A, Mosse C, Mukherjee D, Mills T, Park P, Swain C. Transluminal Endosurgery Single Lumen Access Anastomotic Device for Flexible Endoscopy. Gastrointest Endosc. 2003;58(4):585-91.
11. Binmoeller KShah J. Endoscopic ultrasound-guided gastroenterostomy using novel tools designed for transluminal therapy: a porcine study. Endoscopy. 2012;44(05):499-503.
12. Itoi T, Tsuchiya T, Tonozuka R, Ijima M, Kusano C. Novel EUS-guided double-balloon–occluded gastrojejunostomy bypass. Gastrointest Endosc. 2016;83(2):461-2.
13. Khashab M, Kumbhari V, Grimm I, Ngamruengphong S, Aguila G, El Zein M, et al. EUS-guided gastroenterostomy: the first U.S. clinical experience (with video). Gastrointest Endosc. 2015;82(5):932-8.
14. Ryou M, Cantillon-Murphy P, Azagury D, Shaikh S, Ha G, Greenwalt I, et al. Smart Self-Assembling MagnetS for ENdoscopy (SAMSEN) for transoral endoscopic creation of immediate gastrojejunostomy (with video). Gastrointest Endosc. 2011;73(2):353-9.
15. Minata M, Bernardo W, Rocha R, Morita F, Aquino J, Cheng S, et al. Stents and surgical interventions in the palliation of gastric outlet obstruction: a systematic review. Endosc Int Open. 2016;04(11):E1158-E1170.

16. Jeurnink S, Steyerberg E, van Hooft J, van Eijck C, Schwartz M, Vleggaar F, et al. Surgical gastrojejunostomy or endoscopic stent placement for the palliation of malignant gastric outlet obstruction (SUSTENT study): a multicenter randomized trial. Gastrointest Endosc. 2010;71(3):490-9.
17. Jeurnink S, Polinder S, Steyerberg E, Kuipers E, Siersema P. Cost comparison of gastrojejunostomy versus duodenal stent placement for malignant gastric outlet obstruction. J Gastroenterol. 2009;45(5):537-43.
18. Itoi T, Ishii K, Ikeuchi N, Sofuni A, Gotoda T, Moriyasu F, et al. Prospective evaluation of endoscopic ultrasonography-guided double-balloon-occluded gastrojejunostomy bypass (EPASS) for malignant gastric outlet obstruction. Gut. 2016;65(2):193-5.
19. van Hooft J, Vleggaar F, Le Moine O, Bizzotto A, Voermans R, Costamagna G et al. Endoscopic magnetic gastroenteric anastomosis for palliation of malignant gastric outlet obstruction: a prospective multicenter study. Gastrointest Endosc. 2010;72(3):530-5.

10.4 Diagnóstico de Lesões no Intestino Delgado

Marianny Nazareth Sulbaran Nava
Mauricio Kazuyoshi Minata
Sonia Nadia Fylyk
Adriana Vaz Safatle-Ribeiro
Robson Kiyoshi Ishida
Rogério Kuga

Introdução

O diagnóstico e tratamento das afecções do intestino delgado constituem um desafio na prática médica. Um dos principais motivos é a dificuldade de acesso devido ao aspecto anatômico, caracterizado pelo longo comprimento e mobilidade das alças.

Por muitas décadas o estudo do intestino delgado era realizado por exames radiológicos contrastados. Foram desenvolvidos endoscópios para avaliação do trato gastrointestinal, entretanto, os materiais inicialmente disponíveis não permitiam uma avaliação adequada e completa do jejuno e do íleo.[1]

O desenvolvimento de novas tecnologias facilitou o acesso ao intestino delgado. Atualmente, a cápsula endoscópica e a enteroscopia são ferramentas indispensáveis para o manejo dessas afecções.[2-4]

Enteroscopia

A enteroscopia consiste na avaliação endoscópica do intestino delgado. Pode ser realizada por diversas técnicas, como a enteroscopia por sonda, *push*-enteroscopia e enteroscopia com auxílio de *overtube*. Houve um grande avanço nesta modalidade diagnóstica e terapêutica em 2001, com a invenção do sistema de duplo balão.[4]

A enteroscopia com auxílio de um *overtube* é realizada pelas técnicas de balão único (*Single Balloon* ou SBE), duplo balão (*Double Balloon* ou DBE) ou espiral (*Spiral Enteroscopy* ou SE). Existe uma variedade de aparelhos e *overtubes* disponíveis para uso (Tabelas 10.2 e 10.3).

O diagnóstico de afecções do intestino delgado pode ser realizado com métodos não invasivos de imagem como a tomografia, enterografia por ressonância magnética e cápsula endoscópica. Entretanto, somente a enteroscopia possui a vantagem de possibilitar o diagnóstico e a terapêutica de lesões.[1,5] As intervenções endoscópicas incluem biópsias, polipectomias, dilatação de estenoses, injeção de substâncias, remoção de corpo estranho e técnicas de hemostasia.[6,7]

Tabela 10.2 – Especificações de enteroscópios.

Aparelho		Tipo	Comprimento	Diâmetro	Canal de trabalho	Campo de visão
Fujinon	EN-450T5	DBE	2300 mm	9,4 mm	2,8 mm	140°
Fujinon	EN-450T5/W	DBE	2300 mm	9,4 mm	2,8 mm	140°
Fujinon	EN-450P5/20	DBE	2300 mm	8,5 mm	2,2 mm	120°
Fujinon	EC-450BI5	DBE	1820 mm	9,4 mm	2,8 mm	140°
Olympus	SIF-Q 180	SBE	2000 mm	9,2 mm	2,8 mm	140°
Pentax	VSB-34 30K	PE	2200 mm	11,6 mm	3,8 mm	140°

DBE: enteroscopia de duplo balão, SBE: enteroscopia de balão único, PE: *Push*-enteroscopia.
Adaptada do *Guideline* de enteroscopia da ASGE.[7]

Enteroscopia por sonda e *push*-enteroscopia

Atualmente as técnicas de enteroscopia por sonda e *push*-enteroscopia estão em desuso. A primeira consiste na introdução nasal de um aparelho de fino calibre, com 5 mm de diâmetro e 2 a 3 metros de comprimento. A *push*-enteroscopia é realizada com um aparelho longo e não consegue alcançar todas as porções do jejuno ou íleo. Em alguns casos, este método era aplicado no intraoperatório, com introdução do aparelho por enterotomia. Estas técnicas tornaram-se menos utilizadas tendo em vista a disponibilidade de outros métodos para diagnóstico e a evolução da enteroscopia assistida por *overtube*.[1]

Enteroscopia de duplo balão

A enteroscopia de duplo balão é realizada com auxílio de um *overtube* de poliuretano. O aparelho também possui um balão que pode ser acoplado em sua extremidade (Figura 10.27). Uma bomba insufladora é utilizada para controlar a insuflação dos balões de forma independente (Figura 10.28).

Tabela 10.3 Especificações de Overtube.

Overtube		Tipo	Comprimento	Diâmetro externo	Diâmetro interno	Balão ou espiral	Aparelho
Fujinon	TS-12140	DBE	1450 mm	12,2 mm	10 mm	40 mm	EN-450P5/20
	TS-13140	DBE	1450 mm	13,2 mm	10,8 mm	40 mm	EN-450T5 EN-450T5/W
	TS-13101	DBE	1050 mm	13,2 mm	10,8 mm	40 mm	EC-450BI5
Olympus	ST-SB1	SBE	1320 mm	13,2 mm	11 mm	40 mm	SIF-Q 180
Spirus	*Endo-Ease Discovery standard profile*	SE	1180 mm	14,5 mm	9,8 mm	5,5 mm	SIF-Q 180 EN-450T5
	Endo-Ease Discovery low profile	SE	1180 mm	14,5 mm	9,8 mm	4,5 mm	EN-450T5/W EN-450P5/20 EC-450BI5
	Endo-Ease Vista retrograde	SE	1000 mm	17,4 mm	13 mm	5 mm	Colonoscópio pediátrico

BE: enteroscopia de duplo balão, SBE: enteroscopia de balão único, SE: enteroscopia espiral.
Adaptada do *Guideline* de enteroscopia da ASGE.[7]

Figura 10.27 Enteroscópio de duplo balão com *overtube*.

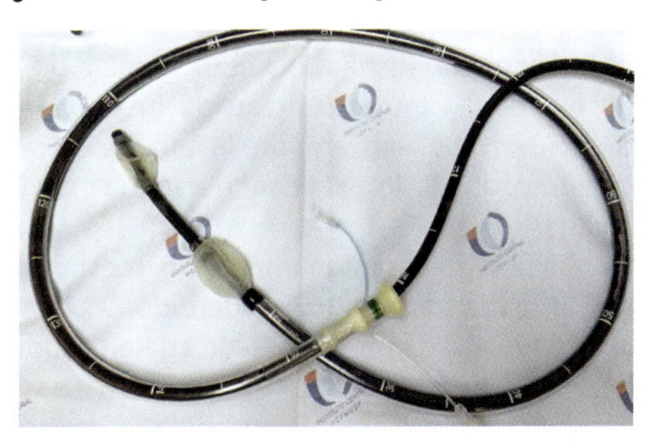

Existem três tipos de aparelhos de enteroscopia de duplo balão: diagnóstico (EN-450T5), terapêutico (EN-450T5) e o modelo curto (EC450-BI5). O modelo curto é utilizado com maior frequência em CPRE com anatomia alterada após cirurgia, para avaliação da porção proximal do jejuno ou em casos de ileocolonoscopia difícil.

Figura 10.28 Enteroscópio de duplo balão e bomba de insufladora.

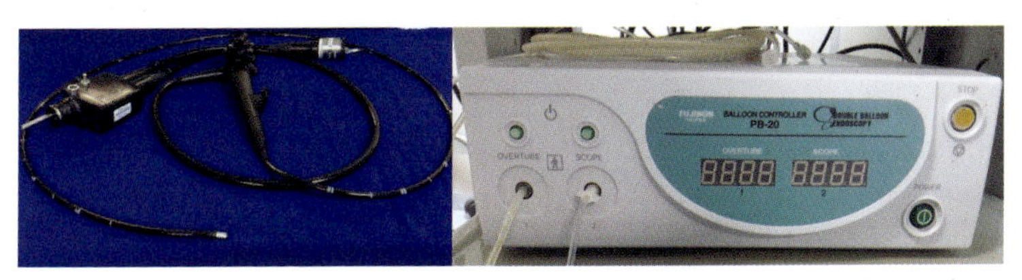

O exame é realizado através da retificação das alças intestinais (*push-and-pull technique*), o que permite a progressão do aparelho com menor formação de alças que os métodos mais antigos. Pode ser realizada pela via anterógrada ou retrógrada, isto é, a introdução do aparelho é pela via oral ou anal. O exame por via anterógrada inicia-se com a inserção do conjunto do *overtube* e endoscópio com os balões não insuflados. O aparelho deve ultrapassar o ângulo de Treitz. Na sequência, o balão do endoscópio é insuflado e o *overtube* é introduzido até a ponta do aparelho. Em seguida, insufla-se o balão do *overtube* e o balão do endoscópio é desinsuflado. O endoscópio é avançado até o limite possível e o seu balão é novamente insuflado. Então, o balão do *overtube* é desinsuflado, o sistema é introduzido até a extremidade do aparelho e o balão do *overtube* é novamente insuflado. Procede-se com tração do conjunto, de modo a retificar o sistema e diminuir a formação de alças.

Esta técnica permite o sanfonamento do intestino e os balões evitam que o conteúdo tracionado seja perdido. O exame continua com a mesma sequência de progressão do aparelho, do *overtube* e insuflação dos balões.

Geralmente é possível uma profundidade de intubação de 240 a 360 cm além do ângulo de Treitz pela via anterógrada e de 102 a 140 cm além da válvula ileocecal pela via retrógrada.[8] A enteroscopia total é definida pela intubação de todo o intestino delgado por uma ou ambas vias de acesso. Isto é possível em aproximadamente 44% dos casos.[9]

Enteroscopia de balão único

A enteroscopia de balão único utiliza um aparelho de 200 cm em conjunto com um *overtube* que contém um balão de silicone na extremidade.

A técnica aplicada segue o mesmo conceito da enteroscopia com duplo balão. Após a progressão do aparelho, procede-se com a angulação de sua ponta, o que promove uma ancoragem da alça. O *overtube* é introduzido até a extremidade do aparelho e o balão é insuflado. Após a retificação das alças, repete-se a progressão do aparelho, seguida da angulação da ponta e a manobra com o *overtube*.

A profundidade de intubação é de 133 a 256 cm além do ângulo de Treitz pela via anterógrada e de 73 a 163 cm além da válvula ileocecal pela via retrógrada. A taxa de enteroscopia total é de 15% a 25%.[10,11]

Enteroscopia espiral

Este método foi proposto pelo Dr. Paul A. Akerman. A enteroscopia espiral é uma técnica que aplica a força de rotação em progressão linear em seu *overtube*.[12]

O enteroscópio é introduzido dentro do sistema de *overtube*. O conjunto é introduzido até o ângulo de Treitz. Na sequência, o aparelho é introduzido e são realizados movimentos de rotação no sentido horário para progressão do sistema. Após a progressão máxima do endoscópio é realizada a retirada e avaliação da mucosa. São realizados movimentos suaves no sentido anti-horário no *overtube*. Existe um protótipo de enteroscópio espiral motorizado, o qual deverá facilitar o procedimento no futuro.

A média de profundidade de intubação é de 176 a 250 cm.[12,13] A taxa enteroscópica total é baixa devido à dificuldade de acesso à via retrógrada e constitui uma das principais limitações do método.[14]

Cápsula endoscópica

A cápsula endoscópica (CE) é um outro método utilizado para o estudo não invasivo da mucosa intestinal. Este exame permite a avaliação de toda a extensão do intestino delgado e é considerado o padrão ouro na investigação de doenças do intestino delgado. Existem várias empresas e modelos de cápsulas (Pillcam SB3, Endocapsule 10, CapsoCam SV1, Mirocam, OMOM). Elas possuem como componentes em comum: sensores, *recorder* e *workstation*.[15]

São acoplados sensores no abdome do paciente que enviam sinais da cápsula por radiofrequência ou HBC (*Human Body Communication*) para o *recorder*, o qual é um computador portátil. O *recorder* recebe e armazena as imagens registradas pela cápsula endoscópica. Finalmente, o exame é transformado em um filme para análise em uma *workstation*, através de um computador com *softwares*. Diversos recursos são aplicados para auxiliar na análise do exame de cápsula endoscópica.

Em geral, não há um consenso sobre preparo ideal para cápsula entérica ou colônica. Geralmente são necessárias oito horas de jejum na avaliação do intestino delgado.

Não há necessidade de sedação ou permanência na instituição para este exame. A rotina aplicada na cápsula entérica consiste na instalação dos sensores e deglutição do material com água. O paciente retorna após 8 a 10 horas para retirar o *recorder*. Após 2 horas do início do exame, pode-se ingerir líquidos claros e, após 4 horas, dieta leve.

A cápsula endoscópica é contraindicada em casos de estenose ou obstrução intestinal. As contraindicações relativas incluem gravidez, disfagia, cirurgia abdominal ou pélvica prévias, marca-passo ou outros dispositivos médicos eletrônicos implantáveis e doença diverticular extensa.

Indicações de enteroscopia

A principal indicação de enteroscopia é o sangramento intestinal obscuro. Também são indicações frequentes: doença inflamatória intestinal, poliposes, tumores, diarreia crônica, dor abdominal e alterações radiológicas diagnosticadas em intestino delgado.[16]

Outras indicações menos comuns são: jejunostomia endoscópica percutânea, exame do intestino delgado após seu transplante, acesso à via biliar para colangiopancreatografia retrógrada endoscópica em pacientes com alterações anatômicas pós-cirúrgicas e ileocolonoscopia em pacientes com cólon de difícil avaliação.

Indicações de cápsula endoscópica

Sangramento gastrointestinal de origem obscura em adultos, investigação de doença de Crohn, rastreamento de pólipos em pacientes com polipomatose adenomatosa familiar (PAF), tumores do intestino delgado, doença celíaca, anemia ferropriva, lesões por uso de anti-inflamatórios e avaliação de dor abdominal.[15,17]

Lesões em intestino delgado

Cerca de 3% a 6% das lesões tumorais e 1% a 3% das neoplasias do trato gastrointestinal localizam-se no intestino delgado.[18,19] Há uma dificuldade no diagnóstico destas lesões pela via de acesso e manifestações clínicas.[20] O sintoma mais comum em pacientes com suspeita de lesão em intestino delgado é sangramento de origem obscura, presente em 70% a 90% dos casos.

Com os avanços da tecnologia e a disponibilidade de cápsula endoscópica e enteroscopia, houve um aumento do diagnóstico de tumores do intestino delgado para 4% a 9%.[21-23] As lesões tumorais mais frequentemente diagnosticadas são adenocarcinomas, tumores carcinoides, linfomas, sarcomas e hamartomas. O tumor benigno mais diagnosticado é o GIST.[20,24] As localizações mais comuns de lesões tumorais no intestino delgado em ordem de frequência são: jejuno (40% a 60%), íleo (25% a 40%) e duodeno (15% a 20%).[17]

A enteroscopia é útil para obtenção de amostras e intervenções terapêuticas. Este exame também é útil caso exista suspeita clínica de lesão, não confirmada pelos métodos de cápsula endoscópica ou outros exames de imagem. Além disso, a enteroscopia deve ser priorizada em caso de contraindicação ou indisponibilidade de acesso à cápsula endoscópica.[16]

Evidência na literatura

Cápsula endoscópica e enteroscopia

Uma revisão sistemática recente incluiu 15 estudos (7 retrospectivos e 8 prospectivos) avaliando os resultados da cápsula endoscópica e da enteroscopia no diagnóstico de pólipos e tumores do intestino delgado.[25]

A enteroscopia assistida por *overtube* apresentou sensibilidade de 0,89, especificidade de 0,97, valor preditivo positivo de 16,61 e valor preditivo negativo de 0,14. A enteroscopia demonstrou elevada acurácia para detecção de pólipos e tumores do intestino delgado. A cápsula endoscópica apresentou alto nível de concordância com a enteroscopia (Figura 10.29).

Esta metanálise também demonstrou que a taxa de exame completo varia de 68% a 90,9% na cápsula endoscópica e de 16,7% a 70% na enteroscopia. Também deve-se considerar que ambos os exames podem falhar na identificação de lesões. Em alguns casos, os pólipos detectados pela cápsula e que não são identificados pela enteroscopia são lesões visualizadas em algum segmento não avaliado pela enteroscopia.

Por estes motivos, esta revisão sugere que os dois métodos sejam usados de maneira combinada para o diagnóstico destas lesões. A cápsula endoscópica pode ser usada inicialmente para guiar a via de acesso na enteroscopia (retrógrada ou anterógrada), otimizando a terapêutica endoscópica.

Figura 10.29 *Pooled analysis* da sensibilidade e especificidade da enteroscopia.

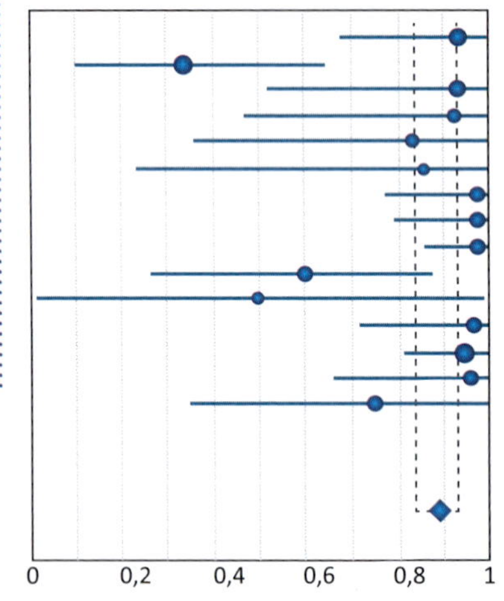

	Sensibilidade	(95% IC)
Arakawa 2008	0,93	(0,68 - 1,00)
Buscaglia 2011	0,33	(0,10 - 0,65)
Fry 2008	0,93	(0,52 - 1,00)
Fujimori 2007	0,92	(0,47 - 1,00)
Kamalapom 2008	0,83	(0,36 - 1,00)
Kameda 2008	0,86	(0,23 - 1,00)
Lee 2011	0,97	(0,77 - 1,00)
Manno 2013	0,98	(0,79 - 0,99)
Marmo 2009	0,97	(0,86 - 1,00)
Matsumoto 2005	0,60	(0,26 - 0,88)
Nakamura 2006	0,50	(0,01 - 0,99)
Partridge 2011	0,97	(0,72 - 1,00)
Sethi 2014	0,95	(0,82 - 0,99)
Vere 2009	0,95	(0,66 - 1,00)
Xiao-bo 2007	0,75	(0,35 - 0,97)

Sensibilidade combinada = 0,89 (0,84 - 0,93)
Qui-quadrado = 41,23; df = 14 (*P* = 0,0002)
Inconsistência (I-quadrado) = 66,0 %

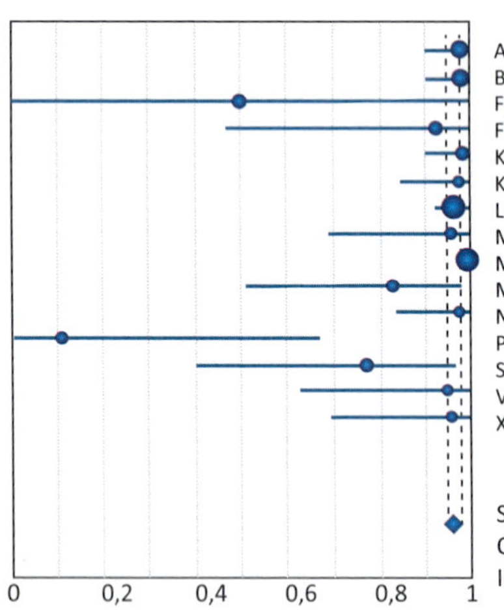

	Sensibilidade	(95% IC)
Arakawa 2008	0,98	(0,91 - 0,65)
Buscaglia 2011	0,99	(0,90 - 1,00)
Fry 2008	0,50	(0,00 - 1,00)
Fujimori 2007	0,93	(0,78 - 0,99)
Kamalapom 2008	0,99	(0,90 - 1,00)
Kameda 2008	0,98	(0,85 - 1,00)
Lee 2011	0,97	(0,93 - 0,99)
Manno 2013	0,95	(0,70 - 1,00)
Marmo 2009	1,00	(0,97 - 1,00)
Matsumoto 2005	0,83	(0,52 - 0,98)
Nakamura 2006	0,98	(0,84 - 1,00)
Partridge 2011	0,11	(0,00 - 0,67)
Sethi 2014	0,78	(0,40 - 0,97)
Vere 2009	0,95	(0,63 - 1,00)
Xiao-bo 2007	0,796	(0,70 - 1,00)

Sensibilidade combinada = 0,97 (0,95 - 0,98)
Qui-quadrado = 45,27; df = 14 (*P*= 0,0000)
Inconsistência (I-quadrado) = 69,1 %

Algoritmo 10.4 Avaliação de lesões no intestino delgado.

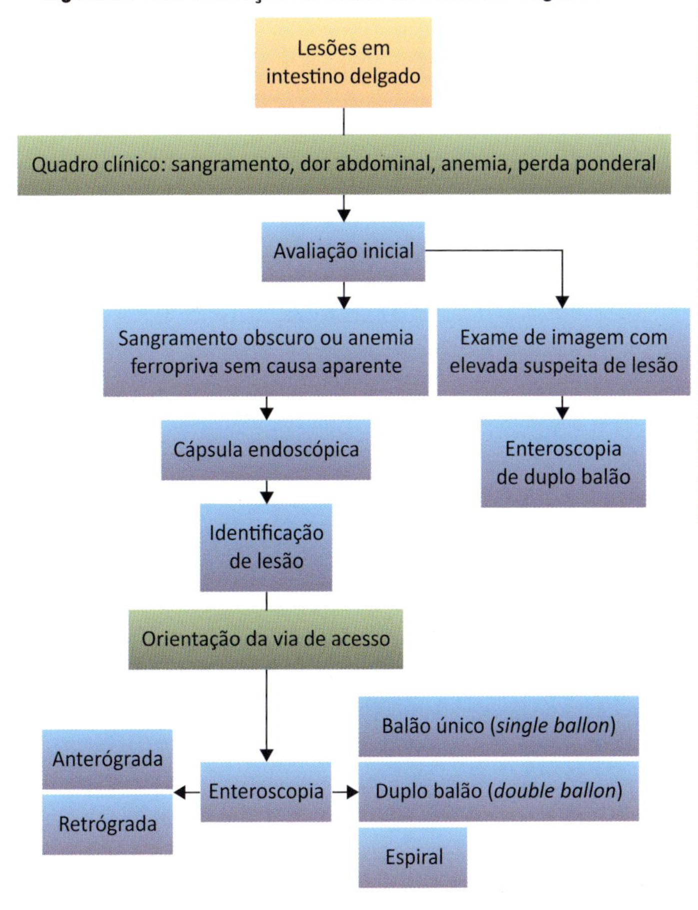

Referências

1. Safatle-Ribeiro AV, Novaes ALO, Kuga R, Ishida RK, Baracat R. Enteroscopia assistida por balão. In: Moura EGH, Artifon ELA, Sakai P. Manual do residente em endoscopia digestiva. 1 ed. Barueri: Manole, 2014. p.95-101.

2. Iddan G, Meron G, Glukhovsky A, Swain P. Wireless capsule endoscopy. Nature. 2000;405(6785):417.
3. Meron GD. The development of the swallowable video capsule (M2A). Gastrointest Endosc. 2000;52(6):817-9.
4. Yamamoto H, Sekine Y, Sato Y, Higashizawa T, Miyata T, Iino S, Ido K, et al. Total enteroscopy with a nonsurgical steerable double-balloon method. Gastrointest Endosc. 2001;53(2):216-220.
5. Furtado AK, Nagasako CK, Siqueira PR. Enteroscopia. In: Averbach M, Safatle-Ribeiro AV, Ferrari Junior AP, Capellanes CA, Ejima FH, Fang HL, et al. Endoscopia Digestiva – Diagnóstico e tratamento, SOBED. Rio de Janeiro: Revinter, 2013. p.77-85.
6. Di Caro S, May A, Heine DG, Fini L, Landi B, Petruzziello L, et al. The European experience with double-balloon enteroscopy: indications, methodology, safety, and clinical impact. Gastrointest Endosc. 2005;62(4):545-50.
7. Chauhan SS, Manfredi MA, Abu Dayyeh BK, Enestvedt BK, Fujii-Lau LL, Komanduri S, et al. Enteroscopy. Gastrointest Endosc. 2015;82(6):975-90.
8. Elena RM, Riccardo U, Rossella C, Bizzotto A, Domenico G, Guido C. Current status of device-assisted enteroscopy: Technical matters, indication, limits and complications. World J Gastrointest Endosc. 2012;4(10):453-61.
9. Xin L, Liao Z, Jiang YP, Li ZS. Indications, detectability, positive findings, total enteroscopy, and complications of diagnostic double-balloon endoscopy: a systematic review of data over the first decade of use. Gastrointest Endosc. 2011;74(3):563-70.
10. Upchurch BR, Sanaka MR, Lopez AR, Vargo JJ. The clinical utility of single balloon enteroscopy: a single-center experience of 172 procedures. Gastrointest Endosc. 2010;71(7):1218-23.
11. Ramchandani M, Reddy DN, Gupta R, Lakhtakia S, Tandan M, Rao GV, et al. Diagnostic yield and therapeutic impact of single-balloon enteroscopy: series of 106 cases. J Gastroenterol Hepatol. 2009;24(10):1631-8.
12. Akerman P, Agrawal D, Chen W, Cantero D, Avilla J, Pangtay J. Spiral enteroscopy: a novel method of enteroscopy by using the Endo-Ease Discovery SB overtube and a pediatric colonoscope. Gastrointestinal Endoscopy. 2009;69(2):327-332.

13. Morgan D, Upchurch B, Draganov P, Binmoeller KF, Haluszka O, Jonnalagadda S, et al. Spiral enteroscopy: prospective U.S. multicenter study in patients with small-bowel disorders. Gastrointest Endosc. 2010;72(5):992-8.

14. Messer I, May A, Manner H, Ell C. Prospective, randomized, singlecenter trial comparing double-balloon enteroscopy and spiral enteroscopy in patients with suspected small-bowel disorders. Gastrointest Endosc. 2013;77(2):241-9.

15. Sakai CM, Fylyk SN, Souza TF, Moura EGH. Cápsula endoscópica: esôfago, intestino delgado e cólon. In: Moura EGH, Artifon ELA, Sakai P. Manual do residente em endoscopia digestiva. 1.ed. Barueri: Manole, 2014. p.126-33.

16. Khashab MA, Pasha SF, Muthusamy VR, Acosta RD, Bruining DH, Chandrasekhara V, et al. The role of deep enteroscopy in the management of small-bowel disorders. Gastrointest Endosc. 2015;82(4):600-7.

17. Parada AA, Poletti PB, Sechi TF, Tung YS. Cápsula endoscópica. In: Averbach M, Safatle-Ribeiro AV, Ferrari Junior AP, Capellanes CA, Ejima FH, Fang HL, et al. Endoscopia Digestiva – Diagnóstico e tratamento, SOBED. Rio de Janeiro: Revinter, 2013. p.87-100.

18. Jemal A, Thomas A, Murray T, Thun M. Cancer statistics, 2002. CA Cancer J Clin. 2002;52(1):23-47.

19. Schottenfeld D, Beebe-Dimmer JL, Vigneau FD. The epidemiology and pathogenesis of neoplasia in the small intestine. Ann Epidemiol. 2009;19(1):58-69.

20. Cangemi DJ, Patel MK, Gomez V, Cangemi JR, Stark ME, Lukens FJ. Small bowel tumors discovered during double-balloon enteroscopy: analysis of a large prospectively collected single-center database. J Clin Gastroenterol. 2013;47(9):769-72.

21. Moglia A, Menciassi A, Dario P, Cuschieri A. Clinical update: endoscopy for small-bowel tumours. Lancet. 2007;370(9582):114-6.

22. Kala Z, Válek V, Kysela P, Svoboda T. A shift in the diagnostics of the small intestine tumors. Eur J Radiol Open. 2007;62(2):160-5.

23. Yamamoto H, Kita H, Sunada K, Hayashi Y, Sato H, Yano T, et al. Clinical outcomes of double-balloon endoscopy for the diagnosis and treatment of small-intestinal diseases. Clin Gastroenterol Hepatol. 2004;2(11):1010-6.

24. Mitsui K, Tanaka S, Yamamoto H, Kobayashi T, Ehara A, Yano T, et al. Role of double-balloon endoscopy in the diagnosis of small-bowel tumors: the first Japanese multicenter study. Gastrointest Endosc. 2009;70(3):498-504.

25. Sulbaran M, de Moura E, Bernardo W, Morais C, Oliveira J, Bustamante-Lopez L, et al. Overtube-assisted enteroscopy and capsule endoscopy for the diagnosis of small-bowel polyps and tumors: a systematic review and meta-analysis. Endosc Int Open. 2016;4(2):E151-63.

10.5 Colonoscopia e Colonografia para Rastreamento de Lesões do Cólon

Ralph Braga Duarte
Rodrigo Silva de Paula Rocha
Nelson Tomio Miyajima
Sergio Shiguetoshi Ueda
Elisa Ryoka Baba

Introdução

O câncer colorretal (CCR) é uma causa significativa de morbidade e mortalidade nos Estados Unidos. Apesar de sua taxa de incidência estar declinando nos últimos 20 anos, em relação a todas as neoplasias, o CCR é o terceiro em incidência e causa de morte tanto em homens como em mulheres. A incidência anual de CCR nos Estados Unidos, conforme dados de 2007 a 2011, é de 43,7 casos a cada 100.000 pessoas, com aproximadamente 95% dos diagnósticos ocorrendo em adultos com mais de 45 anos.

A sobrevida dos pacientes com CCR depende muito do estágio no momento do diagnóstico. Pacientes com doença localizada têm sobrevida de 90% em 5 anos. Quando, no momento do diagnóstico, há acometimento de linfonodos regionais, essa taxa cai para 70%. Quando já há metástase a distância, a queda da sobrevida em 5 anos é de 12%. A média de idade no momento do diagnóstico é de 68 anos. Aproximadamente metade dos casos são diagnosticados entre 68 e 84 anos.[1]

No Brasil, em 2010, segundo dados do Instituto Nacional do Câncer (INCA), a incidência foi maior nas regiões Sul e Sudeste, com incidência de 19 a 21 casos por 100.000 indivíduos.[2]

O CCR normalmente se desenvolve num período longo de tempo, iniciando-se como uma lesão pré-cancerosa.[3,4] Estima-se que, aproximadamente 95% dos casos de CCR, originam-se de adenomas pré-existentes. [5,6]

Adenomas são tumores epiteliais benignos do trato gastrointestinal que têm potencial de progressão maligna, para adenocarcinomas. Podem se apresentar nas formas pediculada ou séssil, com diferentes tipos histológicos (tubular, tubuloviloso e viloso) e diferentes graus de displasia. O risco de malignização dos adenomas está relacionado tanto ao seu tipo histológico e ao grau de displasia quanto ao seu tamanho. Estudos de seguimento de pacientes com pólipos de cólon demostraram que o risco de desenvolver adenocarcinoma em pacientes com pólipos adenomatosos maiores que 1cm é de 4% em 5 anos, 7,4% em 10 anos e 12,4% em 20 anos.[7,8]

O termo Adenoma Avançado (AA) é usado para adenomas com características que lhes conferem um risco aumentado de malignização. Embora existam algumas variações quanto a sua definição, geralmente este termo é usado para adenomas iguais ou maiores que 1 cm, com componente viloso (tubuloviloso ou viloso) ou com alto grau de displasia (Figura 10.30).[9]

Figura 10.30 Identificação de adenomas no exame de colonoscopia.

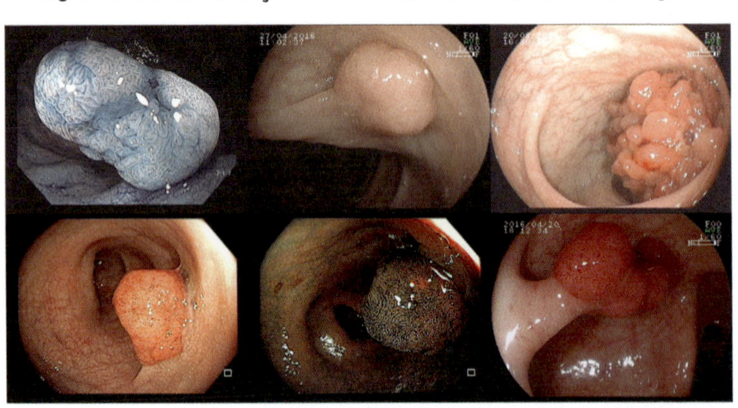

Quando acomete o intestino grosso, o adenocarcinoma é chamado de Adenocarcinoma Colorretal ou Câncer Colorretal (CCR). O termo Neoplasia Colorretal Avançada (NCA) se refere ao conjunto que envolve os AAs e os CCRs.

Apresentação clínica e diagnóstico

O pólipo de cólon benigno ou maligno, em fase inicial, é geralmente assintomático, e achado ocasionalmente em colonoscopias de rotina. O sintoma mais comum é o sangramento retal de pequena monta e, quando crônico, pode causar anemia ferropriva. Sintomas como diarreia, constipação, prolapso retal, suboclusão e intussuscepção são bem menos frequentes.

O CCR avançado desencadeia mais comumente esses sintomas, porém, geralmente se manifesta com anemia, associada ou não à queixa de sangramento retal, o que não é percebido por muitos pacientes.

O quadro de síndrome consumptiva é, muitas vezes, a primeira alteração percebida pelos pacientes e o motivo pelo qual procuram auxílio médico. Os pacientes com CCR apresentam dor abdominal (44%), alterações do hábito intestinal (43%), hematoquezia (40%) e anemia inexplicada (11%) como manifestações principais, além de fraqueza (20%) e perda de peso (6%).[10]

Como o CCR tem lesões precursoras e a sobrevida dos pacientes com essa neoplasia depende do estágio no momento do diagnóstico, o rastreamento promove tanto a prevenção primária (encontrar lesões pré-cancerosas que podem, mais tarde, se tornarem malignas), como a prevenção secundária (detectar cânceres precoces que podem ser tratados de forma mais eficaz).[1]

Ensaios clínicos randomizados (ECRs) bem conduzidos, e com grande poder amostral, demonstraram que o rastreamento para CCR pode reduzir a incidência e a mortalidade específica da doença. A diminuição da incidência e da mortalidade nas últimas duas décadas nos Estados Unidos está associada a um aumento na taxa de rastreamento do CCR, de menos de 25% nos anos 1980 para cerca de 52% em 2002 e cerca de 65% em 2012.[11]

É consenso que realizar qualquer método de rastreamento é melhor do que não se fazer rastreamento para o CCR. Apesar disso, ainda há muita divergência entre as principais sociedades responsáveis pela elaboração de diretrizes quanto à recomendação de um ou outro teste. Muitos estudos têm sido realizados para comparar os métodos e estabelecer o melhor, ou seja, aquele que seja superior em diminuir morbidade e mortalidade e que apresente aceitação, segurança e a custo-efetividade para implementação em políticas de saúde.

Os métodos de rastreamento podem ser classificados em duas categorias:

1. Testes que detectam o CCR com baixa sensibilidade para detecção de pólipos (sangue oculto nas fezes – FOBT, imuno-histoquímica fecal – FIT e DNA fecal);
2. Testes que detectam pólipos e cânceres fornecendo imagem dessas lesões (retossigmoidoscopia flexível, colonoscopia óptica – CO e colonografia por tomografia – CTC).[12,13]

Outra opção para rastreamento e vigilância de pacientes com risco de neoplasia de cólon é a cápsula endoscópica. Um estudo comparativo com a colonoscopia demonstrou que a cápsula foi excretada em 74% dos pacientes dentro de 10 horas e atingiu a região retossigmoide em outros 16%. A colonoscopia identificou pólipos em 80% dos casos, enquanto a cápsula visualizou em 70% dos casos.[14] Apesar do grande potencial futuro, estudos adicionais são ainda necessários para melhor definir a acurácia da cápsula endoscópica de cólon, estabelecer a melhor forma de preparo intestinal e as melhores indicações para o método.

As diretrizes existentes recomendam que a idade para iniciar o rastreio em adultos com risco médio de CRC seja de 50 anos. No entanto, a idade ideal pode variar conforme o sexo, a raça ou etnia, as diferenças na idade de início e na incidência de CCR.

O momento ideal para interromper o rastreio em adultos de risco médio é ainda incerto. A partir da idade de 76 a 85 anos, o rastreio deve ser individualizado com base nas comorbidades do doente e nos resultados de rastreamentos prévios.[1]

Atualmente, a maioria das organizações orientadoras norte-americanas, incluindo o *US Preventive Services Task Force* (USPSTF),[1] concorda que as opções para rastreamento de CCR incluem: colonoscopia a cada 10 anos, pesquisa de sangue oculto nas fezes de alta sensibilidade (FOBT) ou imuno-histoquímica fecal (FIT) anual e retossigmoidoscopia flexível (FS) a cada 5 anos associada à pesquisa de sangue nas fezes (FOBT ou FIT).

A CO e a CTC são os exames que permitem uma avaliação mais precisa de todo o cólon. A CO é tida como o exame padrão para detecção do CCR e tem a vantagem da remoção de adenomas durante o mesmo procedimento. Além disso, todos os outros procedimentos de rastreamento irão precisar da CO para confirmação diagnóstica no caso de um resultado positivo. No entanto, a aceitação da CO por parte dos pacientes ainda é baixa, o procedimento não é isento de riscos e pode ainda ser incompleto.[12]

A CTC é um exame de imagem minimamente invasivo, recomendado por vários grupos internacionais como técnica aceitável de rastreamento. Desde o seu lançamento, em 1994, vem tendo avanços guiados por melhorias nos *softwares* de análise.[15] Em 2007, foi publicado o primeiro consenso detalhando a melhor forma de realizar e interpretar o exame.[16]

Em 2013, as recomendações médicas da *Food and Drug Administration* (FDA) reconheceram que os benefícios da CTC para rastreamento de CCR superam os riscos (por exemplo, exposição à radiação e identificação dos achados extracolônicos).[17] No entanto, apresenta baixa sensibilidade para detecção de lesões planas e ignora pólipos iguais ou menores que 5 mm, o que tem gerado críticas.[18]

Técnicas

Colonoscopia

O exame de colonoscopia é considerado um dos mais completos métodos de investigação das doenças colorretais, apresentando como vantagens sobre outros métodos a possibilidade de observação da mucosa do cólon e, muitas vezes, do íleo terminal, em tempo único e de forma direta. Permite, ainda, a realização de biópsias e procedimentos terapêuticos variados. Para a realização do exame, os pacientes são submetidos ao preparo do cólon, que consiste em dietas com baixo ou nenhum teor de fibras e uso de laxativos nos dias que antecedem o exame, a fim de eliminar quaisquer resíduos que possam interferir na completa avaliação da mucosa.

O exame, realizado sob analgesia e sedação endovenosas, consiste em duas fases: a de introdução do aparelho e a de retirada. A fase de introdução do aparelho é realizada com auxílio de manobras e técnicas em sequência (movimentos de avanço e recuo, rotação do tubo e angulação da ponta do aparelho), a fim de se atingir a região do ceco e, quando necessário, transpor a válvula ileocecal para avaliação do íleo terminal.

Ao passo que a fase de introdução do aparelho é a mais complexa do exame, a fase de retirada é a mais importante, por durante ela é feita a avaliação da mucosa e a realização de procedimentos acessórios (como biópsias, polipectomias, dilatações de estenoses, terapias de coagulação em sangramentos). A retirada do aparelho deve ser cautelosa, dispendendo-se tempo suficiente (no mínimo 5 a 6 minutos), sob técnica adequada (principalmente rotação e angulação da ponta) para avaliação minuciosa da maior superfície mucosa possível, inclusive das regiões consideradas de difícil visualização, como a face proximal das flexuras, válvulas e dobras. A insuflação e a distensão adequada do cólon, bem como a remoção dos resíduos remanescentes pela sucção, são imprescindíveis no processo. Todas essas etapas são consideradas critérios associados a uma maior qualidade do exame.[19]

Colonografia por tomografia computadorizada

As principais vantagens da CTC incluem a rapidez de realização, ausência de sedação e a incidência extremamente baixa de complicações. Tais características são bastante atrativas para o acesso ao rastreamento de indivíduos que possuem contraindicações ou maiores riscos à sedação, bem como para aqueles que não desejam ser sedados ou se negam a realizar a colonoscopia.

Além disso, pode ser utilizada em casos nos quais a colonoscopia não consiga avaliar por completo o cólon, seja por dificuldades anatômicas do cólon (presença de estenoses ou ângulos fechados), seja por intercorrências clínicas que impeçam a continuação do exame ou que contraindiquem nova tentativa de realização.

A CTC é tipicamente realizada em cerca de 10 a 15 minutos. O preparo para o exame é semelhante ao realizado para a colonoscopia. No momento da realização, o paciente permanece em decúbito lateral e é realizada a introdução de uma fina sonda retal, necessária para a distensão gasosa do cólon (feita de maneira manual, com ar ambiente, ou com insuflador eletrônico de gás carbônico), sempre sob supervisão médica. Usualmente requer entre um a dois minutos para ser completado e o objetivo é atingir um equilíbrio na quantidade de gás que permita a adequada avaliação do cólon com mínimo desconforto gerado pela distensão.

O paciente é, na sequência, posicionado em decúbito dorsal e a primeira radiografia é adquirida para se avaliar o nível de distensão do cólon. Posteriormente o paciente assume a posição ventral para a realização da série de imagens tomográficas. Quando necessário, podem ser utilizados os decúbitos laterais para se aproveitar ao máximo a distensão dos segmentos do cólon.

Evidência na literatura

O Serviço de Endoscopia Gastrointestinal do Hospital das Clínicas da Faculdade de Medicina da Universidade de São Paulo (HC-FMUSP) realizou revisão sistemática e metanálise comparando a colonografia por tomografia computadorizada e a colonoscopia óptica no rastreamento do CCR.

Foram selecionados 3 ECRs[20-22] que compararam o benefício da CTC e da CO no rastreamento de CCR em pacientes assintomáticos, sem fatores de risco, sem histórico prévio ou familiar de CCR e não submetidos a exames anteriores de rastreamento. Na análise, foi considerada a taxa de detecção (TD) de neoplasia colorretal avançada como desfecho primário e a taxa de participação (TP) no programa de rastreamento como desfecho secundário.

Nos três estudos incluídos, em relação à TP, 2.333 pacientes dos 8.104 convidados realizaram a CTC, enquanto 1.486 pacientes de 7.310 convidados realizaram a CO. A TP no programa de rastreamento foi maior do grupo submetido à CTC. A diferença de risco absoluto observada foi de 0,1 a favor da CTC (Figura 10.31).

Com relação à TD, 135 pacientes dos 2.357 pacientes que realizaram a CTC, e 130 pacientes dos 1.524 que realizaram a CO tiveram o diagnóstico de neoplasia colorretal avançada. A Diferença de Risco Absoluto foi de -0,02 (com IC 95% entre -0,04 e -0,00) a favor do método CO, com heterogeneidade de 0%, havendo diferença estatisticamente significativa entre os métodos (Figura 10.32).

Foi possível ainda calcular o Valor Preditivo Positivo (VPP) da CTC na detecção de Neoplasia Colorretal Avançada (NCA), com base nos pacientes que realizaram os dois testes. Nos três estudos, o critério de teste positivo foi diferente e, apenas os pacientes que tiveram o teste positivo, foram encaminhados para a realização de colonoscopia (Tabela 10.4). O VPP foi dado pela porcentagem de pacientes em que o teste positivo foi confirmado por meio de análise histopatológica demonstrando Neoplasia Colorretal Avançada (Tabela 10.5).

Figura 10.31 Taxa de participação nos estudos comparando CTC e CO (*forest plot*).

	CTC		OC			Diferença do risco
Estudo ou subagrupo	*Eventos*	*Total*	*Eventos*	*Total*	*Peso*	*M-H, Fixo, 95% IC*
Sali 2015	1286	4825	153	1036	36,9%	0,12 [0,09, 0,14]
Stoop 2012	982	2920	1276	5924	38,7%	0,12 [0,10, 0,14]
Scott 2004	65	359	57	350	24,4%	0,02 [-0,04, 0,07]
Total (95% IC)		8104		7310	100,0%	0,10 [0,05, 0,14]
Total de eventos	2333		1486			

Heterogeneidade: $Tau^2 = 0,00$, $Chi^2 = 12,05$, df = 2 (P = 0,002); $I^2 = 83\%$

Test for overall effect: Z = 4,43 (P < 0,00001)

CTC: Colonografia por Tomografia Computadorizada. CO: Colonoscopia Óptica.

Figura 10.32 Taxa de Detecção de Neoplasia Colorretal Avançada pelos métodos de CTC e CO (*forest plot*).

	CTC		OC			Diferença do risco
Estudo ou subagrupo	*Eventos*	*Total*	*Eventos*	*Total*	*Peso*	*M-H, Fixo, 95% IC*
Sali 2015	67	1286	11	153	18,5%	-0,02 [-0,06, 0,02]
Stoop 2012	60	982	111	1276	75,2%	-0,03 [-0,05, -0,00]
Scott 2004	8	89	8	95	6,2%	0,01 [-0,08, 0,09]
Total (95% IC)		2357		1524	100,0%	-0,02 [-0,04, -0,00]
Total de eventos	135		130			

Heterogeneidade: $Chi^2 = 0,57$, df = 2 (P = 0,75); $I^2 = 0\%$

Teste para efeito global: Z = 2,39 (P < 0,02)

CTC: Colonografia por Tomografia Computadorizada. CO: Colonoscopia Óptica.

Por ter apresentado maior taxa de participação, a CTC é uma opção para realização do rastreamento do CCR nos pacientes assintomáticos, servindo como mais um método de triagem. No entanto, como a CTC se mostrou inferior na detecção da neoplasia colorretal avançada, o método não deve substituir a CO, que permanece como padrão-ouro. A decisão deve ser realizada em conjunto com o paciente, devendo ser considerados os riscos e os benefícios de cada método.

Tabela 10.4 Testes positivos identificados nos três estudos.

	TESTE +		
	Definição	CTC – N (%)	CTC e CO (N)
Sali L 2015	Todos com massas colônicas ou pelo menos 1 pólipo maior que 6 mm	129 (10%)	126
Stoop EM 2012	1 ou mais lesões > ou = a 10 mm	84 (9%)	82
Scott RG 2004	Foi identificado pelo menos um pólipo > = 6 mm ou 2 ou mais pólipos de qualquer tamanho	26 (29,2%)	26
			234

Tabela 10.5 Valores preditivos positivos identificados nos três estudos.

	VALOR PREDITIVO POSITIVO (VPP)		
	CTC + que realizaram CO (N)	NCA (N)	VPP (%)
Sali L 2015	126	67	53,2
Stoop EM 2012	82	60	73,1
Scott RG 2004	26	8	30,7

Conduta no Serviço de Endoscopia do HC-FMUSP

A colonoscopia óptica é o método de eleição do Serviço de Endoscopia Gastrointestinal do Hospital das Clínicas da FMUSP para realização de rastreamento da neoplasia colorretal e das lesões pré-neoplásicas. A opção pela realização da colonografia por tomografia computadorizada é exceção e é recomendada para aqueles pacientes com contraindicação à realização da colonoscopia (pela sedação ou pelo procedimento em si) ou para aqueles em que não foi possível a efetivação do exame (intubação até o ceco), inclusive com diferentes equipamentos (colonoscópio pediátrico, gastroscópio ou enteroscópio).

Na ocasião do agendamento do exame, os pacientes são triados pela equipe médica. Caso necessitem de preparo em ambiente intra-hospitalar, os pacientes são referenciados à clínica específica da instituição para proceder com a internação. Já os pacientes candidatos à realização da CTC são referenciados ao serviço de radiologia da instituição.

Os pacientes então agendados para realização de colonoscopia ambulatorial (com preparo domiciliar) devem comparecer ao serviço uma semana antes do exame para receberem as medicações e as orientações sobre o preparo e o exame. O Algoritmo 10.5.1 ilustra as etapas do processo.

Algoritmo 10.5 Fluxo dos pacientes referenciados ao Serviço de Endoscopia Gastrointestinal do HC-FMUSP para rastreamento do CCR.

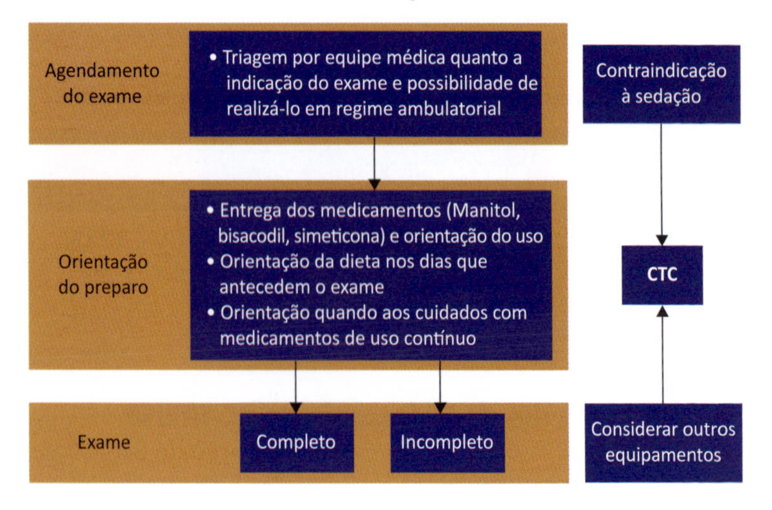

Conclusão

A colonoscopia é o exame padrão-ouro para o rastreamento do CCP, como estabelecido pela sociedade de Endoscopia Gastrointestinal e confirmado pela metanálise realizada pelo Serviço de Endoscopia Gastrointestinal do Hospital das Clínicas da FMUSP. Deve ser considerada como a primeira opção naqueles pacientes com indicação de rastreamento colorretal. Nas situações em que não possa ser realizada (por contraindicação clínica ou insucesso técnico), a CTC se mostra como importante alternativa, porém, de forma complementar e não substitutiva à colonoscopia.

Referências

1. Lin JS, Piper MA, Perdue LA, Rutter CM, Webber EM, O'Connor E, et al. Screening for colorectal cancer: updated evidence report and systematic review for the us preventive services Task Force. JAMA. 2016;315(23):2576-94.
2. Instituto Nacional do Cancer (INCA). Cancer no Brasil: dados de registros de bases populacionais: volume IV. Rio de Janeiro, 2010.
3. Whitlock EP, Lin JS, Liles E, Beil TL, Fu R. Screening for colorectal cancer: a targeted, updated systematic review for the U.S. Preventive Services Task Force. Ann Intern Med. 2008;149(9):638-58.
4. Soetikno RM, Kaltenbach T, Rouse RV, Park W, Maheswari A, Sato T, et al. Prevalence of nonpolypoid (flat and depressed) colorectal neoplasms in asymptomatic and symptomatic adults. JAMA. 2008;299(9):1027-35.
5. Walsh JM, Terdiman JP. Colorectal cancer screening: scientific review. JAMA. 2003;289(10):1288-96.
6. Chen CD, Yen MF, Wang WM, Wong JM, Chen TH. A case-cohort study for the disease natural history of adenoma-carcinoma and de novo carcinoma and surveillance of colon and rectum after polypectomy: implication for efficacy of colonoscopy. Br J Cancer. 2003;88(12):1866-73.
7. Stryker SJ, Wolff BG, Culp CE, Libbe SD, Ilstrup DM, MacCarty RL. Natural history of untreated colonic polyps. Gastroenterology. 1987;93(5):1009-13.

8. Otchy DP, Ransohoff DF, Wolff BG, Weaver A, Ilstrup D, Carlson H, et al. Metachronous colon cancer in persons who have had a large adenomatous polyp. Am J Gastroenterol. 1996;91(3):448-54.
9. Lin JS, Piper MA, Perdue LA, Rutter CM, Webber EM, O'Connor E, et al. Screening for colorectal cancer: updated evidence report and systematic review for the us preventive services Task Force. JAMA. 2016;315(23):2576-94.
10. Ananda SS, McLaughlin SJ, Chen F, Hayes IP, Hunter AA, Skinner IJ, et al. Initial impacto f Australia's National Bowel Cancer Screening Program. Med J Aust. 2009;191:378.
11. Vital signs: colorectal cancer screening test use - United States, 2012. MMWR Morb Mortal Wkly Rep. 2013;62(44):881-8.
12. Wijkerslooth TR, Haan MC, Stoop EM, Bossuyt PM, Thomeer M, van Leerdam ME, et al. Reasons for participation and nonparticipation in colorectal cancer screening: a randomized trial of Colonoscopy and CT Colonography. Am J Gastroenterol. 2012;107(12):1777-83.
13. Hassan C, Pickhardt PJ, Kim DH. Systematic review: distribution of advanced neoplasia according to polyp size at screening Colonoscopy. Aliment Pharmacol Ther. 2010;31(2):210-7.
14. Eliakim R, Fireman Z, Gralnek IM, Yassin K, Waterman M, Kopelman Y, et al. Evaluation of the PillCam Colon capsule in the detection of colonic pathology: results of the first multicenter, prospective, comparative study. Endoscopy. 2006;38(10):963-70.
15. Atkin W, Dadswell E, Wooldrage K, Kralj-Hans I, von Wagner C, Edwards R, et al. Computed tomographic Colonography versus Colonoscopy for investigation of patients with symptoms suggestive of colorectal câncer (SIGGAR): a multicentre randomised trial. Lancet. 2013;381(9873):1194-202.
16. Neri E, Halligan S, Hellström M, Lefere P, Mang T, Regge D, et al. The second ESGAR consensus statement on CT colonography. Eur Radiol. 2013;23(3):720-9.
17. McNamara D. FDA Panel: Most favor CTC colorectal cancer screen. Medscape; 2013. [Internet] [Acesso em 2017 jun 10]. Disponível em: http://www.medscape.com/viewarticle/810740
18. Haan MC, van Gelder RE, Graser A, Bipat S, Stoker J. Diagnostic value of CT-Colonography as compared to colonoscopy in an asymptomatic screening population: a meta-analysis. Eur Radiol. 2011;21(8):1747-63.
19. Rex DK. Colonoscopic withdrawal technique is associated with adenoma miss rates. Gastrointest Endosc. 2000 Jan;51(1):33-6.

20. Sali L, Mascalchi M, Falchini M, Ventura L, Carozzi F, Castiglione G, et al. SAVE study investigators. Reduced and full-preparation CT colonography, fecal immunochemical test, and colonoscopy for population screening of colorectal cancer: a randomized trial. J Natl Cancer Inst. 2015;108(2).pii:djv319.
21. Stoop EM, de Haan MC, de Wijkerslooth TR, Bossuyt PM, van Ballegoogijen M, Nio CY, et al. Participation and yield of colonoscopy versus non-cathartic CT colonography in population-based screening for colorectal cancer: a randomised controlled trial. Lancet Oncol. 2012;13(1):55-64.
22. Scott RG, Edwards JT, Fritschi L, Foster NM, Mendelson RM, Forbes GM. Community-based screening by colonoscopy or computed tomographic colonography in asymptomatic average-risk subjects. Am J Gastroenterol. 2004;99(6):1145-51.

10.6 Tratamento Endoscópico de Neoplasia Maligna Colorretal Precoce

Gustavo Luís Rodela Silva, Cíntia Morais Lima dos Santos, Adriana Vaz Safatle-Ribeiro, Toshiro Tomishige, Kendi Yamazaki, Nelson Tomio Miyajima

Introdução

O câncer colorretal (CCR) representa a segunda neoplasia maligna no mundo. Cerca de 1,5 milhões de novos casos, com 694 mil mortes foram estimadas somente no ano de 2012 globalmente.[1] No Brasil, a incidência encontra-se em progressiva ascensão, onde foram estimados 34.280 novos casos em 2016 de acordo com dados do Instituto Nacional do Câncer (INCA), representando a segunda neoplasia mais comum em mulheres, e a terceira mais comum em homens.[2] A mortalidade reflete essa elevada incidência, com aumento de 7.696 óbitos no ano de 2000 para 16.326 no ano de 2014, conforme dados do DATASUS[3].

Vias de carcinogênese

O CCR se desenvolve a partir de três rotas principais[4-9]:

- **Via de instabilidade cromossômica:** observada desde os estudos iniciais de síndromes de polipose familiar, decorrente de mutações em oncogenes principais como o APC, NRAS e KRAS ou em genes supressores de tumor como p53. Apresenta-se mais comumente como lesões polipóides sésseis ou pediculadas, com probabilidade de presença de displasia ou malignidade, correlacionando-se com seu tamanho e características superficiais descritas adiante.
- **Via de instabilidade de microssatélite:** caracterizada pela perda de função do gene de reparo, causando erros na replicação do DNA. Tal disfunção ocorre principalmente em decorrência de mutação germinativa em um dos quatro genes de reparo (MSH2, MLH1, MSH6 ou PMS2)
- **Via serrilhada**: melhor caracterizada a partir da evolução tecnológica dos endoscópios no final da década de 1990. Decor-

re de mutações que se somam a mutação em um gene base, como o BRAF, que resulta em um processo de hipermetilação (CpG fenótipo metilador = CIMP) e consequente perda de função dos genes de reparo ocasionando erros na replicação do DNA. Observa-se também instabilidade de microssatélites, que pode evoluir para descontrole nos processos de divisão celular, com consequente displasia e malignidade. As características de tamanho não parecem estar tão correlacionadas com probabilidade de malignidade nos adenomas serrilhados, que respondem por cerca de 15% das neoplasias colorretais.

Fatores de risco

A presença de diversos fatores de risco parece estar envolvida na ocorrência destes processos de mutação: gênero masculino e idade avançada são os mais importantes deles. Porém, hábitos alimentares como o consumo de carne vermelha, etilismo, tabagismo, obesidade e diabetes têm sua importância ora afirmada ora questionada por diversos estudos de coorte.[7-13] O fator de risco de maior importância, contudo, é a história pregressa pessoal de neoplasia colorretal maligna ou benigna, ou a presença de neoplasia maligna em familiar de primeiro grau. Assim, a presença de histórico familiar positivo altera a estratégia de rastreamento para o CCR.[14,15]

Diagnóstico do CCR precoce e seu tratamento

CCR precoce é definido como aquele passível de cura através do tratamento endoscópico, por acometer apenas as camadas mucosa e submucosa, denominadas neoplasias Tis e T1 conforme a classificação TNM da AJCC da atualmente em uso.[16] Tal definição surgiu através dos estudos iniciais de Kudo e col. na década de 1990 no Japão, pela constatação de que lesões superficiais apresentam baixos índices de progressão para metástases linfonodais, prescindindo da realização de ressecção cirúrgica segmentar associada a linfadenectomia.[17]

O diagnóstico endoscópico de profundidade de invasão se dá a partir da avaliação de diversas características das lesões, utilizando-se técnicas de coloração por aplicação de corantes tópicos, cromoscopia eletrônica e magnificação. Estas características deram origem a algumas classificações, sendo as mais importantes:

» A **classificação de Paris**[18] descreve o aspecto superficial das lesões em relação à mucosa adjacente, (Figura 10.33), definindo as lesões precoces (tipo 0) como lesões elevadas tipo 0-I, lesões planas tipo 0-II e lesões ulceradas tipo 0-III. As lesões 0-I são subdivididas em 0-Is (lesões sésseis) e 0-Ip (lesões pediculadas). As lesões 0-II são subdivididas em 0-IIa (plano-elevadas), 0-IIb (planas), e 0-IIc (deprimidas). A presença de depressão, isoladamente ou em associação com outros tipos, está relacionada à invasão submucosa em até 30% dos casos.

» A **classificação de Kudo** para LSTs (do inglês *Lateral Spreading Tumor* - lesões de crecimento lateral)[19] divide as lesões plano-elevadas maiores que 1 cm em LSTs não granulares e granulares

Figura 10.33 Classificação de Paris. Para diferenciar os tipos 0-Is e 0-IIa, utiliza-se o diâmetro de um fórceps de biópsia fechado (aproximadamente 2,5 mm).

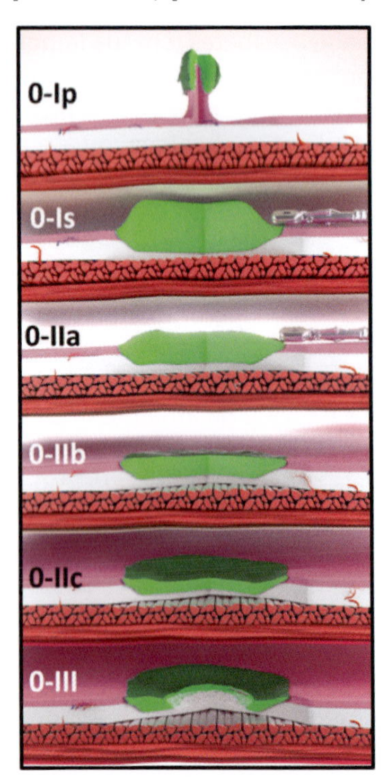

(Figura 10.34). As lesões não granulares são subdivididas em plano-elevadas (LST-NG-F) e pseudo-deprimidas (LST-NG-PD), e as granulares são subdivididas em homogêneas (LST-G-H) e nodulares mistas (LST-G-M). Os LSTs não granulares pseudo-deprimidos e os granulares nodulares mistos são os mais associados a invasão submucosa no caso de presença de neoplasia maligna.

Figura 10.34 Classificação de LSTs de Kudo.

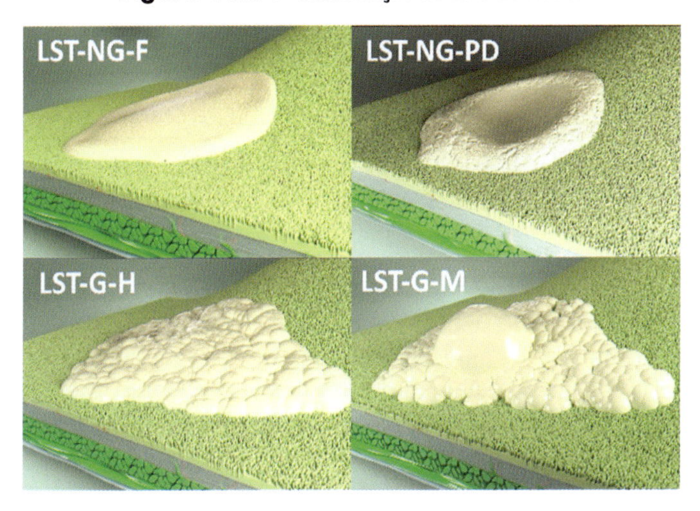

» A **classificação do padrão de criptas de Kudo**[20,21] avalia, após aplicação tópica de corante (índigo-carmim com ou sem violeta cresil) seguida da magnificação da imagem em pelo menos 100X a configuração das aberturas superficiais das criptas glandulares (Figura 10.35). Os padrões são divididos em 5 tipos, sendo o tipo I o padrão arredondado da mucosa normal, o tipo II o padrão estrelado encontrado nas lesões hiperplásicas, o tipo III encontrado em adenomas (subdividido em III-L e III-S), o tipo IV encontrado em adenomas avançados ou em adenocarcinomas *in situ*, e o tipo V encontrado em neoplasias malignas com invasão maciça de submucosa (sendo este ainda subdividido em Vi e Vn, o último com maior gravidade).

Figura 10.35 Classificação de padrão de criptas de Kudo (imagens gentilmente cedidas por Dr Nelson T. Miyagima).

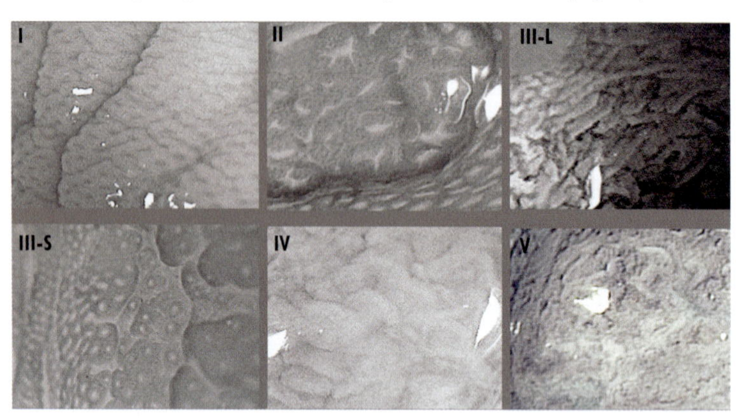

O diagnóstico endoscópico pode orientar o tipo de tratamento a ser empregado, não havendo necessariamente obrigatoriedade de obtenção de amostras para análise histopatológica: lesões superficiais são de tratamento endoscópico, enquanto lesões com invasão profunda da submucosa são de tratamento cirúrgico. O achado de fatores de risco de metástases lifonodais associado à análise histopatológica da peça endoscópica leva à necessidade de complementação terapêutica com ressecção cirúrgica. Tal estratégia foi determinada a partir da análise de vários estudos de séries de casos e coortes, e estão sumarizados nas diretrizes da Sociedade Japonesa de Câncer Colorretal (JSCCR)[22], seguidas por praticamente todas as outras sociedades:[23-25]

- » Ressecção em múltiplos fragmentos: impede a avaliação adequada das margens, e está associada a elevada incidência de recidiva;
- » Margens positivas à análise histológica: achado associado a elevada incidência de recidiva;
- » Invasão além de 1.000 micrômetros a partir da camada muscular da mucosa, ou a partir da superfície tumoral quando a identificação da camada muscular da mucosa não é possível: a

profundidade de invasão além da camada sm1 está associada a elevada incidência de metástases linfonodais;
- Invasão linfovascular: a presença de invasão linfovascular está associada a elevada incidência de metástases linfonodais;
- Tipo histológico desfavorável: tumores pouco diferenciados, indiferenciados ou mucinosos apresentam altas taxas de metástases linfonodais mesmo em lesões superficiais que acometem apenas até submucosa superficial;
- Presença de brotamentos tumorais (*budding*): a presença de grupamentos celulares neoplásicos localizados à frente da linha de invasão tumoral é observada em lesões com agressividade aumentada, e está diretamente correlacionada a um aumento na incidência de metástases linfonodais.

Na ausência destes fatores de risco, a incidência de metástases linfonodais varia de 0% a 5%, e o tratamento endoscópico isolado é considerado suficiente para cura. A presença destes fatores de risco eleva a incidência de metástases linfonodais de 12,5% a 42%,[26-28] e torna necessária a complementação terapêutica com ressecção cirúrgica e linfadenectomia.

Técnicas de tratamento endoscópico

Lesões pediculadas

Lesões pediculadas 0-Ip devem ser ressecadas com o auxílio de uma alça metálica conectada a um gerador de corrente monopolar, através da técnica conhecida como polipectomia. Utiliza-se, para tanto, diversos modelos de alças, com rigidez, conformação e diâmetro compatíveis com a lesão a ser ressecada. Diante de um diâmetro grande do pedículo do pólipo, faz-se necessária a utilização profilática de dispositivos hemostáticos como endoclipes ou *endoloops*. A complicação principal é o sangramento, imediato ou tardio.

Lesões sésseis ou planas

Lesões 0-Is e 0-II suspeitas para neoplasia maligna são ressecadas através de duas principais técnicas, a mucosectomia e a dissecção endoscópica submucosa.

- A **mucosectomia (EMR)** consiste na injeção submucosa com solução salina, seguida da ressecção com alça diatérmica à semelhança da técnica de polipectomia. O principal fator limitante para sua execução é o tamanho da lesão: lesões acima de 2 cm não são passíveis de ressecção em uma única peça através desta técnica, sendo este o tamanho de corte para sua realização. As principais complicações são perfuração secundária a apreensão inadvertida da camada muscular própria, e sangramento secundário a secção de vaso de grande calibre no leito de ressecção. Estas complicações podem ser de reconhecimento imediato, ou podem ocorrer tardiamente, em decorrência de lesão térmica não visualizada durante o procedimento.
- A **dissecção endoscópica submucosa (ESD)** consiste na identificação adequada dos limites da lesão com auxílio de cromoscopia óptica ou por aplicação de corante, seguida da injeção submucosa com solução líquida, secção da camada mucosa e dissecção através do plano da camada submucosa até liberação completa da lesão. Utiliza-se de variados modelos de *caps* plásticos e cateteres injetores e diatérmicos. Representa técnica de elevada curva de aprendizado, com controle contínuo das estruturas vasculares e do plano adequado de dissecção, permitindo a ressecção em monobloco de lesões maiores que 20 mm. Contudo, apresenta maiores índices de complicações tanto precoces como tardias (perfuração e sangramento) em comparação à EMR.

Evidência na literatura

Realizou-se no Serviço de Endoscopia Gastrointestinal do HC-FMSUP, revisão sistemática de literatura e metanálise sobre tratamento endoscópico comparado ao tratamento cirúrgico tradicional para a neoplasia colorretal precoce.

Foram incluídos três estudos (duas coortes retrospectivas e uma coorte prospectiva[29-31]) que preencheram os critérios de elegibilidade. No entanto, os defechos de interesse não foram avaliados simultaneamente por todos os estudos incluídos.

Mortalidade específica a longo prazo e recidiva a longo prazo

Não foram encontrados resultados de mortalidade específica por CCR ou de recidiva em pacientes com critério de cura endoscópica, impossibilitando a inclusão desses desfechos.

Ressecção en bloc *(ressecção em peça única)*

Os resultados favoreceram o tratamento cirúrgico, com diferença de risco de -11% [95% IC -0,13; -0,08, P < 0,005] (Figura 10.36) e um NNT de 10.

Figura 10.36 *Forest plot* dos resultados combinados para o desfecho de complicações.

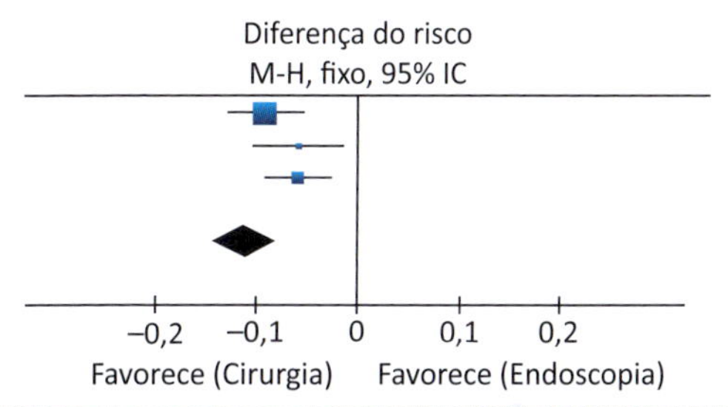

	Tratamento endoscópico		Tratamento cirúrgico			Diferença do risco	
Estudo ou subagrupo	*Eventos*	*Total*	*Eventos*	*Total*	*Peso*	*M-H, Fixo, 95% IC*	*Ano*
Kiriyama 2012	259	297	292	292	447,0%	–0,13 [–0,17, –0,09	2012
Heo 2014	153	168	70	70	15,8%	–0,09 [–0,14, –0,04]	2014
Nakamura 2014	275	300	190	190	37,2%	–0,08 [–0,12, –0,05]	2014
Total (95% IC)		765		552	100,0%	–0,11 [0,13, – 0,08]	2014
Total de eventos	687		552				
Heterogeneidade: Chi^2 = 3,55, df = 2 (P = 0,17); I^2 = 44%							
Teste para efeito global: Z = 8,95 (P < 0,0001)							

Ressecção R0 (ressecção curativa)

Os resultados novamente favoreceram o tratamento cirúrgico, com diferença de risco de -9% [95% IC -0,12; -0,06, p < 0,005] (Figura 10.37) e um NNT de 12.

Figura 10.37 Resultados de ressecção curativa da metanálise de 2 estudos comparativos.

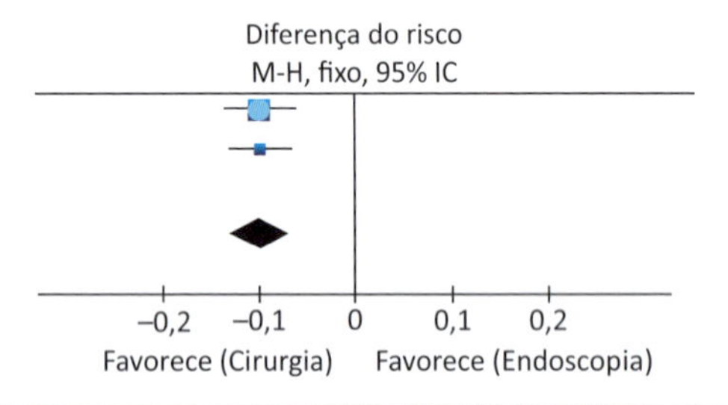

	Tratamento endoscópico		Tratamento cirúrgico			Diferença do risco	
Estudo ou subagrupo	*Eventos*	*Total*	*Eventos*	*Total*	*Peso*	*M-H, Fixo, 95% IC*	*Ano*
Kiriyama 2012	238	297	292	292	0,0%	-0,20 (-0,24, -0,15)	2012
Heo 2014	273	300	190	190	70,2%	-0,09 (-0,12, 0,06)	2014
Heo 2014	153	168	70	70	29,8%	-0,09 (-0,14, 0,04)	2014
Total (95% IC)		468		260	100,0%	-0,09 (-0,12, -0,06)	
Total de eventos	426		260				
Heterogeneidade: Chi^2 = 0,00, df = 1 (P = 0,98); I^2 = 0%							
Teste para efeito global: Z = 6,39 (P < 0,0001)							

Tempo de procedimento

Os resultados favoreceram o tratamento endoscópico, com uma diferença de médias de 118,32 minutos [95% IC -127,77; -108,87, p < 0,05] (Figura 10.38).

Figura 10.38 Resultados de tempo de procedimento da metanálise de 2 estudos comparativos.

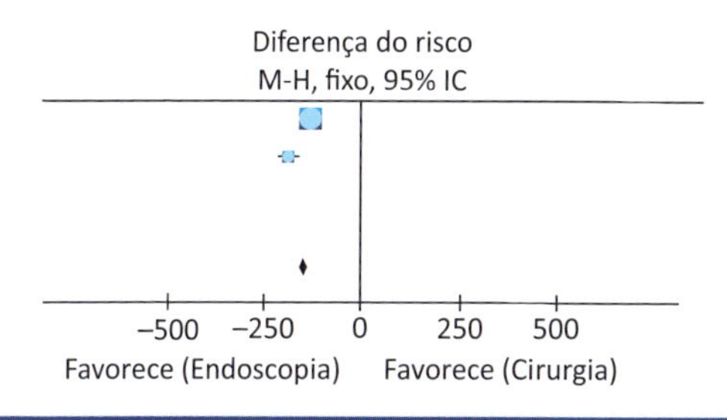

	Tratamento endoscópico		Tratamento cirúrgico		Diferença do risco		
Estudo ou subagrupo	*Eventos*	*Total*	*Eventos*	*Total*	*Peso*	*M-H, Fixo, 95% IC*	*Ano*
Kiriyama 2012	259	297	292	292	47,0%	-0,13 [-0,17. -0,09]	2012
Heo 2014	153	168	70	70	15,8%	-0,09 [-0,14. -0,04]	2014
Nakamura 2014	275	300	190	190	37,2%	-0,08 [-0,12. -0,05]	2014
Total (95% IC)		765		552	100%	-0,11 [-013, -0,08]	
Total de eventos	687			552			
Heterogeneidade: Chi² = 3,55, df = 2 (P = 0,17); I² = 44%							
Teste para efeito global: Z = 8,95 (P < 0,0001)							

Complicações

O índice de complicações encontrado foi maior no grupo cirúrgico, com uma diferença de risco de -0,07 [95% IC -0,11; -0,04, p < 0,005], e um NNH correspondente de 15 (Figura 10.39).

Considerações

Considerando-se os achados, o tratamento endoscópico em pacientes com neoplasia colorretal precoce representa alternativa terapêutica com intenção curativa ou estadiamento complementar. Diante da impossibilidade de ressecção ou caso o espécime apresente características desfavoráveis após a resseção, o tratamento cirúrgico definitivo deve ser indicado.

Figura 10.39 Resultados de complicações da metanálise de 3 estudos comparativos.

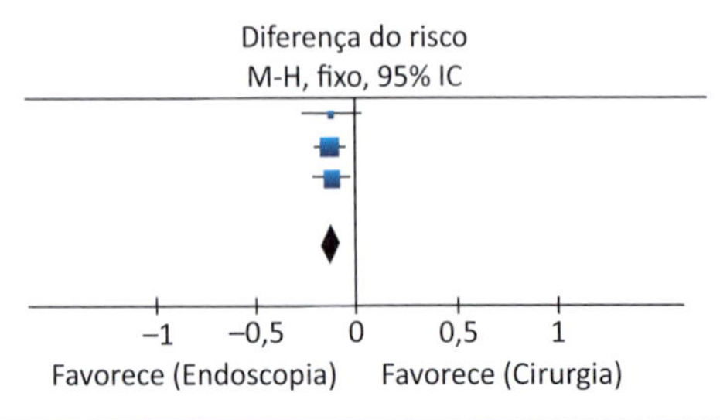

	Tratamento endoscópico		Tratamento cirúrgico			Diferença do risco
Estudo ou subagrupo	***Eventos***	***Total***	***Eventos***	***Total***	***Peso***	***M-H, Fixo, 95% IC***
Kiriyama 2012	12	168	10	70	15,8%	–0,07 [–0,16, 0,02]
Heo 2014	18	297	40	292	47,0%	–0,08 [–0,12, –0,03]
Kim 2015	21	300	27	190	37,2%	–0,07 [–0,13, –0,01]
Total (95% IC)		765		552	100%	–0,07 [–0,11, –0,04]
Total de eventos	51		77			
Heterogeneidade: $Chi^2 = 0,02$, df = 2 (P = 0,99); $I^2 = 0\%$						
Teste para efeito global: Z = 4,24 (P = 0,0001)						

Conduta do Serviço de Endoscopia do HC-FMUSP

A conduta do Serviço de Endoscopia Gastrointestinal do HC-FMUSP segue os conceitos estabelecidos ao longo deste capítulo (Algoritmo 10.6).

Algoritmo 10.6 Manejo da neoplasia colorretal precoce.

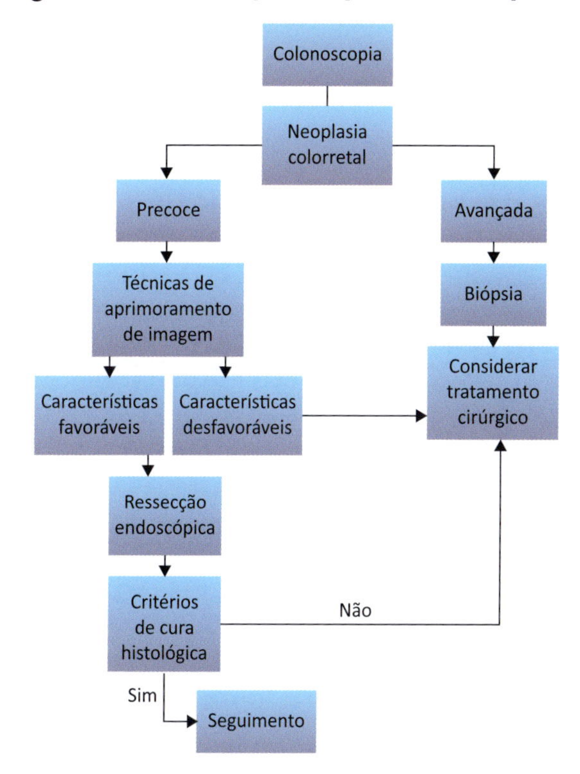

Conclusão

Os dados obtidos pela literatura e evidenciados na metanálise corroboram com as condutas estabelecidas pelo Serviço de Endoscopia Gastrointestinal do HC-FMUSP e demonstram a segurança do tratamento endoscópico na neoplasia colorretal precoce. Apesar de se obter menor taxa de ressecção em monobloco e de resseção curativa, a abordagem endoscópica representa método menos invasivo que pode evitar ressecções cirúrgicas e, consequentemente, maiores taxas de complicações. Naqueles pacientes em que o tratamento endoscópico não foi definitivo, tal método pode auxiliar no correto estadiamento e direcionamento para o tratamento cirúrgico.

Referências

1. International Agency for Research on Cancer – World Health Association – GLOBOCAN 2012 database. [Internet] [Acesso em 2017 jun 10]. Disponível em: http://globocan.iarc.fr/Pages/Map.aspx
2. Instituto Nacional do Câncer – Estimativa 2016. [Internet] [Acesso em 2017 jun 10]. Disponível em: www.inca.gov.br/estimativa/2016/
3. DATASUS – Informações de Saúde (TABNET). [Internet] [Acesso em 2017 jun 10]. Disponível em: http://tabnet.datasus.gov.br
4. Umar A, Boyer JC, Thomas DC, Nguyen DC, Risinger JI, Boyd J, et al. Defective mismatch repair in extracts of colorectal and endometrial cancer cell lines exhibiting microsatellite instability. J Biol Chem. 1994;269:14367-70
5. Fleming M, Ravula S, Tatishchev SF, Wang HL. Colorectal carcinoma: Pathologic aspects. J Gastrointest Oncol. 2012;3(3):153-73.
6. Strum WB. Colorectal Adenomas. N Engl J Med. 2016;374(11):1065-75.
7. Corley DA, Jensen CD, Marks AR, Zhao WK, Lee JK, Doubeni CA, et al. Adenoma detection rate and risk of colorectal cancer and death. N Engl J Med. 2014 Apr 3;370(14):1298-306.
8. Siegel RL, Miller KD, Jemal A. Cancer statistics, 2016. CA Cancer J Clin. 2016 Jan-Feb;66(1):7-30.
9. Lauby-Secretan B, Scoccianti C, Loomis D, Grosse Y, Bianchini F, Straif K. Body Fatness and Cancer--Viewpoint of the IARC Working Group. N Engl J Med. 2016 Aug 25;375(8):794-8.
10. Yuhara H, Steinmaus C, Cohen SE, Corley DA, Tei Y, Buffler PA. Is diabetes mellitus an independent risk factor for colon cancer and rectal cancer? Am J Gastroenterol. 2011 Nov;106(11):1911-21; quiz 1922.
11. Bouvard V, Loomis D, Guyton KZ, Grosse Y, Ghissassi FE, Benbrahim-Tallaa L, et al. Carcinogenicity of consumption of red and processed meat. Lancet Oncol. 2015 Dec;16(16):1599-600.
12. Botteri E, Iodice S, Raimondi S, Maisonneuve P, Lowenfels AB. Cigarette smoking and adenomatous polyps: a meta-analysis. Gastroenterology. 2008 Feb;134(2):388-95.
13. Fedirko V, Tramacere I, Bagnardi V, Rota M, Scotti L, Islami F, et al. Alcohol drinking and colorectal cancer risk: an overall and dose-response meta-analysis of published studies. Ann Oncol. 2011 Sep;22(9):1958-72.

14. Bibbins-Domingo K, Grossman DC, Curry SJ, Davidson KW, Epling JW Jr, García FA, et al. Screening for Colorectal Cancer: US Preventive Services Task Force Recommendation Statement. JAMA. 2016 Jun 21;315(23):2564-75.
15. von Karsa L, Patnick J, Segnan N, Atkin W, Halloran S, Lansdorp-Vogelaar I, et al. European guidelines for qualityassurance in colorectal cancer screening anddiagnosis: overview andintroductiontothefullsupplementpublication. Endoscopy. 2013;45(1):51-9.
16. Gunderson LL, Jessup JM, Sargent DJ, Greene FL, Stewart AK. Revised TN categorization for colon cancer based on national survival outcomes data. J Clin Oncol. 2010 Jan 10;28(2):264-71.
17. S Kudo. Early colorectal cancer. Tokyo: Igaku-shoin, 1996.
18. Update on the paris classification of superficial neoplastic lesions in the digestive tract. Endoscopy. 2005 Jun;37(6):570-8.
19. Kudo Se, Lambert R, Allen JI, Fujii H, Fujii T, Kashida H, et al. Nonpolypoid neoplastic lesions of the colorectal mucosa. Gastrointest Endosc. 2008 Oct;68(4 Suppl):S3-47.
20. Kudo S, Tamura S, Nakajima T, Yamano H, Kusaka H, Watanabe H. Diagnosis of colorectal tumorous lesions by magnifying endoscopy. Gastrointest Endosc. 1996 Jul;44(1):8-14.
21. Li M, Ali SM, Umm-a-OmarahGilani S, Liu J, Li YQ, Zuo XL. Kudo's pit pattern classification for colorectal neoplasms: a meta-analysis. World J Gastroenterol. 2014 Sep 21;20(35):12649-56.
22. Watanabe T, Itabashi M, Shimada Y, Tanaka S, Ito Y, Ajioka Y, et al. Japanese Society for Cancer of the Colon and Rectum (JSCCR) Guidelines 2014 for treatment of colorectal cancer. Int J Clin Oncol. 2015 Apr;20(2):207-39.
23. Chang GJ, Kaiser AM, Mills S, Rafferty JF, Buie WD. Practice parameters for the management of colon cancer. Dis Colon Rectum. 2012 Aug;55(8):831-43.
24. Pimentel-Nunes P, Dinis-Ribeiro M, Ponchon T, Repici A, Vieth M, De Ceglie A, et al. Endoscopic submucosal dissection: European Society of Gastrointestinal Endoscopy (ESGE) Guideline. Endoscopy. 2015 Sep;47(9):829-54.
25. Labianca R, Nordlinger B, Beretta GD, Mosconi S, Mandalà M, Cervantes A, et al. Early colon cancer: ESMO Clinical Practice Guidelines for diagnosis, treatment and follow-up. Ann Oncol. 2013 Oct;24Suppl 6:vi64-72.
26. Kitajima K, Fujimori T, Fujii S, Takeda J, Ohkura Y, Kawamata H, et al. Correlations between lymph node metastasis and depth of submucosal invasion in submucosal

invasive colorectal carcinoma: a Japanese collaborative study. J Gastroenterol. 2004 Jun;39(6):534-43.

27. Ueno H, Mochizuki H, Hashiguchi Y, Shimazaki H, Aida S, Hase K, et al. Risk factors for an adverse outcome in early invasive colorectal carcinoma. Gastroenterology. 2004 Aug;127(2):385-94.

28. Choi JY, Jung SA, Shim KN, Cho WY, Keum B, Byeon JS, et al. Meta-analysis of predictive clinicopathologic factors for lymph node metastasis in patients with early colorectal carcinoma. J Korean Med Sci. 2015 Apr;30(4):398-406.

29. Nakamura F, Saito Y, Sakamoto T, Otake Y, Nakajima T, Yamamoto S, et al. Potential perioperative advantage of colorectal endoscopic submucosal dissection versus laparoscopy-assisted colectomy. Surg Endosc. 2015 Mar;29(3):596-606.

30. Kiriyama S, Saito Y, Yamamoto S, Soetikno R, Matsuda T, Nakajima T, et al. Comparison of endoscopic submucosal dissection with laparoscopic-assisted colorectal surgery for early-stage colorectal cancer: a retrospective analysis. Endoscopy. 2012 Nov;44(11):1024-30.

31. Heo J, Jeon SW, Jung MK, Kim SK, Kim J, Kim S. Endoscopic resection as the first-line treatment for early colorectal cancer: comparison with surgery. SurgEndosc. 2014 Dec;28(12):3435-42.

Índice Remissivo

D

E

F

G

H

I

J

L

M

N

O

P

R

S

T

U

V